U0230111

全国医学教育发展中心医学教育译丛

丛书翻译委员会顾问　韩启德　林蕙青

丛书翻译委员会主任　詹启敏

外科教育发展
理论、证据与实践

Advancing Surgical Education

Theory, Evidence and Practice

原　著　Debra Nestel　Kirsten Dalrymple　John T. Paige
　　　　Rajesh Aggarwal

主　译　肖海鹏　匡　铭

副主译　杨达雅　冯劭婷　张昆松　胡文杰

译　者（按编写章节顺序排序）

肖海鹏　匡　铭　叶玉津　胡文杰　冯　黎　聂　垚

杨东杰　侯　洵　吴　超　吴荣佩　连　帆　雷艺炎

王科科　黄　勇　梁瑾瑜　陈　蕾　赖银妍　陈　桢

郭隽英　陈　伟　张朝晖　陈海天　余慕雪　周　晖

张昆松　舒　曼　于　亮　刘　娟　李俊勋　张焕晓

杨达雅　李雪莹　冯劭婷　刘江辉　何　科

秘　书　聂　垚

人民卫生出版社

·北　京·

First published in English under the title
Advancing Surgical Education：Theory, Evidence and Practice
edited by Debra Nestel, Kirsten Dalrymple, John T. Paige and Rajesh Aggarwal
Copyright © Springer Nature Singapore Pte Ltd., 2019
This edition has been translated and published under licence from
Springer Nature Singapore Pte Ltd.

图书在版编目（CIP）数据

外科教育发展：理论、证据与实践 /（澳）黛布拉
·内斯特（Debra Nestel）原著；肖海鹏，匡铭主译
. —北京：人民卫生出版社，2023.1

ISBN 978-7-117-33971-1

Ⅰ. ①外… Ⅱ. ①黛… ②肖… ③匡… Ⅲ. ①外科学
–医学教育 –教学研究 Ⅳ. ①R6-4

中国版本图书馆 CIP 数据核字（2022）第 207813 号

人卫智网	www.ipmph.com	医学教育、学术、考试、健康，
		购书智慧智能综合服务平台
人卫官网	www.pmph.com	人卫官方资讯发布平台

图字：01-2021-1341号

外科教育发展：理论、证据与实践
Waike Jiaoyu Fazhan：Lilun、Zhengju yu Shijian

主　　译：肖海鹏　匡　铭
出版发行：人民卫生出版社（中继线 010-59780011）
地　　址：北京市朝阳区潘家园南里 19 号
邮　　编：100021
E - mail：pmph @ pmph.com
购书热线：010-59787592　010-59787584　010-65264830
印　　刷：北京顶佳世纪印刷有限公司
经　　销：新华书店
开　　本：710×1000　1/16　印张：27
字　　数：499 千字
版　　次：2023 年 1 月第 1 版
印　　次：2023 年 2 月第 1 次印刷
标准书号：ISBN 978-7-117-33971-1
定　　价：148.00 元
打击盗版举报电话：010-59787491　E-mail：WQ @ pmph.com
质量问题联系电话：010-59787234　E-mail：zhiliang @ pmph.com
数字融合服务电话：4001118166　E-mail：zengzhi @ pmph.com

以医学教育科学研究推进医学教育改革与发展。

本套译丛的出版对于我国医学教育研究的科学化和

专业化具有重要作用。

韩启德

医学教育研究要研究真问题，密切联系实际；

要努力发现规律，促进医学教育高质量发展。

林蕙青

译丛序言

　　医学教育是卫生健康事业发展的重要基石,也是我国建设高质量教育体系的重要组成部分。2020 年 9 月,国务院办公厅印发《关于加快医学教育创新发展的指导意见》,明确指出要把医学教育摆在关系教育和卫生健康事业优先发展的重要地位,要全面提高人才培养质量,为推进健康中国建设、保障人民健康提供强有力的人才保障。医学教育科学研究是医学教育改革与发展的重要支撑,发挥着引领作用。当前,我国已经建立起全球最大的医学教育体系,但在医学教育科学研究上还较为薄弱,在医学教育的最新理念和医学教育模式创新上还相对落后。引进和翻译国际权威、经典的医学教育专业书籍有助于拓宽我们的视野,是提升医学教育科学研究水平和掌握国际医学教育新理念行之有效的方法,对我国医学教育事业改革发展有重要的意义。

　　北京大学全国医学教育发展中心自 2018 年 5 月成立以来,始终以推动我国医学教育改革与发展为己任,以医学教育学科建设为核心推进医学教育科学研究。2019 年 5 月,中心联合全国 20 所知名高等医学院校联合发起成立全国高等院校医学教育研究联盟,旨在凝聚各高等院校医学教育研究力量,推动中国医学教育研究的专业化、科学化和可持续发展,促进医学教育研究成果的生成、转化和实践推广,引领和推动医学教育发展。2020 年 7~10 月全国医学教育发展中心携手人民卫生出版社,依托全国高等院校医学教育研究联盟,牵头组织研究联盟中的国内知名院校和知名医学教育专家,组织开展了国际经典或前沿的医学教育著作的甄选工作,共同建设"全国医学教育发展中心医学教育译丛",期望出版一套高质量、高水平、可读性和指导性强的医学教育译作丛书,为国内医学教育工作者和医学教育研究人员提供参考借鉴。2020 年 11 月,"全国医学教育发展中心医学教育译丛"启动仪式在中国高等教育学会医学教育专业委员会、全国医学教育发展中心和人民卫生出版社共同主办的"全国高等医药教材建设与医学教育研究暨人民卫生出版社专家咨询 2020 年年会"上隆重举行。

　　"全国医学教育发展中心医学教育译丛"最终共甄选 11 本医学教育著作,包括国际医学教育研究协会(Association for the Study of Medical Education,ASME)最新组织全球知名医学教育专家编写的 *Understanding Medical Education*:

Evidence, *Theory and Practice*；既有医学教育中教与学的理论性著作，如 *ABC of Learning and Teaching in Medicine*、*Comprehensive Healthcare Simulation*：*Mastery Learning in Health Professions Education*，又有医学教育教与学中的实践指南，如 *Principles and Practice of Case-based Clinical Reasoning Education*、*Developing Reflective Practice*。译丛还围绕特定专题，如教师发展、临床教育、叙事医学、外科教育等选择了相关代表性著作。*Medical Education for the Future*：*Identity*，*Power and Location* 和 *Professional Responsibility*：*the Fundamental Issue in Education and Health Care Reform* 则帮助读者从社会学、政治学、哲学等多学科视角理解医学职业和医学教育。

这些医学教育著作在甄选时充分注意学术性与实践性的统一，注意著作对我国医学教育实施和研究的针对性和引领性。为充分开展"全国医学教育发展中心医学教育译丛"工作，全国医学教育发展中心专门组织成立丛书翻译委员会，并邀请第十届及第十一届全国人民代表大会常务委员会副委员长、中国人民政治协商会议第十二届全国委员会副主席、中国科学技术协会名誉主席、中国科学院院士韩启德与教育部原副部长、教育部医学教育专家委员会主任委员、中国高等教育学会副会长、全国医学教育发展中心名誉主任林蕙青担任顾问。邀请国内 11 位医学教育知名专家担任委员，11 所知名医学院校分别担任各书主译单位。秘书处设立在全国医学教育发展中心，具体工作由全国高等院校医学教育研究联盟工作组推进实施。

"全国医学教育发展中心医学教育译丛"是一项大工程，在我国医学教育史上实属首次。译丛的整体完成会历时相对较长，但我们坚信，这套译丛中的各著作的陆续出版将会形成我国医学教育中的一道亮丽风景线，对我国医学教育事业具有重要作用，也必将对我国医学教育学科和医学教育的科学化研究的推进提供强大助力。

感谢北京大学全国医学教育发展中心和全国高等院校医学教育研究联盟为此付出辛勤努力的各位老师，感谢人民卫生出版社的大力支持！

詹启敏
中国工程院院士
北京大学全国医学教育发展中心主任
全国高等院校医学教育研究联盟理事长
2021 年 10 月

全国医学教育发展中心医学教育译丛
丛书翻译委员会

译者序

医学教育是卫生健康事业发展的重要基石,卫生健康事业的蓬勃发展有赖于高素质的医学人才。外科学是医学领域中具有创伤性治疗的职种,外科学教育的质量将直接影响从业者职业素养和水准,影响医疗质量。过去 30 年间,外科学教育发生了显著的转变,其中最显著的是单纯的外科医生向兼任教育者的身份转变。因此,对外科学教育进行深入研究,探讨如何让外科医生本人并培养他人成为卓越人才变得格外重要。

由于外科领域的特殊性,真正意义上的外科学教育始于本科毕业后的住院医师教育、专科医师教育、硕士和博士研究生教育阶段。本书正是基于这种认识,指出大多数外科医生并不具备作为教育者所必需的专业技能和知识。本书旨在通过对现代外科学教育的理论、证据和实践的全面描述,来填补这一空白。除了作为教育学相关知识的参考来源,本书还以开创性的全球性视角,对过往的教条提出了质疑和挑战,为读者带来了更多思考的空间。可以说本书是外科学教育相关文献以外、与时俱进且令人振奋的补充参考书。

对于任何一个对外科学教育感兴趣的人,尤其是对教育研究感兴趣的人来说,这都是一本非常值得阅读的书籍。我们相信本书定会吸引外科学教育中处于主导位置的教育者,而且同样会引起奋战在教育一线的外科医生——那些参与住院医师、专科医师和研究生日常教学的外科医生——的兴趣。我们由衷地希望通过阅读本书,可以号召更多优秀的年轻医(教)师投身于外科学教育的事业。

参与本书翻译工作的所有译者均常年工作在临床一线,更长期深耕于医学教育领域。本书凝聚了他们对原著的深刻理解和对医学教育工作的丰富经验。由于本书编写人员较多,翻译时间仓促,一定存在许多不足之处,殷切期望各位读者给予批评、指正。

肖海鹏　匡　铭

2022 年 4 月

原版书序一

这本书是外科教育相关文献中与时俱进且令人振奋的补充教材。我来解释一下为什么我要这样说。过去30年左右,外科学教育发生了三个显著的转变:由组织计划体系转变为以大学为基础的质量体系;由灌输式教育转变为需求导向的教学服务;由外科医生转变为外科医生兼教育者。可以说,其中最重要的是由外科医生向外科医生兼教育者的转变,因为他们有能力放大和延续他们的卓越。例如,一名经验丰富的优秀的外科医生可以在他的职业生涯中完成10 000次手术,并有望使10 000名患者获益。如果与此同时,他培养出20名具有同等水平的优秀外科医生,他们各自也完成10 000次手术,那么这种卓越技能的传播就会呈指数级增长。要迅速达到这一目标,外科医生不仅要将其他外科医生培养成标准化的优秀外科医生,而且还要将优秀的教育技能也同样传授给他们。这意味着,在一两代人的时间里,一个外科医生的优秀技能有可能影响成千上万甚至数百万患者。到目前为止,一切都在顺利发展。但不幸的是,反过来也一样,不良的技巧也同样会蔓延从而造成更大的伤害。这就是对外科教育进行深入研究,探讨如何把自己和他人培养成为卓越人才是如此重要的原因。这本书不仅与时俱进,而且对患者福祉也很重要。

外科学教育这门学科引起了人们对教育理论、实践和研究的真正、日益浓厚的兴趣,许多人选择在其机构中发挥教育者的重要作用。这四位主编从经验丰富的研究人员中确定了专业知识,并汇集了一系列将实践、理论、证据和研究方法联系起来的引人入胜的章节。对于任何一个对外科教育感兴趣的人,尤其是对教育研究感兴趣的人来说,这是一本非常值得阅读的首选书。为什么这样说呢?因为现在涵盖外科教育领域的一系列惊人的主题会对相关主题的一些基本假设、构成证据的依据、研究模式的选择、方法学和相关文献的选择提出挑战,所以本书将鼓励你踏上一个发现知识之旅。不要感到惊讶,因为可能在某一天晚上,你会发现自己像在阅读哲学家如福柯或其他人的作品,并享受意想不到的、与手术有关的新想法的挑战。手术、外科学教育和外科医生在短短的时间内都发生了巨大变化,但这仅仅是开始。

Richard Canter
牛津大学 Nuffield 外科系
英国牛津
(翻译:叶玉津)

原版书序二

在认识到卫生职业教育专业化发展在全世界更广泛的需求之后,专门编写一本关于外科学教育著作的理念被提出并获得实施。

澳大利亚皇家外科学院和墨尔本大学外科系在针对研究生的外科学教育方面获得了巨大成功,这项研究由 John Collins 教授发起,本书的主编之一——Debra Nestel 教授实施。这本书是这些课程的逻辑理论体现,对于任何致力于外科学教育并渴望在这个迅速扩展的领域发挥领导作用的人来说,都是引人入胜的读物。本书编者们汇集了一批有杰出贡献的专家,其中包括经验丰富、国际公认的学者,他们全面讨论了与外科学教育相关的概念和主题。

除了作为知识和参考资源,这本开创性的书具有全球性视角,对过往的教条提出了质疑和挑战。它分为五个部分,并遵循一定的顺序,一开始涉及管理和外科学教育的理论,然后是工作在这一专业领域的一线专家的实践经验。最后,它从研究的角度讨论了未来的方向。

对那些参与这个不断发展的领域的人来说,这本书将被证明是一个不可或缺的"武器",并反映了编者们的专业知识和热情。

Christopher Christophi

墨尔本大学外科系

澳大利亚维多利亚州帕克维尔

(翻译:叶玉津)

原版书序三

推进外科学教育(包括理论、证据和实践)的关键是住院医师和专科医师的培训。该书认识到,外科医生的大部分培训和教育都是由外科医生完成的,而大多数外科医生并不具备作为教育者所必需的专业技能和知识,包括如何给受训者提供最有效和最高效的培训。本书旨在通过对现代外科学教育的理论、证据和实践的全面描述来填补这一空白。本书的五个部分分别提供了与教育相关的不同方面的独特见解。第一部分涉及许多历史问题,领导和管理在外科学教育中的作用。第二部分深入探讨了支持教育实践的理论基础。它揭示了学习的科学性和教育的科学性,虽然这本书的这一部分肯定会吸引那些负责制订教学计划的人,但我相信它的一些章节(如外科学教育能力的作用,外科医生身份的构成等),同样会引起奋战在教育一线的外科医生——那些参与住院医师和研究生日常教学的外科医生——的兴趣。本书的第三部分专门介绍外科学教育的实践,它本身就是一部完整的汇编,涉及在兼顾服务和教育的同时,如何进行外科教育和培训活动的设计和实施。它就征聘、反馈的作用、评估在验证和再验证方面的作用、对表现不佳受训者的管理、培训和安全等方面提供意见,这部分是所有参与教育工作的人,包括受训者本人"必须"掌握的。本书的第四部分涉及外科教育的研究,这部分反映了编者们的背景和非凡的专业特长,由世界各地一些很好的教育计划构成。这一部分被推荐给希望开始参与这一教育领域的年轻教师。本书的最后一部分描述了外科教育和培训的未来状况,并提供 2030 年的"目的地明信片"。总之,这本书提供了大量的信息和指导,将在未来若干年服务于世界各地的外科医生兼教师。

Carlos Pellegrini

华盛顿大学医学副校长,首席医疗官,外科系教授

美国华盛顿州西雅图

(翻译:叶玉津)

目录

第1章
为外科教育喝彩

Debra Nestel，Kirsten Dalrymple，John T. Paige

概述 外科医生作为教育者面临的挑战是，要在全面培养下一代外科医生的同时，一边进行繁忙的工作，一边熟悉文献提供的循证医学证据，紧跟本领域的最新发展和创新。本书有助于读者紧跟教育研究和理论方面的最新最佳证据。由于外科诊疗的普遍特点是与外科医生的责任感有关，且治疗过程是外科医生脑与手的结合，所以外科教育也涉及知识和技能的传授。本书旨在探讨外科教育的知识。本章中我们分享了编写本书的驱动力以及各种促成本书雏形的个人观点，这些观点对我们自己的思考和实践产生了许多影响。

1.1 简介

外科教育正处于一个激动人心的阶段。本书肯定了外科教育的部分成就。在这一章中，我们总结了本书编写过程中的关键影响因素，并分享部分个人观点，以引导读者了解本书的内容。

本书编写的启动和进行受到若干因素的影响。外科教育从以学徒制为基础的模式向以能力为基础的模式转变，并随时代不断变迁，这为该学科的发展创造了机会。在这一时期，和教育实践的发展平行、为其提供依据的教学理论也在发展。这些理论为教育项目的设计、实施和评估提供了框架，赋予其理论意义并指导其进行。在过去的 30 年里，教育理论和实践有了显著的发展，其中许多理论和实践被那些仍固守于学徒模式的外科教育者所"忽视"。

本书提供了接触众多教育理论的机会——一些理论使我们能够从宏观上看待实践（社会/文化/政治），而其他理论则侧重于微观视角（作为学习者和/或教师的个人）。我们将带领读者遍览这些理论。这些新理论将外科教育视为可通过教育理论进行结构化、测量、标准化和检验的过程，推动了外科教育的发展。在许多方面，外科教育变得更公平、安全，更具理论合理性，但这些进步有时也伴随着成本增加和对其局限性不断认知，譬如外科教育是否是基于能力的教育。越来越多的人认识到,其至部分教育者正在重申培养有意义的、可信任的、社会化的师生关系的重要性,这是提高受训外科医生的外科判断力和技能以及评估他们培训进展的基础。从专业知识,外科"社区"的组成,以及外科的最终目标即促进患者的健康和正常生活的角度更加全面地进行思考信任的作用,我们就会认识到信任不仅在医疗活动中被需要,在教育实践中也同样涉及。如果我们认可外科教育的巨大进步即师生关系的改变这样的观点,那么作为教育者,我们理解和改进我们的教学实践的努力也必须包括从人的角度去理解社会、文化和个人的特点。这与围绕患者医疗照拂的争论相一致并非巧合。

当代外科医生被赋予一个新的超越传统身份的机会,即成为一名外科教育工作者。现代外科教育在外科已有的传统培训基础上,增加了从另一种专业实践的角度进行的基于知识、技能和批判性的判断——故而其也拓宽了教育领域。将教育学引入给外科教育者为研究困难和复杂的教育问题提供了更广泛的工具库。

随着外科教育的专业化,其专业性得到了更多的认可和承认。通过制定实践标准,如爱丁堡外科培训教师学院在 2014 年发布的标准,外科教育的专业性变得更加明显[1]。2013 年澳大利亚成立了外科教育者学院,旨在"培养卓越"[2]。2017 年,美国外科学院成立了外科医生教育大师学院,它将作为一个"智囊团"在寻求提高外科教育质量的过程中发挥作用。外科教育的年度和半年度会议——国际外科教育和培训会议(ICOSET)和位于美国的外科教育协会(ASE)会议,是外科教育领域学者和教育工作者共同聚焦的热点。虽然各国外科教育情况各不相同,但这也正好提供了相互学习的机会。外科教育的专业文献越来越多,如 Fry 和 Kneebone 编辑的书籍,收集了理论家、研究人员和从业人员(外科和教育)的读物,以及 Pugh 和 Sippel 编辑的关于在美国建立外科教育事业的"实用"指南[3,4]。还有数家采用同行评议形式以刊登各外科教育研究团队研究结果的卫生专业教育期刊(阅读框 1.1)。这些团队将努力付诸实践,向人们证明了外科教育在相对短时间内的发展速度是何其迅猛。

阅读框 1.1 可发表外科教育研究的期刊示例(不包括外科临床期刊)

1.《学术医学》

2.《健康科学教育进展》

3.《BMC 医学教育》

4.《外科教育杂志》

5.《医学教育》

阅读框 1.1(续)

6.《医学教师》

7.《医学教育视角》

8.《医学的教与学》

9.《临床教师》

卫生专业和临床教育的研究生课程现在已相当普遍。尽管外科实践与其他卫生专业有许多共同的特点和关注点,但人们也认识到其高度的专业性,因此,已经有了为培训外科教育者而设计的课程,例如,伦敦的帝国理工学院自 2005 年起,墨尔本大学和澳大利亚皇家外科学院(RACS)自 2012 年起均有类似的培训课程[5,6]。与其他项目中对外科教育感兴趣的毕业生一样,他们通常会进行研究以增加对国际外科教育实践活动的理解。编撰本书的一个动机即为开始主修外科教育高等学位的学生提供一本参考书。我们认识到这一领域的工作极具挑战性,Kneebone(2002)在其内部反思的文章中对此作了极具思想性的阐述[7]。他在这篇文章中描述了教育工作者在经过生物医学实证主义传统培训之后,在理解、提取教育学文献的意义时所面临的挑战。

本书属于斯普林格出版社《专业教育的创新与变革》系列丛书之一。从属于该系列是出于多方面逻辑考虑。本书的核心是关于创新。我们邀请那些致力于教育领域的创新和对支持下一代外科医生的方法进行经常性批判性的定位和哲学思考的研究者参与编撰本书。外科实践和教育是一个动态的领域。这种变化是不可避免的,也是值得欢迎的,因为这个行业所要满足的社会需求以及要满足这些需求的人也在变化。而且,尽管外科是一种专业实践,但外科医生教育在外科部门往往被认为价值不高。外科教育没有被视为需要持续发展的教育专长。这种价值观与一般说法中把外科教育混淆成外科培训相吻合。我们的观点是:那些负责支持下一代外科医生发展的人不应将他们的责任重点仅仅放在训练上。他们还需要对教与学的价值观进行深入和慎重的考虑。本书提供了一个契机,促使人们对与外科教育相关的价值观和实践进行批判性反思。

本书在结构上试图为汇集外科教育观点和培养新一代的外科教育学者树立典范。本书作者来自全球各地,由外科医生和教育、社会科学等方面的学者组成。由于他们不同的背景和观点,他们的写作和论证方式可能与你熟悉的方式有所不同。我们邀请你探索这些交流知识的不同方式,并尝试与你更熟悉的方法建立联系。我们相信,这本书在广度、深度和对外科教育实践及其交流方式的研究方面超越了既往的书籍。

1.2 我们的编辑团队

我们的编辑团队因与帝国理工学院的共同联系走到了一起,我们中的三个人(DN、KD、RA)曾在帝国理工学院长期工作过,JP与帝国理工学院的同事一起进行过研究。总的来说,我们在教育和外科知识及实践的各个层面都有专长。在本书的编写过程中,我们一直生活和工作在多个国家——如澳大利亚(DN)、英国(KD)、加拿大(RA)和美国(JP和RA)——并且我们都积极参与了外科教育。

Debra Nestel博士在中国香港、英国伦敦和澳大利亚墨尔本从事外科教育约10年,从事更广泛的卫生专业教育超过30年。目前,Debra在墨尔本大学外科系担任外科教育教授,并在澳大利亚莫纳什大学担任医疗保健模拟教学教授,她在教育研究和实践方面花费的时间大致相同。她还担任墨尔本大学外科学研究生课程和外科教育研究生课程的联合主任。在时任RACS教育主任的约翰·柯林斯教授关于外科教育研究生资格的提案获批后,Debra被委派实施该提案。一本核心参考书是这个项目的一个重要推动力。Debra的第一个学位是社会学,这一点在她目前的工作中也有所体现。她对模拟,特别是模拟病人的方法和教师发展有强烈的兴趣。Debra主要进行定性研究,同时她也认同所有研究范式在解决与外科教育有关的广泛问题中的作用。她还撰写了关于模拟病人的方法学和医学模拟方面的书籍,并担任欧洲模拟应用医学协会(Society in Europe for Simulation Applied to Medicine)期刊《模拟进展》的主编。此外,她还服务于多个医学专业组织。

Kirsten Dalrymple博士是帝国理工学院医学院外科和癌症系外科教育硕士的首席教学研究员和课程联合主任。她在卫生专业教育领域工作了15年以上,最初是作为生物医学科学家接受培训。在到英国工作之前,Kirsten在美国南加州大学口腔科学院领导了重大课程改革和师资发展相关工作。自2008年以来,她一直是帝国理工学院外科教育硕士课程执行和持续发展的关键人物,有机会作为导师和研究督导,与来自不同国家、不同专业和处于不同职业阶段的外科医生密切合作。她与临床同事的共事经历以及她自身的科学背景形成了她对价值观和知识观如何影响教育实践的兴趣,并为她提供了在教育和外科之间建立联系的动力。她目前正在进行一个教育学项目,探索不同学科(包括外科)如何看待失败和错误,以及这对专业发展的影响。她还任职于帝国理工学院的两个教育研究伦理委员会。

John Paige,医学博士,美国外科学院成员,于2002年入职新奥尔良路易斯安那州立大学(LSU)医学院外科系,从事普外科和微创外科工作。目前,他担任临床外科的教授,并特聘于麻醉学系和放射学系。他担任路易斯安那州立大学新奥尔良医学学习中心和美国外科医师学会认证综合教育学院主任及外科主任。约翰将他的学术生涯献给了外科教育和研究。他在技能获得和跨专业团队培训相关的模拟与外科教育方面发表文章,并在国内和国际会议进行相关演讲。他是几个国家外科学会模拟、教育和师资发展委员会的积极成员,并在其中担任领导职务。他是一本关于放射学模拟的书的共同编者。他还作为共同研究者参与美国联邦政府资助的研究团队培训的项目。他的兴趣领域包括基于模拟的技能培训、跨专业教育、团队培训、人为因素、患者安全和职业汇报。

　　Rajesh Aggarwal,医学博士、理学博士、皇家外科学院成员,美国外科学院成员,是一名外科医生和教育家。他在英国接受外科培训,并在帝国理工学院、宾夕法尼亚大学担任学术和临床职务,最近他还被任命为麦吉尔大学 Steinberg 模拟和互动学习中心的主任。他于 2002 年获得了外科教育虚拟现实技术方向的博士学位。2017 年在托马斯杰斐逊大学和杰斐逊健康公司担任战略业务发展方面的职务。

1.3　总结

　　在这一章的最后,我们要感谢那些影响了我们的思想和实践的人,他们中的一些人也参与了了本书的撰写。本书分为五个部分,每个部分开篇均有章节内容简介以说明不同章节之间的联系。我们希望你能喜欢本书的内容,感受到和我们在与世界各地同事合作收集他们学术成果案例时相似的愉悦。是时候为外科教育的进步庆祝一下了。

参考文献

1. McIlhenny, C., & Pitts, D. (2014). *Standards for surgical trainers Edinburgh: Royal college of surgeons Edinburgh*. Available from: https://fst.rcsed.ac.uk/standards-for-surgical-trainers.aspx
2. Royal Australasian College of Surgeons. (2017). *Academy of surgical educators*. [Cited 2017 November 11]. Available from: https://www.surgeons.org/for-health-professionals/academy-of-surgical-educators/
3. Fry, H., & Kneebone, R. (2011). *Surgical education: Theorising an emerging domain*. London: Springer.
4. Pugh, C., & Sippel, R. (2013). *Success in academic surgery: Developing a career in surgical education*. London: Springer.
5. Imperial College London. *MEd surgical education*. [Cited 2017 November 11]. Available from: https://www.imperial.ac.uk/medicine/study/postgraduate/masters-programmes/med-surgical-education/
6. University of Melbourne and Royal Australasian College of Surgeons. *Master of surgical*

education. [Cited 2017 November 11]. Available from: https://coursesearch.unimelb.edu.au/grad/1865-master-of-surgical-education

7. Kneebone, R. (2002). Total internal reflection: An essay on paradigms. *Medical Education, 36*(6), 514–518.

（翻译：胡文杰，冯黎）

第一部分
概述:外科教育基础

　　这本书的第一部分探讨了外科教育的基础,从学徒制的历史根源到它随着时间的推移而发生的转变,以解决医学、外科和更广泛的社会的变化。正如在本书的第1章中所指出的,当代外科实践和教育是相互影响的动态实体。Kneebone在他的历史观点中考虑了20世纪外科教育的相对确定性,以及最近的实践如何导致了"流动性和不稳定性"的现状(第2章)。他在这一章总结道,"反思创新成为'新常态'的持续过程,而创新反过来又被持续的变化所超越。"这进一步将本书定位在"专业教育的创新与变革"系列中。

　　Anthony和Muralidharan从学徒制的漫长历史中考察了向基于能力的外科教育的转变(第3章)。利用澳大利亚和新西兰外科培训的背景,他们描述了RACS和其他机构的方法,以发展具有教育意识的外科教育者社区,这对于解决外科教育的当代驱动因素至关重要。一个重要的挑战是平衡对外科教育工作人员日益增长的需求,同时提供最适合现代社群的扩展外科课程。作者承认积极培养全面发展的外科医生的方向,其中"非技术性"技能与常规和其他特有的手术技能一样受到重视。对于许多问题,他们会考虑其在宏观、中观和微观层面的影响。虽然它们的工作是区域性的,许多问题都与全球有关。

　　从Gogainaceu等人那里,我们了解到外科培训中对领导力发展的支持(第4章)。这是专业实践的一个要素,往往不是传统课程的一部分。作者描述了领导力和教育是如何相似的变革过程,"促进增长,促进合作,增加科学知识,创新和事业发展"。他们还探讨了学院在培养领导者和教育者以及教育领导者方面的作用。

　　外科教育的质量必须发挥核心作用,其中一个表现就是管理。从英国的角度,Eardley回顾了皇家外科学院在外科培训管理中的地位——在课程开发、评价、选择、认证、质量保证和学员支持方面(第5章)。此外,这一章还描述了学院与监管者、资助者和教育提供者之间复杂且不断变化的关系。

　　总之,这一部分提供了对我们所处历史位置的状态检查。发展卓越外科教育必须考虑的两个重点主题——领导力和治理,说明了变革和质量的重要基础。

（翻译:匡铭,聂垚）

7

第 2 章
外科教育:历史观点

Roger Kneebone

概述 本章讨论了过去一个世纪外科教育的格局是如何发生变化的,以及早期教育的确定性是如何被流动性和不稳定性所取代的。在概述了 20 世纪上半叶开放手术的建立之后,本章以 20 世纪 80 年代微创(锁孔)手术的介绍为视角,考察了手术创新的教育意义以及由此创新触发教育变革的过程。同时,讨论了外科教育专业化的出现,以及专业化受到来自非医学专家观点的影响。这导致了教育问题研究方法的拓宽以及外科教育作为一个具有自身特征的学术领域的确立。本章最后反思了创新作为"新常态"确立的持续过程,而这一过程反过来又被持续变化所超越。

本章概述了外科教育在过去的一个世纪里是如何改变的,以及当代的挑战是如何被过去塑造的。在那个时候,外科世界——以及它所反应和反映的社会政治世界——变得越来越易变和不稳定。学科界限正在变得模糊,新技术正在颠覆已经固化的认知和行为方式。外科教育的重点已经从学习如何做已经做过的事情转移到应对(和塑造)一个不断变化的外科世界。教育的专业化已经超越了外科实践的框架,纳入了来自医学外部专家的观点。这对外科医生和外科教育家的意义有着深远的影响。

两项相关的技术发展——锁孔(微创)手术和基于模拟的培训——为讨论影响当今外科格局的变化提供了背景。这种说法不可避免地会将一幅复杂的画面过于简单化。本书介绍了作者的个人观点,作者本人作为一名临床医生,在 20 世纪 70 年代和 80 年代接受过外科医生培训,在 20 世纪 90 年代成为全科医生,此后在伦敦大学一所大型医学院专门从事外科教育。

当前形式的外科根植于 18 世纪欧洲的剧变和发现[1,2]。当时,巴黎成为临床创新的主要中心,而在英国,Hunter 兄弟(John 和 William)在将外科学确立为以严谨研究为基础的学术型学科方面发挥了关键作用。无论在何处实施,外科手术都需要(在麻醉剂发现之前)外科医生操作快速和果断,这也受到几个世纪的解剖学和外科手术史的影响。

在接下来的一百年里,受欧洲(尤其是德国)的影响,建立了"科学"外科学。微生物学和生物化学的进步改变了临床实践,将外科学视为科学知识的应用,将外科医生视为应用科学家而非操作者。从 19 世纪中叶开始,麻醉、防腐和无菌等技术的发展意味着以前无法进入的身体部位可以安全地进行手术——首先是腹部,然后是大脑、心脏和其他部位。检查、诊断和治疗的方法越来越受到实验室检查的影响,人体被视为一种可以通过手术而修复的机械装置。

与此同时,临床教育领域正在发生重大变化。对美国医学院标准的担忧导致 Abraham Flexner 对医学生的培训进行了全面修正并推行了急需的改革。他在 1910 年发表的报告制定了入学和毕业标准,强调了科学在课程中的重要性[3]。这导致了美国许多乡村医学院的关闭,并为延续至今的教育架构奠定了基础。研究生教育也在不断变化。例如,19 世纪末,著名外科医生 William Halsted 在巴尔的摩的约翰·霍普金斯医院引入了规范化外科医生培训的概念[4-6]。在一个被广泛采用并沿用至今的模式中,结构化培训将临床经验与分级指导相结合。

在英国,1948 年建立的国家医疗服务体系是后来的一个分水岭。这是第一次,所有人都可以享受医疗服务,而不管他们是否有支付能力。在随后的几十年中,外科治疗是在强大的社会专业框架内提供的。一个明确的等级结构(建立于第二次世界大战以后,反映了当时的社会结构)已经就位,而教育和培训是这一结构的核心。外科"医疗组"由一名顾问医生领导和一群组织严密的外科医生组成,他们接受过长期的学徒制培训。几乎所有的非工作时间医疗服务都由这些受训人员提供,同时受训人员可以在手术方面获得丰富的经验。"医疗组"系统确保了患者诊治的连续性并为医生提供了一个支持与协作的平台,但需要极高的献身精神与超长的工作时间。这项要求严格的培训的一个重要效果是在接受培训的人中培养出一种外科身份认同——一种对"成为"一名外科医生和做外科工作意味着什么以及外科医生会成为什么样的人的共同意识。与侧重于课程和正规学习的医学生教育相比,毕业后的外科学习被认为是超越设计或规定的。系统内的进展适应性评估缺乏系统性和透明度并且基于上级医生的个人判断。

到了 20 世纪中叶,外科似乎已达到一种稳定状态。患者和专业医护人员之间稳定的社会互动关系被认为是理所当然的,而且——就像当时在学校和大学教育中普遍存在的一样——外科所学到的东西似乎是固定不变的。这种现象代表了当时广泛的社会政治背景,其氛围是对权威的尊重和信任,尤其是对医疗行业的尊重和信任。社会信任临床医生能够设计并监督他们自己的教育和临床实践,当时的社会假设显而易见。

那时候,外科培训已经很成熟,教育被视为临床医疗的副产品。当时的假设是,只要在医疗系统中工作足够长的时间,学习者最终都会成为专家。时间延长的学徒制提供了丰富的操作经验,而"医疗组"架构则确保外科培训医生精通患者诊治的各个方面(包括从病房到手术室的全过程),并成为组织严密专业团体的一部分(如果是封闭的,通常是自我封闭)。因此,对于外科医生来说,教育和临床医疗是不可分割的。很少有专门的课程或项目,外科学习是作为从业者的一部分在内部进行的。从门诊部、病房到手术室和急诊室,上级医生都被要求在他们实践的各个方面进行教学,但却没有公开的外科课程。学习是通过潜移默化进行的,这是基于这样一种假设,即到培训结束时,受训人员将获得足够广度和深度的经验暴露,而当他们自己成为顾问医生时,能够承担全部责任。专业考试更多的是关于事实性的知识,而不是实践技能。

　　到了 20 世纪 80 年代,这一切都开始改变。造成这种变化的部分原因是技术层面的。成像、能源、光纤和微型化等领域的新发现和进展为整个外科手术和医学都带来了新的机遇。外科的力量(在此之前,手术仅限于使用相对简单的器械进行)变得巨大。与此同时,从诊断到干预的转变意味着以前外科、内科、放射科和其他学科之间的鲜明区别开始变得模糊。例如,肠道内镜术是由胃肠病学家和放射科医生共同开发的,外科医生不再是唯一对患者进行精细侵入性操作的群体。

　　这种变化的另一个方面是社会层面的,反映了当时同样深刻的政治和社会变革。公众对医生技能和善行的信心开始动摇,挑战了此前社会尊重权威的稳定架构。英国的一系列突出案例包括布里斯托尔的心脏外科医生(一些小儿心胸外科医生在明知他们的手术效果比同事差的情况下仍继续为幼儿进行手术)、Alder Hey 儿童医院丑闻(病理学家在没有患儿父母知情或同意的情况下移除或保留患儿身体的某些部位)和臭名昭著的 Harold Shipman 医生(他系统性地谋杀了数十名患者)。这些以及其他因素开始侵蚀上一代毫无保留的信任,并重新设定医生、患者和社会之间的关系。卫生服务系统内部的管理架构也被重新设计,临床实践不再是临床医生的专属领地。临床教育也被放到了显微镜下,教育实践开始向非临床专业开放。

　　微创手术案例给我们有效地展示了技术创新、公众认知以及不断变化的社会政治风气是如何共同促进教育变革的。这一变化速度之快令人震惊。如果今天开始从事外科职业的培训学员很难想象微创手术之前的世界,那么想象一下没有互联网、手机或文字处理器的世界可能就更难了。在 20 世纪 80 年代中期,这些东西都不存在。然而,仅仅经历了一代外科医生,一种全新的手术方式已然成为"新常态"。

　　微创手术可以在许多方面被视为一个分水岭。从外科角度讲,它改变了人们对外科手术必须具有侵入性的看法,证实即使是大手术也可通过微切口进行操作,从而显著减少疼痛、缩短住院时间。从社会角度看,这标志着专业和公众之间权力平衡的转变,表明来自患者的压力如何加速了新方法的采用[7]。在教育方面,它强调了外科实践中的某个巨变(这里显然是个技术问题)是如何通过外科培训持续发挥影响力的。

微创手术的迅速崛起很有教育意义。在 20 世纪 80 年代,许多临床医生正在探索如何最大限度地减少开放手术巨大切口所带来的创伤。利用当时的技术发展(包括成像、能源和光纤技术的进步),他们开发了创新的协作方式以解决技术上的挑战。例如,泌尿科医生 John Wickham 率先提出了经皮肾镜取石术以清除肾结石;Wickham 与一位介入放射科医生、仪器设计师和其他临床同事密切合作,为如今已成为一种常见的手术方式作出了重大贡献。在此过程中,他模拟了一种新的外科手术方法,挑战外科医生的主导地位,并建议在外科团队内部进行权力分配以吸引多方面的专家。作者详细研究了这一过程,通过使用基于模拟的再现收集了变革时期的第一手资料,不仅记录了技术的发展,还记录了技术发展与患者的关系,以及临床团队之间的关系[8-10]。

随着手术威力的增加,其造成伤害的可能性也随之增加。一旦微创治疗(Wickham 命名)的好处开始为人所知,来自患者的压力就越来越大,他们会要求外科医生进行腹腔镜手术。一系列引人注目的灾难提高了公众对外科新手进行新手术的危险性的认识。择期腹腔镜手术的医源性损伤表明了专门培训的必要性,甚至(可能特别是)对于经验丰富的外科医生来说更是如此,他们在开放手术方面获得了丰富的专业技能,但在向不同的模式过渡时遇到了困难。

这对教育提出了挑战。操作微创手术器械所必需的能力是开放手术资历和专业知识无法保证的,而是需要特定的资质、培训和经验。远距离使用不熟悉的器械(通过基于屏幕的图像而不是直接视觉观察)对组织和材料进行操作极具挑战性,对感知人体不熟悉而又精细的动作有极高要求。"新手术"对所有外科医生来说都是新的,它为这场比赛创造了公平的环境。这也导致了如何学习这些大家不熟悉的手眼协调操作的系统性方法的兴起。由于微创手术是革命性的,而不是进化性的,因此更容易证明所有外科医生(不仅仅是初学者)都需要正式培训。外科医生承认他或她不是这一全新方法的专家并不羞耻(不同于在他们已经被视为专家的领域)。当大师们自己处于不确定的境地时,社会上那种向已经掌握了丰富知识和技能的大师们学习的既定方式已不再适用。相反,教育需要满足新的需求,而不是吸收旧的方式。随之而来的是:培训课程成倍增加,评估占据中心地位。

对专业动作技能的要求带来了对手术技巧方面的新重视。"技巧"和"非技巧"技能之间的区别出现了,这就提出了如何传授、学习和评估精细操作技能的相关问题。"技能实验室"的建立,使外科医生可以在这里练习和提升腹腔镜手术所需的操作技能。技巧技能作为"宠儿"与更广泛的临床专业知识区别对待,至今仍发挥重要的影响。除了在确保高标准操作技能方面的明显优势外,它在外科教育中产生了意想不到的效果,转移了大家对外科实践其他方面的关注,特别是手术室以外的患者的整体诊治。

与此同时,一场蓬勃发展的患者安全运动正在积蓄能量,而且,越来越明显的是,所有专科的临床诊治在给患者带来获益的同时也都有可能造成伤害。这促成了模拟教学作为教育支柱的兴起,认为许多技能应该在手术室外进行练习和提升,这样,真实的患者就不会面临受伤害的风险。大量投资进入了模拟教学设施,各行业争相成为昂贵的复杂模拟器和相关设备的供应商。这种对技巧技能的关注使人们的注意力进一步远离了本应得到更广泛关注的目标,即外科作为整体临床实践的实施者(对患者而言)和教育团体(对从业者而言)。

而此时,评估侧重于技术的细节,并设计方法来衡量什么是可测量的。教育变成了一种可被衡量的东西,评估开始发挥重要作用。大家的注意力集中在最容易被捕捉和分析的东西上。可测量的指标,比如腹腔镜器械的长度、缝合的张力以及手术完成时间等,被用来评估培训过程和结果。如上所述,公众越来越感到不安和不信任,这增加了教育要展现出既正规又有效的压力。而专注于微创手术技巧培训的一个效果就是努力向公众证明培训是"有效的"。在这里,外科团队经常以生物医学的方式设计问题框架,提出并检验各种假设,并像内科医生比较不同治疗或药物疗效的方式一样来进行群体之间的培训效果比较。这种定量方法在关于评估的论文中占主导地位,至今仍然存在。

专业教育者的引入改变了外科医生接受教育的方式。在20世纪早期,社会学家观察过外科医生,但很少直接与他们合作[11,12]。后来,非外科专业的教育专家开始进军外科领域。教育的学科传统(植根于人文和社会科学,而非自然和物理科学)带来了一种定性方法,在许多方面更适合外科教育界逐渐提出的问题。越来越多的人认识到,外科实践研究和外科教育研究需要不同的方法。

随着非医学教育家参与并提供教育专业知识,关于研究的方法学与哲学之间的紧张关系开始显现,人们越来越意识到,衡量容易衡量的东西可能无法契合临床实践的复杂性。在这些发展过程中,人们越来越认识到外科教育在教育方面远非对孤立技能的"简单"分析,并且总是需要在复杂的社会环境中逐渐发挥作用。当今世界的教育呈现出这样一种趋势:教育整体的各个组成部分被分离开来。当前,外科评估的许多要素在非临床环境、评估中心和模拟培训中心进行,并由不同类型的专家实施。尽管已经取得了很多成果——例如,在展示操作技能方面——但其他方面(如来自经验丰富专家同道的专业但无法量化的判断)已经被边缘化或低估。尽管正规课程(如英国的院际外科课程项目)明确了在专业知识和临床技能方面需要学习的内容,但仍有许多内容无法言明、难以捕捉。

善意改革的意外后果仍然无法预测。例如,虽然强制减少工作时间减少了过度工作的有害影响,但由此产生的临床"医疗组"分裂对外科身份认同的发展产生了严重影响,并对社会凝聚力产生了消极影响[13,14]。现在外科教育更加细致,超越了孤立的技能培训,将教育视为一个可以导致社会和本体论变化并且也能获得知识和技能的过程。教育家和临床医生合作,融合他们各自的观点并同时借鉴其他医学专业的深刻见解,这是非常有价值的。近年来,教育家和外科医生之间的合作培养出越来越多的外科医生教育家,并形成了他们自己独特的专业特点,包括对手术室教学方法学实践的独特见解[15-17]。

回到微创手术,新手术方式(当时来说)的独特性使人们将其与其他类型手术的医疗价值区别开来。然而,技术主义角度的关注有时会掩盖人文主义价值观,特别是在过分强调技术的时候。这导致了与教育(包括医学和其他领域)相关见解的脱节,例如全科医学中围绕沟通技能教学的开创性工作以及标准化病人在模拟复杂临床问题教学中的作用。

回顾过去,微创手术的发展过程看似平稳,但实际上经历了一系列的飞跃。从那时起,作者就与先驱外科医生团队进行了广泛的合作,利用模拟手段来重新制订和记录外科和教育实践。这些亲身叙述生动地说明了在专业环境中引入变革的不确定性和困难。正是基于那些真知灼见,现在的挑战是如何整合外科和教育的专业知识,以便更好地应对日益不稳定的环境。这种不稳定的部分原因是持续不断的技术创新。新的治疗方法层出不穷,在许多外科专业中已经成为新"常态"的治疗方法可能会被更新的治疗方法所取代。基于大数据的介入放射学、机器人、个体化医学、基因组学和表观学以及诊断方法,已经在挑战外科实践的传统框架以及外科医生的身份。以前安全牢固的学科界限将伴随着曾经确定性的瓦解而消失。

外科教育必须关注外科本身,比如外科医生是谁,在他们掌握并发展相关技术和技能后他们将成为什么样的人。变化带来了机会和创新,但也可能带来不确定性和不舒服。伴随着持续技术变革的是广泛的社会不稳定性以及令人担忧的道德水平下降。在行业内,外科医生的身份必须重新定位。诸如 Mid Staffordshire 医院丑闻(NHS 信托机构内部出现了令人震惊的忽视和缺乏护理服务的事件)以及随后的 Francis 报告[18]等事件突出了人性和专业操守的失败。医生、患者、公众和社会之间的关系正在不断地重置,外科教育必须考虑到这一切。

2.1   结论

作为一名进入外科领域的临床医生,很容易认为事情一直都是这样。反思在整个职业生涯中发生了多少变化是有益的。不断加快的变化速度意味着挑战将以越来越小的间隔出现。外科教育的定型和定义除了取决于其专业和技术背景,同样也取决于其社会背景。或许,与其说是跟随,外科教育更应该是伴随或引导临床创新。

参考文献

1. Spary, E. C. (1999). The performance of surgery in enlightenment France. *Endeavour, 23*(4), 180–183.
2. Guerrini, A. (2006). Alexander Monro primus and the moral theatre of anatomy. *The Eighteenth Century, 47*(1), 1–18.
3. Flexner, A. (1910). *The Flexner report on medical education in the United States and Canada.* New York: Carnegie Foundation.
4. Imber, G. (2010). *Genius on the edge: The bizarre double life of Dr. William Stewart Halsted.* New York: Kaplan Publishers.
5. William, B. M. (1990). *Osler: A life in medicine.* Toronto: University of Toronto Press.
6. Harvey, B. M. (2005). *Cushing: A life in surgery.* Toronto: University of Toronto Press.
7. Schlich, T., & Tang, C. L. (2016). Patient choice and the history of minimally invasive surgery. *The Lancet, 388*(10052), 1369–1370.
8. Kneebone, R., & Woods, A. (2014). Recapturing the history of surgical practice through simulation- based re-enactment. *Medical History, 58*(1), 106–121.
9. Kneebone, R., & Woods, A. (2012). Bringing surgical history to life. *BMJ (Clinical Research Ed), 345*, e8135.
10. Frampton, S., & Kneebone, R. (2017). John Wickham's new surgery: 'Minimally invasive therapy', innovation, and approaches to medical practice in twentieth-century Britain. *Social History of Medicine, 30*(3), 544–566.
11. Becker, H., Geer, B., Hughes, E., & Strauss, A. (1961). *Boys in white.* New Brunswick: Transaction Books.
12. Bosk, C. (1979). *Forgive and remember: Managing medical failure.* Chicago: University of Chicago Press.
13. Brooks, J. V., & Bosk, C. L. (2012). Remaking surgical socialization: Work hour restrictions, rites of passage, and occupational identity. *Social Science & Medicine, 75*(9), 1625–1632.
14. Cope, A., Bezemer, J., Mavroveli, S., & Kneebone, R. (2017). What attitudes and values are incorporated into self as part of professional identity construction when becoming a surgeon? *Academic Medicine, 92*(4), 544–549.
15. Bezemer, J., Cope, A., Kress, G., & Kneebone, R. (2013). Holding the scalpel: Achieving surgical care in a learning environment. *Journal of Contemporary Ethnography, 43*(1), 38–63.
16. Bezemer, J., Cope, A., Kress, G., & Kneebone, R. (2011). 'Can I have a Johann, please?': Changing social and cultural contexts for professional communication. *Applied Linguistics Review., 2*, 313–334.
17. Bezemer, J., Kress, G., Cope, A., & Kneebone, R. (2011). Learning in the operating theatre: A social semiotic perspective. In V. Cook, C. Daly, & M. Newman (Eds.), *Innovative approaches*

to exploring learning in and through clinical practice (pp. 125–141). Abingdon: Radcliffe.
18. Francis, R. (2013). Report of the mid Staffordshire NHS Foundation Trust public inquiry. London: The Stationery Office.

（翻译：肖海鹏，杨东杰）

第3章
外科教育的当代背景

Adrian Anthony，Vijayaragavan Muralidharan

概述 经过数百年的发展，培养称职外科医生的模式已逐渐从最初占主导地位的学徒制模式，演变为整合现代学习理论、重视隐性课程贡献的新型模式。日趋增长的公众意识以及教师与学员的需求强调了非技术性能力的重要性。RACS 提出了作为外科培训基本要求的 9 个核心胜任力。它通过引入能够支撑具有教育意识的外科教学社群（surgical teaching community）发展的正规教育程序，来回应新兴的需求。当今外科培训面临的挑战，是在平衡对外科教育工作者日益增长的需求同时，提供最适合现代社会的外科拓展课程。本章将探讨外科教育中充满变革的领域，并对未来挑战进行概述。

3.1 简介

Abraham Flexner 在 1910 年给卡内基基金会的报告中指出，如若无法应对医学教育的挑战，医疗卫生事业的发展就会受到阻碍[1]。这一观点提出于 100 多年前，至今仍未过时。外科专业与所服务的社会大众之间持续的相互作用，必然带来了外科教育的挑战。民众的教育水平、认知程度较前提升，而且他们比以往任何时候都更了解自身的医疗卫生需求与权利。人们已经习惯并期望能够有稳定的途径来获取高质、安全的手术。同时人们也敏锐地意识到，需要支付的手术费用日益增加。因此，在决定如何获取外科治疗方面，人们变得不那么被动了。他们试图在政府、外科专业和外科医生如何满足其医疗需求方面寻求拥有更大的发言权。这使得外科传统的家长式作风不得不让位给"以患者为中心"的医疗模式。对加强问责制的要求不仅仅集中在维持外科治疗的标准上，而且也集中在改革社会大众认为有所欠缺的体制方面。

对医疗改革的期望不再局限于患者群体。培训医生们也逐渐意识到教育质量是塑造专业实践和改善患者照护的重要手段。他们知道，如果要对自己未来作为外科医生的表现负责，就必须享有对培训的主动权，来确保他们的培训需求得到满足。教育的严格性不再仅仅由评估者设定的评估严格性来决定,尽管它仍然占据着突出的地位。培训医生通过学习体验的质量、教师在教学过程中是否尽职尽责地支持他们的学习来界定教育是否严格[2]。正如外科医疗正重新调整为以患者为中心的模式一样,外科教育也正朝着以学习者为中心的培训模式发展。由此可见,社会大众和培训医生对医疗卫生事业的未来发展方向的期望其实是一致的。

理解民众、患者和培训学员期望的改变,为外科专业提供了应变的机会。外科教育是外科专业在与外科医生、培训学员和民众的关系中保持战略相关性的手段。当代外科教育的首要主题重点围绕采用整体式方法全方位培训外科胜任力、在日新月异的环境中进行培训的实力(capacity)和能力(capability)、培养一支适合服务社会需求的医疗队伍几方面。关于这些主题如何与当下状态进行联系,可以从外科教育的微观、中观和宏观维度上加以考虑。

3.2 培养合格的外科医生

通过私密而有创的方式,运用复杂的操作技能治疗患者,是外科与大多数医学学科之间独特的区别。与其他医学学科的教育方案相比,外科的这一特点使其摒弃了定制的教育和培训方法[3]。然而,对掌握外科技术性能力的重视导致非技术性能力培训缺少空间。非技术性能力指的是一系列认知、社交和个人资源技能[4]。它们代表了人文素养和职业行为,在社会科学中被认为是决定性的人为因素[5]。RACS 认为外科医生应该能够胜任体现技术性能力和职业性能力(professional skills)的九个领域的工作,与加拿大医师能力(CanMEDS)、英国全国医学总会(GMC)和美国毕业后医学教育认证委员会(ACGME)框架中阐述的领域类似。这九个领域分别是技术专长、医学专长、沟通、判断和决策、协作、管理和领导、职业素养、健康倡导以及学者和教师[6]。

3.2.1 职业胜任力的重要性

从患者的角度来看,一个合格的外科医生必须具备全面的胜任力[7]。有证据表明,单凭技术性能力本身不足以保证最佳的手术结果[4,8,9]。十多年前英国的布里斯托尔事件(Bristol affair)就是个别外科医生职业性能力不合格的鲜明例子[10]。RACS 专家咨询小组(Expert Advisory Group)关于外科工作和培训中的歧视、霸凌和骚扰的报告是外科医生职业性能力培训不足所致后果的又一个发人深省的反面教材[11]。该报告指出了外科医生在行为举止上和在与培训学员、国际医学毕业生、彼此以及周围人之间在互动方面的缺陷。这个问题并不是澳大利亚或是外科所独有的[12],但该报告带来了一种紧迫感,要求人们了解并采取行动,以弥补职业性能力的不足。有充分的证据表明,职业行为失检是患者预后不良的强预测因素[9]。因此,推动变革不仅是为了确保外科医生能为受尊重的工作和培训环境作出贡献,而且更是为了建立持久的患者安全文化。

然而,我们不能想当然地认为,所有培训学员和外科医生都普遍认为外科胜任力是一套相互依存、兼容并包的技术性与职业性能力。许多人认为胜任力是可以按照重要性、相关性甚至是选择来排序的[13]。这可能是外科医生接受的培训所灌输的,也可能是他们自己在培训过程中所体会到的。或许这正反映了这样一个事实,即大多数外科培训课程没有充分阐明如何学习、衡量或评估非技术性能力,背后的原因值得深思。

3.2.2   非技术性能力和隐性课程

大多数外科医生可能对如何教授职业行为知之甚少,他们也没有能力教授非技术性能力(nontechnical skills,NTS)。外科医生并不都认为患者安全依赖于职业行为,因为两者之间的关系尚未得到充分阐释。此外,人们通常认为非技术性能力难以被客观定义、测量、练习和评估。这样的"软技能",常被认为是可取的,但并非必不可少。这或许可以解释为什么在外科培训和持续专业发展中很少有以非技术性能力学习为重点的教学活动。定义非技术性能力的很多元素通常存在于隐性课程中。或许,正是认为医学性和技术性的能力易于衡量而其他能力却并非如此的看法,强化了可衡量的能力比难以衡量的能力更具实用性的理念。

非技术性能力通常是通过社会化获得的,因为培训学员是在实务社群(community of practice)中进行学习的[14]。尽管社会化是非常有效的灌输职业行为的过程,但它需要依赖于培训学员认可的榜样来塑造行为。同样地,培训学员还需要自行判断所观察到的行为是否恰当。这个过程在很大程度上是默会性的,没有任何支持、指导、正式评估或反馈。因此,非技术性能力的开发培养主要发生在隐性课程中。据估计,由于非技术性能力的缺陷,约有 5% 的外科培训学员难以进步[15]。如果没有在课程中明确定义非技术性能力,就不容易针对其进行引导式开发培养、刻意练习、反馈或矫正。因此,在非技术性能力的培养上,仅仅依靠社会化是不够的,也是不可接受的,我们需要更直截了当的方法。

在全球范围内,非技术性能力和职业行为的教学正在成为医学教育的新重点[16]。旨在改善非技术性能力和职业行为的教育设计需要以理解相关概念、错综复杂的关系(外科医生、患者、外科职业和社会之间的关系)以及政府、监管机构和专科学院的作用为基础。

3.2.3 非技术性技能的教学

人们对于那些确定外科执业中必不可少的胜任力[17]以及非技术性技能的不足如何成为不良临床结果的可靠预测因素[4,9]的研究证据,给予了越来越多的关注与肯定。有文献将若干胜任力如沟通、决策、协作、领导力和职业素养视为人为因素的基本要素[5]。安全手术必然依赖于人为因素的证据是令人信服的,也是意料之中的[18]。

患者安全对人为因素的依赖性应促使外科医生在人为因素框架内对外科服务进行重新构架。这种框架有助于理解与非技术性能力相关的行为如何对患者安全产生直接影响。修订后的 CanMEDS 能力框架深入而清晰地建立了关于患者安全的构架,明确解释了行为性胜任力(即非技术性能力)如何与安全的临床实践密不可分[7]。

目前非技术性能力的许多代表性要素仍是通过默会过程来学习,因此都存在于隐性课程中[14]。但文献启发我们,其实并非必须如此。首先,每种外科胜任力都具备可定义的行为标准。在任何给定情况下,均可以基于上述标准明确说明达到胜任力所要求的行为[6]。其次,职业行为也可以通过反思和模拟来刻意教授、实践和学习[14,17-19]。再次,行为性能力是可以被衡量、因而也是可以被评估的[16,20]。与只有医学性和技术性能力才能衡量的概念相反,所有九项外科胜任力其实都可以被教授、实践、学习和评估。越来越多的证据表明,在非技术性能力上的成功与技术性能力的提高相关[4,18],支持了技术性能力和非技术性能力事实上是相互依存的观点。

外科医生对非技术性能力的教授、学习和评估仍然相对陌生。这为外科教育提供了在同等程度上提高技术性胜任力和职业性胜任力的机会。在宏观维度,监管机构正开始探索临床执业再认证的可行性,将有机会把行为性和职业性能力纳入成为再认证的核心组成部分。这一要求将使位于中观维度的专科学院研究如何通过持续专业发展方案强化非技术性胜任力。通过持续专业发展(continuing professional development,CPD)培训活动进一步强调非技术性胜任力的重要性,将促使当地临床管理(clinical governance)机构不仅通过生物医学的视角,而且根据如态势感知(situational awareness)的适当性、协作程度、沟通的有效性和团队合作的强度等人文标准,更加严格地衡量手术结果。在微观维度上,外科医生和同侪们也可以根据类似的人文标准审查外科执业表现。在反思不良结果时,可明确考虑与态势感知、沟通、团队合作、压力反应以及其他职业行为有关的因素,以便更深入地了解非技术性能力对手术结果的影响。

支持培训学员发展职业性胜任力的教育过程需要纳入培训方案。虽然再认证是外科培训改革方面的一个驱动因素,但不必等待"自上而下"的变化发生。负责外科培训课程的人员仍然可以采取"自下而上"的方法:即外科学院应致力于将所有胜任力均视为必须掌握且相互依存的能力,在外科课程中对非技术性能力要求作出明确阐述,并采用循证方法练习和评估职业行为能力。

3.3　培训的实力(capacity)和能力(capability)

医生(doctor)一词源自拉丁语的 docere,意即"教导"。世界各地外科学院的主要职责均是外科教育和培训。长久以来的观点认为,作为一个自治性的行业,外科医生理应培训外科医生。RACS 的新院士们在宣誓时就已同意承担教学责任。而教学也被视作外科核心胜任力之一。然而,尽管学术传统深厚,外科教育的实力(capacity)和能力(capability)仍面临挑战。培训学员需要学习并达到胜任的能力范围已经扩大,这导致了教育环境的变化。外科培训方式已经明显地从以教师为中心向以学习者为中心转变。因此,现在的教学所需的能力与以往不同,且范围更广,需要时间和精力去掌握。尽管教学是外科医生的职责所在,但他们似乎不太能够投入教学,也不太能够学会有效地教学。

3.3.1　教育的"供给"

针对澳大利亚外科医生的人口统计学数据显示,外科医生群体正逐渐老龄化[21,22]。预计目前外科医生的短缺仍将继续恶化。教学经验丰富、技巧高超的外科医生在未来 10 年逐渐退休,势必将对外科培训和教育产生影响。随着本科和研究生外科教育向偏远地区的转移,外科医生地域分布的不平衡将进一步加剧教学能力的短缺。在过去的 7 年里,在非大城市医院轮训的培训学员比例从 25% 上升到 33%,而为这些区域提供服务的外科医生比例保持在 30%[23]。由于教学多是无偿工作,教学的重担将逐渐落在越来越少的志愿教学的外科医生身上。据估计,只有不到 15% 的外科医生愿意教授通用能力课程[24]。如果要更均匀地分配教学任务,则需要将近 25% 的外科医生参与进来。

虽然大部分外科学习发生在临床工作场所,但外科医生往往缺乏机会进行事先规划好的教学。日间手术、短期住院手术、快通道外科、新的急救外科治疗模式、亚专科的日益细化、弹性培训制、外科医生和培训学员的安全工作时间要求,都使培训环境产生了变化。这些变化导致了工作量的增加,医生们需要花费更多的时间和精力来确保患者安全,也减少了工作场所指导与学习的机会。这些变化也消耗了外科医生和培训学员投入建立有意义的师生关系的时间。资深外科医生和新培训学员之间可能存在的代沟,尤其是在对学习的态度和对行为的期望方面的代沟,会加剧上述现象。外科医生已逐渐认识到可能导致培训学员的入培标准、培训质量和学习态度滑坡的多种影响因素,加上他们对自己是否具备教授所有九种外科胜任力的能力的反思,可能导致很大一部分外科医生意识到自己并不是合格的老师。外科专家并不意味着就是教学专家,这一观点已经被越来越多的人所认可,只有通过加大对教师培训的投入才能解决这一问题。

3.3.2　学习的"需求"

在过去 10 年中,外科培训的重点扩大到九大胜任力,外科培训学员人数增加了 18.7%,因而教学负担也随之增加[25]。外科医生现在需要对学员的认知、行为和社会胜任力进行选择、教授、反馈、评估和纠正,同时必须吸收支撑最佳教育实践的证据基础。外科医生需要熟练使用现代化培训中基于工作的评估工具,并制订表现改进计划,这是完全不同于他们更习惯的以教师为中心的指导和评估的概念。外科医生还需要承担识别和管理有困难的培训学员的重要责任,需要尽责尽职,而且费时费力。使用模拟和电子学习资源的现代化教学方法对外科医生继续从事教育工作提出了进一步的挑战。虽然许多外科医生对现今培训学员的价值观表示不满,但许多培训学员也同样对老师缺乏适应性感到失望。

另一个未来外科教育面临的主要挑战是临床接触的逐步减少,这对技术性能力和非技术性能力的发展都有影响。由于职业安全、经济和后勤方面的考虑,培训医生的平均工作时间持续减少。轮班工作制度影响了诊疗和学习的连续性,同时增加了对团队工作和沟通的需求。我们需要合理利用模拟训练和电子学习资源,以弥补临床接触方面的不足。轮班工作所产生的问题可以被创造性地加以利用,以便将非技术性能力(如沟通和团队合作)的正规教学和培训整合起来。利用先进技术弥补教育时间所涉及的成本问题需要考虑,因为临床经验的积累在时间上仍然是不可压缩的。与此同时,医学知识库也在不断扩大,因此导致培训基地面临着延长培训时间的棘手问题。

3.3.3　教育实践中的问责

现代外科教育的日益复杂化,很可能超出外科医生所能满足教育要求范围的实力和能力。随着外科培训严格程度的提高,作为外科教育工作者的必备技能也越来越多。在目前的环境下,外科医生需要通过正规培训来掌握一系列循证教育技能。然而,将外科医生的教育实践规范化的举措是艰巨的,需要通过与相关方对话并深思熟虑,以确保在实现过程中各方的参与性和自主权。外科教育的职业化与教育实践的问责制是分不开的。问责的驱动力来自学员对有意义的学习经验以及公平、透明的教育过程的期望[2]。考虑到外科培训是一项高风险的投入,这些期望其实是非常合理的。另一个同等重要的因素是,人们已经认识到培训的质量会影响外科服务的质量与安全性。由于外科医生的执业再认证势在必行,可以考虑将教育实践纳入再认证的范围中去。在英国,外科教育工作者已经被要求提交他们的教育实践佐证材料,这正是教育问责制的一个例子[26]。北美体系的传统做法则是将教师发展与课程评估相结合,这是另一种将问责制融入教育实践的模式。

包括澳大利亚在内的众多其他国家的情况是通过开设师资培训计划提高外科医生在学员选拔、指导、反馈、评估和纠正等方面的技能(表 3.1)。最近,RACS尝试通过一系列培训课程和项目(有些是强制性课程)使外科医生掌握教学技能,其中很多则是通过与职业和教育机构建立重要伙伴关系而开设的(表 3.1)。

表 3.1　外科医生教育技能职业发展示例——短期课程和学位课程

课程	主办机构和合作单位	课程详情
NOTSS:外科医生的非技术性技能	阿伯丁大学 澳大利亚皇家外科学院 皇家爱丁堡外科学院 英国皇家外科学院	NOTSS 是一个基于技能分类法的行为评级系统,用于对态势感知、决策、沟通、团队合作和领导能力这四类外科医生的非技术性技能进行有效和可靠的观察和评估。
SATSET:外科教育和培训的主任与导师	澳大利亚皇家外科学院	外科教育和培训的主任与导师课程使主任和导师能够有效地履行他们的职责。
KTOT:让学员步入正轨	澳大利亚皇家外科学院	旨在尽早发现学员的困难,管理学员的表现,和学员进行困难但必要的对话。
FSSE:外科教育工作者的基本技能	澳大利亚皇家外科学院	本课程是一门入门课程,旨在扩展关于外科教学的知识与技能,并建立澳大利亚皇家外科学院所期望的外科教育工作者应具备的基本素质。
EMST:讲师课程	美国外科医师学会 澳大利亚皇家外科学院 医学教育工作者学会	旨在为严重创伤的早期处理(early management of severe trauma,EMST)课程培养师资。
CCrISP® 讲师课程:外科危重患者照护	英国皇家外科学院	旨在为外科危重患者的照护(care of the critically ill surgical patient,CCrISP®)课程培养师资。
	澳大利亚皇家外科学院 医学教育工作者学会	CCrISP® 课程旨在培养简单、有用的技能,以管理危重患者并协调多学科诊疗合作。

表文

课程	主办机构和合作单位	课程详情
TIPS 讲师课程：专业技能训练	澳大利亚皇家外科学院 莫纳什大学 圣文森特医院医学教育部	旨在为职业性技能培训（TIPS）课程培养师资。TIPS 课程教授初级医生、外科培训医生和国际医学毕业生非技术性技能的重要性。
外科教师课程	澳大利亚皇家外科学院 圣文森特医院医学教育部	外科教师课程建立在外科教育和培训的主任与导师课程所介绍的概念和技能之上。
ELPS：外科医生教育领导者项目	英国皇家外科学院	这是一门针对资深员工的高度互动的课程，它探讨了不同的领导风格以及作为高效领导者、管理者和导师所需的先进技能和态度。
TrACE：临床环境下的培训和评估	英国皇家外科学院	为期 1 天的课程，为临床主任和教学主任提供先进的培训和评估技能。
导师培训课程：培养教学技能	英国皇家外科学院	一门改善外科培训的计划、开发、履行和评估的互动课程。
作为教育者的外科医生	美国外科医师学会	这项为期 6 天的强化课程旨在向外科医生提供知识和技能，以提高他们作为外科培训项目教师和管理者的能力。
外科教育的研究生课程	澳大利亚皇家外科学院	这套课程解决了现代外科环境中教和学的特殊需求。这些课程能使外科医生习得教学和教学研究的正式技能。
研究生证明	墨尔本大学	
研究生文凭	澳大利亚皇家外科学院外科教育学会	
硕士学位		
教育学硕士学位及研究生文凭	帝国理工学院	一个强化的面对面教学、讨论和学术课程，挑战和培养作为外科教育工作者的思维和实践。

　　这些努力可以弥补教学能力（capability）的不足，但是教学实力（capacity）仍然是一个大问题。如果要说服更多外科医生积极承担教学工作，就必须要优先保证培训机会。临床服务和教学培训之间的矛盾是不可避免的，但也许并非必须如此。将教学培训和临床服务视为相互依存而非相互冲突的关系，将使管理层（中观维度）能够批准通过相关政策，以使外科医生（微观维度）能够平衡教学培训与临床服务。作为对教育负责的回报，必须予以提供适当的教学和培训的机会和条件。处在中观维度的主管部门和单位可通过推出相应政策，确保重视和优先保证工作场所的外科教育来强化这一点[27]。对于教育的投入程度可通过

认证程序中的宏观标准来衡量和规定。

基于已报道的本科医学教育的成功案例,采用同侪辅助计划来支持外科医生的教育实践是有价值的[28]。同样地,与外科医生以外的专家合作,向学员教授选定的非技术性能力也是合适的。就团队合作等行为性胜任力而言,与其他学院合作共同开发和提供培训模块,采用模拟的方法提高获得技能的效率,是有可行性的。

外科教育的一个重要特点是外科医生的无偿贡献。许多外科医生认为,没有外在报酬的、理想化的教学是一种社会契约的义务。很难说这一理想化的看法在多大程度上破坏了实力建设。有人可能会说,那些与年轻一代看法一致的人可能会觉得不太愿意在没有外在报酬的情况下教学,但目前几乎没有证据能够证实这一观点。如果希望大家感受到教育的价值,那么对于教学的适当认可,不管有偿无偿,都显得很重要。与医院协商优先保证教学时间,也许正是认可和重视教学的关键。现在是时候重新思考如何创造教学机会、在不断变化的环境中优化学习了。我们可能还需要加强和执行与指导和教学有关的认证标准,以支持教学实力建设方面的战略。

3.4　社会责任

作为一种职业,外科不仅有责任为社会服务,而且应以最符合社会需要的方式进行。市场经济规律规定供给和需求之间势必达到某种程度的平衡。然而尽管市场要求更多的外科医生在非大城市地区居住和执业,并且拥有更为全面的技能,但现实是这些需求在很大程度上仍未得到满足。在当前的局势下,外科教育需要明确其如何影响外科服务对于社会需求的响应。

有文献提供了一些关于学员为何及如何选择外科职业的见解[29]。人们对学员在职业选择中如何衡量社区需求和期望了解甚少,也不清楚学员在多大程度上接受指导从而权衡社区需求,进而作出社会响应性的职业选择。即使学员们渴望成为四级医疗机构的超专科医师,也不是人人都能实现这一目标。要外科培训去适应这种职业偏好既不现实也不可取,特别是当外科培训依赖于昂贵而有限的公共资源时。因此,考虑到做出合适的职业选择的重要性,外科教育在引导社会响应性职业选择方面承担一些管理责任似乎是明智的。这需要我们了解外科医生群体的人口统计学情况、不同人群中外科疾病的流行情况、外科实践的可预见性进展、资源分配和外科服务模式的演变。同样地,我们还需要意识到劳动力预测和规划的不确定性。同时,培训机构参与未来劳动力规划和资源分配必须让公众知晓并保证透明度,因为这一过程可能会存在重大的潜在利益冲突。

政府承担着医疗服务资源的提供,培训机构应与其进行有意义的对话,这对于证明外科教育对社会负责是必要的。外科培训主要发生在公共卫生系统内,这一事实要求外科教育负责培养出适合公众需要的外科医生。

3.4.1 支持社会响应性(socially responsive)职业决策

种种迹象都表明,外科教育应该采取社会响应性的方法来培训外科医生。这包括外科医生群体的老龄化、社区之间以及与外科手术结果差异相关的社区内外科治疗机会的差异、不同照护模式的演变(如同时处理急诊和择期手术负荷的急救外科单元)、对治疗选择产生影响的新技术的出现、不断上升的外科服务成本、为了同时实现治疗效果和工作效率的外科资源合理化安排,等等。学员需要了解这些复杂因素,以使职业选择与社会要求相一致。外科应该服务于患者和社会的最大利益,如果忽视上述因素,将与这一社会契约背道而驰。外科教育有可能在提供社会响应性职业决策建议方面发挥积极作用。我们应强化偏远地区和农村地区外科培训的实力和能力,促进学员对成为外科通才的渴求,以帮助学员作出合理的决策。专科培训委员会在向学员提供咨询建议时,应注意推荐能够满足目前和预期的社区需求的外科专科。也许外科教育提供职业咨询的核心应该是向受训者告知未来外科劳动力需求的方向。此外,向即将结束培训的外科学员强调他们有满足弱势社区和某些国家需要的国际责任,既是对社会负责,对一些学员来说这也提供了一定的吸引力。

3.4.2 社会责任感

一旦外科教育和培训方案被认为缺乏社会责任感,其在确定培训优先项目方面的自主权就有可能面临被外部规定的要求所取代的风险。因此,外科教育最好能主动展示出在培养具有最适合社会需要的技能的外科医生方面的积极性。虽然外科学院、培训委员会和主管部门必须围绕社会的外科需求保持对话,但外科医生个人也必须准备好为学员提供咨询建议,指导他们如何根据现实社会需求塑造职业抱负。我们可以鼓励学员考虑既符合社会需求又满足个人偏好的一系列外科职业道路。当认证外科培训方案时,也许可以将如何提供社会响应性教育与培训纳入考量标准中。执业前医生是否意识到提供医疗服务的社会义务这一问题已被提出[30]。因此,要求外科教育阐明其培训计划如何优先考虑社区需求而非受训者的专业偏好也实属合理。

3.4.3 多样性和包容性

越来越多的人意识到当外科学界真正代表和反映更广泛的群体时所带来的

好处[31]。多样性和包容性针对性别、种族、原住民、宗教和少数群体等,最终目的是确保所有外科医生都具备文化胜任力。文化胜任力使外科服务工作更具社会响应性,患者疗效也更好[32]。文化安全和胜任力是澳大利亚专科医师培训计划明确指出的要求[33]。外科教育有几个领域里的多样性和包容性尚未完全实现。学员和决策机构内的性别与原住民比例的差异、国际医学毕业生(international medical graduate,IMG)考试合格率较低以及缺乏灵活的(如利用业余时间参加的)培训机会,都表明了这一点。反过来,这些因素阻碍了女性、IMG 和原住民群体参与外科培训。所有与外科教育有关的政策都需要通过仔细审查,来识别阻碍多样性和包容性的因素。教育过程和实践也需要通过审查,来确定是否存在不公平的培训经历。参与外科教育的人必须意识到该如何调整教育实践方可在外科培训中实现公平。如果要继续为社会服务,外科学界必须接受和实现这一观念,即外科教育必须在管理培训和制订战略方面承担社会责任。

3.5   未来的挑战

外科医生同时以他们的适应能力和与此矛盾的保守主义而闻名。上文概述的背景元素代表了外科教育面临的挑战,这既需要有对教育设计和教育过程的适应性,也要有对于外科职业理想的保守性。它们影响着各个领域的所有参与者,从学员和外科医生到监管机构和政府。除了应对这些挑战,我们别无选择,因为不采取行动就会直接影响外科服务的质量和安全。作为一个成熟的教育机构,学院完全有能力领导必要的改革、调整和创新。学院的首要任务是通过研究、学术、创新和合作发展可持续外科教育的战略方向。与政府、监管机构、大学、专业的教育工作者、研究生医学委员会、职业技能与职业素养专家、外科技能小组和其他学院合作并建立伙伴关系是必要的。变革必然带来挑战,而挑战应被视为机遇。将外科教育推向如何最好地培训未来外科医生的前沿,必将带来巨大的机遇。

参考文献

1. Flexner, A. (1910). *Medical education in the United States and Canada – A report to the Carnegie Foundation for the advancement of teaching.*
2. Scott, S. V. (2014). Practising what we preach: Towards a student-centred definition of feedback. *Teaching in Higher Education*, *19*(January 2015), 49–57. https://doi.org/10.1080/13562 517.2013.827639.
3. Kneebone, R., & Fry, H. (2011). The environment of surgical training and education. In H. Fry & R. Kneebone (Eds.), *Surgical education – theorising and emerging domain* (Vol. 2, 1st ed., pp. 3–17). Dordrecht: Springer. https://doi.org/10.1007/978-94-007-1682-7.

4. Hull, L., Arora, S., Aggarwal, R., Darzi, A., Vincent, C., & Sevdalis, N. (2012). The impact of non-technical skills on technical performance in surgery: A systematic review data sources. *Journal of the American College of Surgeons, 214*(2), 214–230. https://doi.org/10.1016/j.jamcollsurg.2011.10.016.

5. Flin, R., O'Connor, P., & Crichton, M. (2008). *Safety at the sharp end: A guide to non-technical skills* (1st ed.). Hampshire: Ashgate Publishing Ltd..

6. RACS. (2012). *Becoming a competent and proficient surgeon: Training standards for the nine RACS competencies.*

7. Wong, B., Ackroyd-Stolarz, S., Bukowskyj, M., Calder, L., Ginzburg, A., Microys, S., … Wallace, G. (2014). *The CanMEDS 2015 patient safety and quality improvement expert working group report.*

8. Arora, S., Sevdalis, N., Nestel, D., Woloshynowych, M., Darzi, A., & Kneebone, R. (2010). The impact of stress on surgical performance: A systematic review of the literature. *Surgery, 147*(3), 318–330.e6. https://doi.org/10.1016/j.surg.2009.10.007.

9. Cooper, W. O., Guillamondegui, O., Hines, O. J., Hultman, C. S., Kelz, R. R., Shen, P., … Hickson, G. B. (2017). Use of unsolicited patient observations to identify surgeons with increased risk for postoperative complications. *JAMA Surgery, 37212*, E1–E8. https://doi.org/10.1001/jamasurg.2016.5703.

10. Kennedy, I. (2002). *Learning from Bristol.*

11. RACS. (2015). *Expert advisory group expert advisory group report to RACS on discrimination, bullying and sexual harassment expert advisory group expert advisory group report to RACS.* Retrieved from http://www.surgeons.org/about/building-respect,-improving-patient-safety/expert-advisory-group/

12. Fnais, N., Soobiah, C., Chen, M. H., Lillie, E., Perrier, L., Tashkhandi, M., … Tricco, A. C. (2014). Harassment and discrimination in medical training: A systematic review and meta-analysis. *Academic Medicine, 89*(5), 817–827. https://doi.org/10.1097/ACM.0000000000000200.

13. Arora, S., Sevdalis, N., Suliman, I., Athanasiou, T., Kneebone, R., & Darzi, A. (2009). What makes a competent surgeon?: Experts' and trainees' perceptions of the roles of a surgeon. *American Journal of Surgery, 198*(5), 726–732. https://doi.org/10.1016/j.amjsurg.2009.01.015.

14. Cruess, S. R., & Cruess, R. L. (2009). The cognitive base of professionalism. In *Teaching medical professionalism* (pp. 1–27).

15. Paice, E. (2009). Identification and management of the underperforming surgical trainee. *ANZ Journal of Surgery, 79*(3), 180–184.; ; discussion 185. https://doi.org/10.1111/j.1445-2197.2008.04837.x.

16. Hodges, B. D., Ginsburg, S., Cruess, R., Cruess, S., Delport, R., Hafferty, F., … Holtman, M. (2011). Assessment of professionalism: Recommendations from the Ottawa 2010 Conference. *Medical Teacher, 33*(5), 354–363. https://doi.org/10.3109/0142159X.2011.577300.

17. Bearman, M., O'Brien, R., Anthony, A., Civil, I., Flanagan, B., Jolly, B., … Nestel, D. (2012). Learning surgical communication, leadership and teamwork through simulation. *Journal of Surgical Education, 69*(2), 201–207. https://doi.org/10.1016/j.jsurg.2011.07.014.

18. Rao, R., Dumon, K. R., Neylan, C. J., Morris, J. B., Riddle, E. W., Sensenig, R., … Brooks, A. D. (2016). Can simulated team tasks be used to improve nontechnical skills in the operating room? *Journal of Surgical Education, 73*(6), e42–e47. https://doi.org/10.1016/j.jsurg.2016.06.004.

19. Irby, D. M., & Hamstra, S. J. (2016). Parting the clouds: Three professionalism frameworks in medical education. *Academic Medicine, 91*(12), 1606–1611. https://doi.org/10.1097/ACM.0000000000001190.

20. Cruess, R., Mcilroy, J. H., Cruess, S., Ginsburg, S., & Steinert, Y. (2006). The professionalism mini-evaluation exercise: A preliminary investigation. *Academic Medicine, 81*(10), 574–578.

21. RACS. (2011b). *Surgical workforce projection to 2025: Volume 1 the Australian workforce*

(Vol. 1).
22. HWA. (2012). *Health workforce 2025 doctors , nurses and midwives – volume 1* (Vol. 1).
23. Young, C. (2011). International medical graduate – can we do better? *General Surgeons Australia Newsletter, 12*(3), 2.
24. RACS. (2011a). *Surgical workforce 2011 census report.*
25. Commonwealth of Australia. (2012). *Medical training review panel fifteenth report.*
26. McIhenny, C., & Pitts, D. (2014). Royal College of Surgeons of Edinburgh, Faculty of Surgical Trainers: Standards for Surgical Trainers.
27. GMC. (2015). *Promoting excellence: Standards for medical education and training.*
28. Silbert, B. I., Lam, S. J. P., Henderson, R. D., & Lake, F. R. (2013). Students as teachers. *Medical Journal of Australia, 199*(3), 4–5. https://doi.org/10.5694/mja12.10970.
29. Sobral, D. T. (2006). Influences on choice of surgery as a career: A study of consecutive cohorts in a medical school. *Medical Education, 40*(6), 522–529. https://doi.org/10.1111/j.1365-2929.2006.02482.x.
30. Australian Health Ministers' Advisory Council. (2015). *Review of medical intern training.*
31. RACS. (2016). *Diversity & inclusion plan.*
32. Khoury, A., Mendoza, A., & Charles, A. (2012). Cultural competence: Why surgeons should care. *Bulletin of the American College of Surgeons, 97*, 13–18.
33. Australian Medical Council. (2015). *Standards for assessment and accreditation of specialist medical education programs and professional development programs.* Retrieved from https://amc-cms-prod.s3.amazonaws.com/files/fc6e591a9a87c6c2b45e1d744eafa41e5499717d_original.pdf

（翻译：匡铭，侯洵）

第 4 章
外科教育领导力及学术追求的作用

Peter Gogalniceanu, Margaret Hay, Nizam Mamode

概述 领导力和教育的相似之处在于,它们都是促进增长、促进合作、增加科学知识、创新和进取的转型过程。外科学界面临的挑战越来越大,往往超出了常规专业培训的范畴。然而,学术追求本身就是一种关键的成长方式,它影响着领导者和教育者的发展。这篇综述强调了有效的外科教育和领导力的关键原则及其与学术追求的关系。

4.1 简介

在过去 30 年中,数字革命、全球化和技术进步推动学术界呈指数级成长,改变了研究的规划、实施和传播方式。由此带来的结果就是临床研究设施或实验室不再是一个实体,而是一个全球化的虚拟空间,来自各种文化和专业背景的个人在其中互动。语言障碍、时区差异、文化差异、货币汇率如今都已成为外科学术界领袖需要日常面对的现实情况。学术界的外科医生往往缺乏专业工商管理学位课程所教授的领导力理论背景,这不利于他们的研究和临床工作。

本章旨在从作者主观的角度,去尝试阐明和回顾那些帮助外科医生在全球外科实践的背景下面对当代学术生涯挑战的关键的领导力和教育过程(图 4.1)。

4.2 什么是领导力?

有效领导力是负责启动并成功完成变革的过程[1]。变革通常无法避免,却又具有潜在吸引力,因此人们对领导力保持着显著又持久的兴趣也就不足为奇了。

领导力的定义是广泛的、多样化的、与产生背景相关的。它可以被更宽泛地定义为一个过程,通过这个过程,处于权威地位的个人利用他们的权力来影响一个群体,以完成特定的任务[2]。另外,我们也可以将其定义为将个人或组织从

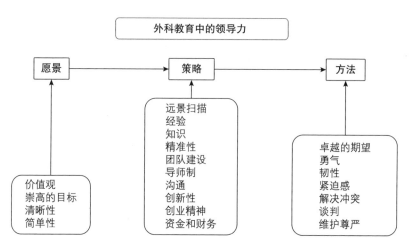

图 4.1   外科教育领导力模式概要

较低存在状态转变为较高存在状态的积极的变革性过程。简而言之,领导力可以提升价值和安全性。领导力特质里的积极性和变革性为其权威性提供了真正的理由,因为它为其所代表的社群提供了道德认可和生存优势。因此,真正的领导者是那些拥有必要的创新、情感、组织和技术性能力而成为积极变革驱动者的人。

虽然领导力应始终具有代表性和民主性,但在某些情况下,领导层需要在缺乏协商或集体共识的情况下为他们所代表的人行事。其中一个例子是美国联合航空公司 1 549 次航班的降落(在 2009 年 1 月,该航班紧急降落于哈德逊河)。这表明在危机时刻做出可执行性的决策是掌权者的特权,而他们也完全知道如果失败(无论多么地不可避免)自己将独自承担责任。因此,领导力需要源自能力的自信心、积极性和自主性,这些都是在特殊情况下以及在尊重个体权利所允许的范围内实行的。然而,这可能造就集权制领导力进退两难的窘境,即在勇敢/高尚的政治家和不负责/不道德的独裁者之间徘徊。在这种情况下,要求个体放弃追寻"更大善意"(greater good)或者"最佳利益"(best interests)的自由,则意味着领导者是不合格的。尊重个体的选择和权利,仍然应该是影响领导者采取单方面行动的道德准则。在外科领域,临床医生充分意识到推动治疗和帮助患者获得医疗服务的重要性,但也要尊重患者在适当考虑后拒绝治疗或退出治疗的选择。在临床工作中,知情同意、多学科会诊和患者参与仍然是良好外科领导力的关键支柱。

有效的领导者一般会平衡与团队和任务相关的优先事项。威权型领导者专注于实现他们的任务,代价是疏远团队(或患者)。相反,软弱的领导者会不断寻求认同而失去实施自己策略的能力。当前的领导力理论已经从分析领导力的"特质"或"风格"转向了"权变理论"[3]，也就是说，要选择性地应用不同的领导方法来匹配领导者所在的环境、所处的团队及所要执行的任务。

4.3　领导力的组成要素有哪些?

一个关于领导力实践的简易理论模型描述了要达到预期结果所需的三个过程[4]:

1. 愿景(目的/目标):为什么(why)这是一项重要的任务?
2. 策略(计划):为了完成任务需要做什么(what)?
3. 方法(应用):任务将如何(how)完成? 由谁(who)完成? 何时(when)完成?

4.4　教育与学术追求

教育者与领导者的职责相似,他们通过创造机会和组织活动来引导道德和智力的成长,使他们的学生不仅能获得知识,还能培养积极的价值观和健康的态度。

同样地,学术追求可以被定义为通过研究、教育和学习,对真理和道德进行科学的追寻,从而引领积极的变化[5]。我们认为,这是一个可以促进成长的更根本的进程,其中自然也包含促进领导力和教育等其他转化行动的发展。

因此,本章将教育、领导力和学术追求定义为影响不同科学领域的相同的转化过程,而不是独立的实体,即:

- 获得价值观和态度(教育)
- 对人的管理(领导)
- 发现新的和真实的知识(各种形式的研究)

因此,我们认为外科教育领导力是一个复杂的过程,可通过学术追求来发展,以期提高临床外科实践水平。因此,学术领袖-教育者(academic leader-educators,ALE)是外科教育和实践中积极变化的驱动者。他们的行动不仅影响患者的治疗效果,而且影响未来外科医生的培训和整个外科专业的发展。

4.5　愿景的发展

"没有目标和方向,光有努力和勇气是不够的。"——JF Kennedy[6]

愿景的定义　领导者能够从大量如"白噪声"般的日常事务中识别并区分出关键而重要的信息。换句话说,他们必须找到能够带来改变的差异(difference that makes the difference),并将其形成一个愿景。现代主义雕塑大师 Constantin Brancusi 将这种"简洁性"定义为"将复杂性分解"[7]。而平庸的愿景并非来自对复杂信息的精细提炼,而是草率分析的结果。

崇高的目标　愿景的目的是协调、激励和鼓舞人们完成特定任务[1]。目标识别和愿景共享的概念有很强的企业性根基,但在引入到医疗服务时常缺乏仔细甄别。在商业环境中,员工需要与公司的具体方向和商业重点保持一致。在医疗学术界,所需的道德和专业价值不仅得到了更清晰的确认,而且也得到了立法执行(例如《世界人权宣言》[8]或医学总会的《优质医疗实践》指南[9])。愿景不仅必须清晰,而且必须解决一个有价值的问题,并具有道德分量,以产生积极性和合法性。因此,愿景需要以价值为基础,代表每个团队成员的道德取向以及团队文化。这对于建立崇高的目标至关重要,只有如此才能在团队中产生内在的驱动力、好奇心和奉献精神。例如,与研究腹股沟疝修补术中使用的补片的孔隙率相比,作为全球卫生计划一部分的、旨在为第三世界国家开发成本效益高的白内障手术培训模式的愿景更有可能汇集一个积极主动的外科医生团队。

沟通　ALE 的职责也包括清晰概括和有效传达愿景[10],以便将其转化为行为变化。领导魅力、重复和简化是实现这一目标的有效手段。成功的愿景将会逐渐成长为一种团队文化,带来稳健、自主和可预测的团队表现,并与最初愿景更持久地保持一致。

解决方案　ALE 需要为识别到的问题提供可靠的解决方案,带来一种赋能、专注、活力和热忱的感受。对解决问题的能力缺乏信心通常会导致领导能力的彻底丧失。解决方案不仅要有重点和可实现性,而且要有足够的挑战性,以使其激动人心;还要具有足够的道德相关性,让人觉得有义务要完成它。

学习要点:
- 愿景是一个重要问题及其预期解决方案的概述。
- 愿景需要以价值观为基础,以问题为导向。通过将价值观与策略和方法相结合,能干的 ALE 可以在实现目标的过程中找到团队导向和任务导向的平衡点。

4.6　设定准则

"必须把事做对。"——麻省总医院,R Linton[11]

"不重视细节是平庸的标志。"——休斯敦卫理公会医院,M DeBakey[12]

所有科学领袖的最终责任是发现真理(拉丁语为"veritas")。有趣的是,同样的拉丁语单词也被翻译为正确或正直,它充分描述了优秀外科实践的临床原则,即从技术、认知和伦理的角度"把事做对"[13]。

第一,ALE 必须理解质量的含义,意识到在学术界和临床实践中寻求质量和卓越已成为一种管理上的陈词滥调。在外科领导力的背景下,质量必须被视为一种实现卓越的能力[14],它可以被理解为精准性、清晰度、相关性以及容量、效率和及时性。此外,必须通过务实地评估以确保所有活动都以结果为导向("最终结果",the end result)[15-17],但在过程中要保证人性化。因此,外科领导者仍应将教育团队追求质量视为己任。

第二,Kotter 等人已经证明,成功的领导者是能够产生紧迫感的个人,也就是说,他们拒绝自满的态度,保持警觉和主动的状态,从而产生现在就行动并赢得胜利的决心[18]。

第三,ALE 需要通过营造健康的竞争意识和远大期望来推动表现[19]。这通常是通过将团队活动与其他成功竞争者或精英机构的实践联系起来来实现的。

第四,360°反馈仍然是 ALE 识别其活动中质量盲点的重要方法。然而,在进行非盲同行反馈时必须谨慎,因为同行通常不愿提出冒犯性的反馈,所以这种反馈在很大程度上仍然是无效的。相反,领导者必须对微妙或隐秘的负面反馈保持警惕。这些反馈表现为员工留职率低、合作终止或接到外部团队甚至公众的投诉。

第五,ALE 需要展示道德纪律和透明度,而不是为失败更名,或为平庸的结果找理由。批判性分析的能力以及开放心态对改变他们的行为和领导力风格至关重要。

最后,领导任期有必要存在时间限制,以确保骄傲自满、创造力衰退和动力损耗不会在外科教育领域的领导者中出现。

学习要点　质量可以定义为对真理和卓越的持续追求,由竞争、精准性、批判性分析和以结果为导向的活动驱动。

4.7　勇气

"遇到困难的时候要勇敢无畏。"——Horace[20]

学术追求往往伴随着频繁而沮丧的失望。因此,ALE 需要培养并展现出勇气,方能茁壮成长。虽然广义上对勇气的定义并非本章所探讨的范畴,但或许我们可以将其定义为通过抑制恐惧从逆境中恢复或进步的无畏精神[21,22]。在外科学术实践的背景下,它应该被视为为了患者照护的裨益和外科科学的进步而面对个人、专业或财务风险的能力。这可以表现为面对失败的韧性,也可以表现为探索、创新、构建系统或改变实践的决心。因此,外科领导力教育必须为学者们提供必要的技能,以成功应对机构的反对以及失去职业或个人声誉的风险。Ignaz Semmelweis[23-25]的历史案例和他对产褥热原因的研究是学术勇气遭遇个人和职业灾难的众多实例之一。Semmelweis被认为是当今消毒程序的先驱。然而,在接受病原微生物理论之前的那个时代,他要求同事们在尸检后、检查病人前洗手,导致了他在专业上受到嘲笑和排斥。然而,ALE必须承担这一责任,并对团队在通往成功的道路上的失败负责。现在已经确定有两个特质可能有助于勇敢领导力的成长和应用。首先是自我认识的质量,这意味着对自身价值观、动机、长处和短处的了解[26,27]。其次是对所追求目标的基本道德价值的坚定信念,这对于营造更高的成功信念至关重要。这些因素共同塑造了在遭受挫折时恢复的能力,以及在面对反对意见时前行的能力。因此,ALE有责任教育和引导他们的团队,使他们能够保持切实的韧性[28],从困难中获得意义,并能够抵抗脆弱[29]。

　　学习要点　学术领袖必须坚强、执着、大胆,并以超越小我的目标为动力。

4.8　解决冲突

　　"你必须与人和睦相处方能取得成功。"——得克萨斯州心脏研究所,D.A. Cooley

　　复杂性会产生不和谐,这是ALE每天都要面对的现实。Hicks等认为"尊严侵犯"是人类冲突的一个重要来源,可以被定义为任何对个人自我价值感有意识或潜意识的威胁,可引起本能的情绪自卫反应[30]。尊严侵犯可能包括错误理解的个人批评,未能提供应有的关怀和对个人价值观与身份的认同,或更普遍地说,缺乏对个人内在价值的尊重(无论其成功或失败)[30]。因此,尊严侵犯会给团队与合作带来有害的、灾难性的甚至是终结性的后果。ALE必须明白,冲突的本质主要是对社会、思想或身体问题的情绪反应,其解决方案的本质也必须是情绪性的,而不是实务性的。当出现过于强烈的情绪反应时,通常需要结合被侵犯方自身的焦虑、期望或个人背景等去理解。而荣誉、尊严和尊重等概念也表现出显著的文化差异。这些差异在日常社会交往中往往被淡化,并可能因此导致无意的侵犯。而被侵犯方通常会保持沉默,但却可能会表现为通过攻击性的、非理性的或多变的行为挑战领导者权威。

　　如果可能,ALE应该以避免冲突为目标,将分歧从辩论(基于反对,区分输家和赢家)转变为对话(基于达成共识)。当冲突已在所难免时,领导者应该采取合作和包容的方式解决冲突,而不应咄咄逼人,也不应回避或放弃解决危机的责任。ALE 冲突解决的简单方法包括积极倾听、预期管理以及战术妥协,与此同时还必须考虑对方身体和精神健康方面的因素。当冲突已经超出了领导者的处理能力时,可能需要专业的第三方调解。此外,解决冲突必须使双方感到双赢而不是双输,同时带有公平感,以利于最终妥善解决问题。在处理冲突时,ALE 的行为必须表现出中立、一致和公正性,以维持其作为公正仲裁者的权威。另外,ALE 必须能预见冲突,并就发生分歧时应该遵循的适当流程和体系对团队进行教育。这些内容需要被清晰地概括总结,以便为 ALE 未来可能采取的行动提供框架,并塑造团队对这种情况下预期行为的理解。此外,通过此类流程体系发现的错误应该被视为整个团队的教训,而不应将责任归咎于个人。

学习要点　为了解决冲突,ALE 必须同时扮演法官、律师和谈判专家的角色。他们对尊严概念的理解对这一过程至关重要。

4.9　建设团队

领导者依赖于他们的合作者,因此成功的团队建设是领导者成功的重要因素之一。团队成员应该有共同的方向和热情,但不一定非得有相同的能力、兴趣或个性。技能、经验和专业培训的异质性是领导者在选择和发展团队成员时需要考虑的基本特质。多元化团队不仅提高了创造力,而且还提高了抗脆弱性[29],可以在不断变化的环境中保持长期稳定性。多元化团队发展不足而导致不稳定性的一个例子是,在主要接受开放手术培训的外科医生群体中引入腹腔镜、机器人辅助手术和血管腔内手术。那些具有先进领导力的单位能够迅速培训员工或雇用具备相关技能的新合作伙伴。相比之下,那些适应缓慢或不愿意适应的单位则会经历临床和学术成果的相对下降。

其次,领导者需要将特定的任务委托下放给团队成员,以促进个人发展,并为自己创造时间和机会。这突出了团队建设中领导力的第二个原则,即基于领导者选择参与团队基层活动的程度,决定其具备的是"前线领导力"(方法指挥)还是"山顶领导力"(策略指挥)[31]。良好的学术领导力必须能够满足在方法和策略间快速转换,既可以提供行动(如撰写基金申请书),也可以提供指导(如启动与其他中心的合作)。

最后,有效的领导者应该努力培养次级领导者,让他们可以逐步接手自己工作范围内的一部分界定明确的领域。这个过程不仅巩固了次级领导者的成长,而且也使得主要领导者能够扩大他们的工作范围,增加工作量,并从事其他创新或创业工作。允许团队成员逐渐晋升为次级领导者的过程,既能为他们提供长久的职业满意度,也能消除主要领导者在较长任期内原本可能遭遇的对其领导力的有害挑战。

学习要点 学术型外科医生应该创建多元化团队,促进成长,下放责任,培养新一代领导者。

4.10 指导与发展

领导力的作用已经被确定为促进团队中领导者和个人转变的过程。从教育学的角度来看,教师是学习者近侧发展区间的活化剂(或"脚手架")[32,33]——这意味着他们促进了学习者无法单独取得的进步。从这个意义上说,领导力与教育的概念是类似的,因为它们都是劣势与优势生存状态之间的桥梁。简单地说,导师(或 ALE)提供指导和建设性反馈,让学习者成长。然而,真正的外科领导者-教育者会采取更长期的方法,创造体验式的学习机会,鼓励社交和合作,让外科学生作为个体发展。他们意识到,成功的导师制在于传授学生能用到自己兴趣和职业中的通用技能、价值观和态度。因此,一个好的学术领袖通常会在学术界或临床实践的不相关领域催化和创造出新的领导者和研究者。Bennis 和 Thomas 认为这些人创造了"领导力的熔炉",通过寄予厚望和严苛的(往往是挑战性的)环境来提供"重塑的机会"[19]。最后,ALE 必须认识到他们需要与其他专家一同发展和参与导师制关系。这不仅有助于他们自身的持续成长过程,也使他们能够以身作则,教导自己的学生需要参与终身的外科学习过程。

4.11 财务与创业

"企业家会将经济资源从低产量地区转移到产能产量更高的地区。"——Jean-Baptiste Say[34,35]

学术界正日益受到财政制约。公共资金稀缺,竞争激烈,且受到广泛审查;而私人研究资金又可能有一定限制。因此,ALE 在把自己和学生培养成科学家、研究人员和临床医生的同时,还必须让自己和学生成为成功的筹资者和会计师。外科学术教育不能忽视关键的人力资源技能,如员工招聘和养老金计划制订、合作协议的设计和对合同法的理解等。外科教育也需要培养能够制订强有力的商业计划、并按时按预算交付成果的学者。然而,仅仅是财务能力强和提供成本中立的服务,对于 ALE 来说是不够的。相反,他们应该寻找创造价值、提高生产力[36]和从事创新活动的新机会,以成为真正的企业家。风险和不确定性[37]往往是企业发展、改革和重组的代价,但 ALE 应该帮助他们的学生减轻和控制这些风险。虽然外科培训学员通常具备创业精神,但他们的领导者应该为他们提供必要的培训弹性,让他们可以在外科之外寻求发展机会,并认识到这是一种建设性的利用时间的方式。

学习要点　外科教育的领导者需要实践和教授具有成本效益的学术活动、创新和创业模式。

4.12　结论

领导力、教育和学术追求都是寻求积极转变平行但类似的过程,它们相互独立、却又具有相似的特点。改变可能是复杂、令人不快且代价高昂的。因此,置身其中的人需要强大的道德、情感和才智来协调这种发展提升。有效的外科领导者需要表现出多种特征,包括有崇高的目标、致力于追求真理和卓越、注重细节、紧迫感和尊重人格尊严等。学术追求的作用是提供外科教育领导者发展的"熔炉"。

参考文献

1. Kotter, J. P. (1999). *John P. Kotier on what leaders really do*. Boston: Harvard Business Review Book: HBS Press.
2. Kotter, J. P. (1977). Power, dependence, and effective management. *Harvard Business Review, 55*, 125–136.
3. Goffee, R., & Jones, G. (2000). Why should anyone be led by you? *Harvard Business Review, 78*, 62–70.
4. Campbell, A. (2016). *Winners*. Random House.
5. Merriam-Webster, Inc. (1984). *Merriam-Webster's dictionary of synonyms*. Merriam-Webster.
6. Kennedy, J. F.. Speech of Senator John F. Kennedy, Raleigh, NC, Coliseum [Internet]. Available from: http://www.presidency.ucsb.edu/ws/?pid=74076
7. Gimenez, C., & Gale, M. (2004). *Constantin Brancusi*. London: Tate.
8. Assembly U. (1948). *Universal declaration of human rights*. UN General Assembly
9. Great Britain GMC. (2013). *Good medical practice*. Manchester: General Medical Council.
10. Kotter, J. P. (1977). Power, dependence, and effective management. In *Organizational influence processes* (pp. 128–143). Glenview.
11. Cutler, B. S.. Robert, R., & Linton, M. D. (1994). A legacy of "Doing it right": From the New England society for vascular surgery. *Journal of Vascular Surgery, 19*(6), 951–963.
12. Frazier, O. H. O.H. "Bud" Frazier interviewed by Donald A.B. Lindberg [Internet]. Available from: https://profiles.nlm.nih.gov/ps/access/FJBBWQ.pdf
13. Cutler, B. S., Robert, R., Linton, M. D. (1994). A legacy of "doing it right".
14. Eidt, J. F. (2012). The aviation model of vascular surgery education. *Journal of Vascular Surgery, 55*(6), 1801–1809.
15. Dervishaj, O., Wright, K. E., Saber, A. A., & Pappas, P. J. (2015). Ernest Amory Codman and

the end-result system. *The American Surgeon, 81*(1), 12–15.

16. Kaska, S. C., & Weinstein, J. N. (1998). Ernest Amory Codman, 1869–1940: A pioneer of evidence-based medicine: The end result idea. *Spine, 23*(5), 629.

17. Brand, R. A. (2009). Ernest Amory Codman, MD, 1869–1940. *Clinical Orthopaedics and Related Research, 467*(11), 2763–2765.

18. Kotter, J. P.. (2008). *A sense of urgency*. Boston: Harvard Business School Publishing.

19. Bennis, W. G., & Thomas, R. J. (2002). Crucibles of leadership. *Harvard Business Review, 80*(9), 39–45 –124.

20. Cook, J. (1999). *The book of positive quotations*. New York: Gramercy.

21. Moran, L. (1987). *The anatomy of courage: The classic study of the soldier's struggle against fear*. Garden City Park: Avery.

22. Moran, C. (2007). *The anatomy of courage*. New York: Carroll & Graf.

23. Semmelweis, I. P. (1981). Childbed fever. *Clinical Infectious Diseases, 3*(4), 808–811.

24. Jay, V. (1999). Ignaz Semmelweis and the conquest of puerperal sepsis. *Archives of Pathology & Laboratory Medicine, 123*, 561–562.

25. Best, M., & Neuhauser, D. (2004). *Ignaz Semmelweis and the birth of infection control*. BMJ Publishing Group Ltd.

26. Goleman, D., & Boyatzis, R. (2001). *Primal leadership*. Harvard University Press.

27. Goleman, D., Boyatzis, R. E., & McKee, A. (2002). *The new leaders: Transforming the art of leadership into the science of results*. London: Little, Brown and Company.

28. Diane, L. C. (2002). How resilience works. *Harvard Business Review, 80*, 46–48.

29. Taleb, N. N. (2012). *Antifragile*. London: Penguin.

30. Hicks, D., & Tutu, D. (2011). *Dignity*. New Haven: Yale University Press.

31. Leonard, H., Cole C., Howitt, A., & Heymann, P. (2014). *Why was Boston strong? Lessons from the Boston marathon bombing*. Program on crisis leadership. President and Fellows of Harvard College.

32. Vygotsky, L. (1978). *Mind in society: The development of higher psychological processes*. Cambridge: Harvard University Press.

33. Vygotsky. (2013). *Philosophy and education*. Oxford: Wiley.

34. Hindle, T. (2009). *Entrepreneurship*. Available from: http://www.economist.com/node/13565718

35. Hindle, T. (2012). *The economist guide to management ideas and gurus*. London: Profile Books.

36. Hindle, T. (2008). *Guide to management ideas and gurus*. London: Profile Books.

37. Knight, F. H. (2012). *Risk, uncertainty and profit*. Wilmington: Vernon Press.

（翻译:侯洵）

第5章
外科教育的管理

Ian Eardley

  概述 本章回顾总结了皇家外科学院在英国外科医生培训管理中的地位。作者介绍了该学院负责监管培训的部门,包括外科培训委员会和个人专科认证委员会,并对该学院在课程发展、评估、筛选、认证、质量控制及学员支持方面的作用进行了描述。皇家外科学院与管理者、赞助者及教育实施者的关系错综复杂,自其承担外科医生培训认证的职责以来随时代进步发生了深刻的变迁。本章也对这些变化的原因进行了探讨。尽管这只是英国外科培训的一个个例,其也与世界其他国家的外科培训有共同点,可作为借鉴参考。

5.1 简介

  英国外科医生培训的管理由四个部门共同完成:管理方即全国医学总会(GMC)、监管并资助外科医生培训的政府相关部门(目前是英格兰健康教育机构,HEE)、实际进行外科医生培训的机构亦即医院或当地教育提供机构(LEP),以及皇家外科学院。本文的重点在于探讨皇家外科学院在外科医生培训中的角色,但在必要的地方也会涉及其他部门在该培训中扮演的角色以及这种架构设计下的运作结果。在阅读框5.1中总结了英国这些相关外科医生培训管理机构的名称缩写。

阅读框5.1 英国外科培训管理相关缩写

  培训完成认证:CCT,Certificate of Completion of Training
  专科培训同等资质认证:CESR,Certificate of Equivalence of Specialty Training
  欧洲经济委员会:EEC,European Economic Community
  皇家外科医生会员,FRCS,Fellowship of the Royal College of Surgeons
  全国医学总会:GMC,General Medical Council

阅读框5.1(续)

英格兰健康教育机构:HEE,Health Education England

基础外科考试跨校委员会:ICBSE,Intercollegiate Committee for Basic Surgical Examinations

外科培训联合委员会:JCST,Joint Committee for Surgical Training

地方教育提供者:LEPs,Local Education Providers

地方教育和培训基地:LETBs,Local Education and Training Boards

皇家外科医生成员:MRCS,Membership of Royal Committee of Surgeons

国家卫生服务体系:NHS,National Health Service

客观结构性临床考试:OSCE,Objective Structured Clinical Examination

项目外研究:OOPR,Out of Program Research

项目外培训:OOPT,Out of Program Training

项目外实践:OOPE,Out of Programme Experience

医学毕业后教育及培训学会:PMETB,Postgraduate Medical Education and Training Board

质量提升框架:QIF,Quality Improvement Framework

格拉斯哥皇家外科学院:RCPSGlas,Royal College of Physicians and Surgeons of Glasgow

爱丁堡皇家外科学院:RCSEdin,Royal College of Surgeons of Edinburgh

英格兰皇家外科学院:RCSEng,Royal College of Surgeons of England

爱尔兰皇家外科学院:RCSIre,Royal College of Surgeons of Ireland

外科学校:SoS,School Of Surgery

专科认证委员会:SACs,Specialty Accreditation Committees

专科培训委员会:STCs,Specialty Training Committees

5.2 历史

1540年,理发师外科医生们从亨利八世手中获得皇室认可。但直到1629年在英格兰国王查理一世的要求下,外科医生们才成立考核者法庭以检验外科医生的资质。1745年前后,外科医生和理发师正式分离。此时伦敦大约有90名执业外科医生。当时的外科培训采取学徒制,学制7年,学徒期末学生将接受考核者法庭的评估。1836年,英国皇家外科学院在大会中达成共识意见,即外科医生必须通过法庭的考核才能被认可为在解剖、病理、生理及外科技艺上具有教学资格，考核包括两个整天，第一天考核解剖和生理，第二天考核病理外科手术的原则及技艺。这些考核在 1843 年被纳入到皇家特许状中，开创了被认为标志着一名外科医生充分完成其培训的皇家外科医生会员（FRCS）制度。

这些结果和准则延续了相当长的时间，直到 20 世纪近些年才又出现改变。在作者受训的时代，外科医生的培训尚没有书面的大纲或课程，仅由培训教师对其学生进行一系列评估胜任力的考试。皇家外科学院对外科医生培训开启了全面管理，设立考试，评估受训学员是否达到认证标准，同时也通过定期检查各个培训单位对培训质量进行监督管理。

5.2.1 改革动因

卫生健康领域在过去 50 年里发生了巨大的变化。自国家卫生服务体系（NHS）成立后，随着免费医疗原则的确立，社会对优质、同质、伤害最小化的医疗服务的需求日益增长。在外科教育领域，随之而来的是要求培训结果更加标准化、客观化，更多地要求对外科培训学员医疗行为进行密切监管以保障患者安全以及优化医疗支出的性价比。

在 21 世纪初，这些动因给培训过程、外科培训的监管方面带来了相当可观的变化，同时也导致大学在培训过程中的责任和角色发生了相应的变化。然而出资支持医学培训的政府方面随后发现大学作为培训管理机构的核心，尽管在专业性上毋庸置疑，但在管理上有失透明化和民主性，让人难以信任其在医学培训过程中的公正性。在此之前，政府向大学的医学培训项目提供了相当的财政支持，但其后这些资助逐渐被取消，转为引进一个新的医学培训"管理者"替代大学的管理功能。最开始自 2005 年引入了医学毕业后教育及培训学会（PMETB），其在 2010 年被 GMC 取代。

5.3 当代英国外科培训架构

目前，GMC 在英国医学及外科培训中是负责设定标准、审批课程、认证培训合格、评估外国培训医生同质性及医学培训质量保障的核心机构。但 GMC 本身并不是培训点，亦不直接进行专业方面的工作，而是指定其他一些机构进行日常培训活动，皇家医学院即是其中之一。

英格兰健康教育机构（HEE）是目前英国医学培训的拨资及管理机构。其通过一系列的地方机构及地方教育和培训基地（LETBs）进行工作。这些 LETBs 大多由一位毕业后教育主任负责培训。LETBs 常被谐意地称为"主任"。它不止承担医生培训的责任,同时也负责卫生服务相关人员如护士、放射科技师、心理治疗师等的培训。LETBs 在医学领域有偿招募培训教师,分配临床附加任务,监督培训进度的常规评估结果,帮助有困难的教师并监管临床工作的质量。因此,其与 GMC 的合作必不可少,和当地的教育提供方及大学也有密切的联系。作为政府的外延,他们的工作也必须体现财政拨款的价值,并在上级机构制订的预算内进行工作。在 LETBs 内负责外科培训的单位称为外科学校(SoS),其校长受雇于LETBs,负责该地区范围内所有的外科培训。外科学校向下分出若干独立的专科培训委员会(STCs),各单元由当地各专科外科医生组成。各专科单元由一名培训项目导师负责该地区内该专科所有培训老师的管理。

这些培训单元设置于医院内部,称为地方教育提供者(LEPs),是培训教师教学任务的实际安排者。LETBs 支付了这些培训者的大部分薪酬并希望他们将工作重点放在学生培训上,然而与之较为冲突的是,英国 NHS 的发展也是建立在由这些培训者承担大部分急诊医疗工作的基础上。培训者提供医疗服务和教学培训的冲突令他们的工作变得复杂。很多人认为,提供医疗服务是培训者的核心工作,关系到其经验的积累和传授;但也有人认为,近些年来培训者们医疗工作占比太多,影响了其教学培训任务的完成。

英国共有四家皇家外科学院负责外科医生培训。英格兰皇家外科学院、爱丁堡皇家外科学院、爱尔兰皇家外科学院和格拉斯哥皇家外科学院通过一系列合作共同完成英国外科医生培训。在四所皇家学院以下的机构即外科培训联合委员会(JCST)、跨校考试联合委员会(JCIE)和基础外科考试跨校委员会(ICBSE)。再往下则是专科认证委员会(SACs)以及专科跨校考试协会。目前这些机构下共设立了 10 个外科专科,即心胸外科、普外科、神经外科、口腔颌面外科、耳鼻咽喉科、小儿外科、整形外科、创伤及矫形外科、泌尿外科和血管外科。每个专科认证委员会的会员均由该专科的专家和学院代表组成。

5.4　皇家外科学院在英国外科教育中的角色

5.4.1　课程制订

21 世纪早期开始,人们已清楚地认识到应该有章法清晰的付诸于文字的教程以辅助毕业后医学培训。目前,认证课程的职责由管理机构承担,但制订具体课程是由各个学校自己负责,准确地说,即由各专业认证委员会负责。每隔 3~4年,专业认证委员会就会对专科课程进行一次回顾总结并撰写报告,说明该专科外科培训的情况。该报告会采纳相关各方的意见,如培训教师、普通公民、医疗

服务机构（如 NHS）及 HEE。当各方就报告内容达成共识后，该报告就会提交到
GMC 等待审核。因此，该课程必须符合 GMC 预设的标准，而 GMC 亦会审查课
程是否达到了这些标准。在审查过程中常常也会形成一份正式的专家报告。如
果审查结果为该课程得到 GMC 认可，那这份报告就可以作为该专科培训的蓝本
使用，直到其被新的报告所取代。

目前，学校是负责撰写医学及外科培训课程的唯一机构，这也是保持其英国
外科培训核心监管机构地位的最重要的原因。

目前大多数课程以电子文件包的形式在线提供给学员和教师，包括对课程
的描述以及提供基于工作场所的即时评价工具、外科操作相关电子书、评价和进
度系统。外科课程目前置于外科课程联合学院程序（ISCP）中，学员需要支付年
费购买该课程。

5.4.2 评估

以外科为例，客观地评价学员需要评估其进行外科操作的能力，这就意味着
评估的重点要更多地放在基于工作场所的评估。临床和外科教学者极大地引领
了基于工作场所的评估工具的发展，缘其可广泛应用于临床、职业教育及技能操
作的形成性和总结性评价。但当外科医生来进行工作场所的评估时，学员的年
度进展综述报告是由外科学院完成的，但具体应用何种评价工具进行考核在很
大程度上仍由学校根据课程来决定。

学院考试最早开始于 1800 年，至今仍是外科培训知识领域总结性评价的基
础，但其结构和形式已较最初发生了相当程度的变化。目前包括两种主要的考
试：一种是外科培训 1~2 年之后进行的会员考试，考试通过可成为英国皇家外科
成员（MRCS），另一种是外科培训结束时进行的专业考试，考试通过可成为英国
皇家外科会员（FRCS）。这些考试均被列于课程蓝本中，是课程本身的一部分，因
而也受到 GMC 的管理以确保其与相关标准保持一致。

MRCS 考试分为两个部分，一个是多项选择题考试，另一个是客观结构性临
床考试（OSCE），二者共同覆盖了外科基本知识面及手术原则。该考试由 ICBSE
出纸质试卷、评分及进行质量控制，具体考试则由各个皇家外科学院实施。目前
尽管耳鼻咽喉专科培训学员已有其他等效考试可作替代，但所有的外科医生仍
会参加 MRCS 考试。更多内容详见第 20 章。

5.4.3 外科培训的遴选

较其他专科而言，外科历来是一门竞争激烈的学科。一直以来，每当有空缺
出现，医院或主任会发布信息招募新的培训学员来填补空缺，这时，围绕这些空

位往往会有非常激烈的竞争。本地面试常常效率低下,且不能保障透明性。于是从 2007 年起,各个外科专业逐渐开始采用国家遴选方式。在外科培训的早期还有一个进阶遴选节点,更多关于遴选过程的信息参见第 15 章。

遴选方法的中心思想包含了公平公正地评价每一个申请者的宗旨。遴选的过程其实就是一个评估的过程,只是评估的目的各有不同(如挑选合适的人员进入某一阶段的培训)。遴选过程采用 OSCE 评估的形式,即每位申请者经过一系列站点的考试以评估其能力和技能。同时由教学主任或 LETBs 安排遴选过程中人力资源相关工作(发布信息、制订合约、后勤保障、合同文书等)。各个专科认证委员会(SACs)则负责遴选过程的设计(申请标准、遴选标准、站点设计、评分、质控),并对遴选进行年度监管。

5.4.4　人力计划

大学本身不直接负责人力计划,但各学校以及各个专科协会/SAC 对当前的人力数量都有一个理想预期值。培训学员的数量一般反映了医疗服务的需求,因此粗略而言,学员数量体现了英国医疗服务职位的预期值。但是由于培训过程造成的滞后性,外科培训领域的人力计划时常出现偏差。最近的一个例子就是 2005—2008 年期间,因为药物释放冠脉支架的发明使对心外科医生的需求在非常短的时间内迅速下降。心胸外科专业委员会和学校不得不作为主体负责应对这一危机,包括年度招募计划的调整,对完成培训后无法就业的心外科培训学员提供支持。幸而对心外科医生而言,由于这些新型支架的效果并没有达到预期,所以相关医疗服务的需求仍然存在。

5.4.5　学员认证

培训学员是否成功完成了外科培训并适合认证为专科医师由管理方决定,比如 GMC,在英国其负责各专科医师的认证注册。目前主要由三个途径进行认证,通过英国培训系统培训的学员可获得培训完成认证(CCT),通过其他欧洲国家的认证(至少执行至脱欧完成)和通过其他非欧洲国家同等资质证明。后者还需要培训学员获得专科培训同等资质认证(CESR)。

虽然 GMC 是颁发认证的最终机构,它也将很多责任分配给其他机构,包括评估培训学员是否达到学院制定的标准,由何人负责授权给各专科协会。培训学员的培训档案由基地主任先进行年度审核。通过审核的学员再由 SAC 审核其所有记录,包括考试成绩、培训日志以及评价档案。进一步通过审核的学员被认为可达到认证标准,认证申请遂被递交到 GMC,由其颁发 CCT。GMC 通过独立抽查申请者的培训档案对认证流程进行质控(目前抽查率 5%~10%)。

各专科合作制定了一系列认证指南以指导培训学员,并明确学员在培训中应达到的水平。这些指南涵盖了培训的各个方面比如临床和手术操作经历、操作能力、研究、持续质量改进、执行力和领导力。

申请专科培训同等资质认证的申请者需完成一份根据英国课堂体系和 GMC 自己撰写的高质量医疗实践指引而制订的目标完成情况档案。完成所要求的目标后,申请者可提交档案给 GMC 进行审核。相似的,GMC 会指定专科协会 SAC 进行档案初审,SAC 审核后会反馈审核意见给 GMC,包括可以授予 CESR,或拒绝申请,或要求提供补充证明材料。GMC 最后决定是否授予认证并对 SAC 审核结果按一定比例进行质控。

5.4.6　质量控制

历史上,外科培训质量控制的责任曾由学校承担。后来,专科认证委员会定期走访各个地区教育机构并给予外部评价。大多数时候外部评价的结果是给予各地区教育机构进一步支持,但少数情况下也可能对某些单位的培训立即叫停。少数不合格培训对医疗服务的提供有着巨大的潜在影响,这也是英国政府取消学校自己进行质控转而授权给第三方独立机构的部分原因。学校曾激烈反对过第三方进行质控的模式,但随着时间推移,学校也慢慢适应了新形势并重返到外科教育的核心位置。

目前,GMC 在英国的医学教育和培训标准的制定和调整方面可谓大权独揽。它采用的质量提升框架(QIF)体现了其如何对教育和培训进行质控的过程以及其与其他机构如 LETBs/教学主任、皇家医学院的合作情况。质量相关活动包括三个层次:质量保障、质量实施和质量控制。质量保障由 GMC 负责并与质量实施和质量控制相互联系,包括保持和提示培训质量相关的各种政策、标准、体现和过程。质量实施由 LETBs/教学主任负责,即指当地教育机构/教学主任提供的满足 GMC 标准的培训的整体过程。当地教育机构,譬如 NHS 医院则负责质控他们所提供的培训以确保满足当地和国家标准。

伴随着质量体系,学校制定了一系列措施,如制定成套的质量指标来遴选优秀的培训单元、开展面向所有外科培训学员的年度调查、支持针对培训进度的年度审查以及支持教学主任走访各个当地教育机构。这些措施和 SoS 一起保障外科培训的质量,尽管它们已不再具有核心重要性,但仍然是整个质量体系中关键的一环。

5.4.7　学员支持

当外科培训学员进入培训之后就可以从多种渠道获得支持。这些支持来源于当地培训点的培训老师和学员的导师,地区的项目导师和负责毕业后教育的教学主任,以及国家层面由 JCST 给培训学员提供的多方面的支持。这些支持部门招募学员,认证他们的培训结果,并负责他们的培训过程,包括学员可能会花一些额外的时间进行项目外研究(OOPR)、项目外培训(OOPT)和项目外实践(OOPE),这些时间的占用可能影响到正规培训。申请和批准这些额外活动的规则十分复杂,JCST 在其中起到核心作用。此外,影响培训时间的因素还包括疾病及孕产。培训学员需要明确了解哪些情况下的请假可以获准以及获得因缺席部分培训而需要的支持。JCST 负责掌管这些事务,并为英国外科培训体系的所有培训学员制定临时的 CCT 日程表。

5.5   国际化视野

在不同国家,外科培训管理的主体及其角色各有不同。没有完全一样的管理体系。尽管如此,这些管理系统的功能大体相似,笼统观之差异均不显著。不论在哪个系统,进行外科培训都需要遴选学员、设定标准、撰写课程、评估学员、对培训项目进行质控及对培训结果进行认证。但在不同国家,政府、拨款方、管理者、学校和医院均在各自的外科培训体系中扮演着不同的角色,与之相适应的外科学院的优势也各不相同。

5.6   小结

英国的外科培训管理系统是一个相对集权化的体系,其在一定程度上反映了社会化卫生服务体系的存在。其主体包括皇家外科学院、GMC、HEE 以及 NHS 医院。尽管皇家外科学院的地位较历史上有所削弱,但其仍然是英国外科教育的重要部门,因其负责引领课程的发展,这也是其目前所承担的最重要的功能。

(翻译:冯黎)

第二部分
概述:指导外科教育的理论

    这一部分将读者引向通常混乱的理论世界。我们用"理论"一词来描述思想的框架,对一些人来说,这些思想已经成为正统,但对另一些人来说,这些思想似乎是探索外科教育和实践的复杂世界的新的和具有挑战性的方法。虽然这些理论为教育提供了信息,但它们当然受到教育学、社会学、心理学、人类学、政治学等学科的影响。这些学科也有交叉,因此我们使用了"凌乱"一词。在选择内容时,我们本可以选择许多其他理论,但这些理论引起了我们的共鸣,并经常作为外科教育研究的基础发表,我们认为这些理论对那些以学术方式从事外科教育的人很有价值。在我们的个人实践中,我们有占主导地位的影响理论,但也根据手头的教育实际考虑从这里列出的理论中进行选择。我们旨在揭开与这些理论相关的一些语言的神秘面纱,并为它们的本体论(现实的本质)和认识论(知识的本质)立场提供简单的方向。

    Bartle 和 Evans 编写的一章描述了认知神经科学的教育考虑(第 6 章)。他们概述了信息加工理论、认知负荷理论[1]和掌握学习的关键概念。后者在基于模拟的程序和操作技能学习中得到普[2]。接下来,Harris 提供了专业知识理论的见解,这些理论通过刻意练习的概念在外科教育文献中获得了牵引力[3](第 7 章)。这一主题通常是外科教育工作者非常感兴趣的,因为它为"实践"在发展卓越的手术(和其他)技能中的作用提供了特别的见解。它引起共鸣/吸引人的原因有很多,包括对"精英"表现的分析,以及通过目标设定和反馈/指导进行多年持续实践的需要(很容易识别)。

    Blackburn 等人介绍阈值概念的理论[4],并利用他们对小儿外科实习生和初级心胸外科医生的研究来确定阈值概念,并分享在这两种情况下应用该理论的价值(第 8 章)。Gandamihardja 和 Nestel 描述了实践社区理论概念中的关键概念[5]及其在使用该视角观察、设计和分析基于工作场所的学习中的价值(第 9 章)。这一章表明了实践社区在职业身份发展中的作用,这一作用在第 12、13 章中得到了加强。

    Ibrahim 提供了活动理论的概述,并将学习转移到对整个外科工作场所的考虑——环境、个人历史、文化、动机和实际临床活动的复杂性——用于教育设计(第 10 章)。McNaughton 和 Selgrove 通过从福柯角度观察实践的许多方面,将我们的注意力集中于权力在外科教育中的作用上。这是一种富有启发性的方式,通过许多不同的视角来观察常见的做法(第 11 章)。

身份发展这一主题最近在卫生专业领域引起了学者们的兴趣。身份理论在心理学和社会心理学中有着悠久的历史,其中有大量的理论。第 12 章和第 13 章探讨了一些在卫生专业教育文献中已经普及的内容,并帮助我们更好地理解个人在成为外科医生过程中所经历的复杂变化。第一个是 Di Napoli 和 Sullivan 关于外科医生身份的发展(第 12 章)。第二个是在 Cuming 和 Horsburgh(第 13 章)看来,一个较少研究的焦点是外科教育者身份的发展。作者概述了培养外科教育者的主要方法,这些方法反映了前一章中关于培养外科医生的论点。这个过程不仅仅是为教育实践提供提示和技巧,它需要在个人和机构层面上与外科教育者关于知识和身份的信念以及他们作为外科医生的作用进行更基本的接触。关注这些更广泛的发展问题对我们如何处理那些参与外科教育和外科教育研究的教师和职业发展结构具有影响。

总之,本部分提供了一系列反映不同世界观的理论。不同的是,它们在卫生专业教育文献中被引用,为设计教育活动提供指导,使具有挑战性的教育经验具有意义,并可能拓宽和加深对教育实践中许多考虑因素的理解。

参考文献

1. van Merrienboer, J., & Sweller, J. (2010). Cognitive load theory in health professional education: Design principles and strategies. *Medical Education, 44*(1), 85–93.
2. McGaghie, W. C. (2015). When I say … mastery learning. *Medical Education, 49*(6), 558–559.
3. Ericsson, K. (2004). Deliberate practice and the acquisition and maintenance of expert performance in medicine and related domains. *Academic Medicine, 79*(10), S70.
4. Meyer, J., & Land, R. (2005). Threshold concepts and troublesome knowledge (2): Epistemological considerations and a conceptual framework for teaching and learning. *Higher Education, 49*(3), 373–388.
5. Wenger, E. (1998). *Communities of practice: Learning, meaning and identity*. Cambridge, UK: Cambridge University Press.

(翻译:聂垚)

第 6 章
认知神经科学与外科学教育的设计

David Bartle，Andrew Evans

概述 了解人类认知的外科教育工作者能够更好地设计和实施教学活动。认知神经科学通过提出关于学习的理论和模型从而增进对认知的理解。信息处理理论强调主动的思维处理过程,即信息是在学习者的工作记忆和长期记忆之间分组和处理的。当这些信息被合成时,它会发展成可以被大脑更有效处理的图式。认知负荷理论借鉴了这一理论,提出当学习活动为受众量身定制时,学习图式能够得到最好发展。掌握学习的理论认为,专业知识是分阶段产生的,学习者在进入下一个学习领域之前,最好先熟练掌握他们当前学习领域的内容。最佳教学能够识别学习者目前所处的学习阶段,并能够增进其实现知识技能的掌握。

6.1 简介

在一个流动的、有时是混乱的学习环境中,外科学教育包含了大量知识、技能和态度的整合。认知神经科学为外科教育工作者提供了工具,将有目的的设计引入教育外科医生的复杂任务中。认知是通过思想、经验和感官获得知识和理解的心理行动或过程。认知加工既涉及简单的过程,如学习新的科学事实或发展新的操作技能,也涉及更高的能力,如推理和判断。认知加工被用于具体的和抽象的领域,并跨越了意识思想和无意识思想之间的连续体[4,6,9,11,12]。

认知神经科学通过科学实验来研究我们如何获得知识和理解,并建立各种模型和理论来阐明。这为教育的艺术和科学性带来了连贯的理论框架解释,并使我们能够更好地理解人类思维是如何工作的,以及它是如何同化、处理、存储和检索信息的[2,7,8,11]。

本章介绍了与专业级外科教育相关的关键认知理论。这些理论包括:信息处理、认知负荷和掌握学习。这些理论结合起来便是教育实践的基础。通过深入理解思维是如何运作的,外科教育者可以设计更有效的教学活动(阅读框 6.1)。

阅读框6.1　与专业级外科教育信息处理理论相关的主要认知理论

主要概念:

人类认知过程可以用计算机的处理过程做类比。

工作记忆的容量有限。

将信息分组在一起可进一步提升认知空间。

信息处理理论是认知神经科学的一个基础理论。

主要理论家:

George Miller

其他理论家:

Endel Tulving,Alan Baddeley,Graham Hitch,Henk Schimdt

认知负荷理论

主要概念:

图式对于处理信息很重要。

我们在与认知架构一致的条件下学习得最好。教育活动应减少不必要的认知负荷。

主要理论家:

John Sweller

其他理论家:

Fred Paas,Jeroen van Merrienboer

掌握学习

主要概念:

探索赋能学生获得掌握能力的方法。

学生应该在进入下一个教学活动之前先掌握当前的活动。

以学生为中心,而不是教育系统。

允许表现不佳的学员获得额外的支持。

主要理论家:

Benjamin Bloom

其他理论家:

William McGaghie,Taylor Sawyer

6.2　信息处理理论

信息处理理论识别学习的主动过程,并使用计算机模型来阐明人类认知的各个方面。大脑与计算机一样接收信息,并以一种有意义的方式进行处理和编码,然后将其存储起来以供日后使用。

6.2.1　主动的思维过程

信息处理理论强调主动的思维过程

信息处理理论于 20 世纪中期被引入,当时行为主义是理解人类认知的主要模式[1,2,4,6]。行为主义以刺激反应模型为核心,即某种刺激产生某种特定的反应。巴甫洛夫在狗的实验中用所谓的经典条件反射来阐明这一理论。行为主义在很大程度上忽略了介导刺激和反应之间关系的认知过程。处理行为主义中信息的潜在机制被描述为被动的,由刺激而不是我们自己的认知能力决定。信息处理理论强调主动的思维处理是我们如何处理接收到的信息的核心,并更好地说明了更高级别的认知功能的能力[1-3]。

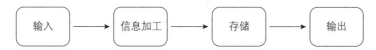

6.2.2　记忆的类型

工作和长期记忆协同运作,以维持认知功能

理解记忆是信息处理理论的核心,对理解教育过程也很重要。

工作记忆是我们用来在短时间内保存少量信息并使其处于即刻可用状态的一种功能。工作记忆的特点是围绕我们目前所意识到的那些事情。工作内存的范围非常有限,通常只能在短时间内容纳少数元素[1-3]。

1956 年,George Miller 探索了围绕工作记忆的问题,当时被称为短期记忆[1-3]。他描述了工作记忆能力的有限程度,通常局限在 7 件物品(范围在 5 到 9 件之间)。该理论被称为"七加或减二",并已被证明是非常恒定的,变异取决于所提出信息的性质、熟悉程度和受试者的年龄[3]。

与工作记忆相比,长期记忆具有显著的容量,可以长时间保存信息。长期记忆将信息排除于意识思维之外,当我们将其拉入意识思维时,它开始在工作记忆中运行。长期记忆不仅仅只是一个死记硬背的知识库,而是一个复杂的有组织的结构系统,使我们能够同化和处理新信息并解决问题。工作记忆和长期记忆协同工作,以维持高效的认知功能[3,4]。

6.2.3   模块化

将信息分组在一起,使我们更容易操作信息

Miller 还提议,通过将信息分成小的模块,我们可以扩大工作记忆的容量。这个概念非常重要,因为它提供了关于我们如何操纵信息的见解,同时也是其他认知理论的基础[2,4]。虽然工作记忆只能在有限数量的实体下运行,但如果这些实体本身包含进一步的信息,则工作记忆的总容量将显著增加。通过利用这一现象来组织信息,人们能够在他们的工作记忆中保存更多的整体信息。这个概念在认知负荷理论下得到了进一步的探讨[8]。

6.2.4   近期和首次效应

我们更有可能记住列表上的第一个和最后一个项目

信息处理理论使我们能够更好地理解某些观察到的现象。呈现给一个人的信息并不一定是以一种统一的方式被同化的。序列位置效应是指,比起中间的物品,个体能够更准确地回忆起第一个和最后一个物品的趋势[4]。回忆早期信息的能力被称为首次效应,因为在此阶段有更多的处理能力。列表上的第一项可以自己预演,而列表上的第四项必须与第一、第二和第三项一起预演。更好地回忆后期信息的能力被称为近期效应,因为保留在工作记忆中的信息更容易访问,而不会被进一步的信息挤占。序列位置效应对教育有重要的意义。在进行讲演时,必须在开始和结尾强调关键信息,如开始有明确的目标,最后有明确的总结。序列位置效应也可能会影响考官对学生表现的回忆。在审查员的脑海中,第一和最后的印象可能比评估中间的印象更深刻。

6.2.5   信息处理的反馈环路

认知过程包含内置的监控系统

作为信息处理理论的一部分,Miller 提出了一个人类思维如何处理信息的模型。行为主义的普遍信念是一个简单的刺激-反应反射弧,而 Miller 提出的反馈循环假设与在生理系统理论中的反馈基本相同。该模型被称为测试-观察-测试-退出(TOTE)模型[2]。在这个模型中，人们采取一定的动作，并监控响应，直到达到最终结果。一个简单的例子就是我们把钉子敲到木头里。锤子每敲击一次，我们都会监控钉子在木头中的位置，直到钉子完全到位，活动完成。

当教学生如何切开皮肤时，他们最初会先对手术刀施加一定程度的压力，然后观察结果。如果压力不足，则将施加进一步压力，直到形成切口。通常一个简单的 TOTE 会被嵌入在一个更大的 TOTE 中。外科手术通常可以分为多个阶段，每个阶段又可以分成更小的部分。当一个部分完成时，外科医生会移到下一个部分，直到该阶段完成，循环反复直到手术本身完成。这提供了一个层次结构，说明我们如何执行活动，以及如何在每个级别建立一个监控系统，以确保它被令人满意地执行。

6.2.6　多重组件模型

口头和视觉空间信息通过信息处理进行相互作用

在信息处理理论的基础上，Alan Baddeley 和 Graham Hitch 认识到工作记忆的复杂性，并开发了一个工作记忆模型，其中他们提出了两种短期记忆存储机制，一种用于处理语言，另一种用于处理视觉空间信息[4,5]。语言组件被称为语音回路，另一个被称为视觉空间模板。这些组件由高级认知系统控制，后者负责将相关的信息引导到适当的区域，并抑制不相关的信息。语音回路功能可以保持语言的声音，并不断地在回路中排练，而注意力将集中于任务本身，比如一个电话号码，直到号码被写下或拨用。视觉空间模板则用于构建和操作图像或心理地图。视觉空间子系统处理的是视觉方面的信息，如形状和颜色，以及空间方面，如位置和关系。该模型的第四个组成部分是情景缓冲区，它通过整合信息并帮助其存储进入长期记忆。多重组件模型强调了听觉和视觉空间学习之间的相互作用，这与外科教育息息相关，它通过结合理论知识与视觉和空间认知，从而实施实践技能。

总之，信息处理理论为理解人类的认知提供了一个模型。它强调了认知的主动过程，并允许教育家进一步研究和利用这些过程来实施高效教育。信息处理理论是发展其他理论的基础，这其中就包括认知负荷理论。

6.3　认知负荷理论

认知负荷理论认为，我们最好在与我们的认知结构相一致的条件下学习。它涉及优化教育活动，以便让学习者能够保留尽可能多的内容。该理论由 John Sweller 发展，基于信息处理理论。Sweller 的工作集中于设计具有认知复杂度和技术挑战性的教学工具材料,因此十分适合外科教育[8-12]。Sweller 特别感兴趣的是人们难以学习复杂材料的原因,而这些见解可以帮助我们支持表现不佳的学员。

6.3.1 图式

图式允许我们将信息组装起来从而释放认知资源

Sweller 使用了一个图式的概念来说明大脑如何处理大量的信息。图式是一种存储在长期记忆中的认知结构,它允许我们将多个信息元素视为一个单一的元素[8,11]。当你读到这篇文章时,你的眼睛会看到个别字母;然而,你的大脑认为某些字母组合是特定的单词,并将信息当作一个单词而不是字母。由于你的大脑创建了一个模式,允许你将多个元素(字母)视为单个元素(单词),阅读过程因此变得简单得多。图式是模块化的,较小的图式可用于构建中等级别图式进而可以构建更大的图式。当处理信息时,我们的大脑直接解读较少的模块要比处理大量组成这些模块的更细小部分更为高效。

当我们开发与一个特定问题相关的图式时,我们更有可能快速识别出这个问题并应用适当的解决方案。一个开发了解决代数方程图式的数学系学生将比不太熟悉这个领域的人更容易识别问题并应用解决方案。随着认知过程变得越来越熟悉,工作记忆的负荷就更少了,而且大脑自动化了某些以前需要大量认知努力的活动。图式的发展被认为是其所在领域的专家的一个决定性特征。有了成熟的图式,专家将会有更流利的思维处理过程,当面对更具挑战性的问题时将会有更多的认知资源来解决这个问题。

6.3.2 认知负荷

认知过程以不同的方式加载

认知负荷理论描述了三种类型的负荷,分别是:①内在的;②关联的;③无关的[11]。

内在负荷直接指学习主题的内在困难。对于给定的主题,此负荷将取决于学习者以前在该领域的知识或经验。虽然内在负荷本身不能降低,但通过将学习任务与学习者当前的经验水平对齐,可以使其变得更合适。因此,了解你的受众并适当地调整教育活动是很重要的。

关联负荷是指致力于构建图式的认知荷载,对于能够记忆信息很重要。这是处理和理解内在信息并存储在适当的图式中所涉及的认知负荷。

无关负荷是指与信息呈现过程相关的认知负荷。令人困惑或难以理解的学习经历有很高的无关负荷,这有可能饱和某人的认知能力,意味着他们将不能吸收内在负荷。适当地开展教育活动将减少无关负荷。例如,当你试图传达一个正方形的概念时,一个简单的图将比试图使用一个复杂的几何定义能更有效地实现这一点。

让我们以一个建造房子的建筑工人为例。内在负荷是指锯切和锤击等基本工作。关联负荷是指安装脚手架,这些活动不是建筑物的一部分,而是完成工作所必需的活动。无关负荷是指不必要的障碍,如绘制不良和混乱的计划。

在设计教育活动时,内在负荷将保持相对恒定,但应为观众量身定制。关联负荷对保留信息很重要。挑战在于如何减少学习障碍(无关的认知负荷),并改善促进学习的工具(关联负荷)。了解建立图式所涉及的过程可以改善教育活动。

随着学生图式的发展,他们的思维将变得更加敏捷。已经制定出适当的图式并开始自动化其认知活动的学生将处于认知资源可用于吸收新信息的阶段。如果一个学生还没有掌握这些初始信息,他就不太可能有足够的认知资源来吸收新的信息。这个概念是理解掌握学习理论的关键。

6.4　掌握学习

掌握能力是分阶段实现的

掌握学习探索了赋能学生达到掌握水平的表现的方法。Bloom 认为,学生在进入下一个学习阶段之前,应该在他们目前的学习领域达到一定的掌握水平[13]。通过达到这一掌握水平,学生将发展出适当的图式,并将自动化他们的认知活动。这允许学生释放认知资源,并形成一个强大的知识基础,在此基础上建立进一步的知识。

统一的教学并不一定是最佳的教学

掌握学习面对的现实是,学生的能力范围很正常,人们学习的速度不同。考虑到这种变化,Bloom 认为,统一的教学制度不太可能使大多数学生在相似的时间内实现掌握。Bloom 对比了每个学生获得相同教学内容的统一教学模式和接受与既定的教育战略相一致的目标教学的最佳教学模式。最佳教学模式的分布曲线将明显地倾斜向获得掌握[13]。

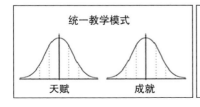
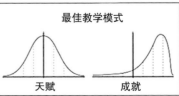

掌握学习将教育的重点从一项评估活动(可能进入专业课程)转变为一项装备活动,其中传授的知识和技能是专业实践的重要组成部分。掌握学习与职业外科培训项目息息相关,因为这些项目的目的是确保一个适当的掌握水平。这种掌握不仅在技术领域,而且具有广泛的能力。

6.4.1   应用

程序技能教学是外科教育工作者的重要任务。考虑一个学生学习如何执行一个新的程序技能。该课程的设计内容包括理论学习和程序演示,然后进行模拟活动,学生将首先练习技能,然后对技能进行正式评估。模拟过程中满意的表现是学生能够独立执行此操作的先决条件。

考虑各种认知模型的作用以及它们如何在整个认知过程中影响学生的表现是很有用的。当学生面对模拟活动时,新提供的信息在某种程度上是不熟悉的,而且还没有完全纳入认知图式。学生的工作记忆将试图加载理论知识,同时执行模拟活动所需的精神运动技能。学生有可能在这一项任务中难以达到必要的能力水平,在他们掌握之前,他们将很难进入下一个水平的学习。

在这种情况下,导师可以通过许多方面提供帮助。他们可以通过利用学生的先验知识,解释特定步骤的基本原理,将步骤的过程分成离散的阶段,每个阶段都更容易记住,并鼓励内心预演策略或书面计划,帮助存储程序步骤进入长期记忆。通过提供这些支持性的教育策略,导师可以加速学生的学习,并使他们能够更快地达到一个掌握水平。

McGaghie 提出了与掌握学习相关的步骤(阅读框 6.2),强调教育工作者需要了解基线知识,通过集中的教育活动建立明确的目标,并在进入下一水平之前实现一定最低的标准以实现逐步进阶学习[14]。

阅读框 6.2   掌握学习相关步骤(McGaghie)

1. 基线测试
2. 明确的学习目标
3. 教育活动的重点是实现这些目标
4. 每个教育单位有一套最低通过标准
5. 形成性测试,以评估最低掌握标准
6. 继续进入下一个教育阶段
7. 继续在教育单位上练习或学习,直到达到掌握标准

来源:McGaghie[15]

6.5　结论

信息处理理论提供了一个理解认知的基础模型。认知负荷理论详细阐述了这个模型，并说明了认知过程如何承受负荷，以及我们如何使用图式来更好地处理信息。掌握学习认识到个人能力的变化，并重视最佳的教学策略，以达到掌握表现。这些理论一起为外科教育工作者设计和实施教学活动提供了科学证据。

参考文献

1. Miller, G. A. (1956). The magical number seven, plus or minus two: Some limits on our capacity for processing information. *Psychological Review, 63*, 81–97.
2. Miller, G. A., Galanter, E., & Pribram, K. H. (1960). *Plans and the structure of behavior*. New York: Holt, Rinehart & Winston.
3. Cowan, N. (2001). The magical number 4 in short-term memory: A reconsideration of mental storage capacity. *Behavioral and Brain Sciences, 24*(1), 87–114; discussion 114–85.
4. Baddeley, A. (1992). Working memory. *Science, 255*(5044), 556–559.
5. Baddeley, A. (2000). The episodic buffer: A new component of working memory? *Trends in Cognitive Sciences, 4*(11), 417–423.
6. Tulving, E., & Thomson, D. (1973). Encoding specificity and retrieval processes in episodic memory. *Psychological Review, 80*(5), 352–373.
7. Schmidt, H. G., Rotgans, J. I., & Yew, E. H. J. (2011). The process of problem-based learning: What works and why. *Medical Education, 45*(8), 792–806.
8. Sweller, J. (1988). Cognitive load during problem solving: Effects on learning. *Cognitive Science, 12*, 257–285.
9. Sweller, J. (1999). *Instructional design in technical areas*. Camberwell: Australian Council for Educational Research.
10. Paas, F. G. W. C., & Van Merriënboer, J. J. G. (1993). The efficiency of instructional conditions: An approach to combine mental effort and performance measures. *Human Factors: the Journal of the Human Factors and Ergonomics Society., 35*(4), 737–743.
11. Sweller, J., Van Merriënboer, J., & Paas, F. (1998). Cognitive architecture and instructional design. *Educational Psychology Review, 10*(3), 251–296.
12. Van Merriënboer, J. J. G., & Sweller, J. (2010). Cognitive load theory in health professional education: Design principles and strategies. *Medical Education, 44*, 85–93.
13. Bloom, B. S. (1968). *Learning for Mastery. Instruction and Curriculum*. Regional Education Laboratory for the Carolinas and Virginia, Topical Papers and Reprints, Number 1. Evaluation comment, 1(2), n2
14. McGaghie, W. C., & Fisichella, P. M. (2014). The science of learning and medical education. *Medical Education, 48*(2), 106–108.
15. McGaghie, W. C. (2015). Mastery learning: It is time for medical education to join the 21st century. *Academic Medicine, 90*(11), 1438–1441. https://doi.org/10.1097/ACM.0000000000000911.

（翻译：吴超）

第7章
专长理论与外科学教育的设计

Alexander Harris

概述 本章提供了关于专长的关键理论和模型的批判性分析,即介绍一般情况也针对外科。本章将从英国的角度进一步考虑这些理论在外科教育和技能获取中的应用,重点关注模拟教学。

7.1 简介

最近的英国政府白皮书和外科会议[1-3]将专长(expertise)作为一个基本主题,但没有提供一个将外科专长与外科培训和教育结合起来的结构框架。本章将简要探讨专长的概念,并探讨其在外科教育设计中的潜在应用。

7.2 关于专长的理论

《牛津英语词典》列出了专长的两个定义:①专家意见或知识,通常通过向专家提出问题,或者借助专家的评价、评估或报告获得;②作为专家的品质或状态,在特定研究或运动分支领域的专业技能[4]。然而,这些定义是模糊的,并且未能提供关于如何识别、实现或维护专长的任何信息。

K. Anders Ericsson 教授是研究专长领域的权威。他编辑的巨著《剑桥专长和专家表现手册》[5]提供了专长在多个亚领域的整体研究结果,特别关注国际象棋、音乐和体育。

Ericsson 承认历史计量学的相关性,将其定义为"……对历史数据进行统计分析,以便对特定的历史人物、事件或现象进行定量评估或比较"[6],他特地引用了 Charles Darwin 的堂兄 Francis Galton 爵士的著作。Galton 主要研究杰出人物的亲戚,在他的名为《世袭天才》的开创性著作中发表了他的发现,他认为"一个人的自然能力是由继承而来的"[7]。正是这项有争议的工作最终引发了自然养成与刻意培养的争论,这与今天仍然相关。

Ericsson 自己关于专长的理论与 Galton 不同，但也基于证据。他将专长广泛定义为持续展示特定领域内代表性任务的卓越表现，并建议需要至少 10 年或 10 000 小时的持续和有意识的目标导向实践，以达到这种专长。个人发展的动机、自我和情境认知、训练环境和指导都被认为是极其重要的伴随因素。此外，在一个类似于终身学习的过程中，专家们会继续构建或寻找他们可能超过他们现有绩效水平的机会[5]。

在形成自己对专长的定义时，Ericsson 参考了他人的工作并进行了广泛的编目。他认可 Bryan 和 Harter 在 1899 年的研究，认为需要 10 年的工作来达到电报研究领域的专长[8]。他们的发现随后被在国际象棋[9]、体育、科学和艺术[10]等领域的研究所证实。

蓄意实践理论证实了最高水平的表现不仅仅与时间或经验相关联，而且与蓄意改进的努力相关联。因此，蓄意实践是由一组高度结构化的活动来定义的，其明确目标是改善表现[5]。这种方法最近在业余和专业运动领域运用得特别成功，在执行特定任务中的边际收益的聚集经常被认为是成功和失败之间的感知区别[11]。

然而，最近的畅销书[12,13]和媒体输出[14]倾向于集中在 10 000 小时的标题理论上。这种对时间的强调可能意味着对这个主题的严重简化。此外，这些理论在医学和外科领域的普遍性尚未得到证实。

7.3　专长的模型

除了有一些关于专长的理论——包括（但不限于）自然养成与刻意培养、10 年/10 000 小时的经验和刻意实践外，还出版了各种专长模型。随着时间的推移，这些模型的复杂性有所增加（表 7.1）。Fitts 和 Posner 提出了学习一种新技能的三阶段模型[15]。最初的认知阶段需要一种同时依赖于指导和反馈的智力方法。随着个人学习技能的进步，就达到了协调发展的联想阶段。当个体自主并能够独立于认知控制执行任务时，就达到了最后阶段。

表 7.1　文中所描述的各种专长模式的时间表

使用年份	作者	模型
1967	Fitts，Posner	技能获取的三阶段模型
1980	Dreyfus，Dreyfus	技能获取的五阶段模型
1996	Hoffman	7 分熟练表
2007	Collins	专长周期表

Dreyfus 和 Dreyfus 随后提出了一个以直接获取技能相关的心智活动的五阶段模型[16]。所描述的五个阶段包括新手、获得能力、熟手、专长和掌握能力,这些都是通过经验逐步获得的。与 Fitts 和 Posner 模型一致,专长被认定为最高水平的心智能力,并被描述为一个无需分析的表现阶段,即正确的行动选项可以直观产生。Dreyfus 和 Dreyfus 的理论认为,专家们有时可以超越他们通常的高性能水平,达到一个掌握阶段。

Hoffman 发展了关于认知发展、知识和推理过程方面的专长定义[17]。他描述了一个七分熟练表,似乎很容易将其运用到外科领域:生手、新手、入门、学徒、熟练工、专家和大师。

Collins 的工作很大程度上受到 Hubert Dreyfus 的影响,他思考了使隐性知识明确的过程[18]。他提出了一个专长周期表[19],它确定了成员生活在社会中所需的日常知识,比如,说同样的语言。Collins 说,这些知识位于社会中,个人只是利用它。然而,和 Ericsson 一样,Collins 也认为经验是专长的一个重要标志。

7.4   医学专长

对医学专长的研究主要集中在因果、分析和经验知识上。Elstein 等人首先考虑同行提名的专业诊断家在解决代表性(模拟)医院场景时所涉及的认知过程[20]。这反映了 Groot 在早期开创性专长研究中研究世界级棋手思维过程的方式。虽然这一研究被证明是不成功的,但及时发展的是解决问题的过程,以及专家如何以"分组模块"方式访问他们过去经历的记忆,这样具有代表性的任务将触发基于广泛知识、模式识别和非思辨性推理的直观反应。这些知识结构被称为疾病脚本[21],它允许使用前瞻性思维方法将经验知识应用于临床推理。这种类型的思维与较慢的逆向思维或分析推理方法形成了对比,后者依赖基于现有信息的假说形成和检验。

最近,CanMEDS 模型正试图为医学专长提供一个整体的框架。CanMEDS 框架是一种基于共识的内科医生能力模式,加拿大皇家内科和外科学院于 1996 年采用了该内科医生能力模式。它的目的是确保研究生专业培训能够充分响应社会需求[22]。它由七个角色组成,其核心角色是医学专家。此外还包含了其他六个角色的知识、技能和能力。这些角色包括沟通者、合作者、领导者(经理)、健康倡导者、学者和专家。每个角色都被明确地定义、描述,并与学院网站[23]上的关键能力相关联。然而,虽然一些评论员对 CanMEDS 框架的外科培训[24,25]持积极态度,但另一些人则认为该框架过于通用,必须加以改进以引入"专业特异性"[26]。

7.5 外科专长

John Tooke 爵士在对现代化医疗事业进行的独立调查的调查结果和建议中表示,"对卓越的愿望必须以患者的利益为中心"[1]。外科也不例外。然而,为了解外科实践如何从目前对能力的关注转向卓越,有必要客观地理解外科专长的含义:如何定义、识别、实现和维护它。

虽然专长和卓越理论已经在多个领域得到了广泛的研究,但外科的专长研究仍有不足。与该领域相关的出版物主要集中在外科启发式教学、手术能力和众多的新手-专家模拟研究上(然而在这些研究中,新手和专家通常都没有被准确地描述)。虽然已经有发表的研究讨论如何发展外科领域的专长[27-31],但它们很大程度上是轶事,或者只是传递 Ericsson 全面编制的研究内容。

Ericsson 最近发表了他自己关于外科专长的评论,并对这个新兴领域有了基于证据的见解[32,33]。然而,目前他的一些原始理论(建立在其他领域的专长研究基础上)缺乏可转移到手术领域的证据。例如,关于专长引用最广泛的理论之一是 10 000 小时规则。简而言之(并将服务提供与培训的讨论放在一边),假设英国的高等外科实习生每周工作 48 小时,每年工作 48 周,在 6 年的训练期间完成时,他/她已经记录了 13 824 小时的经验。但这些毕业的学员并没有被同龄人认为是专家,只是被认为有资格独立执业而已。尽管 Ericsson 除了时间之外还描述了许多影响专长发展的因素,但这一事实表明,外科可能是已建立的专长规则的一个例外。

7.6 利益相关者的意见

事实上,这一争论提出了另一个非常重要的问题:所有的会诊医师都是专家吗?例如,如果外科会诊医师总体的临床实践遵循正态分布,那么可以认为有一半会诊医师的表现将低于平均水平。当然,这一说法建立在假设存在一个正态的(而不是偏态的)分布。但无论存在偏态分布还是正态分布,都可以认为,比同行群体表现更佳的医师将处于分布的一端。换句话说,能达到外科专长而不是普通的外科医生,可能十分罕见。

因此,必须考虑关键利益相关者,特别是患者,是如何看待专长的。迄今为止,尚未发表的博士论文研究显示,利益相关者(英国医疗保健专业人员和患者)一致认为手术技能是外科专长的关键属性。然而,外科界以前在分离技术和非技术技能[34]的尝试上存在分歧。因此,认为操作技能仅包括技术能力的建议将是幼稚的。相反,以前在已发表的文献中对外科专长所表达的不同意见可能意味着,它代表了多种属性的复杂混合,这些属性不容易被提炼成独立的实体。

7.7　外科教育

近年来,英国外科教育的格局发生了改变。工作时间的限制[35](目前最多每周工作 48 小时)大大减少了外科医生获得手术经验的机会[36],而传统的学习方法也经历了彻底的修订。与此同时,一种更结构化的外科训练方法正在朝着具体能力结果的详细定义阶段迈进[37]。

人们对这种变化对外科训练的影响表示严重关切,并特别关注两种可能的解决办法。第一个建议在每周 48 小时工作时间内更好地利用现有的临床培训机会[2];第二个是利用模拟教学补充临床经验[38]。

7.8　技能获取

以往对非手术领域技能习得的研究已经证实持续改进表现所需的条件[10]。这些条件包括明确的目标、有动力的学员、提供反馈,以及通过重复(类似)任务来改进表现的机会。刻意确定和解决以下两方面的也有助于改进表现:①需要改进表现的领域;②更好地执行任务的方式。但这些活动因为需要全情投入,所以在每日的执行过程中会受到限制[5]。

7.9　模拟教学

模拟似乎是一个能够满足所有这些改进表现条件的领域,它为学员提供以学习者为中心的环境,远离以患者为中心的手术室,借此提高他们的熟练度获得曲线。虽然模拟现在是本科医学教育的支柱,但它与主流研究生外科培训的整合已被证明更具挑战性。

基于模拟的培训被广泛建立,特别是在麻醉实践中,设备齐全的模拟手术室是许多专用模拟中心的关键组成部分。然而,这些中心仍然相对稀少,难以进入,而且装备和运行的成本极其昂贵。那些拥有模拟设施的教师必须考虑如何最好地将模拟作为一种学习工具,根据学员的特定学习需求定制课程[39]。而且,如果使用正确,研究表明模拟训练可以提高手术室的性能[40]。

7.10　外科教育的设计

长期以来,人们一直提出一种基于模拟的外科培训课程[41,42]。特别是虚拟现实项目,允许学员记录腹腔镜/机器人任务的(虚拟)操作经验,按难度分级,并对表现进行客观的评分记录,以此展示个人的学习曲线,同时与同伴组的表现进行比较。虽然这些都是明显的好处,但获得这种技术的成本和有限的机会(特别是在非教学医院)是其公认的限制性。此外,虽然计算机图形学和触觉技术在过去 20 年里取得了巨大的进步,但人们认为缺乏现实意义,特别是在病变组织处理方面,对更高级学员在类似培训方案中的使用有明显限制。

事实上,伦敦外科研究生院(英国最大的外科培训组织)有一个集中技能培训项目,它集成在一个更高的专家临床项目中,配备有桌面模拟器和盒子训练器,可以提供解剖学现实合成模型和体外猪模型的实践培训。邀请培训等级和专业匹配的学员参加分层次、结构化的小组模拟课程,由具有临床流程教学经验和使用模拟器经验的教师监督。该方案的可行性和可接受性已被证明[43],但其长期效果仍有待研究。

7.11　下一步

由专长理论衍生的适合外科教育设计的一般原则似乎能够很好被界定(比如,刻意练习)。但哪一步的任务应在什么难度水平上、以什么频率和间隔进行,以及在什么环境下实施从而实现最佳表现,这些进展仍不清楚。虽然各种外科培训组织和部门已经开发了自己的课程和辅助外科培训课程,但这些项目仍然缺乏公开的结果和表现改善的证据,以及临床相关性。

7.12　结论

本章简要地探讨了可能影响外科教学方案设计的专长理论的证据。介绍了关键概念,并讨论了它们在外科专业领域的应用,重点讨论了模拟教学在增加手术暴露和教育培训中可能发挥的作用。

总之,仍需要进一步的研究以证明专长理论在外科领域的通用性和表现改进的最佳时间表。然而,某些关键原则,如刻意实践,已经是处于不同发展阶段的主要外科模拟方案的一个特征。

参考文献

1. Tooke, J. (2008). *Aspiring to excellence. Findings and final recommendations of the independent inquiry into modernising medical careers.* London: MMC Inquiry.
2. Temple, J. (2010). Time for training. A review of the impact of the European working time directive on the quality of training. [10th August 2013]; Available from: http://www.mee.nhs.uk/PDF/14274BookmarkWebVersion.pdf
3. ASGBI. (2012). *Expertise and excellence.*
4. OED. (2014). [14th September 2014]; Available from: http://www.oed.com
5. Ericsson, K., Charness, N., Feltovich, P., & Hoffman, R. (Eds.). (2006). *The Cambridge handbook of expertise and expert performance.* New York: Cambridge University Press.
6. OED. (2016). [19th June 2016]; Available from: http://www.oed.com
7. Galton, F. (1869). *Hereditary genius. An inquiry into its laws and consequences.* London: MacMillan and Co..
8. Bryan, W., & Harter, N. (1899). Studies on the telegraphic language: The acquisition of a hierarchy of habits. *Psychological Review, 6,* 345–375.
9. Simon, H., & Chase, W. (1973). Skill in chess. *American Scientist, 61,* 394–403.
10. Ericsson, K., Krampe, R., & Tesch-Romer, C. (1993). The role of deliberate practice in the acquisition of expert performance. *Psychological Review, 100,* 363–406.
11. Brailsford, D. (2014). [28th September 2014]. Available from: http://www.britishcycling.org.uk/gbcyclingteam/article/gbr20140411-British-Cycling%2D%2D-The-Brailsford-years-0
12. Gladwell, M. (2008). *Outliers. The story of success.* London: Penguin.
13. Syed, M. (2010). *Bounce.* London: Fourth Estate.
14. TV. Hidden Talent. 2012 [28th September 2014]; Available from: http://www.channel4.com/programmes/hidden-talent
15. Fitts, P., & Posner, M. (1967). *Human performance.* Belmont: Brooks/Cole.
16. Dreyfus, S., & Dreyfus, H. (1980). *A five-stage model of the mental activities involved in direct skill acquisition.*
17. Hoffman, R. (1996). How can expertise be defined? Implications of research from cognitive psychology. In R. Williams, W. Faulkner, & J. Fleck (Eds.), *Exploring expertise* (pp. 81–100). Edinburgh: University of Edinburgh Press.
18. Collins, H. (2010). *Tacit and explicit knowledge.* London: The University of Chicago Press.
19. Collins, H., & Evans, R. (2007). *Rethinking expertise.* London: The University of Chicago Press.
20. Elstein, A., Shulman, L., & Sprafka, S. (1978). *Medical problem solving: An analysis of clinical reasoning.* Cambridge, MA: Harvard University Press.
21. Schmidt, H., Norman, G., & Boshuizen, H. (1990). A cognitive perspective on medical expertise: Theory and implications. *Academic Medicine, 65,* 611–621.
22. CanMEDS. CanMEDS 2000. (2000). Extract from the CanMEDS 2000 project societal needs working group report. *Medical Teacher, 22,* 549–554.
23. CanMEDS. (2014). [20th August 2014]. Available from: http://www.royalcollege.ca/portal/page/portal/rc/canmeds/framework
24. Grantcharov, T., & Reznick, R. (2009). Training tomorrow's surgeons: What are we looking for and how can we achieve it? *ANZ Journal of Surgery, 79,* 104–107.
25. Arora, S., Sevdalis, N., Suliman, I., Athanasiou, T., Kneebone, R., & Darzi, A. (2009). What makes a competent surgeon?: Experts' and trainees' perceptions of the roles of a surgeon. *The American Journal of Surgery., 198,* 726–732.
26. Van der Lee, N., Fokkema, J., Westerman, M., Driessen, E., Van der Vleuten, C., Scherpbier,

A., et al. (2013). The CanMEDS framework: Relevant but not quite the whole story. *Medical Teacher, 35*, 949–955.

27. Kirk, R. (1998). Surgical excellence – threats and opportunities. *Annals of the Royal College of Surgeons of England, 80*, 256–259.
28. Bulstrode, C. (2005). The essential attributes of a modern surgeon. *The Surgeon, 3*, 184–186.
29. Abernethy, B., Poolton, J., Masters, R., & Patil, N. (2008). Implications of an expertise model for surgical skills training. *ANZ Journal of Surgery, 78*, 1092–1095.
30. Alderson, D. (2010). Developing expertise in surgery. *Medical Teacher, 32*, 830–836.
31. Schaverien, M. (2010). Development of expertise in surgical training. *Journal of Surgical Education, 67*, 37–43.
32. Ericsson, K. (2011). The surgeon's expertise. In H. Fry & R. Kneebone (Eds.), *Surgical education: Theorising an emerging domain* (pp. 107–121). Netherlands: Springer.
33. Ericsson, K. (2015). Acquisition and maintenance of medical expertise: A perspective from the expert-performance approach with deliberate practice. *Academic Medicine, 90*, 1471–1486.
34. Ponton-Carss, A., Kortbeek, J., & Ma, I. (2016). Assessment of technical and non-technical skills in surgical residents. *The American Journal of Surgery., 212*, 1011–1019 In press.
35. EWTD. Directive 2003/88/EC of the European Parliament and of the Council of 4 November 2003 concerning certain aspects of the organisation of working time. [15th October 2012]. Available from: http://eur-lex.europa.eu/LexUriServ/LexUriServ.do?uri=CELEX:32003L0088:EN:NOT
36. Marron, C., Shah, J., Mole, D., Slade, D. (2006). European Working Time Directive, a position statement by the Association of Surgeons in Training. [15th October 2012]. Available from: http://www.asit.org/assets/documents/ASiT_EWTD_Final_310506.pdf
37. ISCP. Intercollegiate Surgical Curriculum Programme. [15th October 2012]; Available from: https://www.iscp.ac.uk
38. Donaldson, L. (2008). 150 years of the Annual Report of the Chief Medical Officer. [10th August 2013]. Available from: webarchive.nationalarchives.gov.uk/+/http://www.dh.gov.uk/en/publicationsandstatistics/publications/annualreports/dh_096206
39. Harris, A., Bello, F., & Kneebone, R. (2015). Simulation and training in minimal access surgery. In N. Francis, R. Bergamaschi, A. Fingerhut, & R. Motson (Eds.), *Training in minimal access surgery* (pp. 35–48). London: Springer.
40. Seymour, N., Gallagher, A., Roman, S., O'Brien, M., Bansal, V., Andersen, D., et al. (2002). Virtual reality training improves operating room performance. *Annals of Surgery, 236*, 458–464.
41. Aggarwal, R., Grantcharov, T., Eriksen, J., Blirup, D., Kristiansen, V., Funch-Jensen, P., et al. (2006). An evidence-based virtual reality training program for novice laparoscopic surgeons. *Annals of Surgery, 244*, 310–314.
42. McClusky, D., III, & Smith, C. (2008). Design and development of a surgical skills simulation curriculum. *World Journal of Surgery, 32*, 171–181.
43. Hanna, G., Mavroveli, S., Marchington, S., Allen-Mersh, T., Paice, E., & Standfield, N. (2012). The feasibility and acceptability of integrating regular centralised laboratory-based skills training into a surgical training programme. *Medical Teacher, 34*, e827–ee32.

（翻译：吴超）

第8章

帮助学习者完成转变：外科学中的阈值概念、棘手的知识和阈值能力框架

Simon Blackburn，Julian Smith，Debra Nestel

概述 本章探讨了一种建构主义理论，该理论可以为外科教育和培训课程的设计，尤其是在解决特殊挑战的领域提供信息。我们在小儿外科培训和心胸外科实践转变中介绍和描述了阈值概念、棘手的知识和阈值能力。与本章中的其他理论一样，阈值概念涉及跨越阈限状态时个人思维及行动方式的转变。这种转变通常与职业身份的建立有关，代表了个人如何看待自己的本体转变，也可能反映其他人如何看待。然而，学习者有时会发现自己受困于一个进退两难的境地。本章节探讨的理念可以为教育工作者在帮助学习者跨越当前状态、预测和计划学习中棘手的领域时提供见解，以便他们能够成功地驾驭转变。

8.1 简介

成为外科医生的过程是以常年的持续学习和实践为特征的。为了适应不断变化的外科手术技术和手术操作，即使在获得顾问外科医生身份后，外科医生的专业发展仍在继续。在此发展过程中的任何时候，外科学员或顾问医生都可能会停滞不前。也就是说，即使努力练习，他们也可能无法进入下一个发展阶段。阈值概念、棘手的知识和阈值能力为外科教育者提供指引，以使学员走出困境。本章探讨了外科教育和培训中的这些概念。我们使用加粗黑体字来表示阈值概念的理论特征。

8.2 阈值概念

一份关于教育创新的开放大学教育报告确定了十种新的教学法，其中就包

含了阈值概念[1]。一般而言,阈值概念是在学习者取得进步之前必须理解(甚至体现)的"核心"概念/理念/实践,有时这些理念(概念)可能看起来违反直觉。阅读框 8.1 中列出的特征更准确地描述了它们的特征。对于医学生们来说,同理心被认为是一个阈值概念。学生们可能知道它是什么并予以实施(例如做出共情陈述),但它可能不会被预期的接受者(患者)体验为共情。也就是说,患者可能会体验到学生们的行为是走走过场或模仿共情而非真情流露。除非学生意识到接受者没有体验到他们的共情行为,否则他们可能处于与共情关怀概念相关的阈限状态。为了说明这一点,旨在提供学生们学习共情关怀的基于患者的模拟诊疗中,模拟病人能够与学生分享他的共情行为感觉就像"孩子们通过加入描点来参与绘制的一幅画——感觉许多人的共情关怀只是加入一些描点,而并没有任何真正的贡献"。这种反馈对学生产生了深远的影响,他们能够认识到医疗保健中的共情关怀不仅仅是"加入描点",他必须亲自致力于它。该学生分享说,他在与患者建立融洽关系方面遇到了挑战,并且在发展有效的学生与患者关系时遇到某些困境。这种反馈让他能够摆脱这种阈限状态。

阈值概念被描述为"类似于通道入口,开辟了一种新的、以前无法进入的思考事物的方式。它们代表了一种对事物理解、解释或观察方式的转变,没有它,学习者就无法进步"[2]。因此,阈值概念本质上具有变革性,因为它们会引致认知的变化。有人认为,在某些情况下,这种变化可能会导致身份的相关转变。Neve 等人(2015)认为阈值概念"导致对事物的看法产生质的不同,是实现掌控事物的核心[原文如此]"[3]。阈值概念进一步的特征是不可逆性,因为一旦获得由阈值概念产生的观点或行为的变化就不太可能被遗忘。甚至可能很难理解阈值另一边的人的状态,他们因为不理解而无法明白那边正在发生的事情[2]。

阈值概念的另一个特点是整合性,"揭示了事物之间先前隐藏着的相互关联性"[2],但它们是有边界的,在达到新的阈值之前,对一个阈值概念的理解可能要有较多的揭示,并且需要进一步变换思考方法才能取得进展。见阅读框 8.1。

辨识阈值概念有时并不容易[4,5]。辨识的重要性在于它们辅助教学和学习的潜在价值(如上例所示,与模拟病人合作以促进医学生建立共情关怀)。辨识阈值概念的方法包括教师和学习者之间的对话以及诸如半结构化访谈、问卷、调查、简答题、回顾分析旧试卷和观察课堂行为等[4]。形成"阈值"概念需要具备哪些特征仍存在争议,并已在阅读框 8.1 中列出。某些特征可能比其他特征更重要。最初描述阈值概念的理论家之一 Land,在其定义中强调了变革性和棘手性元素的重要性[6],这两个元素甚至被描述为不可协商的[4]。作者强调了定义的问题[7],而其他人则质疑值概念是否确实存在[5]。

> **阅读框 8.1   阈值概念有许多共同的定义特征[2-4]**
>
> 1. **变革性**——对科目或学科的认知突然或长期转变;一旦掌握了阈值概念,就会改变学习者对学科的观点;是一种认知的转变。
> 2. **整合性**——揭示并整合学科内以前未被重视的相互关联性。
> 3. **不可逆**——不会轻易被遗忘或忘却。
> 4. **有界的**——以特定和有限目的在一个领域或特定概念空间内定义何为是、何为否。
> 5. **论述性**——在跨越阈值时使用增强和扩展的特定学科语言。
> 6. **重构性**——改变学习者的主观性、自我认知或身份;是一种本体的转变。
> 7. **棘手的**——见正文。

8.3   棘手的知识

棘手性可能是阈值概念最有趣和最相关的特征。棘手的知识对学习者来说可能是反直觉的、陌生的或不连贯的[8]。这种学习困难的特征也被描述为不协调[9]或迷失方向[10]。关于阈值概念特征的一个重要说明是"除了棘手的知识这一特征描述的是学生在克服难点后获得了经验,其余的特征定义都描述为学生得到的后果"[11]。学习者们在与困难的角力中辨识阈值概念,棘手的难点可能为他们的辨识提供线索。寻找棘手的学习领域,也就是可以从教育干预中受益的学习领域,可能会指向阈值概念。阈值的最初概念起源于大学教育,是基于智力和理解力的学习,而不是基于专业的、实践中的学习。然而,Meyer 和 Land (2003)已经提出阈值概念的理念可以应用于更需要实践的学科[2]。几位作者在医学教育中建立了这一理念[3,12]。

8.4   阈限状态

训练的转变阶段可以用阈限来描述[13]。该术语起源于对部落社会的人种学研究,本意是指在两个时期间从一种存在状态转变到另一种存在状态[14]。在一些部落中,这种阈限状态包括被扔到野外一段时间,以让一个男孩回来时成为一个男人。Meyer 和 Land(2005)认为,从教育的角度来看,这种阈限状态的几个特征是有用的。阈限性隐含在变革性的组成部分中，进入阈限状态描述了从一种存在状态到另一种存在状态的转变过程。其结果是，个体获得了新的身份，但也必然失去旧的身份：

> 为了做到这一点，他或她必须剥离或已经剥离了旧身份。这一纯粹的个体时期——既不完全属于某一类别，也不完全属于另一类别——就是阈限状态。[15]

这种转变可能会随着时间的推移而延长，并且涉及状态之间的振荡。阈限状态的另一个关键特征是，一旦进入，几乎不可能恢复到以前的角色，旧的自我已经失去，但新的自我并没有完全被接受。棘手的知识可能就是将这三个状态串连起来让学习者出现阈限的原因。阈值概念代表了知识或实践中的实质性（变革性和棘手性）变化，一旦理解或实现，就再也不会从同一视角来体验。

8.5　阈值能力框架

该领域的进一步发展是阈值能力框架。该框架提供了一种处理职业、社交和个人生活中以前未曾见过的情况的方法。能力理论关注的是学习者在未来的专业角色中有效行动的能力——能够处理无法事先指定的情况[16]。这一理论具有设计出促进学习者变革性和经验建立能力课程的潜能，其虽有局限但很有前景[17]。因为它具有预见性、适用于专业实践和能力的定性，使得它在外科学教育中具有特别的吸引力。

8.6　外科中的转变

我们现在将讨论转移到外科教育和实践。外科医生的个人发展经历了几个重要的阶段：医学生→入职前医生→外科学员→顾问外科医生（图 8.1）。通过每种状态后，个体都会改变身份或自我意识，让他们个人觉得在某些特定方面，现阶段的思考和实践都比以前更像外科医生[18]。在每个阶段中未能解决遇到的阈值概念和棘手的知识可能会严重阻碍学习及后续进入下一个阶段。对于新手来说，每一个阶段都有其特有的挑战。

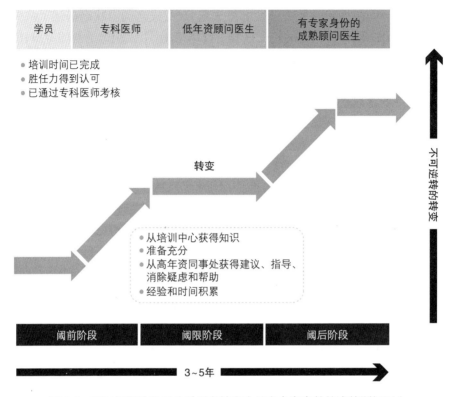

图 8.1 通过阈限阶段后让受训者转变为具有专家身份的成熟顾问医生

8.7 外科学中的阈值概念和棘手的知识

Land 和 Meyer[18]探索了伦敦小样本的外科医生职业生涯中的本体转变。他们描述了外科培训中不确定性的阈值概念,指的是制订许多外科实践,以减少、管理甚至欣然接受不确定性作为成长为外科医生的本体转变的一部分。他们报告了外科医生在训练期间为将解剖学知识从教科书上关联到手术台上的患者所做的努力。放弃从二维教科书中学习解剖学知识需要在认知上转变。解构分步实践的能力被认为是必不可少的——这种任务分析是减少错误的关键。当然,外科专业知识不仅仅是组装各部件;它需要整合,以实现包括认知上的转变。

我们现在分享研究中的两个示例,其研究特征总结在阅读框 8.2 中。这两项研究都涉及对学员的个别访谈——第一个示例是英国的小儿外科受训医生,第二个示例是正在努力成为顾问医生的澳大利亚低年资心胸外科医生。

阅读框 8.2　我们探索阈值概念的研究总结

小儿外科	心胸外科
英国受训医生	澳大利亚低年资顾问医生
8 次半结构化个人访谈	13 次半结构化个人访谈
在培训计划的全年中对外科学员进行有针对性的抽样	在完成专业培训的 10 年内有针对性地对心胸外科医生抽样
关注受邀参与者校际外科课程项目(ICSP,2016)的技术技能、临床判断和知识	关注受邀参与者与心胸外科相关的理论和实践知识,包括技术技能、临床判断、不确定性、手术复杂性等
访谈录音的主题分析	访谈录音的主题分析
棘手的领域包括:	棘手的领域包括:
1. 知识	1. 承担照顾患者的责任,例如
2. 临床判断能力	a. 临床判断能力
3. 获得发展技能技术的机会	b. 决策能力
4. 角色转换(成为合格的小儿外科医生)	c. 独立完成手术
5. 和同事间,特别是顾问培训师的关系	2. 职业规划
	3. 参与新的工作
	4. 与同事、受训者及其他团队成员的人际关系
	5. 技术挑战
6. 负面经验的影响	6. 对未能预见或没有预期的事件的处理
	7. 应对不良事件
	处理这些挑战相关的不确定性是最突出的阈值概念

8.7.1　示例 8.1 探索小儿外科培训中的阈值概念[19]

小儿外科培训中棘手的领域已列在阅读框 8.2 中。

8.7.1.1　知识

小儿外科专业涉及的广度被认为是困难的根源。当遇到一些罕见的情况,特别是在考虑给新生儿做手术时,情况更加复杂。尽管某些基础科学领域被认为是困难的,但特定专题领域因为缺乏讨论而更引人注目。应用知识,即小儿外

科的"诀窍",被参与者认为要困难得多:

> 好吧,无论教科书上写着什么,人们知道有一本内心里的教科书。[参与者3如是说]

8.7.1.2 获得技术技能的机会

很少有认为手术技术技能是棘手问题的例子。而获得进行手术操作的机会有时反而被证实是棘手的。

8.7.1.3 临床判断力

建立临床判断力,并识别和反思错误判断,是一个普遍发生的主题。学员们经常对建立一种容忍疑诊的能力进行反思,事实上他们的判断力都是从经验中发展出来的。临床判断力在较低年资学员(他们自己)的预期中也与较资深学员的预期不同。自相矛盾的是,低年资学员期望他们自己的判断应该是独立的,这与资深学员表达的观点不同:

> 我认为,作为一名资深学员[ST3]很难对任何事情做出独立的决定,因为一切都太难了……[参与者5如是说]

低年资学员从期望具有独立临床判断力,转变为期望并接受大家共同的临床判断。

8.7.1.4 角色间的转变

向更高级别外科学员转变的标志是应对挑战水平的提高;这表现为一种责任感增加、对技术技能的期望增加以及被照顾者是儿童这一事实所提出的要求。一些学员描述了与这种技术需求和责任增加有关的是当值顾问医生经常在家并远离医院,使他们需要面对突然远离了支持的困难。有趣的是,这种对寻求帮助的恐惧似乎并没有被更资深的学员们所认识或回忆起来。

8.7.1.5 小儿外科医生认证

除了角色的这种转变,学员们还描述了证明自己的愿望,这反映出作为小儿外科医生缺乏被认可,有人回应了有关技术技能的讨论,他说:

> 是的,经常发生的情况是,如果你有点笨拙,本应该给你演示一种更好的技术却并没有,而这就是默认的训练路径,相反地,这成为你在那些阶段作为一名学员的实际困难,事实上你没有任何自信。[参与者1如是说]

一些参与者反映了来自外界特别是来自顾问医生的支持,对他们的自信心的重要性。

8.7.1.6　与培训老师的关系

所有参与者都提到了他们与培训顾问关系的重要性。这种关系的影响在实践领域的讨论中进行了描述,并被认为对所有阶段的培训都有影响。在这种情况下,学员通常会提及经常更换培训顾问所带来的问题,不同的培训顾问可能对实施外科操作的最佳方式有不同的看法。

8.7.1.7　负面经验的影响

所有参与者都描述了负面经验对相关学习的影响:学员们经历了不良结果或做出错误判断的情况。在与低年资学员的访谈中,与负面经历相关的情感语言更为明显。大多数学员能够描述一个具体的例子,在这个例子中,他们的错误或误判导致了显著的情绪反应,以及导致行为改变的反思过程。

一位参与者这样总结了他对这个过程的理解:

> 我想说的是就像大脑,首先是认知部分……然后情感部分有助于给你留下深刻印象。[参与者 2 如是说]

学员们描述了负面经历对他们的自我意识的深远影响,他们对负面情况的情绪反应非常明显。在访谈中情感语言的使用引人注目,所有学员都使用"认知瘢痕"一词来描述他们对此类经历的记忆。

尽管这些经历对情感产生了深远的影响,但学员们的描述中一个有趣的特征是,它们最终对学习的影响被认为是积极的。

8.7.1.8　从认知论到本体论理解的迁移

负面经历对学员们的影响很明显,并且得到的描述非常丰富。对这些具有情感和认知成分的体验的反应似乎有一个清晰的模式。情绪后果和随后的认知合理化是发生变化的关键点,一些学员描述了由于这些经历而导致的行为变化。这种反应可以被视为发展中的一个关键事件,类似于阈值。

本研究中早期培训阶段的特点是缺乏自信和缺乏成为一名合格的小儿外科医生资质的感觉,一些参与者描述了对犯错误的极度恐惧。一些参与者认为,从他们以前的角色转变为更高级别的外科学员是他们遇到的最大麻烦。这将阈值模型从以认知理解为关键构成部分的认知论障碍,迁移到更复杂的以身份变化为关键构成部分的本体论过程。面对这种状态,学员们可能会不被承认具备"成熟的专家身份"[20]。

8.7.2   示例8.2 探索心胸外科医生(低年资顾问医生)的阈值概念

使用与示例8.1类似的方法,确定了转变为心胸外科顾问医生实践中的阈值概念和棘手的领域(阅读框8.2)。在准备专科医师考试中获得的知识以及在本地或国际担任专科医师期间获得的经验极大地帮助学员向顾问医生转变。成功解决部分或全部阈值概念使得其个人作为一名外科医生发生变化,从而对每位顾问医生作为心胸外科医生的价值感和身份认同产生积极影响:

> 好吧,我想我已经有进步了。我想我现在的理解与刚出道时完全不同。我已经成熟了。我变得更加自信、自如地处理心胸外科手术中的各种常规或复杂情况。[参与者1如是说]

8.7.2.1   作为低年资外科顾问医生去协商阈值概念

一般而言,这包括了通过掌握必要的理论知识、为任何具有挑战性的手术做好充分准备以及寻求有经验的外科同事的建议、帮助或保证来处理阈值概念和相关挑战,尤其是与心胸外科手术实施相关的挑战。随着时间的推移、经验的积累和对这种经验的反思最终可以让学习获得成功转变:

> 你知道,我实际上可以胜任这份工作,你知道,作为一名外科医生,也许我真的没问题;我想这会给你一些信心。[参与者10如是说]

8.7.2.2   手术中的不确定性

面对手术中的不确定性,外科医生的反应是放慢速度,从常规的手术操作模式转变为更努力的手术操作模式,并以先前Moulton等人描述过的方式寻求额外的认知资源[21]。有时,低年资顾问医生会取消洗手,打电话给同事寻求建议或要求同事到手术室协助或接手进行手术。影响他们如何反应的因素包括认知性的(例如试探、疲劳和分心)和社会文化性的(例如手术文化、社会化、隐性课程)。低年资外科医生身处心胸外科团队社会环境的何种地位,会影响其临床判断及其术中决策[22]。低年资顾问医生与其高年资同事之间的积极关系意味着寻求帮助几乎没有障碍。与资深同事建立信任关系对于处理手术中的不确定性及克服许多困难非常重要。心胸外科团队内的有效社交,加上成功完成一项艰巨的技术任务以及令人满意的患者治疗效果,为低年资顾问医生提供了巨大的信心。完成任务的自信在自我效能的正反馈循环中产生了进一步的成功。最终在信心、应对不确定性、个人形象和技术表现之间达成了平衡[22]。很明显,这种经验积累就是低年资顾问医生通过的阈值,他们永远不会再回头用以往的方式看待他们的工作———一种本体论转变。

8.7.2.3　未能预见的意外情况

低年资心胸外科医生不断受到未能预见的意外情况相关的不确定性的挑战:

> 当您担任顾问医生时当然会做一些您刚执业时从未做过的手术。[参与者 2 如是说]

上面已经描述了为解决这些问题而采用的一些策略(以及它们所带来的影响)。将阈值概念与能力理论联系起来以创建阈值能力[23],为设计培训计划提供了一个框架,旨在让外科医生准备好以应对未能预见的意外情况。该理论认为,在经历变化时,外科医生建立了应对意外情况的知识能力。据我们所知,阈值能力理论尚未应用于外科手术,但本研究的结果表明,这种理论具有显著的吸引力。

8.7.2.4　应对不良事件

手术并发症和患者较差的预后引起了参与者强烈的情绪反应:

> ……你在培训中总是可以看到这些,但它只是在情绪上的反应,直到它真的发生在你身上,然后在接下来的几天里你几乎都需要悲伤咨询。[参与者 4 如是说]

受到创伤的感觉和强烈的悲伤反应很常见:

> 不良的结果会伤害你,并动摇你的信心。[参与者 2 如是说]

他们在不同程度上描述了 Luu 等人确定的与外科医生可能或实际的错误相关不良事件发生后的四个阶段(跌倒、挣扎、恢复、长期影响)[24,25]。还有显著的认知合理化,尤其是当不良事件是预料之中的而不是意外时。这些经历和对它们的反应是"棘手的",通过与心胸外科团队的广泛交流以及反思(有成效的学习)和偶尔的辩解(没有成效的学习)来解决。

Schwartzman (2010)在提出阈值概念的理论基础时,将这些对不良事件的反应解释为意义框架的破裂——"对新体验进行类别和规则排序的结构,塑造了我们如何对自己遭遇的世界进行分类:我们接受什么以及我们如何行动"[11]。学习内容填充了意义框架,而以不良事件为代表的棘手知识则破坏了意义框架。反思性的回应可改革意义框架,促进变革性学习。然而,防御性的回应会保留现有的意义框架,并且会限制我们从不良事件中学习到任何知识[11]。后一种回应的吸引力在于可能避免认知失调[9]。幸运的是,低年资顾问医生将不良事件视为一种积极的学习体验,尤其是在发病率和死亡率会议上进行讨论时。

8.7.2.5   向心胸外科顾问医生实践转变的阈限

每个参与者都报告了从学员向顾问医生的转变过程中遇到的挑战。

> 我不认为你能为顾问医生的生涯做好准备。[参与者5如是说]
> 学习曲线是如此陡峭。[参与者4如是说]
> 这不是一个愉快的转变,因为总是存在一定程度的不确定性。[参与者9如是说]

这一转变源于圆满完成培训(获得必要的胜任力)并通过专科医师考试。在准备顾问医生执业时,大多数顾问医生在开始担任顾问医生之前,会在本地或国际专科医师职位上度过1~3年,为他们提供更多的经验。在这个阈前阶段中付出的时间[26]极大地帮助了参与者克服所承担责任的不确定性(特别是在无人指导的手术中)和技术复杂性。当被任命为顾问医生,并进入此阈值阶段逐渐度过了几年后,对于责任(尤其是决策)、技术复杂性(包括手术速度)、在新机构中的地位以及对不良事件结果的焦虑和不确定性都得到了克服,顾问医生们对自己的角色变得自信、有效和更加有安全感。通过复杂的手术技术让患者获得成功治疗的结果是促进这种本体转变的主要因素。即使是经验丰富的外科医生,在面对以前未曾见过或未遇到过的复杂的手术技术时,也会发生阈限状态的进、出振荡,从而产生"激发阈限"。整个过程如图8.1所示。

8.7.2.6   对外科教育的影响

学员们或顾问外科医生们很少正式或非正式地讨论与最初进行外科手术相关的不确定性和棘手性。这些棘手的领域需要在讲解和评估方面由课程设计者承认并指出。所有参与者都表示,他们作为顾问医生执业的准备不足。有一些人参加了澳大利亚皇家外科学院执业准备课程[27],这个课程主要涉及职业规划的后勤方面的内容(例如私人执业),但被认为总体价值有限。

七个棘手的领域中的每一个都可以作为外科教育的课程目标。例如,涵盖手术决策、新工作环境中的各种关系以及处理不良事件的情绪影响的工作坊将会很受欢迎。心胸外科和其他专业的高年资学员和低年资顾问医生对这些问题的深入讨论将突出许多未见过或未被提及的问题。本研究中的一些文字记录分析甚至可以成为这些工作坊的教育材料的一部分。

电子学习[28]和基于模拟的教育[29]已被提议用于处理阈值概念,尤其是在不确定性方面的辅助教学和评估。Kneebone 强调，在模拟体验过程中，处理不确定性的复杂程度不能过于简单化。此外，已经认识到，更多的高年资外科医生很快忘记了与最初进行外科操作相关的不确定性和烦恼，而这些"以专家为中心关注学习者视角的"的模拟操作可以将他们与正在经历转变过程的低年资同事重新联系起来[29]。

　　若低年资心胸外科医生在执业过程中尊重更资深的同事提供的建议、帮助和保证，那么更正式的指导计划可能会进一步加强低年资和高年资心胸外科医生之间的互动。

8.8　结论

　　阈值概念、棘手的知识和阈值能力都为外科教育者提供了一个视角，通过它可以一窥成为外科医生的复杂途径。在我们对小儿外科学员和心胸外科顾问医生的研究中，负面经历的影响和应对不良影响分别对学员们和顾问医生们产生了深远的影响。学习管理不确定性通常会以身份的某种转变为结果。确保通过负面经历、应对不良事件和管理不确定性来进行学习很重要，这样学员或顾问医生就不会发现自己陷入困境。既往已经提出了一些建议(例如电子学习、模拟等)，但这些不太可能改变个人对单一事件的思维方式。注重学员、培训老师和顾问医生之间讨论阈值概念的整体课程推进，并制订一系列策略，可能对学员度过这些转变给予支持。

参考文献

1. Sharples, M., et al. (2014). Innovating pedagogy 2014. In *Open University Innovation Report 3*. Milton Keynes: The Open University.
2. Meyer, R., & Land, R. (2003). Threshold concepts and troublesome knowledge: Linkages to ways of thinking and practising within the disciplines, In *ETL Project*. Coventry: Universities of Edinburgh.
3. Neve, H., Wearn, A., & Collett, T. (2015). What are threshold concepts and how can they inform medical education? *Medical Teacher, 1–4*.
4. Barradell, S. (2013). The identification of threshold concepts: A review of theoretical complexities and methodological challenges. *Higher Education, 65*, 265–276.
5. Rowbottom, D. P. (2007). Demystifying threshold concepts. *Journal of Philosophy of Education, 41*, 263–270.
6. Land, R. (2011). There could be trouble ahead: Using threshold concepts as a tool of analysis. *International Journal for Academic Development, 16*, 175–178.
7. O'Donnell, R. (2010). *A critique of the threshold concept hypothesis and an application in economics. Working paper 164*. [cited 2014 October 5th]. Available from: http://www.finance.uts.edu.au/research/wpapers/wp164.pdf
8. Perkins, D. (1999). The many faces of constructivism. *Educational Leadership, 57*, 6–11.

9. Festinger, L. (1957). *A theory of cognitive dissonance*. Stanford: Stanford University Press.
10. Mezirow, J. (2000). *Learning as transformation: Critical perspectives on a theory in Progress*. New York: Wiley.
11. Schwartzman, L. (2010). Transcending disciplinary boundaries. A proposed theoretical foundation for threshold concepts. In J. H. Meyer, R. Land, & C. Baillie (Eds.), *Threshold concepts and transformational learning* (pp. 21–44). Rotterdam: Sense Publishers.
12. Wearn, A., O'Callaghan, A., & Barrow, M. (2016). Becoming a different doctor: Identifying threshold concepts when doctors in training spend six months with a hospital palliative care team. In R. Land, J. Meyer, & M. Flanagan (Eds.), *Threshold concepts in practice*. Rotterdam: Sense Publishers.
13. Meyer, J., & Land, R. (2005). Threshold concepts and troublesome knowledge (2): Epistemological considerations and a conceptual framework for teaching and learning. *Higher Education, 49*(3), 373–388.
14. Gennep, A. V. (1960). *The rites of passage*. London: Routledge & Kegan Paul Ltd.
15. Goethe, R. (2003). *Ritual and liminality (NCSS theme: Culture) – purpose, background, and context*. Available from: http://www.uiowa.edu/~socialed/lessons/rituals.htm
16. Bowden, J. (2004). Capabilities driven curriculum design. In C. Baillie & I. Moore (Eds.), *Effective teaching and learning in engineering* (pp. 36–47). London: Kogan Page.
17. Male, S., et al. (2016). Students' experiences of threshold capability development with intensive mode teaching. In M. A. Davis & A. Goody (Eds.), *Research and development in higher education: The shape of higher education* (pp. 192–201). Hammondville: HERDSA.
18. Land, R., & Meyer, J. (2011). The scalpel and the 'Mask': Threshold concepts and surgical education. In H. Fry & R. Kneebone (Eds.), *Surgical education: Theorising an emerging domain* (pp. 91–106). London: Springer.
19. Blackburn, S., & Nestel, D. (2014). Troublesome knowledge in paediatric surgical trainees: A qualitative study. *Journal of Surgical Education, 71*(5), 756–761.
20. Rees-Lee, J., & O'Donoghue, J. (2009). Inspirational surgical education: The way to a mature specialist identity. *Journal of Plastic, Reconstructive & Aesthetic Surgery, 62*(5), 564–567.
21. Moulton, C. A., et al. (2007). Slowing down when you should: A new model of expert judgment. *Academic Medicine, 82*(10 Suppl), S109–S116.
22. Jin, C. J., et al. (2012). Pressures to "measure up" in surgery: Managing your image and managing your patient. *Annals of Surgery, 256*, 989–993.
23. Baillie, C., Bowden, J. A., & Meyer, J. H. (2013). Threshold capabilities: Threshold concepts and knowledge capability linked through variation theory. *Higher Education, 65*, 227–246.
24. Luu, S., Leung, S. O., & Moulton, C. A. (2012). When bad things happen to good surgeons: Reactions to adverse events. *The Surgical Clinics of North America, 92*(1), 153–161.
25. Luu, S., et al. (2012). Waking up the next morning: Surgeons' emotional reactions to adverse events. *Medical Education, 46*(12), 1179–1188.
26. Meyer, J. H., & Land, R. (2005). Threshold concepts and troublesome knowledge (2): Epistemological considerations and a conceptual framework for teaching and learning. *Higher Education, 49*, 373–388.
27. RACS. (2014). *Preparation for practice*. [cited 2014 October 5th]. Available from: http://www.surgeons.org/for-health-professionals/register-courses-events/professional-development/preparation-for-practice/
28. Evgeniou, E., & Loizou, P. (2012). The theoretical base of e-learning and its role in surgical education. *Journal of Surgical Education, 69*, 665–669.
29. Kneebone, R. (2009). Perspective: Simulation and transformational change: The paradox of expertise. *Academic Medicine, 84*, 954–957.

（翻译：吴荣佩）

第9章
实践社群与外科培训

Tasha A.K Gandamihardja，Debra Nestel

概述 在本章中，我们将分享实践社群的理论概念。我们采用来自澳大利亚和英国的示例来阐述此理论在外科培训中的应用。我们总结了外科培训方法，然后概述了理论并阐明实践社群理论如何为外科培训提供信息。通过将该理论应用于外科工作场所，外科培训老师可以改善学习环境，从而增强医学生和年轻医生的学习体验，提高外科培训医生的胜任力，促进外科理论学习与实践的成果。

9.1 简介

卫生服务和外科培训的变化已经从传统的学徒式学习转变为以胜任力为基础的课程，工作场所仍然是主要的学习地点。社会文化学习理论为观察、设计和分析工作场所学习提供了宝贵的视角。他们确认社会关系对学习的重要性以及文化和历史因素在当前实践中的影响。在本章中，我们将 Lave 和 Wenger[1] 以及后来 Wenger[2] 描述的实践社群理论概念，视为更好地理解工作场所内外科教育和培训的一种方法。我们描述了关键要素——领域、社团和实践以及合法的边缘性参与的重要概念。我们在介绍理论中的关键术语时使用加粗黑体字。实践社群理论为学员、外科医生和外科教育者的身份建立提供了见解，这将在第12、13 和 37 章中进一步讨论。在此我们借鉴了澳大利亚和英国的外科培训经验。

9.2 现代外科培训

在过去的 30 年中，外科手术实践和培训在许多方面发生了变化。它已经从外科医生通过长时间的在职学习、缺乏明确的教育框架和强调机会主义学习的学徒制培训模式，转变为当代模式——这是外科培训被重新评估、再结构化和重新建模的结果。多种因素影响了这种变化，包括培训时间的减少、培训和提供服务之间的冲突、缺乏连续性患者照护的"听班"以及轮班工作的引入(第1章和第2章)。不出所料,这些变化对外科培训医生的学习方式产生了影响。在英国,据称培训时间从30 000小时减少到6 000小时,这意味着与他们的前辈相比,许多即将完成培训的学员不会有那么多的时间接触临床[3]。然而,专业教育的主要目标仍然是管理知识、传授技能和培养外科专业的价值观。这需要一种平衡和整合的方法,让受训者适应外科专业的文化、社会和人文。

当代的外科培训模式现在更加结构化。持续的测评和再评估贯穿于整个培训过程,引入了工作场所评估,设定了某些外科手术所需达到的最低手术量阈值,日志评估和年度绩效审查现已成为培训的一部分。此外,更强调学习沟通、团队合作、决策和专业等技能的重要性。

学员必须学会适应才能成功应对这些变化。他们意识到,为了取得成功,他们需要有针对性地学习、寻求培训机会并利用任何有用的资源来实现这一目标。除了参加各种培训机构安排的正规教育外,学员还必须探索其他途径以加强和促进他们的培训。越来越多的基于网络的学习资源变得可用,基于模拟的学习和技术技能实验室也已成为教育过程的重要组成部分。不过,虽然结构化的教育框架是至关重要的,但在日常临床护理服务工作中继续学习仍然重要。它是隐含的、非有意的、非结构化的和机会性的。通过接触各种不同的经验来了解事情是如何完成的,这使外科成为一项令人兴奋和有益的专业[4]。

9.3　情境学习和实践社群

Lave和Wenger[1]描述的情境学习认为学习和发展是通过参与实践社群活动而发生的。这是一种只有当个人沉浸在特定环境中,与具有共同目标的特定群体或类型的人一起时才能发生的学习类型。情境学习并不强调教师或培训老师的角色,而是认为学习是通过工作(基于工作的学习)发生的,并且通过在这种环境中与其他成员互动,学员在参与工作的过程中转变他们的理解、角色和责任[2]。Wenger将实践社群描述为"一群人对他们所做的事情有着共同的关注或热情,并通过定期互动来学习如何做得更好"[2]。实践社群理论认为社会互动的概念不仅是一种学习方式,而且也是学习本身的载体。在他们对手工艺人的人类学研究中,Lave和Wenger创造了术语——生活课程——来描述这种类型的情境学习[1]。

在实践社群中有一些关键特征,称为领域、社群和实践[5]。共同的兴趣领域是实践社群的特征。成为该社群的成员意味着要对该领域承担义务。通过成员互动、参与、相互学习和共享信息,从而创建一个社群。继而,成员们在这个分享经验、故事、问题和目标的社群中进行实践发展[5]。这些概念在阅读框9.1中进行了总结。

阅读框9.1 外科培训环境(外科单位)中实践社群的结构要素示例

关键概念	描述	在外科培训环境中的应用
领域	"实践社群……具有由共同兴趣领域定义的身份。成员资格意味着在该领域承担义务,并以共同的胜任力将成员与其他人区分开来"[a]	外科实践社群的领域最有可能是安全有效地提供外科照护,负责外科实践的演进和外科学员的发展。根据实践社群的边界,可以更具体地定义专业领域。个人可能同时属于许多实践社群,还有些人则归属于跨专业的实践社群。例如,外科学员可能有自己的实践社群,让他们非正式地会面以分享经验,从而提高他们的知识、实践和技能。尽管他们感兴趣的领域包括安全有效的外科照护以及外科实践社群中更广泛的一些部分,但在他们较小的社群中,如何通过专科医师考试则较为重要。他们将自己定义为他人眼中的自己——外科学员,他们一起学习以通过这一特定考试。
社群	"为了追求他们对自己领域的兴趣,成员们参与联合活动和讨论,互相帮助,分享信息。他们建立让他们能够相互学习的关系;他们关心彼此的立场"[a]	医院的外科实践社群将为其成员提供许多互动机会。成员之间的正式互动促进了实践经验的交流。例如,外科医生(尤其是顾问医生和学员)在病房、手术室、门诊部和评估会议中的互动,参加医院级会议的外科医生、参加科学会议以及参加外科培训医生特殊兴趣小组的外科医生——所有这些都是为了发展和维持实践。实践社群成员之间的非正式互动可能包括外科医生在茶歇室的机会性互动、外科医生参加医院级会议(包括走廊对话)和外科医生参加科学会议等社交活动。
实践	"实践社群的成员是实践者。他们开发了一套共享的资源库:经验、故事、工具、解决反复出现的问题的方法。简而言之,一种共享的做法。这需要时间和持续的互动"[a]	这是社群定义其活动、工具和产品的方式。这包括手术知识和判断、手术技术、手术器械、手术操作文件、手术室礼仪、手术着装、手术语言、手术期刊和专业协会网站。这些是帮助社群定义它自己的元素。

[a]Wenger 和 Wenger-Trayner[5].

学习被视为一种情境活动,其核心定义特征是一个称为**合法的边缘性参与**(legitimate peripheral participation,LPP)[1]的过程。为了让新来者学习,必须为他们提供有意义的机会,为社团的共同目标作出贡献。实践社群中的老手可以更集中地促进或阻止任何参与者的进步。

9.3.1   实践社群与外科培训

在外科培训中,有许多实践社群(例如表9.1所示)。社群可能与物理环境(例如诊所、手术室、病房)、外科专业(例如普外科、骨科、神经外科)或培训级别(例如基础培训生、高级外科培训生)关系密切[6]。其中一些实践社群包含不同专业背景的成员,如护士、药剂师和职业治疗师等,参与到一些教学与学习中,为培训过程提供更广泛的维度。

不同的工作环境是非常丰富的潜在学习社团。临床病房提供与手术室不同的学习条件,而手术室又不同于门诊部,而且这些学习供给也因地点而异。但是,外科学员可以与该实践社群内的其他医疗保健专业人员一起互动、参与和学习。学习不仅意味着专业活动,还意味着与社群的社交关系。因此,一个人同时隶属于多个实践社群是可能的。

外科学员通常作为合法的边缘性参与者进入执业社团,需要监督和帮助,从而限制潜在的风险和错误。通过参与工作,尤其是和前辈们一起,新人将学习如何在实践社群中实践和表现。互动可以分享社群的丰富性。学员们学习前辈们如何走路、谈话和生活,观察其他学员在做什么,并了解需要什么才能在该社群中更为核心。一个重要的考虑因素是语言以及学员们要如何用社群的语言来说话。外科词汇不同于其他学科,是外科医生交流方式的一个组成部分。外科实践社群的语言是帮助人们在该社群内构建身份的重要因素(参见第12章)。使用该语言的流利程度成为是否归属于社群的重要指标[7]。通过分享的经验,可使外科学员的学习曲线得到改善、沟通技巧得到增强且协作工作得到鼓励。在工作场所学习不仅可以促进外科知识和技能的发展,还可以促进职业核心价值观的发展[8]。那些在外科教育中被认为是默认的领域,例如团队合作、专业精神和沟通技巧的重要性,是在与这些榜样一起工作和参与的过程中学习和采纳的[9]。整个学习过程是循环的,最终新来者(医学生、年轻医生、外科学员)将取代前辈(专科医师和顾问医生)。每个实践社群都有自己的规则和传统,这会给学员们带来困难,因为他们在不同的单位轮转时必须辨别、了解和协调这种差异。并非所有的学习都有效地发挥作用。医学生和外科学员报告被排斥和恐吓的经历并不少见。他们参与的合法性必须由社群内的人解决。

9.4　了解这一理论对外科教育工作者有何帮助?

实践社群理论的知识可以使外科教育者重视学习机会和挑战以及外科工作场所对学生和学员的多重影响。可以通过向他们指引人员、任务、设备和语言以帮助刚来社群的新人。他们可以向他们周围的同龄人、更高年资的学员、他们的顾问医生和其他医疗保健专业人员学习,以积极促进参与有意义活动的机会。阅读框 9.2 提供了三个小插曲,说明了实践社群理论可用于审视学习。对该理论的认识不一定促成学习本身,但有助于外科教育者创造一个更合适的学习环境。

阅读框 9.2　实践社群理论如何用于观察医学生、新医生和外科学员在外科单位的学习情况的小插曲

医学生

Steven McFee 对他的外科轮转感到紧张。他非常确定自己想成为一名乡村全科医生,他很重视可以把在外科的实践经历作为他医疗水平组成部分的机会。但由于外科轮转没有指引,他不确定第一天他必须去哪里。Steven 最终因为未能参与而错过了他的大部分轮转。当他确实参加时,他并没有感到受欢迎。他没有被委以任何有意义的事情。当他被安排去手术室时,没有人告诉他在哪里换手术衣。当他找到了正确的手术室,感到并不受欢迎。他只是靠墙站着,并计划着尽快离开。他决定只从书本上进行学习以通过考试。他认为他也许会在实习期间进行外科轮转,希望那时的体验会得到改善,并获得知识来为他计划的全科医生职业生涯提供信息。

实践社群理论观点:即使 Steven 不想从事外科职业,但也失去了支持他学习的机会。这个体验大概已经证实,外科不适合他。由于不知道如何驾驭外科工作的简单要素——比如更换手术衣和找到合适的手术室,Steven 甚至没有实现合法的边缘性参与。尽管 Steven 的轮转目标可能与外科实践社群的目标一致,但由于缺乏任何有意义的参与,他只能优先考虑课程要求。

年轻医生

作为一名新毕业生,Louise Peng 医生正在进行外科轮转。她大部分时间都在病房里度过,但也有一些机会进入手术室。Peng 医生很高兴能参加外科轮转,因为她想从事外科工作。她一直在阅读有关普通外科和手术技术方面的资料。在医院,她自愿参与了一个手术模拟研究课题项目! 这个课题与腹腔镜手术技能和应激压力有关。她已迫不及待。她希望她能在手术室做一些有意义的工作。当她轮转只进行了几周,就已经有机会去手术室,虽然时间相对较短。她工作日的大部分时间都在病房里。然而,当她在手术室时,她得到了担任手术助手的机会。在担任助手的同时,Peng 医生还观察了工作中的外科学员、专科医师和顾问医生。她学习了他们的语言,

阅读框 9.2(续)

记录了他们相互交流的方式,并听取了关于讨论手术中决策、手术现场口头和非口头教学方法以及手术室所有成员如何相互交流。其中一位专科医师向她传授了一些基本的操作技巧。在轮转结束时,她有效地管理了她的病房工作,并且在专科医师的指导下一起完成了手术伤口的缝合。

实践社群理论观点:作为一个渐进的过程,Peng 医生从一个新来者和合法边缘性参与者的位置转变为与她的轮转相关的外科实践社群的扩充成员。虽然有限的轮转时长阻止了更多的核心活动,但也帮助她不仅收获了基本的外科知识和技能,还向其他成员学习了一些专业语言和专业价值观,这种经历似乎非常宝贵。

外科学员

Wendy Black 医生是一所大学教学医院的普通外科二年级实习生。她参加病房、门诊和手术室的活动。作为工作日的一部分,她承担了许多任务;一些是与本单元其他学员共同承担的。为了帮助她融入手术团队,首席顾问确保她参与了有意义的活动,有助于提高手术室的生产力。其中包括以下活动:

手术前

进行术前患者检查

选择适当的诊断和影像检查

与患者和亲属沟通手术计划

参加跨学科外科团队会议

向同事提出条理清晰的临床评估

手术中

为患者提供安全的手术通道

在监督下执行常规操作

执行基本外科技能(例如切开、电热疗法、吸引、拉钩、缝合等)

适当处理软组织

手术后

书写手术记录

进行术后患者检查

外科患者出院

这些任务也是她接受外科培训的预期能力。首席顾问尝试通过提供开展有意义活动的机会,使外科服务的需求与培训要求保持一致。

实践社群理论观点:同样,作为一个渐进的过程,Black 医生更符合外科社群实践,而 Peng 医生与社群的接触更加短暂。作为一名外科实习生,Black 医生的充分参与是至关重要的,以及她正在进行的活动的性质(所有有意义的活动)表明她正在成为团队的关键成员。患者和医疗团队其他成员都认可她是外科医生/实习生,从而肯定了 Black 医生作为外科医生的身份。首席顾问努力使 Black 医生能够参与反映其能力水平的任务中,并鼓励登记员在术前和术后任务中与 Black 医生合作。

实践社群理论可以帮助外科教育者的第二条主线是可以作为教育研究的基础理论框架。这类应用超出了本章的范围。阅读框 9.3 显示了 Quinn 等人的一个示例(2014)。在他们的研究中,使用实践社群理论作为分析镜头来解释外科期刊俱乐部的意义[10]。本书的第四部分,分享了更多的例子。特别是 Kokelaar 在第37 章分享了他使用这一理论探索学员作为外科腹腔镜社群成员身份发展的经验。

阅读框 9.3　实践社群理论如何作为分析框架来定义外科期刊俱乐部

Quinn 等人(2014)使用实践社群理论来更好地理解外科期刊俱乐部如何支持学习。期刊俱乐部由外科部门的成员(顾问医生、外科学员和学生)组成。学员获得一篇期刊文献,然后在教室里通过口头报告总结和回顾文献中叙述的事件,教室里有一排排座位面向演讲者。他们使用案例研究方法,观察了两个期刊俱乐部活动,然后有目的地对接受单独访谈的参与者进行抽样,了解他们的体验。然后将录制的访谈数据映射到实践社群的关键元素上。作者报告实践社群具有四个组成部分:社群(在归属中学习)、意义(在经验中学习)、身份(在养成中学习)和实践(在操作中学习)。虽然共同的事业和共同的目的是显而易见的,但社群意识取决于参与者的资历。最资深的人认为他们属于社群,而在外科轮转并且可能追求非外科专业的低年资的人并没有参与其中。Wenger 将这些方向描述为边缘甚至出站轨迹。学员们提出的要求证明了合法的边缘性参与是一项有意义的任务。理想情况下,期刊俱乐部演讲将使成员能够讨论他们的相关经验。然而,似乎只有资深学员的经历和顾问医生的反应受到重视和尊重。社群的一些新人认为顾问医生是领导期刊俱乐部的最重要成员。他们的低出席率威胁到活动的感知价值并改变了参与者之间的互动——他们缺席时分享的反馈较少。一些参与者显然期望老前辈们分享他们的实践故事,以回应所呈现的文献和他们的反馈,以帮助期刊俱乐部参与者发展知识、技能和行为。低年资学员、实习生和学生失去了学习机会。鉴于学员们正在进入外科实践社群,这似乎不太理想。以实践社群的视角来审视期刊俱乐部的活动,作者们能够确定期刊俱乐部内要维护的元素和其他要更改的地方。

9.5　结论

社会文化学习理论可以为外科培训提供信息。实践社群理论只是一个范例。这些理论确认了学习社群实践时工作场所的重要性,实践是随着时间的推移而发展的,且社会群体的文化优先于个人学习。虽然设计学习本身是不可能的,但可以通过考虑实践社群理论的特征和存在合法的边缘性参与的方式来设计学习。虽然我们已经分享了实践社群理论的一些关键概念,但它提供了更多,尤其是在职业认同发展方面的信息。第 12 章和第 13 章进一步建立了外科医生和外科教育者实践社群的理念和职业认同的发展。

参考文献

1. Lave, J., & Wenger, E. (1991). *Situated learning: Legitimate peripheral participation.* Cambridge, UK: Cambridge University Press.
2. Wenger, E. (1998). *Communities of practice: Learning, meaning and identity.* Cambridge, UK: Cambridge University Press.
3. Chikwe, J., de Souza, A. C., & Pepper, J. R. (2004). No time to train the surgeons. *BMJ, 328*(7437), 418–419.
4. Cox, A. (2005). What are communities of practice? A comparative review of four seminal works. *Journal of Information Science, 31*, 527–540.
5. Wenger, E., & Wenger-Trayner, B. (2015). *Introduction to communities of practice.* [Cited 2017 July 4]. Available from: http://wenger-trayner.com/introduction-to-communities-of-practice/.
6. Gandamihardja, T. A. (2014). The role of communities of practice in surgical education. *Journal of Surgical Education, 71*(4), 645–649.
7. Rogoff, B. (1990). *Apprenticeship in thinking. Cognitive development in social context.* New York: Oxford University Press.
8. Nestel, D., & Burgess, A. (2014). Surgical education and the theoretical concept of communities of practice. *Journal of Health Specialties, 2*, 49–53.
9. Dimitriadis, P., Iyer, S., & Evgeniou, E. (2014). Learning in the surgical community of practice. *Medical Science Educator, 24*(2), 211–214.
10. Quinn, E. M., et al. (2014). Surgical journal club as a community of practice: A case study. *Journal of Surgical Education, 71*(4), 606–612.

(翻译:吴荣佩)

第10章
活动理论和外科工作场所

Edward F. Ibrahim

概述　本章剖析外科工作场所作为学习中心的必要性。此章将会描述一种社会文化学习理论,即"活动理论",及其与外科领域的关联,这将有助于阐明多面、复杂的环境。此章对比了情境学习理论和社区实践理论。此章还将讨论活动理论的更新发展如打结作业和行动者网络理论。作为活动理论定义上的特征,以文化为介导的人造物观念的突出地位被认为是扩大学习的促进因素,同时也是阻碍因素。两个关于外科工作场所研究的已出版的案例可以批判性地说明基于活动理论的方法的优劣。案例一具体考察了多学科合作学习在实践中的现状,特别是涉及治疗疑似乳腺癌患者时不同专业之间的关系。案例二关注的是当专业外科医生准备带领团队走向卓越时,我们能够学到什么,以及如何将这些知识传授给学员。

10.1　外科工作场所

外科研究生学习的主要地点是医院。近几十年来,受外科医生工作时长所限,自学、结构化课程、模拟技术的机会大大增加。然而,绝大多数的教育机会发生在工作场所。工作场所在医疗从业人员发展中的关键作用及了解"非正式学习"过程的必要性,现在已得到充分认识[1]。

在大多数国家,外科培训是分级的,"团队"或"公司"由一名或多名高级外科医生(主治医生或顾问医生)领导。因此,学徒式的学习模式很流行[2]。这种认知模式主要是学习者通过重构和保留其上级医师灌输的感受去认识外科世界[1]。然而,学习者只有少数工作日是与更资深的医生一起度过的,而且,学徒背景之外的学习是有可能发生的[3]。

外科实习医生的学习在医院里进行,但他们必须在不同的环境中转换,如病房、急诊科、手术室和门诊。在每种环境中,他们必须参与典型患者的诊疗,与在那里工作的同事打交道,而且,重要的是,熟悉每个场景中患者救护所需的辅助物品与工具。

10.2　活动理论引言

Sfard 把两种学习方法作了区分[4]。获取是指个体在寻找和收集信息的过程中,对信息产生认知,并在合适的时间对信息产生再现的行为。参与指的是通过与一群同事或共同从业者积极合作的过程来提高知识储备。这些简单的比喻可能抹杀了外科医生团队工作的复杂性[5]。然而,它们确实为理解从以前占主导地位的学习认知理论到 20 世纪以后更复杂的社会文化学习理论的发展提供了基础。

活动理论是一个重要而强大的理论[6],它推进并拓展了参与的隐喻,尽管非常有趣的是,它的出现始于对个人的关注。20 世纪 20 年代,Lev Vygotsky 认识到,个人对活动刺激的反应是由一个复杂的行为[7]介导的。Vygotsky 的同事 Alexei Leont'ev 观察到了个体局限性理论并阐述了个人行动与集体行动的区别活动,从而覆盖了一个社会维度[8]。Yrjo Engeström 流行活动理论认为复杂的社会交往应在一个活动系统的背景中阐述[9]。活动系统负责工作场所中的社会性、物理性和组织性结构的交互。分析方法描述个体如何在系统中融贯一条路径以达成目标。该组织、结构和文化的环境,社群的规则和规范,以及对适当分工的看法,会影响个体达成目标的能力。因此,一个活动系统由六个主要元素组成:个人、目标、工具、社群、规则和劳动分工[9-12]。

Leont'ev 将活动描述为集成主题(例如医疗从业者参与的活动)、目标(例如刺激活动的目标为照顾患者)、行动(为了完成目标,以目标为导向的过程,例如患者评估和初步处理,随之明确手术处理和后续康复治疗)和操作(以何种方式执行,例如外科手术的技术)。操作本身可能在实践中会成为惯例。活动理论认为条件和人员可能会改变,但目标仍是核心[8]。

活动理论的中心原则之一是人工调解概念[13]。人造物是人们为了管理自己的活动而创造的。它们包括仪器、标签和技术,它们贯穿时间,体现着目标的历史。它们可能对于某个特定环境是独一无二的,也可能覆盖很多场景。因此,活动系统的背景就是活动本身,受某个目标的刺激,并由其成员的行动和人造物组成。知识的获取和运用工具的能力会在日常实践中改变主体对此项活动的参与。

10.3　外科工作场所的互补性社会文化教育理论

考虑到它的组成部分,人们可以想象外科教育的社群很容易被活动理论所迷惑。目标永远是提供高质量的患者诊疗。主体成员(医生、护士、医疗专业人员、管理人员)被医院以特定的角色聘用。每一步行动都是患者从入院时间点到出院时间点的磨合。"行动"这个词再合适不过了！可用的手术设备不计其数,吸引人们去认识人造物的重要性。手术系统通常受一系列历史规程的良好控制,作为人造物被书面记录或放在网络上。劳动分工按照公认的等级方式进行。然而,认识到其他社会文化学习理论确实存在,并且在外科工作场所占有一席之地,这一点很重要。目前,没有一种单独的学习理论能够完全解释或预测医学实践。目前需要综合互补的理论来提供信息,使旧知识得以传承,新知识得以产生[6]。主要相关的例子包括 Lave 和 Wenger 的情境学习理论[3],关注点是在一个有限的层级群体中的协作学习和近期产生的拉图尔行为网络理论[14],后者指出学习是在人群和人造物中进行的。

在许多国家,接受培训的医生在多家医院轮转,而后在同一个医院的多个医疗团队间轮转。活动理论并不能充分解释这些新来者将如何通过合法途径参与到活动系统中去,也并没有详细指出对于这些新成员来说,为了在未来系统中加强自己的作用以便进一步获得知识,什么因素是必要的。这些问题最好由情境学习理论[3]以及之后的对社区实践的描绘[15]来解答。虽然在第 9 章中有更详细的描述,但这里需要注意的是情境学习理论强调对情境或环境的反应性。活动产生于情境的即时性,目标紧随其后。活动理论的不同之处在于把活动的目标放在起始点,从这一点来说,可能更适用于绝大多数有计划性的外科诊疗。

虽然情境学习爱好者并不否认人造物的重要性,但他们认为,真正的焦点应该是"人们的日常活动"[16]。作为一个器械专家,外科医生必须认识到他们需要掌控这些正在使用的工具。基于活动理论中人造物的中心性,相关的社会物质性方法为了进一步改造社会生活中的材料和物质、反思自己与教育的关联[17],已经进一步发展。这些方法认为应该以一种更对称的方法来研究职场学习,声称教育分析往往否认物质的生命力[18-20]。Bleakley 提出患者的安全隐患是由于缺乏对材料使用和保养的注意[21],外科医生会同意这个意见。

在目前可用的社会物质导向的学习理论中,Latour 的行动者网络理论(ANT)的解释力可能是最强的[21]。行动者一词用于描述参与形成网络的任何个人或物体。网络指的是活动者沟通的方式,这样在促进学习和优异表现上会产生更强和更多的联系[14]。因此,ANT 给物体赋予了代理权,在某种意义上来说人造物的功能可以促进网络形成和发展[21]。ANT 指的不是一种分析仪器,而是一种"实践",一种光源,使现象更清晰地显现[20]。其目的不是重新定义网络活动的规程,而是识别并扩展人类和非人类因素互动时产生的主题和可能性。下面几节讨论学习的要点来源于两个已发表的常见手术活动系统的例子,我们将通过社会文化理论的视角来考察。

10.4　案例学习 1：乳腺多学科团队

　　Heldal 描述了一个很好的案例，是关于外科医生参与的不同专业间活动系统的。她追踪了挪威一家医院的乳腺癌科室，为期 18 个月，定性调查卫生专业人员如何跨专业操作[22]。特别着重于观察多学科团队会议的活动系统。在这个案例里，目标是为一系列患者创造治疗路径，研究对象是外科医生、肿瘤医生、放射学家、组织病理学家和乳腺癌专科护士。她发现受试者的专业关系可以被描述为"松散耦合"。连接是偶尔发生的，而不是经常发生的，而且，尽管角色的连接总是一样的，但每次参加会议的人员都不一样。有时间的外科医生会来参加，这意味着连接不稳定，而且是突然建立起来的。在这个松散耦合的系统中，她还发现了证据，支持医生的忠诚度有时对专业性比对医院更高的观点，这些专业人士经常努力维持他们的专业性壁垒。活动理论会预测这些行为将无助于实现系统目标。

　　人们发现，人造物的使用对表面上杂乱无章的社会系统有着深远的影响。最重要的调解对象是患者名单，里面有详细的临床信息并不断更新。这是一个惯常的提醒，提醒内容是会议的目标和专业人员之间的整合。Heldal 将其描述为一个边界对象，之前曾被 Star 和 Griesemer 提到，他们将之描述为"具有可塑性，可以适应不同的环境，但很稳定，足以在这些背景下建立公共标识"[23]。然而，一些物体可以切断主体之间的联系，使更紧密地耦合变成不可能的任务。一个例子是影像学。即使图片内容是本来打算告知患者管理人员的，但实际上，这些图像被严密地保护着，放射科医生告诉其他专业人员不要试图去理解图像，而只是简单地相信报告内容就可以了。

　　Heldal 的研究强调了一些在活动系统中经常遇到的问题，特别是在不同专家的壁垒之间跨越学习障碍。这也为进一步研究提供了重点，即活动理论的最新发展，这一发展被称为打结作业[24]。打结作业的概念是承认每个专业人员通过他们自己的活动系统达到一个内部专业协作，但有能力提供一个"不同绳结"[25]。结的中心不是固定的，而是时刻变化的。不同的专业人士在不同的时间把结往不同的方向移动，但整体的运动方向是朝着共同构建的目标，"往往导致为协议护理而创造新工具"[24]。这样边界交叉有潜力为广泛的学习铺平道路，比如以前没有定义或理解的，可以通过在内部创建结点来共同学习[5]。

10.5　案例学习 2：骨创伤外科

　　一般来说，了解一个跨专业网络需要检查每个成员的活动系统。更具体地说,了解外科医生参与的行动及其导致的潜在学习,活动系统必须从他们的立场来考察。我们的小组采访了 9 位英国骨科创伤外科专家,以此了解对特别具有挑战性或不熟悉的复杂手术进行计划的程序[26]。参与过程被认为是一个双重刺激的经典例子,这一现象之前 Vygotsky[7]曾经描述过。主题是有一个要求很高的任务(第一个刺激——治愈一个有复杂创伤的患者)和一种外部的人造物(第二个刺激——损伤的 X 线片或影像学图像)。当然,不熟悉的程序或复杂损伤的概念与外科医生的经验有关。这种双重刺激的方法在外科教育中十分常见,受训外科医生在培训中接触一个临床问题,他们会看到影像学或者外科学图像,然后他们将进入一个迭代的解决问题的过程。

　　一旦参与其中,外科医生就会遵循一系列典型的学习行为,这是继 Davydov 之后在活动理论中得到认可的[27]。第一,任务的条件是合理的,是为了理解创伤和创伤对这个患者的影响。第二,创伤在人造物中被模化(通常通过横断面成像)。第三,是模型转换制作,它是为手头的对象量身定制的(以目前的技术并不总是可行的,但是总是在脑海中上演)。第四,通过已知的或常规的操作构建一系列行动(列出一系列事件使手术得以执行)。第五,对这些操作的表现进行监控(检查必要设备的可用性,手术过程由外科医生在心里演练,并经常与其他外科医生讨论)。第六,为下次的学习对程序进行评价和反思。本文给出了一个外科医生活动系统的例子,如图 10.1 所示。

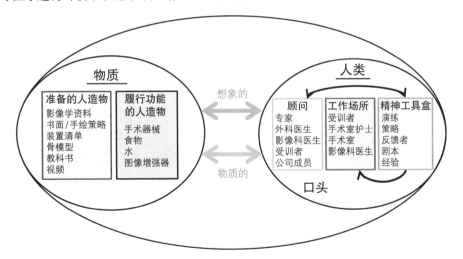

图 10.1　在创伤手术的术前准备网络中,从外科医生的角度来看,人与物质"参与者"之间的互动示意图(经 Ibrahim 等许可转载[26])。社会物质互动是双向的,可能是物质上的(例如操纵一个物体)或想象中的(例如这个物体刺激了外科医生的思维过程)。图中列出的是那些对准备有帮助的材料,和那些在履行程序时应该到位的。网络相关人员可以在准备期间提供建议,并听取简报,或两者皆进行,以便在手术当天协助外科医生。外科医生自己的认知过程作为人类行动者已包括在内,此认知过程受之前经验的影响较大

通过参与活动系统来详尽地描述扩展学习,活动系统由外科医生、公司代表和放射科医生组成。人造物是最重要的:计算机断层骨折扫描,课本和网络知识库,拉伸骨折模式和固定方法的骨骼模型。通过与所有人的合作,建立有关行动者网络的唯一目的,是磨合以期达到最成功的结果。结果之间的差距都是在问题伊始的时刻产生的,并且随着网络产生而最终形成,网络可以被设想成为外科医生量身定制的学习片段。Vygotsky 在此之前将这一距离称为最近发展区[7]。

外科医生不可能通过接触一个单独的社会中介活动系统而成功地治疗他们的患者。这一原则可能对于技艺专业,比如外科,具有更大关联性。在外科,患者的护理可能是由一个单独的医疗保健专业人员在一个"剧院"产生的一次性的"表现"。毫无疑问,从患者入院到出院,需要一个团队来管理,但当患者处于一个复杂的手术过程中,资深外科医生必须承担巨大的责任。我们的研究小组发现,外科医生大量使用他们以前的记忆和经验,这是他们产生心理意象、做好术前准备所必需的。在许多情况下,在自然界中,学习的平衡从社会性向认知性倾斜[26]。在这个特殊的情境下,具有更大灵活性的行动者网络理论可能比活动理论更合适,其中"主角"相比整个系统来说更重要。

10.6   结论与未来方向

并不是所有的手术学习都可以通过个人认知的方法获得。外科工作场所是一个复杂的、动态的环境,作为医疗专业人员教育和培训的重要贡献者,不能被忽视。目前没有任何一种理论能把这种情况简化,成为包罗万象的学习指南。然而,植根于社会文化价值的学习理论诸如活动理论之类可能更有意义,特别是当它们赋予人造物特权时,这些人造物的生命力是手术实践不可或缺的一部分。

很少有专门研究外科工作场所的研究发表,但是,从现有的文献来看,针对促进拓展性学习,如打破不同专业的边界,显然还有更多的工作要做。打结作业的概念可以为进一步的研究提供理论基础。

社会物质本体论,如行动者网络理论,对于达到手术的目标似乎非常适用。每个人的角色和物质组成的网络对患者的护理至关重要。但是,我们不能忘记,外科医生的认知过程对于推动患者护理网络向前发展是负全责的。而外科医生获得知识和技能是最重要的,在整个职业生涯中参与多个活动系统,是优异表现和终身学习的必要条件。

参考文献

1. Swanwick, T. (2005). Informal learning in postgraduate medical education: From cognitivism

to 'culturism'. *Medical Education, 39*(8), 859–865.

2. Wright, S. M., Kern, D. E., Kolodner, K., Howard, D. M., & Brancati, F. L. (1998). Attributes of excellent attending-physician role models. *New England Journal of Medicine, 339*(27), 1986–1993.

3. Lave, J., & Wenger, E. (1991). *Situated learning: Legitimate peripheral participation.* Cambridge, UK: Cambridge university press.

4. Sfard, A. (1998). On two metaphors for learning and the dangers of choosing just one. *Educational Researcher, 27*(2), 4–13.

5. Engeström, Y. (2010). Activity theory and learning at work. In M. Malloch, L. Cairns, K. Evans, & B. N. O'Connor (Eds.), *The SAGE handbook of workplace learning* (p. 86). Los Angeles: Sage.

6. Bleakley, A. (2006). Broadening conceptions of learning in medical education: The message from teamworking. *Medical Education, 40*(2), 150–157.

7. Vygotsky, L. S. (1980). *Mind in society: The development of higher psychological processes.* Cambridge, MA: Harvard University Press.

8. Leont'ev, A. N. (1974). The problem of activity in psychology. *Soviet Psychology, 13*(2), 4–33.

9. Engestrom, Y. (1987). *Learning by expanding.* Helsinki: Orienta-Konsultit Oy.

10. Engeström, Y., & Blackler, F. (2005). On the life of the object. *Organization, 12*(3), 307–330.

11. Engeström, Y. (1999). Expansive visibilization of work: An activity-theoretical perspective. *Computer Supported Cooperative Work (CSCW), 8*(1–2), 63–93.

12. Cole, M., & Engeström, Y. (1993). A cultural-historical approach to distributed cognition. Distributed cognitions: Psychological and educational considerations (pp. 1–46).

13. Kuutti, K. (1991). Activity theory and its applications to information systems research and development. Information systems research: Contemporary approaches and emergent traditions (pp. 529–549).

14. Latour, B. (2005). Foreword by Bruno Latour. In B. Latour (Ed.), *Reassembling the social-an introduction to actor-network-theory* (p. 316). Oxford: Oxford University Press Sep 2005 ISBN-10: 0199256047 ISBN-13: 9780199256044. 2005; 1.

15. Wenger, E. (1998). *Communities of practice: Learning, meaning, and identity.* New York: Cambridge university press.

16. Lave, J. (1988). *Cognition in practice: Mind, mathematics and culture in everyday life.* New York: Cambridge University Press.

17. Fenwick, T., & Edwards, R. (2013). Performative ontologies. Sociomaterial approaches to researching adult education and lifelong learning. *European Journal for Research on the Education and Learning of Adults, 4*(1), 49–63.

18. Sørensen, E. (2009). *The materiality of learning: Technology and knowledge in educational practice.* New York: Cambridge University Press.

19. Waltz, S. B. (2006). Nonhumans unbound: Actor-network theory and the reconsideration of "Things" in educational foundations. *Educational Foundations, 20*(3), 51–68.

20. Fenwick, T., & Edwards, R. (2010). *Actor-network theory in education.* London: Routledge.

21. Bleakley, A. (2012). The proof is in the pudding: Putting actor-network-theory to work in medical education. *Medical Teacher, 34*(6), 462–467.

22. Heldal, F. (2010). Multidisciplinary collaboration as a loosely coupled system: Integrating and blocking professional boundaries with objects. *Journal of Interprofessional Care, 24*(1), 19–30.

23. Star, S. L., & Griesemer, J. R. (1989). Institutional ecology, translations' and boundary objects: Amateurs and professionals in Berkeley's Museum of Vertebrate Zoology, 1907–39. *Social Studies of Science, 19*(3), 387–420.

24. Engeström, Y., Engeström, R., & Vähäaho, T. (1999). When the center does not hold: The importance of knotworking. In S. Chaiklin, M. Hedegaard, & U. Jensen (Eds.), *Activity theory*

and social practice (pp. 345–374). Aarhus: Aarhus University Press.

25. Varpio, L., Hall, P., Lingard, L., & Schryer, C. F. (2008). Interprofessional communication and medical error: A reframing of research questions and approaches. *Academic Medicine, 83*(10), S76–S81.

26. Ibrahim, E. F., Richardson, M. D., & Nestel, D. (2015). Mental imagery and learning: A qualitative study in orthopaedic trauma surgery. *Medical Education, 49*(9), 888–900.

27. Davydov, V. V. (1988). Problems of developmental teaching: The experience of theoretical and experimental psychological research. *Soviet Education, 30*(8), 6–97.

（翻译:连帆）

第11章
权力在外科教育中的作用：从福柯主义的角度来看

Nancy McNaughton，Ryan Snelgrove

概述 对外科教育中权力问题的福柯式探讨运用了建构主义和批判性的观点，这种观点考虑了社会和临床维度的训练。用福柯论述的概念对发病率和死亡率（M&M）查房的描述，说明权力如何以不同的方式根植于日常实践中。作者着重讲述了两点，内容是超越学员知识范围和技能的学科培训，以此阐述专业观点是如何隐秘地影响外科培训的。

11.1 简介

"米歇尔·福柯（Michel Foucault）是一位直接研究医学教育的理论家。他的论著涉及临床医学和医学教育的诞生、公共卫生、精神病学、学校和考试，身体，体格检查和实验室检查，性和伦理"[1]。福柯的写作处于20世纪中期的法国，这是一个政治动荡的时期，传统的行为方式和观察世界的方式都受到批判学派学者的挑战。今天有越来越多的关注点将福柯的视角置于医学教育研究。例如，Hodges等人（2014）写了关于医学教育研究中的福柯主义方法[1]，Bleakley和Bligh（2009）采纳了临床的凝视这一观点，此观点与福柯概念有关，他们就目前医学正逐渐转向模拟教学提出了问题[2]。Papadimos和Murray（2008）使用了福柯概念中"无畏的演讲"，以此审查医学院的责任，此责任是把医生培养成"无畏地行使言论自由的、有能力的公民，在公众的政治舞台上代表他们的患者、民众、医疗行业以及公众中的自己"[3]。考虑我们自己的目的，我们感兴趣的是通过福柯的角度来看待权力在外科教育中的作用。

本章用福柯的理论方法探讨权力在外科教育中的作用。外科教育中的权力通常被认为是分等级的、单边的、无可置喙的。相反，福柯的哲学理念把权力定义为相互关联和多产的。它可以同时具有积极和消极的影响，个体同时是权力的接受者和持有者。它指定伙伴之间的关系[4]。权力不是单向的,而是取决于各方的行为。此外,它不是被任何单位单独持有的。相反,权力是由一整套实践和规则系统所创造和维护的。

在传统意义上,外科教育和临床研究都属于实证主义者范例。在这个范例中,一个单一的真理存在并且可以通过结构化的、经验主义的方法被揭示,如随机对照试验和统计分析。

虽然这种方法对解剖学或生物化学等硬科学很有效,但当我们把视野放宽,考虑到外科训练和实践是发生在社会性的世界里,事情就变得越来越复杂。理性是不能从我们相信其真实存在的权力的影响中被孤立的。实证研究的形式和使用是由人决定的。在这种情况下,价值观和兴趣可能会决定什么被认为是知识和真理。建构主义范式考虑的是这些影响是如何塑造我们周围的社会世界的。福柯式的方法属于这个范式,其关注日常实践中通过福柯所谓的“话语”所构建的我们认为理所当然的真理。

在福柯看来,话语是一种有组织的思想体系,由“系统地形成他们所说对象的实践”构成[5]。例如,关于临床胜任力的观念多年来已经发生了变化,从关注人们“知道”的东西,就像在笔试中衡量的那样,转变成他们能“做到”什么,就像在以执行力为基础的评估,如客观结构化临床考试(OSCEs)中那样[6]。这不仅带来了知识技能的教学和评估的新方法,还带来了新的被认可的真理,即从死记硬背、以知识为基础的能力到可以被认为是胜任力的“表现话语”。许多不同的话语被嵌入正式的或非正式的课程结构,还被嵌入到那些能说和能做的规则中。随着时间的推移,它们被认为是理所当然和无形的。“事情就是这样”。多个话语共存于同一时间地点,并彼此交叉,产生出需要调和的紧张性[5]。在外科教育学科中话语式的方法揭示了哪些实践、说话方式、规则和权威角色在教学上参与构建了能够在外科领域的专业性上再现“真理”或知识的权力体系。

在下面的章节中,我们讲述每周发病率和死亡率(M&M)查房的故事,以反映两种在外科教育实践中同时存在的权力话语的影响,以及它们对培训医生和员工的潜在影响。

11.2   M&M 查房中的权力话语

一位外科住院医师在每周 M&M 查房时走上讲台。他提供的病例是一个腹腔镜胆囊切除术中出现的胆总管离断。当他陈述案情时,外科教员开始盘问他细节:在剪切和离断之前,你是否获得了关键性的安全视野? 为什么不改用开腹胆囊切除术?

当住院医师在台上汗流浃背时,他停下来思考他当时的反应。他和 Gordon 医生一起做手术。住院医师开始手术,Gordon 医生协助。在解剖胆囊管时(预期将要被离断的结构),住院医师认为他的位置太靠中间了,有损伤胆总管的危险。他跟 Gordon 医生说了这些,但 Gordon 医生不同意他将离断移向更高的靠近胆囊位置的建议。住院医师对继续进行手术感到不适,并和 Gordon 医生交换了位置。Gordon 医生继续解剖,并向护士要了夹子,夹在横断前的位置上。住院医师再次反对,提出了另一种意见,并告诉 Gordon 医生他认为这个结构正是通往肝脏的,而且很可能就是胆总管。Gordon 医生又一次无视住院医师的担心,切断了那个结构。当 Gordon 医生开始将胆囊从肝脏中分离出来时,情况就变得很清楚了,他们确实切除了胆总管。在这个时间节点上,Gordon 医生做到了咨询肝脏外科医生的意见,他们接下来花了 4 个小时重建患者胆道系统的结构。

在 M&M 查房的时候,住院医师会在脑子里回想这些事,但当他回答了教员们的问题后,他承认对患者的损伤负责:"我们以为我们在切除之前获得了关键性的视野……"住院医师承担了损伤胆总管的责任,感觉一个技术错误更容易被观众接受,而不是逃避责任,责怪自己的上级外科医生。

Gordon 医生在听众席上保持沉默。这是他在过去的几个月里出现的胆总管损伤。他主要从事乳房手术,他做的唯一的胆囊手术是夜间突发的,并且难度比较大。他希望能向他的同事寻求一些指导,在这些手术中帮助他,直到他对完成手术感到更轻松,但他担心同事们会认为他缺乏信心和技巧。当进行 M&M 查房时,他正在想办法摆脱以后值班时的胆囊手术。

11.3　生命权力:一种学科话语

福柯关注的是在机构内知识如何通过实践发挥作用,以规范他人的行为[7]。他创造了"生命权力"一词来描述控制种群和规范个体的过程[8]。根据 Jaye[9] 的说法,这是一套默认的背景特异性的规则,关于医生应该如何行为、思考和感受的问题,都植根于医学院和教学医院的机构设置。"这些规则是社会性的,通过机构环境中的各类执业医师、专业人士、患者及学生,在日常的临床、教学和学习环境中构建"[9]。重点是知识、权力、身体和行为规则之间的关系,而这关系是依据一套不言而喻的真理。从机构层面上来说纪律程序在下列情况下效率和效能最高,"个人承担自我调节和自律的任务,这发生在人们通过社会机构和职业的话语实践取得身份的时候"[9]。这些关系的影响是产生一组不可见的规范化实践:规范或"完成工作的方法"(即组织文化)。通过纪律权力的视角检阅手术科室教育使我们得以拉开帷幕,审视专业场景中特定实践如何激活及其如何影响不同的参与者。福柯关于生命权力的概念,尤其是它如何应用于职业行为的调节和自我调节,为我们理解权力在外科手术训练过程中的角色提供了深刻的见解。

住院医师在手术期间的行为表现出其对胆道解剖的了解和对错误识别解剖结构(例如,将胆总管误认为胆囊管)造成并发症后果的理解。他在案例中采取的行动——移到非主刀的位置,并且在其他员工继续手术之前进一步提出建议,也许能被判定为具有住院医师级别的胜任力。然而,在 M&M 查房中,提起的是一个与解剖学知识没有直接关联的话语。

从生命权力的规则角度检验 M&M 查房受训者的经验,我们可以看到,这一事件是一种具体的规范实践。这个受训者在专业领域内所发展出来的身份认同是与以下方式联系在一起的,他"履行"了他对自己技能和知识的理解和他在职业等级制度中的地位。它是一种主体实践,即住院医师被他的专业领域社区期望值塑造成一种特殊的主体。因为住院医师承受了技术性犯规的责任,而不是"逃避责任",并将错误归咎于上级外科医生,我们看到了住院医师对职业价值的内化和他在陈述案件时表现出来的与临床事实有关的紧张情绪。然后,在住院医师的 M&M 演示中,当他决定遵从承担外科手术责任的规范,而不是通过叙述事件的实际发生顺序来推卸责任(上级外科医生误认胆管解剖结构),此处可以体现出纪律话语。这是一个自律的过程,这种自律也是专业培训的标志。

另一个在 M&M 演示中可见的既交叉又重叠的话语,就是福柯所说的"温顺的身体"[10]。福柯推论,在温顺的身体上施加纪律力量,这个身体就可作为可塑的目标物。训练是一种重要的机制,通过这种机制,权力创造出温顺的身体,这些身体被哄骗着通过维持秩序的关系网络,对隐含的、组织严密的信号作出反应。外科训练是一门学科,它的组织方式是将住院医师塑造成行为规范的外科医生,专业性的一部分就在于尊重权威和服从命令。然而,这样的纪律,不是必须教导住院医师成为发号施令或训导自己行为的人。

像 M&M 查房这样的实践目标之一是为了使受训者内化专业知识和技能以及行为和态度规范及价值观[11]。从福柯的观点来看,每周的 M&M 培训是一种重现规范纪律技巧的机制[12]。社会和职业道德是职业行为强有力的塑造者,对我们现在所认定的"隐性课程"有一定影响。隐性课程最早由 Hafferty(1998)在医学教育文献中被描述,他认为"文化道德可以通过正式和非正式的教育行为传播,但并未被公开承认"[13]。在外科训练中的纪律话语可以被看作是隐性课程或理解潜规则的一种影响因素,为了成功,这些都是必须遵守的群体中的社会规范。

因此,M&M 查房作为一种重要的纪律媒介存在,对于被要求在临床角色中履行专业身份的培训医生来说是有高风险的。在住院医师的陈述中,有比事实更多的东西。这是社会、职业和文化领域,在这些领域里有具体的规则,比如负责任,尊重权威,即使事件本身可能没有被准确地表达出来,也要承担责任。在这个例子中,可见生物医学的纪律权力,这种权力的实施通过主体内化他们应该如何去了解和经历,行动,监督并规范自己。

住院医师和其他工作人员正在调和他们之间的紧张情绪,表明了在我们的故事中另一个有力而重叠的话语在起作用。

11.4　结论

我们用福柯关于话语的概念考察了权力在外科教育中的作用,以此阐述各种默认的规则,这些规则是关于融入日常流程和实践中的职业操守的。这些对于内化了纪律和自律性实践的外科实习生是有影响的。外科培训环境不是静态的,它经历了持续的文化转变,这些转变来自多种影响,如住院医师工作时间减少或团队工作碎片化加剧和轮班制的任务。关注权力让我们有机会去审查话语可能给所有人造成紧张关系的方式,关于监管关系和服从权威的、隐式的、不现实的期望是这种紧张关系的源头。

实习结束后过渡到住院医师是外科医生职业生涯中最困难的阶段之一。一部分原因可能与手术权力系统有关。虽然这些系统的存在是有原因的——对患者的诊疗责任是外科手术最重要之处——但它们也不是无罪的。住院医师承受没有正当程序的指责和不分青红皂白地服从命令可能会被视为培训中的理想状态。一个不能独立做决定的医生,如果害怕寻求帮助或咨询同事的建议,那是很危险的。

颠覆熟悉的事物,比如外科手术训练,从一个新的角度去看待它,会让我们发现信息,如果不这么做的话,这些信息是隐藏着的。考虑到日常实践中权力的影响会让人们下意识认为外科医生是由培训系统培养出来的,这一点鼓励外科教育工作者暂时抽身,去审视那些照耀着住院医师行为和文化价值的曙光。在专业化实践中不这么做的可能后果是,知识再生可能不够有效,在某些情况下还会损害专业化实践和医疗行为的结果。

参考文献

1. Hodges, B. D., Martimianakis, M. A., McNaughton, N., & Whitehead, C. (2014). Medical education…meet Michel Foucault. *Medical Education, 48*, 563–571. https://doi.org/10.1111/medu.12411.
2. Bleakley, A., & Bligh, J. (2009). Who can resist Foucault? *The Journal of Medicine and*

Philosophy, 34, 368–383.

3. Papadimos, T. J., & Murray, S. J. (2008). Foucault's "fearless speech" and the transformation and mentoring of medical students. *Philosophy, Ethics, and Humanities in Medicine, 17*, 3–12.

4. Foucault, M. (2006). In J. Khalfa (Ed.), *History of madness. Introduction* (pp. xiii–xxvii) (trans: Murphy, J.). London: Routledge.

5. Foucault, M. (1972). *The archaeology of knowledge: & the discourse on language* (trans: Sheridan Smith, A. M.). New York: Pantheon Books.

6. Hodges, B. (2012). The shifting discourses of competence. In B. Hodges & L. Lingard (Eds.), *The question of competence: Reconsidering medical education in the twenty-first century* (pp. 14–41). New York: Cornell University Press.

7. Foucault, H. S. (2001). Knowledge, power, and discourse. In M. Wetherall, S. Taylor, & S. J. Yates (Eds.), *Discourse theory and practice: A reader* (pp. 72–81). London: Sage Publications.

8. Foucault, M. (2004). *The birth of bio-politics. Lectures at the college de France 1978–1979.* New York: Palgrave Macmillan.

9. Jaye, C., Egan, T., & Parker, S. (2006). 'Do as I say, not as I do': Medical education and Foucault's normalizing technologies of self. *Anthropology & Medicine, 13*(2), 141–155. https://doi.org/10.1080/13648470600738450.

10. Foucault, M. (1995). *Discipline and punish. The birth of the prison.* New York: Vintage Books.

11. Bosk, C. L. (1979). *Forgive and remember: Managing medical failure.* Chicago: University of Chicago Press.

12. Nicoll, K. (1997). "Flexible learning"—unsettling practices'. *Studies in Continuing Education, 19*(2), 100–111.

13. Hafferty, F. (1998). Beyond curriculum reform: Confronting medicine's hidden curriculum. *Academic Medicine, 73*(4), 403–407.

（翻译:连帆）

第 12 章
构建外科身份:作为或成为一名外科医生

Roberto Di Napoli , Niall Sullivan

概述　本章我们将重点讨论什么是外科身份,以及它是如何构建的。在探讨具体的"外科身份"之前,本章将首先明确"专业身份"的概念,然后从不同的理论角度(实践社区、跨专业和外科身份构建)展开"外科身份"的一些可能的含义。事实上这是一个复杂的问题,因为它对外科职业的描述远远超出了获取技术能力和科学知识,而更加强调从业者随着时间和空间的变化而不断加深对这一概念的理解、不断进步的性质。本章最后是讨论"外科身份"对职业和外科教育重要性的一些思考。

12.1　简介:职业身份的兴起

在过去几年中,关于职业身份的讨论呈指数增长[1-5]。可以说,这是我们社会更广泛、快速变化的结果,它打破了过去人们建立自我职业角色和实践、将职业视为僵化模型的传统方式[6,7]。关于不同职业的性质、范围、目标和所有权的问题已经出现:在今天,谁是学者? 谁是律师? 谁是医生,或者说是外科医生?

本章将通过理论结构和骨科手术案例两种方法来共同探讨这个问题[8]。本章内容的重要性包括两个方面:首先,它有助于理解当今外科专业的复杂性;其次,它有助于建立一种与不断发展的外科职业相关联的外科教育。我们将探索从基于实用技能、知识和胜任力等固定内容的静态外科教育观点,转变为关注个人如何在不断发展的专业和社会文化背景中理解自己的角色和实践。通过强调外科身份的概念,我们将在本章末尾倡导一种动态的、反思性的外科教育。无论在外科领域内外,这种教育都更符合现实中不断变化的世界。

12.2　职业身份的概念化

对"职业身份"的理解基于两个重要的概念,即"职业"和"身份"。传统观念认为,"职业"是一群接受过专业训练、拥有专业知识和技能并遵守特定行为准则的人。职业的另一个定义是被社会认可并捍卫其成员的需求和地位的实体[9]。这种关于"职业"的观点可以说是相当固化的,因为它忽略了职业的社会化过程以及由此产生的身份问题;也几乎没有说明成为某种职业的一部分意味着什么,以及成为该团体的一员并在其中保持位置所需的艰巨的身份工作。成为一名专业人员是与专业保持一致的过程,或者至少与其他成员对专业的观点和视野保持一致,与时俱进。

虽然"身份"的概念在西方世界有着悠久的历史,可以追溯到古希腊,但直到20世纪这一主题的思想和文献才蓬勃发展。Mead、Bauman、Giddens 和福柯等哲学家和社会思想家在将身份概念理论化为社会建构方面一直处于核心地位,身份概念在更广泛的社会力量与个人对上述力量的定位和意义建构之间不断被创造和再创造。从这个角度来看,身份的概念具有复杂性和灵活性:个人在其一生中并不是简单地拥有固定的身份,而是根据不断变化的环境以及在生活中不同阶段的价值观和信仰来协调这些身份。对身份的认知是复杂的,具有连续性和灵活性[10]。

"职业身份"的概念建立在关于"职业"和"身份"的两种理论之上。作为讨论的基础,我们将"职业身份"定义为专业人士的各种地位和角色,以及个人带入工作中并影响他们思维方式的各种专业和个人经验、信仰、价值观和世界观之间的整合点,这也与 Jarvis-Selinger 等人的论著观点一致[11]。专业身份是一种建构,专业人士试图借此来理解自己的专业(是一套反映自身价值和信仰的规则与期望)[12]。

本章将在接下来的章节中,通过一例骨科手术案例,展开"外科身份"这一概念的诸多理论框架。该案例研究选取自某硕士学位课题,其研究了英国骨科专科住院医师的外科身份认同和专业水平的发展。该课题探讨的领域为出席和参与定期晨会(创伤会议)对专科住院医师身份认同发展的影响。专科住院医师在实践社区内的互动以及不同社区之间的相互作用是影响其外科身份认同和专业发展的最重要因素。

12.3   实践社区中的外科身份认同

在"实践社区"(COP)(Wenger)名义下开展理论研究的出现,突出了身份认同工作在专业建设中的重要性,在解决职业身份认同方面发挥了重要作用[13]。根据这种观点,我们将职业视为一种特定的 COP,由专业社区持有的共享规则、角色期望、兴趣、知识、价值观和实践活动共同定义。在这个身份领域里,随着时间的推移,专业人员逐渐认识到自己作为或未来成为律师、教师、护士或外科医生意味着什么。这就是我们所说的职业身份认同的形成过程。

对外科身份的认同亦是一个逐步构建的过程，因为外科医生个体会越来越多地将自己融入外科 COP 及亚专科的子社区（心脏外科、骨科等）之中。外科医生个体通过不断地在专业 COP 里调整定位，实现职业生涯中对外科身份认同的塑造和重塑。这个过程包含了与同事的互动、探索明确的或默认的规则以及对外科专业的理解。在这个过程中，外科医生从纯粹的技术层面和更多的社会层面扩展和加深了他们对外科的认识。

外科身份认同是在 COP 内部以及不同 COP 之间互动的专业背景下形成的。例如，在本章的案例研究中，骨科医生（与大多数外科培训学员一样）会在培训过程中经历不同的 COP，从一项工作到另一项工作，甚至是从早到晚。他们的权威性和是否处于核心地位由诸多因素决定：资历、角色、与其他成员的熟悉程度、在社群的时间、社群的构成、个性、价值观和对职业的信念。例如，一位在科室工作了 1 年的专科高年资住院医师在值班时参加创伤病例讨论并发言，他会被视为核心。然而，当这名医生来到一家新医院、在值班第一天就参与创伤讨论时，他的权威性可能反而低于原本就在该科室工作的低年资住院医师。这就是人们常说的"尊重是必须去赢得的"。在某些方面，权威性可以因为等级和经验而发生转换。而且，如果想在 COP 中获得一席之地，也绝不仅仅是凭借个人承担的角色就能实现的。

外科业界拥有众多 COP，认识到这一点非常重要。它们可以是基于专业和亚专业的，例如骨科医生 COP；也可以是基于医院和等级的，例如低年资医生 COP；或者是基于工作目标的，例如治疗癌症的多学科团队等。外科培训学员必须与多个 COP 互动，并在其中扮演不同的角色。与此同时，他们将自己的实践注入到这个行业中，进而促进了行业的发展。虽然本章案例中的专科住院医师没有明确的、正式的 COP 背景知识，但他们仍对自己在每天参与的众多场合和团队中的不同角色和中心地位了然于胸。由此可见 COP 让参与者们真正了解了他们的规则、期望和沟通形式。专业社群影响着外科医生工作生活的方方面面，在专业身份认同的形成中发挥着重要的作用。

12.4 外科身份认同与跨专业素养

然而我们认为，不能将外科身份视作只属于某个局限、独立的 COP，这也与 Wenger-Trayner 等人最新的研究观点一致[14]。我们始终认为，专业身份应建立在特定 COP 与其他社群相互作用的基础之上。正是在这种动态过程中，专业身份认同才得以形成和发展。Wenger-Trainer 等人鼓励采用生态观，建立包括各种专业实践、行为和价值体系的跨专业结构，以此培养专业身份[15]。这意味着个人并不只是在单一特定的 COP 内成为一名专业人员，而同时要具备不同 COP 之间的跨专业背景。因此,作为一名外科医生,首要任务当然是和本专业的同行进行交流;此外,这也意味着要同时成为更大范围外科医生社群中的一部分,而该社群又包含在更广泛的医学专业之中。而医学专业与其他 COP 亦有关联,例如护士和社会工作者的 COP。从这个角度来看,外科身份是一种建立在相互关联的 COP 中的角色,有着复杂的结构。

这种复杂性在本章的案例研究中十分明显。在创伤的病例讨论中,许多不同职业和专业的人员都会参与。麻醉医生、护士、物理治疗师等的加入会改变社群中每位成员与周围人的互动方式。此时"跨专业素养"体现在特定 COP 中的任何成员如何与其他社群(外科或其他)成员进行有目的的交流,并且在有限的空间中向他人学习。Wenger-Trayner 称这种跨越专业界限工作的能力为"知识能力",这是外科医生专业组成的一个重要方面。

12.5   通过反思构建外科身份认同

虽然 COP 的概念为理解外科身份认同提供了强大的理论结构,但还不足以涵盖全部内容。为了扩大和补充对"外科身份认同"的理解,我们在此借用了 Archer[16] 和 Giddens[17] 等理论学家的著作。这些作者将"身份认同"视为一个复杂且流动的实体;在特定的 COP 中,它建立在结构性因素(例如外科的法定定义、标准、期望行为和价值观、角色和行为榜样)以及这些因素在个人层面实现情况的基础上,并与个人信仰、价值观、见解和行为有关。我们把这种个人维度称为"自我"。

对于人们来说,建立和维持外科身份认同意味着在工作和自我两种结构之间进行持续的意义建构工作[18]。这是一种真正的为社会化作出的努力,甚至远远超出了身份认同的过程[6]。从外科身份认同角度来看,当个人进入特定的 COP 时,他们也将自己的专业观点和愿景带入其中。这些观点和愿景正是通过个人价值观和当下关于外科医生的信念所养成的。

外科身份认同不是简单的一个模板、一套规则或预期,人们可以批判性地和不加思考地与之保持一致;相反,它是在成为外科医生的官方定义、刻板印象、实时迭代和预期之间不断进行意义构建和磨合的结果。在这个过程中,反思是最重要的。Rhodes 等人[19]提出没有反思就不可能有身份认同的形成,这种观点在身份认同形成方面几乎是始终不变的[5,20-24]。反思有助于理解专业人员个体所处的大环境,进而指导实践。

本案例中的骨科住院医师强调,他们在加入外科和骨科 COP 时并不是白纸一张。相反,他们在过去作为医生、兄弟、母亲、运动队成员等经历中已经建立起多种身份认同,进而在此基础上继续构建骨外科医生身份。这一点在他们接触到 COP 核心成员的不专业行为时,显得尤为重要。根据原有的价值观和信念,他们通常会选择不与这些不专业行为保持一致。通过对他们目睹的行为进行反思,结合自身的价值体系和对外科的信念,外科医生会有意和无意地下定决心:我想成为什么样的人? 而更重要的是,我不想成为什么样的人? 随着自主性的增强,他们逐渐能够对社群产生更大的影响,使其与自己对职业的理解更加相符。

12.6　作为和成为一名外科医生

外科身份认同的形成从来不是件一劳永逸的事。在外科医生的职业生涯中,随着踏进并融入自己的 COP 以及其他专业社群,他们会越来越深刻地意识到成为一名外科医生的复杂性,并逐渐变得胜任和老练。重要的是,随着在不同的、更复杂的环境中取得职业上的进步,外科医生也越来越多地为社群做出贡献。这种经验和专业知识的逐步积累为外科身份认同的理解增加了个人控制的元素,而个人对 COP 的影响程度取决于这些不同的专业背景之间的相互促进。可以说,外科医生在被职业塑造的同时,反之也在塑造着职业,二者之间是互相平等的。外科身份认同不仅仅是职业的一面镜子;它同时具有促进个人和整体职业发展的潜在力量。

成为外科医生的过程可以追溯至个人对这一职业的特征和品质产生理解,这甚至在医学院入学之前就已经开始了。就这方面而言,Burford 提出了“预期社会化”的概念[23],即个人尝试采用他们认为与心仪的社群或职业相符的身份来追求合理的表现,而不管这些行为是否与自己的身份相符。对专业的刻板印象可能会以这种方式代代相传,比如希望成为骨科医生的医学生开始玩橄榄球,喝啤酒,甚至刻意贬低自己的智商! 然而,随着时间的推移,当他们真正融入外科社群时,个体开始在其中建立一种更复杂的自我意识,并且能够在适当的情况下对它产生影响。

Kegan 提出身份认同的形成或“心智秩序”分为五个阶段:整合期、冲动期、威严期、人际交往期和组织制度期[25]。其中,第二、三、四段分别与扮演、成为和作为某种身份角色大致相关。Jarvis-Selinger 等人讨论了这些阶段与医生可能经历的“危机”之间的关系, “危机”则包括他们面临的挑战以及身份认同的改变[11],与医生在培训和工作生涯中引发反思与重新评估的重大事件有关。这些事件可能很小,例如第一次缝针;也可能很大,例如创伤性心搏骤停和患者死亡。Pratt 等人称这种引起类似身份转变的现象为“完整性违背”。他们的研究发现,美国外科住院医师在早期的工作中只能理解文书和琐碎工作的意义,而无法体会到手术会给患者预后带来怎样的巨大影响[26]。

在骨科案例研究中,我们把"合理性"作为一种"挑战",这与上文中的"危机"或"身份违背"对外科医生具有类似的影响。此类事件包括接受培训的学员因缺乏知识而受到批评,或目睹 COP 核心成员的不专业行为。这些事件会让学员们有意识地或潜意识地质疑自己,质疑自己的角色和职业愿景。学员们对这些事件进行反思,而这些反思进一步塑造了他们的想法、价值观和信念,并最终形成了他们的外科身份认同。

12.7   个性化和统一化之间的矛盾与协调

最后,外科培训包括截然相反的两个方面,我们既希望专业多元化以满足不断发展的工作需求,而又期望通过严格的、基于能力的评估实现外科医生的标准化。Frost 和 Regehr[27]讨论了如何通过"多样性"培养出更具文化能力、同理心和以服务为导向的毕业生,以更好地照护社会日益多样化的患者群体[27]。令人担忧的是,许多医疗保健和教育决策者认为通过单一的、标准化的方式就可以成为一名称职的外科医生。Wald(2015)也对"如何支持和加强身份认同形成的同时,保留医疗团队成员的特性,避免同质化"这一问题进行了思索[24]。正如我们所讨论的,个人外科身份认同与 COP 保持一致不是单方面的。这种想法也与 Ibarra(1999)的观点一致,即人们会通过协调来努力改善自身和工作环境之间的契合[28]。

骨科专科住院医师的目标是在培训结束时获得顾问医师的职位,他们非常清楚在自己选择的 COP 中获得合法位置所需的条件。他们常常在沟通、人际关系、个人外表、职业道德和知识方面表现出与更广泛的骨科社群一致的观点。他们承认"融入社群"以获得并保持在 COP 中合法位置的必要性,即使这意味着要压抑自己的个性和举止。然而,最高年资的学员更乐观地认为,当他们成为顾问医师后,即使来到新单位,他们也会忠于自己的价值观、信仰和身份。虽然很难确定学员们已经被同质化的程度,但是高年资学员们仍然认为他们在某些方面拒绝与他们的 COP 保持一致。这一点具有非常重要的意义。

12.8   结论:外科身份认同和外科教育

在本章中,我们建立了一套关于"外科身份认同"的复杂的理论。这些观点包括:
- 具有社会性,因为"外科身份认同"根植于特定 COP 之中,而后者又是更广泛的社会环境的一部分。
- 建立在结构性影响力和个人因素之间。

- 相对稳定,但随着时间的推移,个人对自身及其工作在行业的看法会发生变化,"外科身份认同"也会随之改变。
- "外科身份认同"的发展不仅与某个单独的 COP 相关,而且还以跨专业的方式与许多其他 COP 交叉。这意味着应该以生态学的方式来理解"外科身份认同",而不是将其视为与某个单一的、专门的 COP 相关的孤立结构。
- 与反思密切相关,从而实现意义构建和专业发展。
- 随着个人职业生涯的发展,会受到时间变化的影响。

我们认为在外科教育中强调外科身份认同是至关重要的,原因如下:

- 首先,它拓宽了外科手术的概念,超越了获取纯粹的技术能力和借用科学知识。虽然后者显然是最重要的,但有证据表明外科医生需要学习在复杂的专业和跨专业环境中成为专业人士。了解这些和一个人的专业地位,以及理解他人的专业身份和工作的能力,是成功的外科职业生涯和整个外科专业的利益的关键。
- 第二,通过反思,它鼓励人们考虑外科手术的伦理层面,从而引发关于关怀和同情、尊重患者/患者尊严以及在外科和内科环境中开放对话等问题的重要讨论。
- 第三,作为一个必然结果,它为辩论自治、自我监管以及对社会的责任和作用问题开辟了空间。当专业自主权在世界范围内受到强调效率而不是有效性的理性管理主义形式的质疑时,这是非常必要的[16]。
- 第四,通过"作为"和"成为"的概念,它明确鼓励外科医生将外科视为一个持续的专业和个人旅程,在此期间,随着技术知识和技能的增加,他们需要学习如何在更广泛的社会文化背景中定位和重新定位自己。记住这一点很重要,因为外科是这个世界的一部分,有助于它的健康。

当然,外科教育中给予充分空间构建外科医生身份,这在课程设计上是一项复杂的工作,远远超出了增加沟通或反思技能的范围。它呼吁重新思考外科教育的构想方式,作为一种能够与"认识"和"行动"相结合的方式,即"存在"的维度[29]。这需要多才多艺的外科教育者付出时间和努力,来勇敢地面对挑战。

参考文献

1. Cruess, R., Cruess, S., & Steinert, Y. (Eds.). (2016). *Teaching medical professionalism: Supporting the development of a professional identity* (2nd ed.). Cambridge, UK: Cambridge University Press.
2. Kinsella, A., & Pitman, A. (2012). *Phronesis as professional knowledge: Practical wisdom and the professions*. Rotterdam: Sense Publishers.
3. Barnett, R., & Di Napoli, R. (Eds.). (2008). *Changing identities in higher education: Voicing perspectives*. London: Routledge.
4. Berry, A., Clemans, A., & Kostogriz, A. (2007). *Dimensions of professional knowledge: Professionalism, practice and identity*. Rotterdam: Sense Publishers.

5. Barbour, J., & Lammers, J. (2015). Measuring professional identity: A review of the literature and a multilevel confirmatory factor analysis of professional identity constructs. *Journal of Professions and Organization, 2*(1), 38–60.
6. Halpern, C. (2016). *L'identité(s): l'individu, le groupe, la société.* Sciences HumainesÉditions.
7. Alasuutari, P. (2004). *Social theory and human reality.* London: Sage.
8. Sullivan, N. P. T. (2015). The trauma meeting: An opportunity for the development of professionalism and the enrichment of professional identities. (unpublished).
9. Freidson, E. (2001). *Professionalism: The third logic.* Cambridge, UK: Polity Press.
10. Jenkins, R. (2014). *Social identity* (4th ed.). London: Routledge.
11. Jarvis-Selinger, S., Pratt, D., & Regehr, G. (2012). Competency is not enough: Integrating identity formation into the medical education discourse. *Academic Medicine, 87*(9), 1185–1190.
12. Kreber, C. (2016). *Educating for civic-mindness: Nurturing authentic professional identities through transformative higher education.* London: Routlledge.
13. Wenger, E. (1998). *Communities of practice: Learning, meaning, and identity.* Cambridge, UK: Cambridge Univ. Press.
14. Wenger-Trayner, E., Fenton-O'Creeve, M., Hutchinson, S., Kubiak, C., & Wenger-Trayner, B. (2015). *Learning in landscapes of practice: Boundaries, identity, and knowledgeability in practice-based learning.* London: Routledge.
15. Crawford, K. (2012). *Interprofessional collaboration and social work.* London: Sage.
16. Archer, M. S. (2008). *Structure, agency and the internal conversation.* Cambridge, UK: Cambridge University Press.
17. Giddens, A. (1986). *The constitution of society: Outline of the theory of structuration.* Cambridge, UK: Polity Press.
18. Weick, K. E. (1995). *Sense making in organizations.* London: Sage.
19. Rhodes, R., & Smith, L. G. (2006). *Molding professional character. Lost virtue: Professional character development and medical education.* Oxford: Elsevier.
20. Ashforth, B., & Mael, F. (1989). Social identity theory and the organization. *Academy of Management Review, 14*(1), 20–39.
21. Stets, J. E., & Burke, P. J. (2000). Identity theory and social identity theory. *Social Psychology Quarterly, 63*, 224–237.
22. Owens, T., Robinson, D., & Smith-Lovin, L. (2010). Three faces of identity. *Sociology, 36*(1), 477.
23. Burford, B. (2012). Group processes in medical education: Learning from social identity theory. *Medical Education, 46*(2), 143–152.
24. Wald, H. (2015). Professional identity (trans) formation in medical education: Reflection, relationship, resilience. *Academic Medicine, 90*(6), 701–706.
25. Kegan, R. (1994). *In over our heads: The mental demands of modern life.* Cambridge, MA: Harvard University Press.
26. Pratt, M., Rockmann, K., & Kaufmann, J. (2006). Constructing professional identity: The role of work and identity learning cycles in the customization of identity among medical residents. *Academy of Management Journal, 49*(2), 235–262.
27. Frost, H., & Regehr, G. (2013). "I am a doctor": Negotiating the discourses of standardization and diversity in professional identity construction. *Academic Medicine, 88*(10), 1570–1577.
28. Ibarra, H. (1999). Provisional selves: Experimenting with image and identity in professional adaptation. *Administrative Science Quarterly, 44*(4), 764–791.
29. Barnett, R., & Coate, K. (Eds.). (2005). *Engaging the curriculum in higher education.* Maidenhead: SRHE and Open University Press.

（翻译：聂垚）

第13章
构建外科身份:成为外科医生教育者

Tamzin Cuming,Jo Horsburgh

概述 培养外科医生教育者身份的挑战在于,以生物医学角度看待"外科"和社会科学背景下的"教育"会产生迥然不同的观点。我们认为社会科学视角对于探索外科医生面临的复杂教育问题是必要的。各种教师发展形式可以使"外科"和"教育"两种不同的传统结合起来,但从同样被视为教育者的外科医生群体中培养外科医生教育者,可能是从外科医生到外科医生教育者最好的转换方式。外科医生教育者能够整合"外科"和"教育"两种世界观,这将不仅对受教育者而且对整个外科都带来益处。

13.1 简介

本章阐述了新兴的外科教育领域所代表的两个不同专业领域,即"外科"和"教育"的交叉融合方式。我们研究了参与教育下一代为何是许多外科医生职业身份认同的基础,尽管在形成教育者身份认同的过程中会面临诸多困难。我们会探讨这些困难以及它们可能的解决办法。

教育一直是外科极其重要和核心的部分。外科的传统就是外科医生把根植于这项技艺的历史之中、引以为傲的洞察力和技能传承下去。在这个模型中,手术秘诀是外科教育的核心"金砖",有抱负的外科医生会去寻找掌握了这些秘诀的外科专家。

社会和医学的变化对全世界学习外科的过程产生了影响。因此,我们重视的一些外科专业知识有可能在后辈中遗失。培养年轻外科医生的专业判断力和决策能力的过程隐含在传统的、耗时的培训方法中,随着培训时间和连续性的减少,这一过程尤其容易受到影响。针对这种差距,外科研究生教育已经相应扩展了课程和培训计划。然而,外科医生和受培训者都反对这种看似由外科以外的教育机构强加的变化,因为教育机构似乎对医学专业之间文化的细微差别没有足够的认识,并且没有充分表达外科医生以及他们在培训中的需求。

　　教育作为一个融合了社会科学、人文、哲学以及其他传统的领域,可能对外科专业产生深刻而积极的影响。我们认为,教育可能会引导外科学度过一个越来越依赖数据作为复杂教育成果主要代表的时期。Biesta[1]将其称为"测量时代",并批评这种现象是肤浅的。正如 Carr 所说,我们被置于这样一种处境,只重视我们可以衡量的东西,而不是衡量我们重视的东西[2]。鉴于教育所借鉴的广泛的、以质量为导向的传统,具有讽刺意味的是,依靠数据相关结果反而给外科教育变革带来了坏名声:不但没有鼓励对学员的表现进行反馈,反而只是简单地计算基于工作场所评估的数量,并根据学员说服培训导师填写的数量而非内容或讨论过程来对学员进行评级,后者才是核心的教育理念。

　　我们还认为,尽管外科医生可以通过多种方式将自己培养为教育者,但这种专业身份的培养最好随着时间的推移,在一个包含教育议题和问题的当地实践社群中进行。

　　关于术语:"培训"是外科医生熟悉的术语,指遵循一条高度规定的道路发展直至独立手术。"教育"用于区分这一点和使某人成为外科医生的更全面、更广泛的观点。为简单起见,不再对"受培训学员"加以区分。

13.2　参与外科教育的动力和挑战

　　外科医生具有成为优秀的培训导师并以此广为人知的动力。成为一名优秀的培训导师可以让外科医生在更广泛的外科领域获得地位和认可。这也是作为一名外科医生价值的实际验证。受培训学员倾向于选择著名的外科培训导师,因为大家认为跟随这些导师可以学到非常宝贵的、出色的手术技能。另一个优势是,受培训学员可以帮助培训导师高效地管理临床工作量,并有可能在未来几年内成为值得信赖的顾问同事。此外还有授予培训导师的荣誉,比如由外科医生培训协会(ASiT)颁发给当选的顶级培训导师的英国年度"银手术刀"奖[3]。

　　然而,在外科环境中参与教育存在若干挑战,因为这与外科医生自己的培训过程不同。外科培训中的实践通常是强制性的,并且越来越受到监管。目前在该体系中积累的多个勾选框评估表格备受诟病,大多数培训导师认为这来自于"教育界"。许多培训导师确实通过该系统参与管理学员的进步,但是因为没有教育的社会科学背景,所以缺少足够的洞察力来影响它。缺乏对课程的控制是外科医生脱离教育的另一个原因[4,5],并可能导致对他们所在的教育系统感到沮丧。这种挫败感不仅局限于成熟的外科医生,受培训学员也有同感[6]。

　　在英国,最近针对培训导师实施的管理虽然值得称道,但有可能在培训导师与其"参与教育"的兴趣之间产生额外的隔阂[7]。再加上一些人认为教育的地位低于研究和临床专业知识本身,外科医生采用新方法参与教育的动力可能会进一步减弱。

为了发展成为一名教育者,在目前这些概念尚未得到充分应用时,外科医生需要看得更长远,并力争反对简单化理论,因为这会造成外科教育领域的分裂发展。

13.3　交叉模式

对于在生物医学模式中成长的人来说,参与教育理念和实践的主要挑战之一是它们在很大程度上是陌生的。对于英国的外科医生来说,16 岁后除了数学和科学相关的科目之外,不再接受其他学科的教育。这些科目以及大部分外科教学,都假定了一种实证主义的观点,即知识是存在于任何个体之外的外部现实中的实体。从这个意义上说,它是客观的。这适用于学习腹主动脉的解剖学路径,但是否适用于如何告知患者突如其来的坏消息,尚具有争议。

Becher 和 Trowler 将学术学科比喻为"部落和领土",即在知识的性质和目的等观点上互不相同[8]。他们描述了"硬"科学(如外科学)与"软"科学(如教育)之间的对比[9]。学术专业发展的学科传统影响着他们的知识观以及有效性。每个"部落"如何进行教学和学习通常与这种态度有关。例如,典型的教育教学风格包括引导对某个想法的讨论,而不是追求内容的教学传播,这反映了该学科的建构主义精神。教育知识与外科知识之间的紧张关系可以表现为在接受替代教学方法(如反思性实践、基于问题的学习)和教育研究,特别是定性研究时的怀疑态度。Kneebone[10]写道,那些在科学传统中长大的人认为教育类文献是"陌生的,语言表达既模糊又晦涩"。

跨越到另一个模式是困难的,因为外科医生被要求从事的概念,其先前假设的确定性是模糊和可疑的。当然,外科医生在临床工作中经常会在很多方面采用不同的观点,例如,在考虑患者如何理解疾病的医学解释和需要特定的手术时。Kneebone 认为,没有认识到可以存在多个观点,或者对真理有多个观点,是"不加批判地坚持过度'科学'的思维方式",并在外科医生培训中限制了洞察力和理解力的发展。

通过协调外科和教育的不同观点,外科教育者可以发展自己的身份,通过扎根于这两个学科,发现个人发展的优势和潜力。

13.4　参与教育的好处是什么?

鉴于参与教育学学科领域和发展教育者专业身份的挑战,教育给外科医生的培训和发展带来了什么,这是个值得思考的问题。教育给外科带来了一种完全不同的知识生产观点,并为教师和学习者带来了另一种方法。近年来,本科生及研究生工作时间和课程发生了普遍的变化,限制了可用于培训的时间。这尤其影响了外科培训。Temple 在英国的"培训时间"报告[11]中总结了困难,提到与学徒式学习模式相比,吸收和发展复杂的专业实践方面的时间减少了。Temple 认为,更广泛的教育策略和见解可以更充分地利用时间。

在数字时代,知识不再像以前那样专属于专业人士,而留给他们的是对知识的解释和应用。这使外科更接近教育领域,因为它们本质上都是专业实践,需要其拥护者(外科医生和教师)来解释复杂多变的体系和个人。

将教育概念加于外科教育的尝试,例如,在基于工作场所的评估中加入强制性反思心得,由于缺乏对真正益处的理解而受到影响,在这种情况下,是指利用多个视角的有目的的反思。它未能产生一种对基于工作场所评估的有影响的态度[12]。行动中的反映等概念很好地映射到外科医生在具有挑战性的手术中正在进行的决策;然而,大多数外科医生在他们的手术教学中并不使用这一概念,尽管这可能有利于培训学员学习如何做决定[13]。因此,对于外科医生和他们的实习生来说,鼓励使用反思并没有让它作为一个被广泛接受的概念。由于起源于教育领域,所以采用诸如反思这样的外来概念的障碍仍然存在。

许多外科学习的机会都是临时的,无意中会排除一些学习者,例如在更衣室或酒吧等社交环境中进行。当隐性课程的这些要素变得明确时,随着实习外科医生将复杂的实践领域带入到辩论和分析中,培训者的行为更像是一个教育者。在这一过程中,教育观念的障碍正在被理解所打破。他们可以有效地扩展到自我意识,用来处理复杂情况以及围绕专业知识的理论。对这些概念有着积极兴趣、并加以利用的外科医生开始超越培训者的角色,并更接近成为一名外科教育家。实施教育理念将使外科教育者对培训学员的困难有更广泛的了解,并提供更多的回应。

13.5   发展成为外科教育家

在教育领域,有很多方法可以获得经验和更多的理解。就像获得外科医生的身份一样,成为一名教育工作者是一个长期的过程。在本节中,我们涉及了各种途径,包括教育工作坊、教育研究生学习和与当地实践社区的接触。在所有这些方法中,外科医生都需要吸收教育理论,以巩固将教育理念融入外科手术的过程。

教师发展的范围可以从参加教学研讨会和完成在线课程到持续数年的综合

纵向研究生课程[14]。根据专业机构的要求,如英国医学总会对研究生导师的认证要求[15],组织层面的教师发展正变得越来越普遍。

　　虽然提供"提示和技巧"的外科医生短期教育课程和讲习班可能很容易被认为缺乏深度,但这些课程本着"培训"的宗旨,通常以教育理论(尽管并不总是明确提及)和某些教育价值观为基础,如采用建构主义学习方法和以学习者为中心。大多数课程还将帮助参与者反思、挑战和塑造他们对教育的信念[16]。此外,这些课程还可以帮助激发个人对教育的兴趣,这可能会引导他们在未来更深入地参与到教育中来。

　　最佳证据医学教育(BEME)报告评估了教师发展计划的有效性,认识到此类证据可能难以建立[17]。考虑到的因素包括课程的发展、组织层面的实践变化以及向同事传播知识。报告中纳入的大多数干预措施都对教学效果产生了自我报告的或观察到的积极影响。然而,很少有研究方案持续时间较长,跨越几个月或更长时间,显示出比短期方案更深远的影响。

　　在一位作者(TC)对为期 2 天的外科培训和培训者课程[18]的研究中,课程的定量评估能够证明 Kirkpatrick 4 级[19],即当培训者参加课程后,接受手术培训的外科医生学习曲线较短。该课程包含了许多关于操作学习的关键教育概念,包括反馈、建立融洽关系、反思和树立不评判的态度。然而,在参加课程 6 个月后,对课程参与者的定性访谈显示出一些不满和抵制态度,说明这样的课程不会对他们的教学产生任何重大影响。有趣的是,他们的培训学员仍然能从中受益。从短期来看,虽然教学行为可以通过一门课程改变,但如果参与者缺乏作为教育者的信念,仍然难以产生长期的变化。短期课程缺乏的是足够的变革力量来说服外科医生相信教育理念已经改善了他们的教学,尽管客观证据表明他们实际上已经改善了。

　　随着外科教育在本科和研究生阶段的快速变化,对参与教育的外科医生在更高水平上学习该学科的需求不断增加[20]。在世界范围内,医学、临床或外科教育的硕士和博士课程数量急剧增加[21]。Sethi 等人在研究这些课程的毕业生时发现[22],自我报告的参与教育研究和学术研究的人数有所增加,这是因为对教育理论的理解有所加深。这些作者认为,教育硕士的一个关键特征是专业身份形成在课程中发挥的作用。许多方案专门着手促进身份的转变,以反映解释主义、建构主义教育领域的价值观和目标。

　　然而,如果没有一个更广泛的社群供毕业生返回,从事教育研究生学习的益处就会受到威胁。在某未发表的研究中,其中一位作者(JH)[23]发现,外科教育硕士课程的毕业生十分重视当地教育社群,以帮助进一步发展他们的专业身份。在网络系统不清晰的地方,从事教育实践就更加困难。Biesta 认为[1],作为一名外科医生,形成身份认同的过程与社会化形成了鲜明的对比。"成为外科医生"的第一步,是由外科同行和同事在工作中赋予的;而"成为外科教育者"的第一步,则是在平常的工作医院中,由"教育"同行的自然社群赋予的,并且主要来自非外科医生同事。

Wenger 的实践社群概念是一个有用的视角,通过它来考量作为一个外科医生教育者的纵向发展。Wenger 将实践社群定义为"对所做的事情有共同关注或热情的一群人,并通过定期互动学习如何做得更好"[24]。他们处理共同关心的问题,分享实践、语言和共同目标。作为一名教育工作者,参与专业发展的动机是加入这样一个社群。正规外科培训方案网络和培训方案主任可以成为这一实践社区。然而,在这样的结构中,教育态度和理论的整合还不普遍。在这一区域结构之外,外科医生教育者的替代网络还处于起步阶段。英国的皇家外科学院正在通过日间会议和学院代表网络来促进教育。然而,我们可能需要更多的工作来将外科医生和教育家聚集在一起进行研究,特别是定性研究,以及正在进行的跨学科学习。

我们并不提倡所有外科医生都需要完成教育学硕士或博士学位才能成为教育工作者,但如果这些学位在外科教育工作者群体中更加普及,可能会有所帮助。外科教育者中的领导者和研究人员,也许拥有这样的学位,需要鼓励其他人进入这个社区,充当外科和教育学科的中间人。此外,与教育专家的合作有可能将外科教育发展为一门真正融合两个领域专业知识的学科。我们也可以与更广泛的医学和外科教育团体合作,例如通过医学教育工作者学会(AoME)。

随着教育理念在外科医生的经验中流行,外科和教育世界之间的界限可能会变得越来越不明显。

13.6　结论

与过度依赖数字和测量的教育框架作斗争,需要在外科手术中纳入变革性的教育。成为一名外科教育家,就是站在外科学科这一革命性进步的最前沿。

在一个高度重视成功手术结果的世界里,团队合作的作用、围绕手术决策的微妙互动以及除手术外科医生之外的另一种世界观(无论是患者、实习生还是相关专业人员)的重要性,正被视为发达医疗保健系统中可能出现的下一个重大的逐步改进。社会科学的同化为外科手术提供了这种可能性。

对教育专业知识的尊重,以及在他们接受教育的环境内外培养一群外科教育者,可能会再次使教育成为外科实践的中心,并成为世界各地优秀外科医生的骄傲。

参考文献

1. Biesta, G. J. J. (2010). *Good education in an age of measurement*. London: Paradigm.
2. Carr, D. (1999). Is teaching a skill? Philosophy Ed, pp. 204–211.
3. Association of Surgeons in Training. The Silver Scalpel Award. https://www.asit.org/silver-scalpel-award. Accessed 15th Sept 2017.
4. Beard, J. D., Marriott, J., et al. (2011). Assessing the surgical skills of trainees in the operating theatre: A prospective observational study of the methodology. *Health Technology Assessment, 15*(1), i–xxi 1–162.
5. Pereira, E. A., & Dean, B. J. (2013). British surgeons' experiences of a mandatory online workplace based assessment portfolio resurveyed three years on. *Journal of Surgical Education, 70*(1), 59–67.
6. Shalhoub, J., Marshal, D. C., & Ippolito, K. (2017). Perspectives on procedure-based assessments: A thematic analysis of semi-structured interviews with 10 UK surgical trainees. *BMJ Open, 7*, e013417. https://doi.org/10.1136/bmjopen-2016-013417.
7. GMC's promoting excellence: Standards for medical education and training. www.gmc-uk.org/education/standards.asp. Accessed 15 Sept 2017.
8. Becher, T., & Trowler, P. (2001). *Academic tribes and territories. Intellectual enquiry and the cultures of disciplines* (2nd ed.). Buckingham: Open University Press/SRHE.
9. Neumann, R. (2001). Disciplinary differences and university teaching. *Studies in Higher Education., 26*(2), 135–146.
10. Kneebone, R. (2002). Total internal reflection: An essay on paradigms. *Medical Education, 36*, 514–518.
11. Temple, J. (2010). Time for training. A review of the impact of the European Working Time Directive on the quality of training. Medical Education England.
12. Miller, A., & Archer, J. (2010). Impact of workplace based assessment on doctors' education and performance: A systematic review. *BMJ, 341*, c5064.
13. Schön, D. (1983). *The reflective practitioner: How professionals think in action*. London: Temple Smith.
14. Steinert, Y. (2014). Developing medical educators. A journey not a destination. In T. Swanick (Ed.), *Understanding medical education: Evidence, theory and practice*. London: Wiley.
15. General Medical Council. (2012). *Recognising and approving trainers: A consultation document*. London: GMC.
16. Steinert, Y. (2014). *Faculty development in the health professions*. Dordrecht: Springer.
17. Steinert, Y., Mann, K., Centeno, A., Dolmans, D., Spencer, J., Gelula, M., Prideaux, D. (2006) A systematic review of faculty development initiatives designed to improve teaching effectiveness in medical education: BEME Guide No 8. *Medical Teacher, 28*(6), 497–526 updated in: Steinert Y, Mann K et al. A systematic review of faculty development initiatives designed to enhance teaching effectiveness: A 10-year update: BEME Guide No. 40. Med Teach. 2016 Aug;38(8):769–86.
18. Mackenzie, H., Cuming, T., et al. (2015). Design, delivery and validation of a trainer curriculum for the national laparoscopic colorectal training program in England. *Annals of Surgery, 261*(1), 149–156.
19. Kirkpatrick, D. L., & Kirkpatrick, J. D. (1994). Evaluating training programs. Berrett-Koehler Publishers 1994.
20. Tekian, A., & Harris, I. (2012). Preparing health professions education leaders worldwide: A description of masters-level programs. *Medical Teacher, 34*(1), 52–58.
21. Tekian, A., Roberts, T., et al. (2014). Preparing leaders in health professions education.

Medical Teacher, 36(3), 269–271.

22. Sethi, A., Schofield, S., et al. (2015). How do postgraduate qualifications in medical education impact on health professionals. *Medical Teacher, 38*(2), 162–167.

23. Horsburgh, J. (2015). Surgeons as brokers? Exploring the professional identity development of surgical educators. (Unpublished thesis) King's College London.

24. Wenger-Trayner, E. (2017). Introduction to communities of practice. http://wenger-trayner.com/introduction-to-communities-of-practice/. Accessed 25 Sept 2017.

（翻译：聂垚）

第三部分
概述：外科教育的实践

这一部分将读者定位于设计教育活动的不同哲学立场。它提出了教育过程中的控制点的概念，以及在同一环境中提供服务和教育的紧张关系。本章重点阐述了教育设计的传统要素，并专门针对外科教育与麻烦和/或复杂的教育活动。对外科教育质量的渴望贯穿于所有章节。

Stefanidis 和 Choi 提供了设计外科教育课程的基本原则，同时也解决了与学习者长期在多个工作场所社交相关的更高概念问题（第 14 章）。他们考虑了利益相关者的作用、资源的可用性以及教师和学习者在课程设计和实施中持续的个人和专业发展。本章包括课程的基本组成部分（例如，招聘和选拔、课程设计、教育模式、目标、能力、成果、评估方法和评价）。它提出了关于教育哲学的问题，以及我们认为对外科医生有价值的东西应该如何表达和整合到课程设计的各个方面，并由那些有责任实施它的人来体现。

Collins 等人将选择的概念、方法和当前挑战引入外科教育计划（第 15 章）。进入外科实习的竞争非常激烈。该行业有责任确保进入外科培训的人是那些最适合其技术、情感和道德要求高的工作的人。作者认为，在特定情况下，对于什么是好的"外科实习生"，应该有一个清晰而合理的观点，选择应该有一系列互补和严格实施的方法，这些方法共同描绘出候选人的清晰和更可靠的画面。对过去、现在和新出现的征聘和甄选方法进行了探讨和质疑。

从 Cope 等人那里，我们收集了当代和新兴的手术室教学和学习模式的见解（第 16 章）。他们的章节探讨了在这个经验丰富的环境中学习的挑战和机遇，在这个环境中，教师必须平衡患者和学习者的需求。通过对理论思想、教学实践和实证研究（通常是观察性的、自然主义的探究）的调查，作者认为，手术室中的学习是复杂的，是通过感官，特别是通过教师和学习者共享的视觉、触觉、动作和对话来协商的。提倡对手术经验进行更慎重的定位和反思，作为从这种环境中获得更多知识、精神运动技能和专业价值观的一种手段。

Andreatta 和 Dougherty 认为 Cope 等人通过深入到两个具体的框架，在情境化的操作环境中发展精神运动技能（第 17 章）。通过将 Dave 的精神运动分类法嵌入到 BID 教学和学习模式[1]中,作者提供了一个具体的例子,说明如何构建和培养受训者的进步,以管理挑战并最大限度地增加在手术室学习的机会。第 16 章和第 17 章提供了互补的观点,一章描绘了复杂的领土,另一章提供了通过它的理论上知情的路线。

走出手术室,Snow 等人为扩大和加强患者在外科教育中的作用创造了一个令人信服的案例(第 18 章)。政策制定者、监管者、教育者、患者团体和资助机构一直在推动一项议程,通过发展患者的角色来改善全球医疗保健。通过一系列的实例,作者为我们提供了一个扩展的视角,即这些角色在外科教育中可能会是什么样子,以及为什么它们可能会帮助外科界重新想象外科教育和外科实践本身。

Molloy 和 Dennison 分享了在外科教育中口头反馈的作用(第 19 章)。反馈和汇报被认为对学习至关重要,尽管它可能来自许多来源(视觉、触觉、书面),但作者关注的是在社会临床环境中发生的普遍而重要的口头反馈。虽然在其他章节中考虑了这些概念,但在这里它们是中心焦点。作者引用了高等教育和医学教育的文献,并承认反馈中从专家引导到受训者寻求的话语转变。他们考虑了传统的基于工作场所的学习促进反馈和其他类型的反思对话的方式,这些对话促进学习并强调信任关系在促进接受反馈方面的重要性。

在任何课程中,评价都是教育设计的关键要素。Szasz 和 Grantcharov 在外科教育的背景下探讨了当前的方法、它们的局限性和未来的方向(第 20 章)。在任何教育实践中,评价都是一个高度专业化的领域,当专业许可与结果相关联时更是如此。作者专注于总结性评价或高风险评价的设计,即那些对受训者和培训计划有影响的评估。以证据为中心的评估设计框架,从普通教育中提取,用于指导这一过程,并增强高风险评估的严谨性和可防御性。

专注于具体的评估策略,Tobin 在外科教育的背景下描述了可信赖的专业活动(EPAs)(第 21 章)。这些评估反映了外科教育以工作为基础的性质,并被认为以更全面的方式代表了新兴的外科能力。观察到受训者直接从事他们的主管委托他们执行的复杂、综合的活动,反馈以特定活动的评级表为指导,旨在提供有关专业实践方面的对话机会。适当的监督水平可以与绩效水平相匹配,从而使患者护理保持安全并获得高质量的结果。

与几个章节相关,Sachdeva 为外科实践的认证和重新验证提供了深刻的见解(第 22 章)。在分享这些驱动因素的同时,我们要提醒大家,高质量的外科照护是这些流程的最终目标。我们有责任找出不符合绩效标准的外科医生。这些进程必须是持续、严格、透明和有意义的。Battista 等人换个角度看质量。这是从方案评价的角度来看的(第 23 章)。课程评估有很强的理论基础,但在外科(和其他专业)课程中往往被忽视。方案评价策略不是事后才想到的,而是可以在方案制订阶段就纳入。本章描述了课程评估的传统,然后提供了与不同类型的外科课程相关的插图。本章是为那些首次参与或考虑参与方案评价或在正式方案评价员的有限支持下参与方案评价的人编写的。

随着日益复杂和多样化的模拟器的发展,模拟已经成为外科手术的一种重要的教育方法,同行评审的出版物呈指数增长。Aggarwal 报告了当前模拟的证据,以支持受训者发展和维持与顺序模拟相关的技术如外科技能、团队工作和专业技能(第 24 章)。在展示令人难以置信的进步的同时,他强调需要围绕更复杂的临床活动构建基于模拟的方法,并在其前景中更加程序化,不仅利用多种模拟格式,而且利用以患者为中心的护理模式。

Paige 提供了关于发展外科团队的两章(第 25、26 章)。第 25 章将读者引向与团队训练相关的人因学和理论,而第 26 章则转向外科实践中的应用。在后一篇文章中,Paige 以 "模拟" 一章中的观点为基础,强调了跨专业教育的作用,并运用了他自己实施基于团队的模拟的经验。Paige 的章节共同说明了概念框架(如人因学、跨专业教育)以及教育理论(如经验学习和反思)如何在教育实践中实施。

de Cossart 和 Fish 提醒我们,专业精神不是一成不变的(第 27 章)。在承认外科历史和传统的同时,作者重新审视了专业精神。他们利用自己的经验来分享外科教育者如何促进、提高对受训者(或外科医生)在工作中的敏感考虑的认识。他们还提醒我们,专业精神是对社会和文化的回应。他们建议,今天的外科医生必须超越过度的技术和监管驱动的专业观点,重新将自己和他们的教学置于一种道德实践模式上,一种承认外科医生与患者及其受训者工作的复杂性和道德性质的模式。他们利用自己的经验来分享外科教育者如何与受训者接触,通过对实践中的专业困境进行公开和支持性的批判性反思来发展他们的专业判断。

管理受训者的表现不佳可能是情绪化和耗时的。Beard 和 Sanfey 对表现不佳可能对所有相关人员——个人、患者、其他外科医生和同事以及卫生服务——产生的深远影响提出了有益的看法(第 28 章)。它们提供了对表现不佳的程度和可能来源的深入了解,以及识别、分析和管理表现不佳的个人的战略。

最后一章与前几章交叉,同时提出鲜明的观点。患者安全是外科教育的强大和现代驱动力。从 Marshall 和 Nataraja 那里,我们学到了安全科学,它与人因学的关系,以及它在医疗保健中的应用,特别是外科实践和对外科教育的影响。同样,模拟扮演着重要的角色,并且内容建立在前几章的工作基础上。

总的来说,这些章节为读者提供了外科教育传统方法的见解。虽然这些章节都是以理论为基础的,但读者可能会发现自己回到第二部分,从以理论为中心的章节中识别内容。

参考文献

1. Roberts, N., et al. (2009). The briefing, intraoperative teaching, debriefing model for teaching in the operating room. *Journal of the American College of Surgeons, 208*(2), 288.

（翻译：聂垚）

第 14 章
设计外科教育计划

Jennifer Choi, Dimitrios Stefanidis

概述 设计新的住院医师、研究资金、继续医学教育(CME)项目或再准入项目起初可能是一项非常困难的任务。但如果能确定其中的要点,也会使这项任务变得可管理且值得我们努力。在本章中,我们从 ACGME 普外科住院医师项目的角度探讨了如何进行外科方案的设计。然后,可将该框架广泛应用于任何外科教育项目。本章所考虑的方面包括:①选择和发展教员和管理人员;②选择学员;③制订综合课程,包括技术技能、医学知识和非技术技能的方法;④最后的项目评价和改进。

14.1 简介

据 2015 年美国医学院联盟(AAMC)报告报道,到 2025 年,美国外科劳动力将出现 17 000~25 000 名外科医生的缺口[1]。其原因包括:需要手术服务的总人口不断增长和老龄化;政府发起的医疗改革努力扩大了医疗覆盖范围。鉴于这种预期的外科劳动力短缺,我们似乎迫切需要开发新的外科培训职位。这一需求可以通过扩大目前的培训项目来实现,也可以通过从头开始手术培训项目来实现。而且,手术技术和科技的快速发展经常需要新的教育项目来满足培训需求。

从头开始建立新的手术培训项目,对于那些能体验到该项目的幸运儿来说是一个令人兴奋的机会,但是对于设计项目的人而言,手头上任务的规模意味着这项工作很繁重。我们在设计该项目的时候,需要综合考虑以下因素:①平衡临床需求与学员的教育需求;②制订符合最佳教育实践的轮科计划;③获得资金和机构支持;④设计有效的课程;⑤纳入有意义的评估标准;⑥选择合适的教员;⑦向学员提供研究和其他经验。

因此,在本章节中,我们就设计新的手术方案时应考虑的重要步骤提出建议。虽然我们的许多建议是基于制订住院医师项目而提出的,但是提供的建议可以很容易地应用于任何外科培训项目,如亚专科外科住院医师、外科奖学金、外科医生重返社会或继续教育项目。我们将具体讨论所需的机构和人力资源,也将介绍有效课程制订和方案评价相关的内容。本文的其他章节将对这些主题中的每一个小点进行深入的讨论。

14.2　所需资源

制订强有力和成功的外科教育计划需要多种资源。在初步需求评估后,该机构需要提供物资支持和资金资助等资源;还可能需要改变机构文化,以适应学员的习惯。而且,为了确保其成功,对于将参与培训的适当人力资本的选择至关重要[2]。

14.2.1　机构资源

新项目开发的第一步是全面的需求评估。开发一个新的项目,除了需要一个强有力的理由外,还需要考虑其他几个因素。该机构是否有适合培训外科住院医师的病例数量和多样性?对于认证机构有正式病例编号要求的培训项目,该信息对于项目的可行性至关重要。例如,美国外科协会已经定义了病例最小值(850例病例),必须分布在定义的病例类别中[3]。这些案例代表了一般外科和专业实践的多样性和广度,是能进行充分培训的保证。外科住院医师教育委员会进一步定义了病例类型,将其分为需要掌握的病例与只需要了解的病例[4]。即使没有最低病例要求,任何新项目都应评估其学员获得有意义的经验并作为有能力的外科医生毕业所需的病例数量。

确定对学员的资金支持是另一个重要的早期步骤。根据项目的类型,资金来源可以是机构、部门或通过其他来源,如资助资金或企业资助。虽然企业过去支持过一些培训项目,尤其是外科奖学金,但是这种支持在近年来减少。资金必须足够支撑整个项目,维持学员数量,并聘用运行项目所需的员工[2]。

机构文化本身必须是支持学员的。机构是否将外科学员视为有价值的一员?机构是否愿意以优化临床学习环境的方式支持学员[2]?该机构应设定好监督和自主能动性的预期,促使工作人员做好与学员合作的准备。此外,还应重视患者安全和质量改善,促进持续学习和专业发展,这些都是为学员创造理想学习环境的因素[2]。专门技能实验室和模拟中心的开发和持续支持,为手术室外的学员提供培训机会,是当今有效培训外科学员的基本要素。最后,机构应确保为学员提供适当的工作条件,包括医院所有区域(交通、实验室技术人员、护士、医疗助理等)、工作空间、会议空间、值班房、储物柜、办公室、休息室和项目所需的任何其他资源。

14.2.2　人力资本:项目负责人、协调员、教员和学员

一旦获得了机构对培训方案的批准,并确保了其财务可行性,下一个重点是人力资源。这包括项目领导层、教员和学员。

14.2.2.1　方案领导

方案领导层为方案定下基调,并将推动其余各个方面的发展。ACGME 项目的外科要求为适用于其他项目的外科项目负责人的资质和职责提供了全面的指导,这些对于其他的项目也适用[3]。最重要的是,项目主管(PD)必须有足够的时间来设计和有效地运行项目。对于普外科项目负责人,这个专门的时间应该至少为 50%[3];对于较小的项目,时间量可能不同,但需要与项目及其学员的实际需求一致。此外,PD 必须能够并愿意长期从事此工作(ACGME 要求至少 6 年),因为全部职责和责任的学习曲线很长,而较短的时间可能会限制项目负责人的效率。此外,PD 应获得专业委员会认证并拥有适当的医院特权,因为他们将是主要的教学人员之一,除了担任领导、管理该项目,还是一个关键的临床教育者,为其他教员树立榜样。此外,学员更有可能尊重临床活跃的医生,而不是纯行政角色的项目负责人。除了这些基本要求外,PD 最重要的特征是他们对教育的热情。他们必须填补领导、老师、导师、家长的角色,帮助学员成长,充分发挥潜能。他们必须一直有空为学员提供帮助,和蔼可亲,有能力、顽强和持久,有组织力,行事灵活、无畏和谨慎,以平衡临床和教员需求以及学员教育和健康需求。

项目负责人作为教育者和领导者需要定位、发展和指导,以成功履行其职责。在美国,具体资源包括 ACGME 研讨会、外科项目负责人协会和外科教育协会的新 PD 研讨会,以及通过美国外科医师学会作为教育者课程的外科医生。这些资源将使个人充分认识 PD 的作用以及符合认证和授权机构的要求,例如美国外科委员会(ABS)和毕业后医学教育认证委员会(ACGME)。对于其他项目,PD 应审查其各自认证机构的要求,并在需要时寻求该机构的帮助。此外,机构资源可用于帮助新的 PD 尽快熟悉其新职责,例如来自其他专业的经验丰富的 PD 能提供一些帮助。

一旦选择了项目 PD,组建一个包括副职 PD、项目协调员和专门的核心教学教员的团队是下一步的关键步骤。教育团队的所有成员必须完全参与住院医师实习的发展过程,并且必须充分意识到他们对外科学员的责任。根据项目的规模,确定 1~2 个有能力的副职 PD 极其重要,因为他们可以支持和提高 PD 的工作效率。如果 PD 退出了项目,则副职 PD 能确保项目的连续性和持续性(因为其累积的经验将使任何过渡更平稳)。

14.2.2.2　项目协调员

项目协调员是任何项目的核心和灵魂,可以决定项目是平稳有效地运行,还是功能障碍与低效地运行。因此,试图承担这一角色的人应该拥有一系列技能,包括项目管理、医学教育、认证和特殊组织技能等背景。协调员是学员和项目领导层之间的关键调解人,可作为 ACGME 或其他认证机构的联络人,帮助课程要素,并解决许多学员的需求。此外,协调员还要联系未来的学员和外科教员。

14.2.2.3　教员

选择和培训教学教员可能需要 PD 和教员花费大量的时间和精力,但是这件事情非常重要。被招募参加培训项目的教员也应该对这件事情充满热情,应该愿意与学员分享他们的患者信息。最初,教员需找到,并计划比一般情况持续时间更长的手术病例[5]和诊所预约,将学员安排到患者治疗的各个方面,包括护士的呼叫。为教员提供与学员初步合作的机会,使他们能够与学员一起体验手术和患者护理,让他们更直观地了解,如何改变自己的临床教学更能够帮助到学员。

鉴于大多数外科教员没有接受过正式的教育培训,该计划应提供教员发展的机会,包括研讨会、导师辅导和学术报告,以支持他们更好地了解教育职责并做好准备。临床和非临床环境中的教学、学习和评价将是新教员要学习的新技能。项目领导层必须设定预期,即除临床实践外,新教师将在其教育水平上多加实践。新的教员将从学员和同行那里获得反馈,以告知这方面的表现。这样的质量改进可以进一步提高医生的手术质量以及教学能力[6]。

最后,在教学教员中创造主人翁感和参与感,将确保该计划的持续性和成功。因此,让教员参与进某些课程的分配和设定能有效提高项目的成效,而不是仅仅依靠指定的领导者。

再次,选择和发展合适的教员是必要的;对培训过程漠不关心的教员将对该计划产生重大负面影响,并可能导致项目的失败。相反,随着时间的推移而受到指导和发展的教员无疑将积极地塑造该计划。本书的第 13 章考虑了关于开发外科医生教育者的论点和建议。

14.2.2.4　学员

除了确保招募最好的领导人和教师参加该项目外,还需要选择好的学员。招募有积极性、渴望学习和决心成功的学员是该计划有效性的重要决定因素。学员选择不当可能会增加流失率,这会给项目带来额外的压力,学员之间的不良影响以及与工作人员的紧张关系,导致培训结束时,学员没有学到需要的技能。这样将会损害项目的声誉,而威胁项目的长期发展。

在过去 10 年中,招募和选择学员的方法不断发展,以提高其有效性、可靠性和不同学员的可接受性。参与制订和实施新的外科培训计划的人员,应确保他们不断自学这些方法,以便他们能够根据情况,对使用何种方法以及为什么使用这种方法招募学员作出精明的决策。第 15 章讨论了外科培训中招募和选择学员方法的当前思维和经验。

最后,人们可能会觉得有义务在项目启动后最大限度地回填项目(例如,在项目启动后填写所有可用的 PGY1~3)。但是,作者建议该项目考虑每年连续增加,例如,仅在第 1 年增加 PGY1,因为这将允许教员与住院医师能够和住院医师项目平行发展,共同进步。

14.3　课程

在教育中,课程被广泛定义为在教育过程中发生的学生体验的总和[7]。该术语通常是指学员预期学习的知识和技能,包括他们预期达到的学习目标、教员教授的讲座、提供给学员的教育材料(书籍、材料、视频、演示文稿、读物等),以及评价学员学习和技能获得的评估方法[8]。

课程推动了教育的效果,其质量可能是学员最终结果的最重要决定因素。因此,外科教育者应熟悉课程开发的关键概念,以便他们可以在培训计划中最佳地纳入合理的教学、学习、评估和评价方法。

还应注意的是,课程通常分为外显、内隐(包括隐藏)、排除和课外类别[9]。在本节中,我们将参考课程的外显和内隐部分,这些部分对手术项目很重要。我们将进一步将外科项目的课程明确地分为技术、非技术和情感技能三个学习领域。

课程开发有许多理论和设计方法,源于不同的教育理念、设计它的人的价值观和信念以及它起源的机构。虽然对所有现有方法的描述都超出了本章的范围,但作者建议了解 Kern 对医学教育特有的课程设计采取的六步法[10]。Kern 方法可以参考表 14.1 中的条目。

表 14.1　Kern 六步法[10]

实施总体需求评价	总体决定需要教授的内容
实施目标化需求评价	找出需要重点关注的具体缺口
建立目标和目的	目标是宽泛的,目的是具体的,有可供评价的、可测量的结局指标
选择教育策略	如何用最好的方式传授内容,利用什么资源,在怎样的环境中教学
开展课程	付诸实践!
课程评估	评价和评估结果、明确课程的效果并作出改进

对课程设计采取这样一种系统和充分证实的方法可以大大增强其效率。例如,关于技术领域基础的医学知识,学员的需求由专业委员会定义的所需专业特定知识定义。本课程的目标和目的在一定程度上可以由项目、患者需求和专业委员会来定义。内容可能来自标准化课程,如普外科 SCORE 课程[11],但是课程实施和执行的最佳教育策略(讲座、在线或讨论)可能必须根据学员的需求和当地资源的可用性来决定。学员和教师对最初选择的内容和交付方法的反馈将有助于告知任何课程上需要修改的地方,以最佳解决学员的需求。

对于不十分熟悉课程开发过程和课程组成部分的外科教育者来说,一个常见的缺陷是将他们的努力都放在他们有更好知识的临床课程(直接的患者护理)上。虽然从花费的时间上来看,临床课程可能占学员培训经历的 80%,但是作者认为,其余 20% 的课程——医学知识、质量/安全、技术技能培训、非技术团队技能,以及学员通过外科社区的扩展社会化(即通过被称为隐性课程的课程)才决定了培训计划的整体品质和成功。在下面的段落中,我们将提供课程开发的建议,将其分为技术、非技术和情感技能的学习模块,因为它们通常需要不同的方法和结构。可以在本书的其他章节中找到更多的细节。

课程的技术技能部分是外科和其他介入学科所特有的,传统上是在教员监督下的手术室完成的。在过去的几十年里,随着越来越复杂的技术和项目融入外科实践、学员以患者为学习对象的伦理问题、学员工作时间限制以及临床任务压力的增加,外科教育者已经认识到手术室外技能培训的重要性。专门技能实验室和模拟中心的发展以及针对特定技能获得的众多培训模式的引入,导致了外科学员教育的范式转变[12]。在模拟环境下,可以有效地教学诸如缝合和打结、电外科技术、各种仪器和器械的使用,甚至复杂的外科技术和手术等基本手术技能,从而使得学员可以在进入高风险手术室前,能够在低压力和低风险的练习环境下(从错误中学习)获得外科技能。

在设计技术技能课程时,需要考虑许多因素[13]。此类课程的目标应是鼓励学员的实践,因为这对专业知识的发展至关重要[14]。这些实践应包含一个高度结构化的活动,使得学员能够带着提高自我执行力的目标参与其中。专家可以根据学员的表现给出反馈,学员也可以由此得到进步[14]。水平教学课程由专家为学员设立绩效目标,能有效促进学员有目的地进行训练[15]。这些课程是根据个人的培训需求定制的,不依赖于固化的培训范式[13]。除了设定绩效目标外,技能课程还需要纳入过度培训和维持培训的要素,以最大限度地提高获得技能的稳健性[16],并在初始熟练程度达到后,最大限度地减少技能衰退。此外,应使用不易受影响的评估指标,将课程调整至适合学员的水平,并不断增加任务难度[17]。

技能实验室培训并不意味着取代临床经验,而是为了增加学员的技能,使他们能够从实际的临床经验中得到最大的获益。适当结构化和实施的技能课程，除了支持学员在临床工作中的表现外，还可以通过教员或学员自己在临床环境中确定的培训需求来告知和驱动。如今，有许多技能课程可用于解决各种手术技能，并可纳入项目现有的课程中[18-21]。

　　课程的非技术部分应解决 ACGME 技能，如专业性、沟通和基于系统的实践，跨专业团队培训、领导能力和情境意识以及其他教授的技能。通过组织基于场景的培训课程，可以使用模拟的手段，有效地教授相关技能，制订有针对性的学习目标，并做出有效的总结，给学员留下长时间的持久知识和印象。外科教育者也可能希望与其他相关的学科一起进行团队培训，以重现现实的临床工作是如何实践的。因为它们不是局限于特定学科的，通过美国外科医师学会和 AAMC，有大量资源可用于支持这些技能的发展[21]，并可应用于各种培训项目[22]。

　　课程的情感部分往往被忽略，但是和其他成分同样重要。课程的这一方面侧重于自我管理技能、幸福感、压力管理和对重大事件的情绪反应，还可能包括个人和专业成长以及其他方面的表现和行为。一个常用的例子可能包括如何告诉患者及其家属坏消息，在个人项目中应有此训练模块可供选择学习。另一方面，压力管理技术和表现增强策略，如心理意象、弹性训练、正念、绩效常规、注意力管理、健康计划和其他组成部分已在相应文献中显示能让学员获益[23,24]。虽然这些类型的技能在外科课程中很少受到关注，但本章的作者期望它们在不久的将来成为外科课程的常规组成部分，因为能证明其有效性的证据越来越多[23-25]。

　　最后，我们还要知道所谓的隐性课程。隐性课程是指学员在手术实践过程中学习的"不成文、非官方和通常意想不到的课程、价值观和观点"[26]。"正式"课程包括上述针对学员的部分以及其教员有意向学员传授的其他知识和技能。隐性课程则是学员在临床实践中，学习的"传达给学员的未说或隐含的学术、社会和文化信息"[26]。这门课程是无法定义和控制的，但可能受到相应教学教员和环境选择的影响，因为学员的行为往往是模仿他们的教员和他们实践所在的环境。选择在所有领域都有所涉猎的最高质量的教员，并选择适当的教育环境，可能有助于学员的适当成长以及个人和专业身份的发展。的确，一些作者认为，今天对医生能力的关注可能主要强调评估问题(例如做医生该做的工作)，而不是确保学员发展专业身份(即成为一个医生)[27]。这也让一些人有了这样的想法，专业行为的一个更可靠的指标应该是将学员的价值观和态度纳入有抱负的医生的身份中[28,29]。

　　还应注意的是，课程管理可能是对 PD 的重大挑战，需要项目中所有相关人员的投入和帮助。为了提高他们的临床经验，住院医师需要一个明确的计划以便在关键核心教员领导下在外科服务中进行轮转。对于美国普外科项目，这些轮转科室通常包括普外科(开放和腹腔镜手术)、内镜检查、血管外科、胸外科、整形外科、创伤外科和外科重症监护[3]。学员必须能够参与围手术期护理和患者接受的所有纵向护理。学员在科室轮转中,其技术和临床经历都需要适当的监督和自律力。在理想情况下,应安排学员进行轮科训练,使得学员充分接触病例以提高技能水平,同时学员有充足的机会来提高非技能方面的水平。流程图代表住院医师在 60 个月手术培训中的每月时间表,其包括住院医师在培训期间将遵循的临床轮换时间表的类型和顺序。这必须在项目获得认证之前进行计划和准备。对于没有此要求的项目,流程图仍然是非常有助于组织和提供有效培训的体验[3]。

　　此外,美国医疗环境的当前格局要求指导学员监测自己的患者安全性和护理质量结果,该服务应由项目提供[3]。

14.4　评估:学员、教员和项目

　　评估应贯穿培训计划的所有方面。重要的是要评价学员、教员和培训项目本身,以全面了解项目的质量。在此简要讨论,关于项目评估和学员评价方法(在美国也称为学员评估)的更广泛讨论见第 19、20、21 和 23 章。学员评价非常重要,因为其可向 PD 和项目教员告知学员的进展和里程碑成就,帮助确定需要改进和针对性补救的地方,提供课程有效性信息,并且是学员本人的绩效反馈的极佳来源。这种评价需要是多模式的,涉及所有学习领域(认知、技术、非技术和情感),以便达到最佳效果;在没有针对性评价的情况下,学员的表现改善是非常困难的,因为如果不知道学员做得好还是做得不好,就无法给予建设性的表现反馈。项目应意识到每次评价都涉及哪些学习领域,因为将特定领域的评价应用于其他领域是不合适的(即手术项目不能使用 ABSITE 评分来评价知识外推住院医师的技术或非技术表现)。

　　此外,将轮换结束评估、立即基于工作场所的评估、基于病例的评估、360°评估、技能实验室和基于模拟的评价以及其他评价结合起来,将提供更恰当、更准确以及更全面评价学员的绩效,并确定项目中优秀的部分与需要改进的部分。Van der Vleuten 等人提出了一种程序化评价模型,该模型同时优化了学习评价和学员进步决策评价。该模型的一个关键原则是,个体评价用于学习和反馈价值(形成性),而高层决策则是基于许多数据点的一个集合(总结性)[30]。他们进一步强调了减少偏倚的重要性,以处理人类评价不可避免的主观性,并提出了 12 个简单的建议,以完成将这种方案评价纳入读者可能认为有用的培训计划中[30,31]。

　　除了学员评估,教员评估同样重要,因为它们可以为教员提供关于其教学表现的反馈,并确定需要改进的领域。这种评价可以从学员本人获得,但第三方专家观察者可以提供可能对教员指导和成长很重要的额外观点。

最后,项目评估对于任何教育项目的长期成功和繁荣都是非常有价值的。应从多个来源(包括学员和教员)寻求此类项目评估,并审查项目目标和客观成就。这些信息将有助于明确任何必要的变更,以优化课程、教学方法以及学员和教员的表现。它还允许在下一次将标准设置得更高,这将随着时间的推移促进项目变得更好。这些主题将在第 23 章深度讨论。

14.5　总结

对于那些承担外科教育项目设计的人来说,这是一项兼具挑战性和有高回报性的任务。确保获得所需的资源,并最大限度地提高所涉及的人力资本的质量,是项目成功的基础。设计一个全面的课程来解决和评估手术操作的所有领域,将有助于在培训项目结束时使学员获得有效的技能,并成为卓越的外科医生。实施强有力的项目评价过程将促进其随时间的优化,并支持项目的成长和持续性。

参考文献

1. AAMC Physician Workforce Report 2015 2015 [cited 2017 June 16]. Available from: http://www.aamc.org.
2. Nuss, M. A., Robinson, B., & Buckley, P. F. A. (2015). Statewide strategy for expanding graduate medical education by establishing new teaching hospitals and residency programs. *Academic Medicine: Journal of the Association of American Medical Colleges, 90*(9), 1264–1268.
3. ACGME Program Requirements for Graduate Medical Education in General Surgery 2017–2018 2017 [cited 2017 June 16]. Available from: http://www.acgme.org/Portals/0/PFAssets/ProgramRequirements/440_general_surgery_2017-07-01.pdf?ver=2017-05-25-084853-043.
4. Curriculum outline for general surgery 2017–2018 2017 [cited 2017 June 16]. Available from: http://absurgery.org/xfer/curriculumoutline2017-18_book.pdf.
5. Allen, R. W., Pruitt, M., & Taaffe, K. M. (2016). Effect of resident involvement on operative time and operating room staffing costs. *Journal of Surgical Education, 73*(6), 979–985.
6. Steinert, Y., Mann, K., Anderson, B., Barnett, B. M., Centeno, A., Naismith, L., et al. (2016). A systematic review of faculty development initiatives designed to enhance teaching effectiveness: A 10-year update: BEME guide no. 40. *Medical Teacher, 38*(8), 769–786.
7. Kelly, A. V. (1977). *The curriculum: Theory and practice*. London: Harper and Row 202 p. p.
8. Adams, K. L., Adams, D. E., & NetLibrary Inc. (2003). *Urban education a reference handbook*. Santa Barbara: ABC-CLIO Available from: http://www.netlibrary.com/urlapi.asp?action=summary&v=1&bookid=101147.
9. Smith, M. K. (2000). *Curriculum theory and practice' the encyclopedia of informal education 1996*. [Available from: www.infed.org/biblio/b-curric.htm.
10. Kern, D. E. T. P., Howard, D. M., & Bass, E. B. (1998). *Curriculum development for medical education: A six-step approach*. Baltimore: Johns Hopkins Press.

11. SCORE Portal 2017 [Available from: https://www.surgicalcore.org.
12. Reznick, R. K., & MacRae, H. (2006). Teaching surgical skills – changes in the wind. *The New England Journal of Medicine, 355*(25), 2664–2669.
13. Stefanidis, D., & Heniford, B. T. (2009). The formula for a successful laparoscopic skills curriculum. *Archives of Surgery, 144*(1), 77–82 discussion.
14. Ericsson, K. A., Krampe, R., & Tesch-Romer, C. (1993). The role of deliberate practice in the acquisition of expert performance. *Psychological Review, 100*(3), 363–406.
15. Stefanidis, D., Acker, C. E., & Greene, F. L. (2010). Performance goals on simulators boost resident motivation and skills laboratory attendance. *Journal of Surgical Education, 67*(2), 66–70.
16. Stefanidis, D., Scerbo, M. W., Montero, P. N., Acker, C. E., & Smith, W. D. (2012). Simulator training to automaticity leads to improved skill transfer compared with traditional proficiency-based training: A randomized controlled trial. *Annals of Surgery, 255*(1), 30–37.
17. Stefanidis, D. (2010). Optimal acquisition and assessment of proficiency on simulators in surgery. *The Surgical Clinics of North America, 90*(3), 475–489.
18. Fundamentals of laparoscopic surgery 2016 [cited 2017 June 16]. Available from: https://www.flsprogram.org.
19. Fundamentals of endoscopic surgery 2016 [cited 2017 June 16].
20. ACS/ASE medical student simulation-based surgical skills curriculum 2016 2016 [cited 2017 June 16]. Available from: https://www.facs.org/education/program/simulation-based.
21. ACS/APDS surgery resident skills curriculum 2017 [cited 2017 June 16]. Available from: https://www.facs.org/education/program/resident-skills.
22. VandeKieft, G. K. (2001). Breaking bad news. *American Family Physician, 64*(12), 1975–1978.
23. Stefanidis, D., Anton, N., Howley, L., Bean, E., Yurco, A., Pimentel, M., et al. (2017). Effectiveness of a comprehensive mental skills curriculum in enhancing surgical performance: Results of a randomized controlled trial. *American Journal of Surgery, 213*(2), 318–324.
24. Rao, A., Tait, I., & Alijani, A. (2015). Systematic review and meta-analysis of the role of mental training in the acquisition of technical skills in surgery. *American Journal of Surgery, 210*(3), 545–553.
25. Anton, N., Howley, L., Pimentel, M., Davis, C., Brown, C., & Stefanidis, D. (2016). Effectiveness of a mental skills curriculum to reduce novices' stress. *The Journal of Surgical Research, 206*(1), 199–205.
26. Hidden curriculum 2014 [cited 2017 June 16]. Available from: http://edglossary.org/hidden-curriculum/.
27. Jarvis-Selinger, S., Pra, D., & Regehr, G. (2012). From competencies to identities: Reconsidering the goals of medical education. *Academic Medicine, 87*(9), 1185–1190.
28. Cruess, R. L., Cruess, S. R., & Steinert, Y. (2016). Amending Miller's pyramid to include professional identity formation. *Academic Medicine: Journal of the Association of American Medical Colleges, 91*(2), 180–185.
29. Cruess, R. L., Cruess, S. R., Boudreau, J. D., Snell, L., & Steinert, Y. (2014). Reframing medical education to support professional identity formation. *Academic Medicine: Journal of the Association of American Medical Colleges, 89*(11), 1446–1451.
30. van der Vleuten, C. P., Schuwirth, L. W., Driessen, E. W., Dijkstra, J., Tigelaar, D., Baartman, L. K., et al. (2012). A model for programmatic assessment fit for purpose. *Medical Teacher, 34*(3), 205–214.
31. van der Vleuten, C. P., Schuwirth. L. W., Driessen, E. W., Govaerts, M. J., Heeneman, S. (2014). 12 tips for programmatic assessment. *Medical Teacher* 1–6.

（翻译：雷艺炎）

第 15 章
外科教育和培训人员的遴选

John P. Collins，Eva M. Doherty，Oscar Traynor

概述　招募和选择合适的医学毕业生参加外科教育和培训计划是一个复杂、昂贵和高风险的过程。虽然教育学家们对入选外科教育和培训的人员标准已达成共识，但对于如何具体实施对人员的挑选仍存在争议。

人员招募采用的评价方法有很多种，包括个人简历、推荐信和面试。最近，有人提议增加天赋测试和人格评估，以便能够招募到具有最高外科天赋的受训人员，避免那些性格可能不适合这一职业的人员入选。

我们对人员选择的过程、标准和方法进行了严格审查。通过分析外科医生的工作内容和性质，确定从事外科工作的人员需要具备的素质和要求，然后根据这些素质和要求设计遴选标准，从而达到有效选择人员的目的。我们采用多种不同的、互补的选择方法对申请人员进行评估，以便能够给予申请人最公平合理的分数。目前没有足够的证据证明天赋测试和人格评估作为遴选外科实习生或住院医师的常规方法的价值。

15.1　简介

未来外科医生的教育和培训面临许多挑战。在有限的工作时间提高手术室和其他卫生服务部门的培训效率，要求推出更简短、更精简的教育方案，这是教学改革和学习的机遇。与此同时，外科疾病和手术日益复杂，将更困难的微创技术和其他技术纳入日常外科实践[1,2]，公众日益增长的医学需求对外科医生的能力和表现提出了更高的期望。

因此，比以往任何时候都更重要的是，选择合适的人，然后进行适当的教育和培训，以应对医学中压力最高的职业[3]。

一个共同的目标是确定一批专业人员，他们能够快速学习，在跨学科和多功能医疗团队中有效工作，作出谨慎的临床决策，独立掌握外科实践所需的技术和其他能力[1]。

此类专业人员的招聘和遴选涉及一个昂贵、复杂和高风险的基于绩效的过程,该过程受到医疗监管考虑和法律要求的制约,其结果可能会受到不成功申请人的质疑。传统的选拔方法侧重于申请人的简历中记录的学术和其他成就记录、与申请人共事的人在推荐信中的评论、面试中给人的印象以及机会和运气的结合[4]。纳入其中一些选择方法的理由更多是基于熟悉程度和量化的容易程度,而不是基于对未来手术表现的循证相关性。

本章的目的是回顾当前的遴选过程和方法以及最近的发展,以期为最佳实践提供有用的指导方针。

15.2　墨尔本国际评选共识声明

为了确定一套原则作为选择指南,来自 8 个国家的外科教育国际专家组(表15.1)确定了十项重要原则。这些文件已分发给 17 个国家的代表,他们参加了在墨尔本举行的第一届国际外科教育和培训会议(ICOSET)[5]。经过反复讨论,代表们就遴选原则达成了共识声明(表 15.1)。本章将参考这些原则。

表 15.1　墨尔本国际评选共识声明

1. 负责遴选的责任人必须包括受过培训的外科专业人员和负责提供教育和培训的机构(包括雇主)
2. 选拔的目的必须是确定具备合格外科医生所需的价值观、态度和能力的医生入选
3. 申请外科专科教育和培训的资格标准应包括通识部分和专业部分
4. 选择方法必须是预先确定和公开透明的,包括使有效性和可靠性最好的方法,涉及多个评分员,包含评分的明确标准,并为每个评估工具分配权重,从而可以对申请人得分进行排名
5. 是否具备培训成功的潜力是学员入选的基础,而不是评估学员当前对该专业知识、经验和技能掌握的程度
6. 结构化的简历提供了学员关于临床经验、学术成就和其他成就的重要的个人信息
7. 结构化的评审报告是从外科医生、同事、其他医疗专业人员和雇主那里获得的某医生在工作和学习环境中具体表现的可靠信息
8. 结构化面试通过具体工作问题的分析解决,考察学员的特定能力,可以达到其他评估工具无法提供的重要信息
9. 知识储备是学员临床推理和判断的基础。候选人知识储备的最大程度是他们未来最大成就的良好预测
10. 外科教育和培训计划的早期选择方法必须有明确的方法学依据,以确保能力缺陷学员得到纠正,否则表现不佳的能力缺陷学员无法取得进展

　[作者:John Collins,澳大利亚皇家骑警协会;Richard Cater,英格兰皇家外科学院;Ian Civil,澳大利亚皇家外科学院;Timothy Flynn,美国外科医师学会;Richard Reznick,加拿大皇家内科和外科学院;David Rowley,爱丁堡皇家外科学院;William Thomas,英格兰皇家外科学院;Oscar Traynor,爱尔兰皇家外科学院]

15.3　制定手术"人员规范"

遴选的目的是确保具备合格外科医生价值观、态度和能力的医生入选。遴选过程从收集和分析外科医生工作的相关信息开始[6]。对于外科领域而言,工作相关信息包括了确定外科医生工作中常见的任务、角色和责任[7]。基于此信息,确定了一整套能力相关的测试[8]。尽管这些能力对所有外科医生来说都是共同的,但各个专业可能会根据其专业的相关性来优先考虑某些能力。这些能力包括所需的知识、技能、态度和个人素质或"人员规范",并且把这些能力纳入遴选标准。然后制订标准的能力规范,并根据不同能力的相关属性进行改良,以供选择[9]。

15.4　遴选过程

参与遴选的外科专业人员和提供培训的机构(包括雇主)代表共同对选择结果负责(见表 15.1)。每个参与人员必须熟悉选择过程并接受选择方法的适当培训。选择首先通过自我推荐进行招募,自荐者填写申请表,通过申请表可以评估申请人是否有资格接受外科培训。

15.4.1　招聘和职业生涯信息

对即将毕业的英国医学生的队列研究表明,大约 20%[13-26]的医学生将外科列为他们的长期职业选择[10]。由于这一过程是通过自我推荐开始的,职业生涯信息应包括所寻求的"人员规格"、竞争比例数据、劳动力需求和专业的未来就业前景。这可能有助于避免一些申请人心中存在的期望与现实之间的不匹配,尤其是对于超额认购的专业[11]。

申请表可以根据个人信息,依据过去行为是未来行为最佳预测的原则进行职业发展评估[12]。表格必须采用标准格式,以便在不同申请人之间进行比较,包括通识问题和专业特定问题。

15.4.2　入选资格标准

入选资格标准,或长期参加外科课程培训的要求,是基于国家监管和法律要求以及通识和专业的特定需求(见表 15.1),两者都必须在教育和临床上具有合理性。此外,根据申请人是申请持续手术培训还是申请具有早期独立和高级培训部分的课程,标准可能会有所不同[13]。

重要的是,所有申请人都要具备合乎要求的必要临床经验和其他条件,以避免可能存在的歧视。在甄选过程中可能会进行个人犯罪记录或背景深入检查,但雇主通常会在雇佣前检查中进行。

15.5　选择方法

15.5.1　简历

结构化的简历提供了申请者临床经验、学术成就和其他成就的重要可验证的个人信息(见表 15.1)。

15.5.2　临床经验

虽然可能需要一定的临床经验作为申请培训资格,而且某些专业可能会需要申请人表现出丰富的外科经验。然而,应该把申请人是否具备可以培训成功的潜力作为选择的基础,而不是申请人现在对专业的知识、经验和技能掌握的程度(见表 15.1)。

15.6　学术和个人成就

医学院的学习成绩一直是作为进入外科培训遴选的标准。充分的证据表明,本科生学业成绩可以作为后续职业成绩的预测指标[14],但很少有证据支持将其用作对未来手术技能的预测指标。

在美国,执业医师资格考试(USMLE)阶段一的考试结果越来越多地倾向于被用作评价标准。考试结果主要用作医师执业的考核,而不用作后续培训计划表现的评价。已经证明,USMLE 阶段一的考试成绩是美国外科资格考试后续成绩的良好预测指标[15]。

医学毕业生的排名有时被用作选择标准[16]。班级排名是一个更公平的学业成绩指标,因为它排除了不同医学院评分标准不同的影响。百分位数评分的使用使得表现最好的学生可以得到奖励,而不管他们就读的是哪所医学院或实际获得的分数。

学术研究成果评分是选拔中经常采用的一个方法。通过简单地计算数字并考虑期刊的影响因素或国际会议的声望,相对容易为科学会议上发表的论文和发言赋值或打分。已发表的研究成果或博士学位并不能很好地预测申请人未来的手术水平,尽管它确实可以预测未来的研究水平[17]。重要的是,遴选高水平手术技能外科医生的同时,也要为下一代学术型外科医生作好储备。

课外活动中的表现有时被作为遴选标准。虽然参加医学以外的活动有助于平衡职业和生活,但没有证据表明申请人参与专业以外的活动能预测其具备更好的手术水平。另一方面,有证据表明,是否具备特殊技能(如体育、艺术或文学)与手术水平密切相关[18]。这表明,在一个领域表现出色的个体同样具备在其他领域(如外科)取得高成就的个人属性。然而,在遴选过程中,对课外活动中表现优异者的权重系数(如果有)仍然存在争议。

15.7　推荐信和个人说明

推荐信或推荐人报告是由外科医生、同事、其他卫生专业人员和雇主根据其对申请人在工作场所的表现提供的第一手重要信息(见表 15.1)。尽管推荐信或推荐人报告在遴选中被广泛使用,但因为受到人际关系影响的缺陷导致其真实价值受到质疑[19]。

申请人会提名他们认为会提供辅助报告的推荐人。推荐信的主观性很强,通常不够完整,语言含糊不清,难以解释和评估。推荐报告很少包含负面评论,将使那些必须评分的人幻想得过于美好[20]。

为提高推荐信的有效性和可靠性,需要对推荐信进行格式化[21]。遴选小组可从申请人提名的推荐人中选出裁判员。以标准化模板为基础的结构化推荐信为遴选提供了更大的客观性,但必须避免“勾选框”文化。专业绩效评估(PPA)有点像裁判报告,只是遴选小组的成员面对面或通过电话与选手交谈并填写结构化表格。尽管专业绩效评估对申请人的讨论更加公开和坦率,但这一过程非常耗时,并且会受到光环效应的影响,甚至承担法律责任,尤其是对话没有电子记录的时候。

申请人也可以提交个人陈述以支持其申请,目的是评估申请人的个人见解和能力。不幸的是,有时申请人会做出夸大甚至虚假的声明,这需要花费时间去证明,甚至不可能被证实或否认。此外,这些声明通常是由专业人士编写或从互联网下载的。没有证据表明个人陈述可以预测申请人未来的表现,重复的证据表明个人陈述存在缺陷,因此可以忽略这些个人陈述[22]。

15.7.1　天赋测试和个体评估作为遴选的辅助工具

在一次关于“天赋测试和个体评估在遴选中的作用”研讨会之后[4],人们对把天赋测试和个体评估加入到遴选中产生了极大的热情[23]。然而,最终并没有实现,主要是由于不同的外科专业缺乏商定的客观外科天赋标准[24]。

15.7.2　天赋测试

最近,人们对把天赋测试作为选拔外科技能的标志重新产生兴趣,主要有两个原因。由于培训和学习的机会减少,似乎有理由尝试选择那些具有最佳天赋的人,期望他们在较短的时间内可以达到所需的技术和能力水平。其次,复杂的技术越来越多地应用到 21 世纪的外科实践中。对于传统的开放手术来说,渴望在高科技手术领域执业,如机器人手术、介入手术、高级内镜和微创手术、显微手术和计算机辅助手术,需要高水平的基本能力或天赋(如心理运动技能和视觉空间能力)[1,25]。在其他职业,如航空、军事和航空工业[26]中进行天赋测试的成功经验进一步鼓励外科培训机构重新审视其在遴选中的地位。

精神运动能力是指手眼协调能力和精细运动灵活性,在显微外科、眼外科、神经外科和血管外科中尤为重要。视觉空间能力是人在三维空间中操纵物体的能力,在腹腔镜手术、图像引导手术和机器人手术中非常重要。深度感知是一种从心理上解释二维图像以在观察者大脑中生成三维图像的能力,在腹腔镜手术、图像引导手术和显微外科中非常重要。

尽管有许多关于这些能力的有效测试[27-29],但几乎没有证据表明它们在预测手术表现方面具有价值。这可能是因为难以定义和衡量良好手术表现的标准。建议将此类测试纳入选择之前,还需要进一步研究。

15.7.3　人格和情商

在医学院课程中有行为问题经历的医生在毕业后更有可能受到纪律处分[30]。此外,最近有报道称外科医生中存在"危险态度"(阳刚之气、冲动、反权威、顺从、无懈可击和自信)[31],并且有报道称这些特征与可预防的不良事件之间存在关联[32]。这些研究使人们越来越认识到,某些个体可能具有先天的人格特征,并且在工作场所表现出越来越不专业的倾向。

人格在心理学中是一个广泛的概念,它的评估是复杂的,因为它包括积极的特质,如外向性和开放性,以及功能失调的特质,如神经质和精神质。外科项目负责人在人格评估方面面临的决定首先是是否应该使用人格评估,如果使用人格评估,是选择具有理想特征的个体还是筛选出具有不良特征的个体?

人格测试的结果与学术和临床表现之间的关系并不直接,因为责任心等特质可能对某些方面的医疗有利,但如果与神经质等其他特质相结合,则可能不利[33]。目前的共识是,人格评估在高风险选择中的价值尚待进一步证明[34]。

管理情绪能力是医学专业性发展所必需的关键技能。情绪智力(EI)涉及对情绪进行准确推理的能力,以及利用情绪和情绪知识增强思维的能力[35]。情商可以映射到外科能力,并预测人际交往技能测试的分数[36]。这一概念对于外科教育来说是相对较新的,将 EI 评估纳入外科遴选是复杂的,因为有许多不同的概念框架可用,每个框架都有截然不同的方法。基本上有两种不同的测量形式,一种是基于自我报告,另一种是应对一系列人际情景能力的评估。人们普遍认为,由于自我报告存在虚假的可能性,依赖自我报告的方法不合适,基于应对人际情景能力的评估方法可能在未来被证明是更可靠和有效的选择[34]。

15.7.4　面试

尽管没有证据表明"面试",尤其是"传统非结构化面试"对未来手术表现的评估具有实质性的预测效果[34,37],但它一直是外科培训遴选方法的重要组成部分。人们对面试的主观性以及成本过大存在担忧[2,38]。尽管存在这些担忧,但面试仍然受到申请人和遴选委员会的欢迎,并且可能仍然是遴选的一个重要组成部分。因此,采取以下步骤来提高面试过程的可靠性和有效性非常重要[39]。

1. 拟定入围名单

将面试人员限制在那些有可能被选中的候选人身上是有道理的。这需要根据先前确定的最低标准或推荐信和简历的总分构建一份入围名单。

2. 面试形式

有证据表明,多小组访谈(MMI)形式比传统的单小组访谈具有更好的预测效度[40]。如果 MMI 由客观结构化的访谈站组成,每个访谈站都有明确定义的主题领域,效果更佳。多个访谈者比一个访谈者更可取。然而,多小组访谈比单小组访谈成本更高,资源更密集[41]。

3. 面试内容

无论采用何种面试形式,必须首先明确面试的目的,因为这将决定面试的内容。面试小组的每位成员都必须有一份所需特质的书面描述,并附有向每位申请人提出的相关标准化问题。应为每个面试官提供行为特质的评分量表,并使用评分量规来改进评分员内部的评分。

如果面试使用多小组访谈工作站形式,则应涵盖认知和非认知领域[42]。理想情况下,多小组访谈应用于评估甄选过程中尚无更客观评估属性的部分,例如个人属性(动机和动力、时间管理、专业精神和人际交往技能)。有人建议将基于行为的面试作为面试过程的一部分,作为一种可能的方法,以进一步提高遴选具备"正确文化契合度"的候选人的可能性,从而降低自然减员率[43],尽管这一点尚未得到证实。

情境判断测试(SJT)有助于评估专业技能和道德水平、分析和解决问题的能力以及临床推理能力[44]。这些情境判断测试与多小组访谈面试结合或纳入多小组访谈面试,在预测遴选的有效性方面显示出更好的结果[34]。

4. 面试官偏见

面试官偏见是面试过程中的一个重要问题。面试官偏爱像自己的人,这是人性的一种表现[45]。如果被面试者在面试技巧方面受过专业的指导,这种效果会被放大[46]。面试官不应该知道申请人的认知数据,以尽量减少偏见,尽管对于人数较少的专业来说,这可能很难实现。每位面试官应在内部讨论之前以及达成共识分数之前,对每位候选人进行独立评分[47]。

5. 面试官培训

对面试官进行面试技巧、评分和不道德评分、"违法"问题等规则方面的培训至关重要。面试官应该学会使用评分范围,以避免候选人在评分范围的中点附近"聚集"。他们还必须熟悉平等、多样性和就业法的各个方面[39]。

6. 文档材料管理

每个申请人在面试期间的表现文件必须清晰、简洁、专业。这些记录必须清晰可辨,最好是电子版格式。教育机构应将文档材料保留在一个安全的位置,因为如果不成功的申请人提出上诉,则需要将其作为诉讼的证据。

15.8 监督、评价和申诉

负责培训项目认证的独立外部机构要求培训方通过持续监督和评估,对其遴选及培训过程进行质量保证。尽管这些机构没有认可任何单一的遴选过程或方法,但要求遴选标准、遴选的过程和方法必须明确记录在案,公开可用,切实可行,并在实践中可持续。他们还必须支持基于绩效的遴选方法,能够始终如一地应用,并防止歧视和偏见[48]。此外,遴选标准和分配给他们的权重必须透明、严格、公平,并且能够接受长期的外部审查。

教育机构需要根据商定的标准进行监督和评估其遴选过程的效果和结果,包括有效性、可靠性和可行性。来自外科实习生、主管部门、雇主和社区群众代表的反馈意见对遴选的制定、监控和评估同样做出了重要贡献。

不成功的申请人可选择对教育机构的决定提出上诉。因此,必须建立上诉程序,对这些上诉和遴选决定进行公正的审查。大多数上诉可以通过组织的内部上诉程序处理,但有些可能需要上报独立的上诉委员会。保证有力的和有效的上诉程序应该包括公正性、及时性、透明度和明确记录的裁决理由[48]。

15.9 讨论

一流的教育和培训计划的特征包括招聘和选择最合适的受训人员、制订和提供高质量的教育和培训计划、获得足够的认证培训职位以及配备齐全、积极主动和可持续的外科教育教员。

遴选的目标是选择一组最适合的申请人,以确保人才的多样化,并避免招聘那些可能成为问题学员的外科医生。尽管经过多年的讨论和辩论,选择外科受训人员的最佳方法仍然存在争议。有许多方法是常用的,但缺乏长期研究的证据。通过比较不同遴选方法或方法组合,从而提供最可靠的、可以成功遴选的预测信息。

与此同时,挑选受训人员的工作必须持续进行,一些人可能会说,出现问题人员的比例很小。然而,从个人、外科医生、教育工作者、卫生服务和公众的个人和财务成本来看,选择不合适的培训人员的后果是相当严重的。这一点尤其重要,因为外科医生被证明是最有可能表现出破坏性行为的专业[49]。虽然墨尔本国际共识是在几年前达成的[5],但所支持的原则(见表 15.1)仍然是选择外科医生这一重要职业的有用指南。

遴选的重要性在于尽可能避免选择那些不适合从事外科职业的人,在整个培训过程中也会进行多种评估,包括基于工作场所的评估,并应确保识别出那些表现出持续破坏行为或危险特征的人,并建议他们更换职业。虽然有可能排除那些具有不良人格或其他问题的人,但这一点可能不够充分,因为学员可能会在培训期间从差劲的外科医生那里学习到错误的行为[50,51]。因此,在本科医学教育和研究生外科培训课程中,外科医生的模范效应是必要的[52]。承认和拒绝工作场所中不可接受的职业行为与避免选择具有不良特征的人同样重要。

确定所需的人员标准是选择的基础,同时显著增强了制订人员标准和遴选方法的信心。每种遴选方法都有其各自的优点和缺点,前提是遴选委员会了解这些优点和缺点,并遵循建议合理使用,以实现更大的一致性、可靠性和有效性;他们和受训人员应该对他们的遴选方法有信心。例如,尽管推荐信存在缺陷,但被公认为推荐人是非常认真出色地去完成这项工作。同样,如果没有某种形式的面试,任何培训主管都不可能接受一个从没有见过面的受训者。尽管一些专家提出了基于行为的面试[43],但仍需保持警惕,以确保该面试方法不会限制现代工作所需的多样性。

考虑到外科医生的情绪和感受,尤其是面对逆境和人生苦难时的感受,以及他们应对这些挑战的能力,对于外科医生的健康和医患关系至关重要。据说,"涉及自我控制、情感克制和激情缓和的情感机制"与娴熟的技能有关[53],并且"据说外科医生是情感控制领域的大师"[53]。在遴选时遇到的难以准确预测申请人情绪控制能力的问题,需要通过在培训期间对申请人进行持续的工作场所不良情绪处理能力评估加以解决。

毫无疑问,一些更复杂的新外科技术需要更高水平的基本能力,尽管有一天天赋测试可能会有一席之地,但它尚未得到充分的开发、验证和采纳。很大可能被选入这些更高级课程的人是经验丰富的外科医生,他们在之前的专家培训中已经表现出高水平的外科天赋。

15.10　结论

尽管尚未发现任何单一测试或测试组合能够有效且可靠地预测申请者在工作场所的绩效,但教育机构在这些测试组合使用方面拥有丰富的经验和信心。如果遴选标准和使用的方法是基于工作特点确定的人员标准,并且遴选过程遵循严格的指南,则这种信心是合理的。即使最好的遴选方法也无法完全避免偶尔会出现问题外科医生,因此必须通过对受训人员进行基于工作场所的360°评估进行补充。需要进一步的纵向研究,以确定最合适的选择预测方法。

参考文献

1. Louridas, M., Szasz, P., de Montbrun, S., et al. (2016). Can we predict technical aptitude? *Annals of Surgery, 263*, 673–691.
2. Schaverien, M. V. (2016). Selection for surgical training: An evidenced-based review. *Journal of Surgical Education, 73*, 723–729.
3. Nash, L. M., Daly, M. G., Kelly, P. J., et al. (2010). Factors associated with psychiatric morbidity and hazardous alcohol use in Australian doctors. *The Medical Journal of Australia, 193*, 161–166.
4. Gough, M. H., Holdsworth, R., Bell, J. A., et al. (1988). Personality assessment techniques and aptitude testing aids to the selection of surgical trainees. *Annals of the Royal College of Surgeons of England, 70*, 265–279.
5. Collins, J. P. (2009). Editorial overview of proceedings. *ANZ Journal of Surgery, 79*, 96–99.
6. Ash, R. A. (1998). Job analysis in the world of work. In S. Gael (Ed.), *The job analysis handbook* (pp. 3–13). New York: Wiley.
7. Stevenson, H., & Henley, S. (1989). *Job analysis report on the role of the surgeon*. Thames Ditton: Saville and Holdsworth Ltd.
8. Collins, J. P., Gough, I. R., Civil, I. D., & Stitz, R. W. (2007). A new surgical education and training programme. *ANZ Journal of Surgery, 77*, 497–501.
9. Patterson, F., Ferguson, E., & Thomas, S. (2008). Using job analysis to identify core and specific competencies: Implications for selection and recruitment. *Medical Education, 42*, 1195–1204.
10. Goldacre, M. J., Turner, G., & Lambert, T. W. (2004). Variation by medical school in career choices of UK graduates of 1999 and 2000. *Medical Education, 38*, 249–258.
11. Collins, J. P. (2010). Foundation for excellence – an evaluation of the foundation programme. www.agcas.org.uk/assets/download?file=2053&parent=793.
12. Barden, D. M. (2008). Chronical careers: The unreliability of references. The Chronicles of Higher Education. www.chronicle.com/article/the-unreliability-of/45931.
13. Selection requirements. (2017). www.surgeons.org/becoming-a-surgeon/surgery-as-a-career/

selection-requirements/.

14. Kenny, S., McInnes, M., & Singh, V. (2013). Associations between residency selection strategies and doctor performance: A meta-analysis. *Medical Education, 47*(8), 790–800.
15. Maker, V. K., Zahedi, M. M., Villines, D., et al. (2012). Can we predict which residents are going to pass/fail the oral boards? *Journal of Surgical Education, 69*, 705–713.
16. Paolo, A. M., & Bonaminio, G. (2003). Measuring outcomes of undergraduate medical education: Residency directors' ratings of first-year residents. *Academic Medicine, 78*, 90–95.
17. Robertson, C. M., Klingensmith, M. E., & Coopersmith, C. M. (2007). Long-term outcomes of performing a postdoctoral research fellowship during general surgery residency. *Annals of Surgery, 245*, 516–523.
18. Daly, K. A., Levine, S. C., & Adams, G. L. (2006). Predictors for resident success in otolaryngology. *Journal of the American College of Surgeons, 202*, 649–654.
19. Dirschl, D. R., & Adams, G. L. (2000). Reliability in evaluating letters of recommendation. *Academic Medicine, 75*, 1029.
20. Friedman, R. B. (1983). Fantasy Land. *The New England Journal of Medicine, 308*, 651–653.
21. Oldfield, Z., Beasley, S. W., Smith, J., Anthony, A., et al. (2013). Correlation of selection scores with subsequent assessment scores during surgical training. *ANZ Journal of Surgery, 83*, 412–416.
22. White, J. S., Lemay, J. F., Brownell, K., et al. (2011). "A chance to show yourself" – how doapplicants approach medical school admission essays? *Medical Teacher, 33*, e541–e548.
23. Gough, M., & Bell, J. (1989). Introducing aptitude testing into medicine – surgeons lead the way. *BMJ, 298*, 975–976.
24. Deary, I. J., Graham, K. S., & Maran, A. G. (1992). Relationships between surgical ability ratings and spatial abilities and personality. *Journal of the Royal College of Surgeons of Edinburgh, 37*, 74–79.
25. Gallagher, A. G., Cowie, R., Crothers, I., et al. (2003). PicSOr: An objective test of perceptual skill that predicts laparoscopic technical skill in three initial studies of laparoscopic performance. *Surgical Endoscopy, 17*, 1468–1471.
26. Carretta, T. R., & Ree, M. J. (1996). U.S. air force pilot selection tests: What is measured and what is predictive? *Aviation, Space, and Environmental Medicine, 67*, 279–283.
27. Buckley, C. E., Kavanagh, D. O., & Gallagher, T. K. (2013). Does aptitude influence the rate at which proficiency is achieved for laparoscopic appendectomy? *Journal of the American College of Surgeons, 217*, 1020–1027.
28. Buckley, C. E., Kavanagh, D. O., & Nugent, E. (2014). The impact of aptitude on the learning curve for laparoscopic suturing. *American Journal of Surgery, 207*, 263–270.
29. Gallagher, A. G., Leonard, G., & Traynor, O. J. (2009). Role and feasibility of psychomotor and dexterity testing in selection for surgical training. *ANZ Journal of Surgery, 79*, 108–113.
30. Papadakis, M. A., Teherani, A., Banach, M. A., et al. (2005). Disciplinary action by medical boards and prior behaviour in medical school. *The New England Journal of Medicine, 22*(353), 2673–2682.
31. Bruinsma, W. E., Becker, S. J., Guitton, T. G., et al. (2015). How prevalent are hazardous attitudes among orthopaedic surgeons? *Clinical Orthopaedics and Related Research, 473*, 1582–1589.
32. Kadzielski, J., McCormick, F., & Herndon, J. H. (2015). Surgeons' attitudes are associated with reoperation and readmission rates. *Clinical Orthopaedics and Related Research, 473*, 1544–1551.
33. Doherty, E. M., & Nugent, E. (2011). Personality factors and medical training: A review of the literature. *Medical Education, 45*, 132–140.
34. Patterson, F., Knight, A., Dowell, J., et al. (2015). How effective are selection methods in medical education? A systematic review. *Medical Education, 50*, 36–60.

35. Mayer, J. D., Roberts, R. D., & Barsade, S. G. (2008). Human abilities: Emotional intelligence. *Annual Review of Psychology, 59*, 507–536.

36. Cook, C. J., Cook, C. E., & Hilton, T. N. (2016). Does emotional intelligence influence success during medical school admissions and program matriculation? A systematic review. *Journal of Education Evaluation for Health Professions, 13*, 40.

37. Prideaux, D., Roberts, C., Eva, K., et al. (2011). Assessment for selection for the health care professions and specialty training: Consensus statement and recommendations from the Ottawa 2010 conference. *Medical Teacher, 33*, 215–223.

38. Rosenfeld, J. M., Reiter, H. I., Trinh, K., et al. (2008). A cost efficiency comparison between the multiple mini-interview and traditional admissions interviews. *Advances in Health Sciences Education: Theory and Practice, 13*, 43–58.

39. Stephenson-Famy, A., Houmard, B. S., Manyak, A., et al. (2015). Use of the interview in resident candidate selection: A review of the literature. *Journal of Graduate Medical Education, 7*, 539–548.

40. Eva, K. W., Rosenfeld, J., & Reiter, H. I. (2004). An admissions OSCE: The multiple mini-interview. *Medical Education, 38*, 314–326.

41. Knorr, M., & Hissbach, J. (2014). Multiple mini-interviews: Same concept, different approaches. *Medical Education, 48*, 1157–1175.

42. Reiter, H. I., Eva, K. W., & Rosenfeld, J. (2007). Multiple mini-interviews predict clerkship and licensing examination performance. *Medical Education, 41*, 378–384.

43. Smith, F. (2016). Will behavioural-based interviewing improve resident selection and decrease attrition? *Journal of Graduate Medical Education, 8*, 280.

44. Petty-Saphon, K., Walker, K. A., & Patterson, F. (2016). Situational judgment tests reliably measure professional attributes important for clinical practice. *Advances in Medical Education and Practice, 8*, 21–23.

45. Quintero, A. J., Segal, L. S., & King, T. S. (2009). The personal interview: Assessing the potential for personality similarity to bias the selection of orthopaedic residents. *Academic Medicine, 84*, 1364–1372.

46. Laurence, C. O., Zajac, I. T., Lorimer, M., et al. (2013). The impact of preparatory activities on medical school selection outcomes: A cross-sectional survey of applicants to the University of Adelaide Medical School in 2007. *BMC Medical Education, 13*, 159.

47. Roberts, C., Walton, M., & Rothnie, I. (2008). Factors affecting the utility of the multiple mini-interview in selecting candidates for graduate-entry medical school. *Medical Education, 42*, 396–404.

48. Standards for Assessment and Accreditation of Specialist Medical … (Standards 6 &7). (2015). www.amc.org.au/files/2c1fb12996b0f6e6e5cb5478dde9d9e991409359_original.pdf.

49. Rosenstein, A. H., & O 'Danie, M. (2008). A survey of the impact of disruptive behaviour and communication defects on patient safety. *Joint Commission Journal on Quality and Patient Safety, 34*, 464–471.

50. Satin, B., & Kaups, K. (2015). The disruptive physician. *ACS Bull, 100*, 20–24.

51. Crebbin, W., Campbell, G., Hillis, D., et al. (2015). Prevalence of bullying, discrimination and sexual harassment in surgery in Australasia. *ANZ Journal of Surgery, 85*, 905–909.

52. Collins, J. P. (2011). International consensus statement on surgical education and training in an era of reduced working hours. *The Surgeon*, S2–S5.

53. Whitfield, N., & Schlich, T. (2015). Skills through history. *Medical History, 59*, 349–360.

（翻译：王科科）

第16章
手术室的教学模式

Alexandra Cope, Jeff Bezemer, Gary Sutkin

概述 本章介绍了关于手术室教学的内容和过程的循证概述。首先确认了教与学的理论观点以及其方法论的应用,然后阐述了在手术室里教学的可能性及可能存在的挑战,并强调其作为一个教育场所的独特特色,接下来该章讨论和说明了该教学领域的各种教学方法及类型。本章还介绍外科教育工作者、学员和团队其他成员之间互动的语言、动作和触觉特点。本章结尾进行总结,并阐述了下一步研究的问题。

16.1 简介

外科是一门工艺专业,考量术者的综合知识、技能和决策水平三方面。手术室是提高这三方面的重要学习场所。手术室教学有着悠久的历史,19世纪的手术间被设计成类似圆形竞技场的格局,方便医学生及其他外科医生观摩手术。尽管如此,术中教学的学术研究仍是一门相对年轻的学科。

16.2 理论观点

作为一名外科教育研究者,我们常被问:"在手术室教学的最好方式是什么?"关于这个问题有两方面。

1. 基于"一刀切"的理念,并满足"普通"学习者需求,确认哪种教学方式效果最好。在方法学上,可以通过设计一项实验研究来确认。

2. 摒弃术中教学仅有单一最佳形式的理念,而是假设有一系列不同的教学形式,从中选择最佳的形式,这依赖于学习者的知识和技能背景,以及案例所包含的各种可能情况。案例教学多有情景视角,具备个性化学习,案例有偶然性、独特性。在方法论上,最好遵循自然主义调查的原则对实践中所发生的问题进行定性分析。

143

最终"教学模式"的不同取决于学习者给予和获取的能动性程度的不同。事实上,外科教育工作者应问自己:我让我的学员做什么/我需要把控多少? 关于他们所做的事情,我给予多少反馈? 我应引导他们注意什么,我让他们注意到自己的是什么? 我需要明确哪些规范和策略,哪些规范和策略需要让他们自行去发掘? 教育者只能向已知的学习者和团队回答特定的问题——这些问题是基于具体案例某一特定时刻的。因此,一个教学模式并不是静态的、一成不变的——它在不同的案例中是不同的,甚至随着单一手术的进程而发生改变。

Knowles 的成人学习理论建议,所有的教育努力都应在过去的经验被认可和利用的前提下以学习者为中心[1]。然而,外科带教老师和学习者在报告学习者需求时存在着很大的差异[2],这些差异可能源于各自认知的局限性[3],因此外科带教老师不能理解学习者所经历的一些挑战。

基于理论的手术室教学模式突出了操作技能学习理论[4]。学习阶段分为认知、整合和自主[5,6]。其他外科教育工作者指出毕业后外科培训者应该有一系列个性化、具体而明确的目标,其中包括其在轮转结束时应胜任的手术列表[7]。

然而,尽管手术室是公认的手术教学的重要场所,有人观察到手术室有相当长的时间似乎没有进行任何形式的教学[8-10]。另外,师生对手术室教学质量和频率的看法存在很大差异[11-15]。这些差异表明,有些学习是不被认可的,除非它是明确的教学策略的直接结果。事实上,隐性知识已被认为是相关专业(如麻醉)的重要因素[16,17],并可以通过社区实践来获取[18]。

本章介绍了关于手术室教学的内容和过程的循证概述。

16.3 手术室作为一个教学场所的作用

手术室给外科教育工作者带来了独特的挑战,因为学习被整合在患者护理事件中,并不能从中分离出来[19]。在很多方面,手术室是外科学习的理想场所,因为其所提供的学习机会对外科研究生而言,可能是高度相关的,感兴趣的——特别是如果这些病例构成他们最终实践的一部分。与在课堂或在线学习平台上学习相比,手术室有多种不同的感官刺激元素,环境是"真实的",而且在这里有机会与资深外科医生互动交流。

对于医学生来说,手术室"提供了一个观察真实临床问题及其手术管理的机会……并可深入了解外科医生作为多专业团队成员的工作"[20]。此外,在手术室有对学习者的各种学习刺激。Lyon 写道,医学生通过"感官知觉体验",使他们能够通过将实时病理学的触觉与视觉图像和语言学习相结合来构建"临床记忆"[20,21]。Dunnington 等人写道,学生非常感谢那些允许他们"感受"病理的老师[22]。

16.4　手术室作为教育场所的挑战

对于老师而言：

由于手术室是一个工作场所，教育者设计特定教学内容的能力有限；他们受限于当天手术目录中的病例。这意味着病例可能不适用于学生的学习阶段，并且可能难以保证符合学期的课程设置。

外科老师还需要维系与可能来自于不同的专业背景的跨学科团队的社会关系，以创造一个积极的学习环境[22,23]。

带教外科医生在保证患者安全的同时对受训者进行教育，这在手术的最关键部分尤为重要。Moulton 等人详细阐述了避免了手术并发症的同时进行教学的一些固有策略[24]。在教学实践中，带教外科医生不仅要掌控整个手术过程，还要掌控每个步骤。这需要对受训者进行需求评估，鼓励受训者在关键步骤中放慢速度，有时还需要从受训者手中接管手术。一些外科医生会给受训者一种受控制的错觉，但这其实只是在带教外科医生的指导下进行手术的机会。他们描述了老师和受训者之间的"讨价还价"，其中受训者通过病例准备而获得奖励，从而得到更多动手机会，有时会因没有准备好而受到惩罚。

对于学习者而言：

手术室对于医学生来说可能是一个不受欢迎和令人生畏的环境，他们需要学习明确的（例如协议中的）和隐性的、隐含的行为期望与规范（当地"文化"），例如，关于在不破坏手术区域的情况下定位自己的规范[20,21]。外科工作的高风险性质也会对医学生产生情绪影响，因为他们可能会目睹手术团队成员之间的矛盾和紧张关系[25]。

对于本科生和研究生而言，工作本身的特性、手术的类型和高风险性质、手术的复杂性和时机都会影响外科医生决定允许其术中动手参与的机会，例如，允许外科研究生在监督下完成手术[9,26,27]。因此，动手实践的机会可能有限。

16.5　构建手术室教学

在提高外科教学水平方面，人们越来越认识到仅凭经验是不够的。例如，在没有直接监督的情况下对精心挑选的病例进行手术可能是无效和低效的，并且不能保证最佳学习或学习机会最大化[28]。Roberts 等认为需要一种更深思熟虑的手术室教学方法，其为学习者的表现设定目标，并提供即时和具体的反馈以指导进一步的实践[29]。希望通过这种方式,每一个手术案例都包含有目的性的努力,以提高受训者的知识和技能。Roberts 等在手术案例的背景下提出术前讨论-术中教学-术后小结模型(BID 模型),利用任何手术所包含的两个事件——消毒和切口缝合时间——来讨论教学目的和目标,而且这也是病例后的反思及巩固的机会[29]。

就手术室的学习机会而言,反馈是一种公认的策略以促进学习者反思并强调"手术的每一刻都很重要"[30]。反馈的策略诸如"SHARP:外科的 5 步反馈工具"之类的汇报策略为外科医生教育者提供了一种结构化的方法,并且已被证明可以提高提供给学习者的教育反馈的质量[31]。

16.6   在手术室的学习内容

虽然本章介绍的理论观点强调了操作技巧,但我们也指出,对触觉和视觉信息的诠释是学习使用活体组织的关键方面。Cope 等从六个领域描述手术室中的学习:"事实性知识""操作技能""感觉符号""适应性策略""团队合作和管理"以及"态度和行为"[32]。

其中一些领域被认为是晋升为主刀外科医生的先决条件。例如,在被评为主刀外科医生之前,外科研究生应该知道解剖结构、手术步骤、如何打手术结以及如何打开和关闭阻断夹。在 Lyon 的研究中,外科医生提出他们更有可能为那些表现出强烈学习动机的医学生提供学习机会[21]。

Cope 等描述感觉符号学的学习——外科学习者理解其所见或所感知事物的能力。学习解读视觉和触觉信息,即学习如何将他们所看到的内容翻译为教科书的"已知"解剖知识[32]。用本研究中采访的一位学员的话来说:

> 你需要能够把你的手指探入小切口并获知你感知到什么——比如能够通过小切口找到阑尾,更重要的是,你应该能够仅凭触觉判断它是否发炎[32]。

众所周知,在模拟和真实的外科环境中,新手和资深手术医生的关注模式不同,手术室学习可能包括学习关注手术区域的特定方面,并知道关注的意义[33,34]。诠释人体组织中视觉和触觉信息的能力并不限于手术。在许多临床学科中,理解视觉或触觉获取的信息是成为一名优秀诊断学家的重要能力[35]。临床医生检查患者,在手、面部和皮肤上寻找异常的发现以获知潜在的诊断,经验丰富的临床医生已经掌握"正常"和"异常"的感官特征。

16.6.1　术中口头教学

术中教学需要口头指导和交流,越来越多的文献分析了外科研究生与手术室教师之间的口头互动[36-39]。口头教学已被解析为多个类别,包括"告知""解释""命令""测验"和"挑战"。Roberts 等将这些描述性类别简化为:

工具性互动——用于指导实习医生采取何种措施将案例向前推进[38]。他们称之为工具,因为外科医生将学习者用作工具,作为达到目的的手段。

> 现在或许你需要向右抓住……然后把它拉下来,然后向左拉,可以了。把它拉起来一点[38]。

纯教学互动——主要旨在通过提供教育价值使学习者受益。这通常需要在手术中短暂暂停。

> 当人们的肛管和直肠部位起病时,治愈它们的可能性基本上为零,另一个问题是,当人们的肛管起病时,说明其免疫系统在某些方面已经受到损害,所以你必须考虑免疫功能低下的可能性[38]。

工具和教学互动——旨在实现推进病例的务实目标,同时也进行教学。

> 深入一点。继续,继续,继续,看到了吗? 你看到白色的东西了吗? 那还是真皮。我们想找到脂肪,好吧,让我们继续进深一些[38]。

挑战——与手术流程无关的交谈。

Roberts 等倡议在术中需注意"可教的时刻"。他们将此描述为"在教学过程中出现的计划外学习机会",其中教师有机会将某一知识点与手术的当前步骤配对。当发生非预期手术事件时,这种教学尤其有效[38]。

测验是许多作者描述的一种特定的教学行为,其中负责教学的外科医生使用苏格拉底式提问来评估外科实习生的知识水平[39]。

> 主治外科医生正在讨论腹腔镜穿刺孔位置,同时通过腹部外侧切口插入套管针。当穿刺针进入腹壁时,主治医生问实习医生,"我要避开哪条血管?"然后主治医生继续解释上腹部血管与穿刺孔部位的关系[39]。

测验是学校和大学中所熟知的现象,并且经常遵循启动、响应、反馈/评估(IRF/IRE)流程进行[40,41]。这种教学形式在于提问者已经掌握了答案,但正在利用这个机会"测试"学习者的答案与他们自己版本的符合程度。目前有更为广泛的教学文献争论这种教学形式的目的和价值。有些人会推测这种形式的教学互动可能主要涉及对学习者施加权力和等级压力。其他人认为,受训者在测验过程中所经历的紧张感与高风险手术中的紧张感相似[42]。

在术中教学时也使用口头叙述来强调各种术中教学点[43]。Hu 等讲述了三种类型的故事——从经验教训中学习改变、个人训练故事以及未遂事件和不良事件。最常见的类型是从经验教训中学习改变,这些故事通常描述类似患者,在患者或工作人员管理中获得知识并进行调整[43]。个人训练故事经常传达外科文化和专业精神的规范。

16.6.2 术中非语言教学

我们已经概述了学习"感知病理"是手术室学习的重要内容领域,但触摸和动作姿势也用于教学指导。Chen 等认为该教学包括在外科医生指导行为分类中,包括使用仪器、手指甚至腹腔镜相机[44]。

Sutkin 等提供外科医生术中使用的身体动作和手势的详细分类,以在教学期间传达其含义[45]。他们对不同形式的物理教学指导进行分类,例如"形象化"。此类别是指主治外科医生凭空手绘以描述解剖结构、器械或完成手术步骤所需的动作的情况。他们提供了以下示例:

> 主治医师指导住院医师如何使用 LigaSure 设备完成下一步。主治医师用右手向学习者比划手势"当你使用 LigaSure 时,你可以封闭后侧边"。他的右手弯曲类似在操作 LigaSure 手柄的位置。他在"LigaSure"之后做一个手势。他用手背向右拍打,好像在"背面"推开什么东西[45]。

由于以收缩、重新定位和支架形式提供的教员协助是外科指导的一种嵌入形式,在整个手术过程中这种形式是动态、流畅转换的,因此很难对住院医师参与手术的情况进行分类[46]。识别谁是主刀术者通常具有挑战性。由于外科受训者要对外科指导老师的动作以及手部和器械位置的变化做出反应,因此相比于仅查看口头记录所想到的情况,外科手术更具协作性的冒险[47]。

手术室内的某些学习内容最好通过特定的教育策略来实现——例如,最好通过对学员进行解剖学和手术步骤方面的测验来传递事实知识。然而,学习解释对组织的感觉或如何解释组织中发现的视觉线索以找到正确的分离平面可能最好通过学员和老师之间的协作策略来实现[48]。

"共同构建"是在手术室中所观察到的教学特征,可以利用老师和学员之间的语言和非语言教学交流来实现[47]。老师和学员之间采用一系列对话来"弄清楚"解剖结构。开放式手术可以通过指引结构来帮助理解,但在腹腔镜手术中这可能很困难,有时会假设目标观众知道"这个"或"那个"指的是什么[45,48]。在下面的例子中,指示词被加下划线,与主诊医生用 Maryland 抓钳指引并接触特定结构相对应。

> 主诊医生:看那个位置。
>
> 评分员:这很奇怪。我会进入上面的那个空间。
>
> 主诊医生:<u>那</u>可能是动脉,<u>那</u>可能是胆管。你能看到这个解剖结构吗?
>
> 评分员:是的,是的,只是有些扭曲。
>
> ST 7:是的,这真的很奇怪,它们相互缠绕。
>
> 主诊医生:是的,正在进行的是刺激 Hartmann 囊,并且正在将 Hartmann 囊翻过来。
>
> 评分员:是的,刚刚移动。
>
> ST 7:你想想你现在所处的位置,退后。
>
> 主诊医生:<u>这个</u>?
>
> ST 7:不,不。退后,退后,退后。
>
> 主诊医生:<u>那个</u>?
>
> ST 7:不,下一个。退后,那个?
>
> 评分员:这是不,不,也许不是。
>
> 主诊医生:<u>那</u>可能是侧支动脉?
>
> ST 7:你认为它是一条侧支吗?
>
> ST 7:可能是。
>
> 主诊医生:可能是,没错,就是。

在这个例子中,有手术过程中解剖结构的、真正的共同诠释。主诊医生、评分员和受训人员使用语言和非语言符号来讨论这个问题,这些符号代表对他们所看到的事物的可能解释,并考虑提出的不同可能性和假设。当结构被标以解剖名称或被忽略掉时,共同诠释的过程则以"已解决"而结束[48]。

16.6.3　手术团队

当然,手术团队的范围远不止教学和培训外科医生。护士、手术技术人员、麻醉医生和麻醉师都与外科学习者互动并对其产生影响。团队沟通会影响学习者的职业认同感和外科医生在团队中的角色。尽管外科医生、受训人员和护士对跨专业交流的理解往往不同,但那些认识到资深护士可以成为手术室的好老师的受训人员会有更强的职业认同感[49]。

16.6.4　未来研究的问题

这些术中教学片段涉及有趣的讨论,但它们如何影响外科学习? 未来的外科教育研究有很多有趣的问题,包括:术前讨论-术中教学-术后小结模型(BID模型)如何影响新知识的保留? 隐性课程的哪些内容包含在主治医生的口头叙述中? 引导外科医生进行下一步手术的理想方法是什么? 主治医生如何评估受训者在学习曲线上的位置并使设计的外科课程简洁而恰当? 挑战有助于营造安全的学习环境吗? 当测验让学员感到不舒服时,这会影响他们的表现吗? 手术速度如何影响学习? 在考虑当前的术中外科教学知识时,这些问题是丰富的起点,值得专门的学术研究。

16.7　结论

本章旨在介绍手术室教学的证据基础。教学非常复杂,涉及许多不同的团队成员以及包括口头和非口头指导在内的繁杂的社交互动。外科医生教育者兼有临床医生和教育者的角色,必须同时进行管理,这在一定程度上使手术室成为具有挑战性的教育场所。值得注意的是,外科学员也观察到这些角色冲突,并通过对这些行为的建模来学习作为外科医生的专业属性。

参考文献

1. Knowles, M. S. (1984). *Andragogy in action. Applying modern principles of adult education*. San Francisco: Jossey Bass.
2. Pugh, C. M., DaRosa, D. A., Glenn, D., & Bell, R. H., Jr. (2007). A comparison of faculty and resident perception of resident learning needs in the operating room. *Journal of Surgical Education, 64*(5), 250–255.
3. Land, R., Meyer, J., & Flanagan, M. (Eds.). (2016). *Threshold concepts in practice. Educational futures: Rethinking theory and practice*. Rotterdam: Sense Publishers.
4. Fitts, P., & Posner, M. (1967). *Human performance*. Co Belmont: Brooks/Cole Publishers.
5. Kopta, J. (1971). An approach to the evaluation of operative skills. *Surgery, 70*, 297–303.
6. DaRosa, D., Zwischenberger, J., Meyerson, S., George, B., Teitelbaum, E., Soper, N., & Fryer, J. (2013). A theory-based model for teaching and assessing residents in the operating room. *Journal of Surgical Education, 70*(1), 24–30.
7. Reznick, R. (1993). Teaching and testing technical skills. *American Journal of Surgery, 165*(3), 358–361.

8. Scallon, S. E., Fairholm, D. J., Cochrane, D. D., & Taylor, D. C. (1992). Evaluation of the operating room as a surgical teaching venue. *Canadian Journal of Surgery, 35*(2), 173–176.
9. Schwind, C. J., Boehler, M. L., Rogers, D. A., Williams, R. G., Dunnington, G., Folse, R., & Markwell, S. J. (2004). Variables influencing medical student learning in the operating room. *American Journal of Surgery, 187*(2), 198–200.
10. Fernando, N., McAdam, T., Youngson, G., McKenzie, H., Cleland, J., & Yule, S. (2007). Undergraduate medical students' perceptions and expectations of theatre-based learning: How can we improve the student learning experience? *Surgeon Journal of the Royal Colleges of Surgeons of Edinburgh & Ireland, 5*(5), 271–274.
11. Rose, J., Waibel, B., & Schenarts, P. (2011). Disparity between resident and faculty surgeons' perceptions of preoperative preparation, intraoperative teaching, and postoperative feedback. *Journal of Surgical Education, 68*(6), 459–464.
12. Vollmer, C., Newman, L., Huang, G., Irish, J., Hurst, J., & Horvath, K. (2011). Perspectives on intraoperative teaching: Divergence and convergence between learner and teacher. *Journal of Surgical Education, 68*(6), 485–494.
13. Butvidas, L., Anderson, C., Balogh, D., & Basson, M. (2011). Disparities between resident and attending surgeon perceptions of intraoperative teaching. *The American Journal of Surgery, 201*(3), 385–389.
14. Levinson, K., Barlin, J., Altman, K., & Satin, A. (2010). Disparity between resident and attending physician perceptions of intraoperative supervision and education. *Journal of Graduate Medical Education, 2*(1), 31–36.
15. Chen, X., Williams, R., & Smink, D. (2014). Do residents receive the same OR guidance as surgeons report? Difference between residents' and surgeons' perceptions of OR guidance. *Journal of Surgical Education, 71*(6), e79–e82.
16. Hindmarsh, J., & Pilnick, A. (2002). The tacit order of teamwork: Collaboration and embodied conduct in anaesthesia. *The Sociological Quarterly, 43*(2), 139–164.
17. Pope, C., Smith, A., Goodwin, D., & Mort, M. (2003). Passing on tacit knowledge in anaesthesia: A qualitative study. *Medical Education, 37*(7), 650–655.
18. Lave, J., & Wenger, E. (1991). *Situated learning: Legitimate peripheral participation.* Cambridge, UK: Press syndicate of University of Cambridge.
19. Aggarwal, R., & Darzi, A. (2006). Training in the operating theatre: Is it safe? *Thorax, 61*(4), 278–279.
20. Lyon, P. M. A. (2003). Making the most of learning in the operating theatre: Student strategies and curricular initiatives. *Medical Education, 37*(8), 680–688.
21. Lyon, P. (2004). A model of teaching and learning in the operating theatre. *Medical Education, 38*(12), 1278–1287.
22. Dunnington, G., DaRosa, D., & Kolm, P. (1993). Development of a model for evaluating teaching in the operating room. *Current Surgery, 50*(7), 523–527.
23. Cox, S., & Swanson, M. (2002). Identification of teaching excellence in operating room and clinic settings. *American Journal of Surgery, 183*(3), 251–255.
24. Moulton, C. (2010). Operating from the other side of the table: Control dynamics and the surgeon educator. *Journal of American College of Surgeons, 210*(1), 79–86.
25. Lingard, L. (2002). Team communications in the operating room: Talk patterns, sites of tension and implications for novices. *Academic Medicine, 77*(3), 232–237.
26. Crofts, T. J., Griffiths, J. M., Sharma, S., Wygrala, J., & Aitken, R. J. (1997). Surgical training: An objective assessment of recent changes for a single health board. *BMJ, 314*(7084), 891–895.
27. Raja, A. J., & Levin, A. V. (2003). Challenges of teaching surgery: Ethical framework. *World Journal of Surgery, 27*(8), 948–951.

28. Mayer, R. (2004). Should there be a three-strikes rule against pure discovery learning? The case for guided methods of instruction. *Am Psychology, 59*, 14–19.

29. Roberts, N., Williams, R., Kim, M., & Dunnington, G. (2009). The briefing, intraoperative teaching, debriefing model for teaching in the operating room. *Journal of the American College of Surgeons, 208*(2), 299–303.

30. Temple, J. (2010). Time for training: A review of the impact ofhte the European Working Time Directive on the quality of training.

31. Ahmed, M., Arora, S., Russ, S., Darzi, A., Vincent, C., & Sevdalis, N. (2013). Operation debrief – a SHARP improvement in performance feedback in the operating room. *Annals of Surgery, 258*(6), 958–963.

32. Cope, A., Mavroveli, S., Bezemer, J., Hanna, G., & Kneebone, R. (2015). Making meaning from sensory cues in the operating room – an important content area of post-graduate surgical learning. *Academic Medicine, 90*(8), 1125–1131.

33. Law, B., Atkins, M. S., Kirkpatrick, A. E., & Lomax, A. J. (2004). *Eye gaze patterns differentiate novice and experts in a virtual laparoscopic surgery training environment, Proceedings of the 2004 symposium on Eye tracking research & applications* (pp. 41–48). San Antonio: ACM.

34. Richstone, L., Schwartz, M., Seideman, C., Cadeddu, J., Marshall, S., & Kavoussi, L. (2010). Eye metrics as an objective assessment of surgical skill. *Annals of Surgery, 252*(1), 177–182.

35. Bleakley, A. (2006). *Towards an aesthetics of healthcare practice: Learning the art of clinical judgement.* Denmark: University of Aarhus.

36. Hauge, L. S., Wanzek, J. A., & Godellas, C. (2001). The reliability of an instrument for identifying and quantifying surgeons' teaching in the operating room. *American Journal of Surgery, 181*(4), 333–337.

37. Blom, E. M., Verdaasdonk, E. G. G., Stassen, L. P. S., Stassen, H. G., Wieringa, P. A., & Dankelman, J. (2007). Analysis of verbal communication during teaching in the operating room and the potentials for surgical training. *Surgical Endoscopy, 21*(9), 1560–1566.

38. Roberts, N., Brenner, M., Williams, R., Kim, M., & Dunnington, G. (2012). Capturing the teachable moment: A grounded theory study of verbal teaching interactions in the operating room. *Surgery, 151*(5), 643–650.

39. Sutkin, G., Littleton, E., & Kanter, S. (2015). How surgical mentors teach: A classification of in vivo teaching behaviors part 1: Verbal teaching guidance. *Journal of Surgical Education, 72*(2), 243–250.

40. Mehan, H. (1979). *Learning lessons: Social organisation in the classroom.* Cambridge, MA: Harvard Press.

41. Wells, G. (1993). Re-evaluating the IRF sequence: A proposal for the articulation of theories of activity and discourse for the analysis of teaching and learning in the classroom. *Linguistics and Education, 5*, 1–37.

42. Healy, J., & Yoo, P. In defense of "Pimping". *Journal of Surgical Education, 72*(1), 176–177.

43. Hu, Y., Peyre, S., Arriaga, A., Roth, E., Corso, K., & Greenberg, C. (2012). War stories: A qualitative analysis of narrative teaching strategies in the operating room. *The American Journal of Surgery, 203*(1), 63–68.

44. Chen, X., Williams, R., Sanfey, H., & Smink, D. (2015). A taxonomy of surgeons' guiding behaviors in the operating room. *The American Journal of Surgery, 209*(1), 15–20.

45. Sutkin, G., Littleton, E., & Kanter, S. (2015). How surgical mentors teach: A classification of in vivo teaching behaviors part 2: Physical teaching guidance. *Journal of Surgical Education, 72*(2), 251–257.

46. Bezemer, J., Cope, A., Faiz, O., & Kneebone, R. (2012). Participation of surgical residents in operations. *World Journal of Surgery, 36*(9), 2011–2014.

47. Bezemer, J., Cope, A., Kress, G., & Kneebone, R. (2013). Holding the scalpel: Achieving

surgical care in a learning environment. *Journal of Contemporary Ethnography, 43*(1), 38–63.
48. Cope, A., Bezemer, J., Kneebone, R., & Lingard, L. (2015). 'You see?' Teaching and learning how to interpret visual cues during surgery. *Medical Education, 49*(11), 1103–1116.
49. Lingard, L., Reznick, R., DeVito, I., & Espin, S. (2002). Forming professional identities on the health care team: Discursive constructions of the 'other' in the operating room. *Medical Education, 36*, 728–734.

（翻译：黄勇）

第17章
支持精神运动发展

Pamela Andreatta，Paul Dougherty

概述　尽管模型支持教学为外科基本技能(如缝合、打结等)的掌握创造了有利环境,但随着应用外科学的发展,最终目的正逐渐变为如何综合理解以及掌握外科手术过程中的精神运动技能,即如何在术中根据实际情况调整术式以及操作顺序。实习医生可以通过指南或导师的术中操作,学习相关能力。其难点在于如何将理论与实践相结合,在练习理论基础的同时安全地进行新的操作。作者基于精神运动领域中的 Dave 分类法框架,将 BID 模型引入了外科教学中,即术前讨论-术中教学-术后小结(briefing-intraoperative-debriefing)。使得导师及学生可以有意识地、协同地设计手术,与此同时促进多种外科情况中精神心理技能的掌握与发展。

17.1　简介

旨在讨论手术技能获得、掌握和维持的论文经常发生变化,甚至有时概念会发生混淆,很少能在体制内所面对的具体问题上达到观念统一,这些分歧源自于错误地认为精神运动技能可以在不整合认知和情感成分的情况下发展。然而,认知和情感对于外科实践具有显著的影响。如何正确地进行手术相关技术和仪器的操作,必须在应用手术的背景下进行学习。包括其中固有的情感及心理因素。的确,应用外科学背景下手术的熟练程度需要从多方面来衡量,但只要人为的整合逻辑依然是教学的重要组成部分,那么对其中任何一个环节的研究就是合理的。非手术代理的应用对于精神运动技能的发展而言,就像一根线,贯穿了整个外科史。现代模拟器扩展了一些传统体模的覆盖范围,但其中很多重合的部分可以有效地建立对精神运动能力的基本理解,包括工具的功能实施、技术、顺序、精确度以及可接受的性能标准。

手术中精神运动技能的关键点在于如何将非手术操作背景、获得的精神运动能力整合到实际手术过程中。如果不能在手术以外掌握精神运动能力,那一定要把握住一切手术实践机会从而获得。因此,我们将重点放在培养术中的精神运动能力,同时也肯定在手术环境以外的可以发展、强化精神运动能力相关实践的价值。首先,我们将讨论精神运动领域的理论基础。

17.2　理论基础

对于精神运动了领域的发展,现有几种相对成熟的分类标准[1-3],Dave 分类法中提及的渐进性五级分类法十分适用于手术相关技能的建立,具体包含:①模仿;②操作;③精度;④整合;⑤自然化。在初始模仿阶段,学员通过观察他人的行为模式或在观察的同时进行操作,更贴近于传统意义上的"看到什么,做什么"的模式,不考虑可能遇到的其他问题。在操作阶段,学员通过记忆或指南来进行操作。在精度阶段,学员在没有指南的情况下,可以精确、高效地完成相关技能的演示。在第 4 阶段,学员要适应及协调操作顺序,以实现协同内部一致性,结合两种或两种以上的技能,来满足更高的要求或综合目标。最后,在自然化阶段,学员能在更少体力及脑力的消耗下,轻松地将两种或两种以上的技能结合,按序进行。在自然化阶段,学员的操作更倾向于潜意识化,不需要过多的思考,甚至在思考其他事情时也能完成相应的操作。

我们将 Dave 的精神运动分类法类比至手术技能中(表 17.1),用对手术技能的要求重新定义原分类法中的每一类,同时提出每一级别的评价标准。制订评价标准对教学的展开至关重要,尤其是在涉及发展与掌握相关的教学当中。我们将在表中更详细地描述每阶段的教学目的以及评价标准。

表 17.1　Dave 精神运动领域分类法[3]

Dave 精神运动领域分类法		
等级	定义	预期表现质量
1. 模仿	能够观察专家外科医生以及与手术任务和动作相关的模式行为,包括在观察专家演示的同时执行	低质量、不一致、低效、依赖执行、任务和行动分离、表现依赖于指导/指示
2. 操作	能够根据记忆执行某些手术任务和动作,能够按照专家的指示和口头指导执行技能	平均质量低、不一致、低效、依赖执行、任务和行动分离、表现依赖于促进式的口头指导
3. 精度	能够在没有专家指导的情况下,以高精度、高效率、准确、精确和高比例地执行某些手术任务和动作。专家提供引导和纠正反馈	平均质量好、一致、高效、独立执行、任务和行动分离、表现取决于促进式的纠正反馈

续表

Dave 精神运动领域分类法		
等级	定义	预期表现质量
4. 整合	能够以一贯良好的质量执行任务和行动,并协调和调整一系列行动,包括将技能、任务或活动结合起来,以满足更广泛的外科需求或综合目标。专家提供咨询和支持	高质量、一致、高效、独立执行、综合的行动顺序、表现取决于促进式的咨询
5. 自然化	能够自动执行一系列动作或活动,无需体力或脑力透支,轻松、可控、高质量地执行。专家根据需要提供进度策略和咨询	非常好的质量、一致性、高效性、独立执行、综合的行动顺序、独立于促进式咨询的表现

17.3　模拟器外科技能教学

随着现代化手术技能教学的进步,模拟器在手术技能教学中的应用越来越广泛。高级、中级、低级以及混合级别的技术支持可以完成从第 1 阶段(模仿)到第 4 阶段(整合)的教学,在第 3 阶段(精度)的教学中显示出格外优势[4]。因其在临床上的安全性优势,使得模拟器在广度、深度、精确度、灵活度等多方面不断优化。书中其他章节将具体介绍模拟器支持下的手术教学,我们主要介绍在实际手术过程中的教学。但我们强烈建议在学员进行第 3 阶段目标的学习时,前期先进行大量的模拟操作再进行临床应用。这样,不仅可以提高患者手术的安全性和高效性,同时也能为实习生提供更优质的学习体验。使得学生可以更侧重于手术决策、情感认知等更高级的考虑,而不仅仅纠结于手术的基本操作。

17.4　手术室外科技能教学

BID 模型是组织及监察手术室外科技能教学的基本框架:术前讨论(B)-术中教学(I)-术后小结(D)[5]。三个环节中的每一步都在导师与学员操作过程中自然地进行。

17.4.1　术前讨论(B)

在术前讨论阶段,导师和学员在准备手术期间要回顾手术需要的技能,根据 Dave 分类法评估学员对每项技能的掌握级别,从而决定学员术中操作需要达到的目标。例如,术中涉及肠吻合术时,导师需要多层次地考核学员的相关能力(模拟器、动物、大体、术中),从而通过更高层次的课程以及更贴切的指导,来提高学员的能力。每一节中,导师及学员需要达到的教学目标不应超过 2~3 个。与第3~5 阶段的高级别的学员相比,第 1~2 阶段的学员可能操作经验更加薄弱。第3 阶段的学员在术中课程中的目标相对更明确。而 4~5 阶段的学员应侧重于在尽量不依靠导师帮助的情况下独立完成手术。

17.4.2　术中教学(I)

术前讨论阶段设计 2~3 个教学目标,要在术中教学环节中落实,导师和学员需相互协作来培养及提高学员的能力,例如,一个第 3 阶段的学员准备在骨折复位固定手术中准确、高效地置入骨钉。那么教学目的会相应地根据实际术中的难易程度以及学员表现,来决定是否需要逐步指导或演示。预先确定术中教学的侧重点,能够更直接地提高学员的能力,同时使得特定病例中的教学目的更加明确。

术中教学应力求明确每阶段学员可以完成的零散操作或连贯操作,包括那些已经达到第 5 阶段的学员。允许学员完成这些操作不仅可以鼓励学员提高能力,也更方便学员理解基础操作与实际术中操作流程的关系。这种教学模式下,也使得术中流程进行得更加顺利,随着操作次数的增加,很多常规操作以及不同手术中的相同环节会变得更加熟练。因此,在面对一些本身比较复杂的手术或术中遇到突发意外等比常规手术更加棘手的情况时[6,7],导师可以提示学员放慢速度,更加集中于病例中的难点。对于术前既定的教学目标,导师也应当用同样的方式给予指导,促进学员成功地攻克难点。

17.4.3　术后小结(D)

术后小结阶段,导师将根据既定的教学评价标准对学员的术中操作进行评价。同时为进一步的提高设计计划。学员也应对自己的表现进行自我评价,按需提出需要的指导意见和纠正方法,并制订下一步的提高方案。例如,即使学员成功地将导丝置入了髓内钉,导师也要提醒学员,其操作的次数超过了建议的完成次数以及 X 线的使用超过了推荐的辐射剂量。然后,导师和学员应着手于讨论如何更高效地放置导丝,讨论内容要多角度地涵盖学员在该操作中的表现,包括学员的操作是否达到教学目标的要求以及下一步学员是否要更换导师或通过自学进入下一个阶段。学院应尽可能地做好讨论记录,方便后续导师为其制订培训计划,并提供成绩记录,供必要时参考。因此术后讨论可以作为学员寻找操作表现的差距、引导专家提出反馈意见、制订下一步提高计划的机制。这些都是自我评价的基本要素,在外科职业生涯中通过自我调节来保持能力水平。

17.5   综合培养外科技能

可以通过多种形式和教学环节来获得、培养和维持外科技能。传统教学通常尝试在手术内完成以上环节,比如一些低技术级别要求的常规操作(如缝合和打结)。随着社会经济学和法医学的推进,现代外科学教育面临更高的要求,也使得导师和学员获得了更多、更高质量的机会。因此综合能力教育应运而生,在不危及医生和患者的护理质量和安全性的前提下制订实质性的培训方案,并不在大多数外科专家的职责范围之内[8,9]。精神运动领域的分类法为构建手术技能的掌握和发展提供了基础,但由于没有正式推行,使得全球大多数医学研究生的教育内容没有实质性的变化。

使用 Dave 分类法,我们可以将每一级别视作精神运动发展的一步。同时可以作为广义外科学中的最基本概念和基础程序。精神运动能力与认知和决策密不可分,通过多种形式培养手术技能将使得在实际手术操作过程中的整合度更高[10,11]。综合能力有多种培养形式,我们提出了一个针对现代外科学教育模型的较为简易的方案[12]。将 Dave 分类法类比至手术技能发展模型,在表 17.2 中列举了培养相关精神运动能力和概念理解相对应的手术应用、推理和实现方法,为每个级别的导师和学员提供参考。

表 17.2   外科技能发展的促进行为(Dave 精神运动分类法)

Dave 精神运动领域分类法		
等级	教师促进行为	学员促进行为
1. 模仿	通过执行技能、任务或行动,帮助学员观察行为,同时逐步解释所做的事情及其原因	观察教师的技能、任务或行动
	在学员尝试技能、任务或行动时,为他们提供直接指导	在观察教员或在教员直接指导下执行技能、任务或行动
	提供修正反馈	对教师的行为进行模式化,同时逐步解释他们在做什么以及原因
	提出/回答问题	提出/回答问题
2. 操作	通过执行技能、任务或行动,促进学习顺序行为,同时学员逐步解释正在做什么以及原因	在教师执行技能、任务或行动时,解释每一步以及原因
	当学员执行技能、任务或行动时提供口头指导	演示技能、任务或行动,同时解释每一步及其原因

续表

Dave 精神运动领域分类法		
等级	教师促进行为	学员促进行为
2. 操作	在适当的环境中指导学员执行技能、任务或行动	在行为期间对教师的口头指导做出回应
	提供修正反馈	根据教师的修正反馈修正行为
	提出/回答问题	提出/回答问题
3. 精度	为学员提供预期的行为标准	运用深思熟虑的练习技巧来表现技能
	通过模拟或手术经验促进技能发展活动	专注于提高行为准确性、精确性、效率和一致性
	与学员一起设计技能发展策略	根据教师的修正反馈修正行为
	提供修正反馈	
4. 整合	通过手术经验促进技能发展活动	熟练地自动执行技能、任务和动作序列
	与学员一起设计综合的、程序化的发展策略	调整技能、任务和行动顺序的表现,以应对意外的手术或环境挑战
	提供咨询和支持	确定并展示技能、任务和行动顺序的替代方法,以适应手术或环境挑战
		向教师咨询
5. 自然化	通过手术经验促进技能发展活动	执行技能、任务和动作序列,同时解释哪些因素会导致程序节奏的起伏
	为学员提供获得新技能能力的进一步策略	执行技能、任务和动作序列,同时计划监控潜在的程序并发症
	提供咨询和支持	设计替代技术/设备,以提高程序性任务表现
		向另一名学员演示技能、任务和动作顺序,并进行逐步解释
		向教师咨询

表 17.2 中提出的模型并不是绝对的,仅是为导师和学员提供了一个可能的实施框架,将提高策略锚定在理论框架中,包含了一些整合外科学理论与技术的必要条件,但并没有作过度的规定。这些项目基于应用手术大背景下,为手术过程和一般手术中的技能建立背景基础。为学员提供了基础知识,使学员不会因自己的手上动作分心,也有利于帮助学员在培训中培养手术判断和决策,保障了培训的质量及安全性。

对学员和导师的促进行为进行描述,传达给对方他们在共同促进学员能力的发展,也描绘了双方能动性的配合,规划协调,共同完成目标的过程。此外该过程集成了手术语言,作为评价手术能力的标准。反过来又为特定的联系奠定了基础,包括精度、准确性、一致性、高效性,最终实现自动化。掌握外科手术技能可以减少处理精神运动行为相关的认知负荷,从而有更多的精力处理更高层次的分析和决策[13,14]。基本能力的培养也有助于发展替代方法来促进实践以及扩展综合知识,比如第 4 阶段和第 5 阶段学员的相关能力。这里我们用髓内钉在胫骨骨干骨折手术中的处理案例来说明 Dave 精神运动分类法以及 BID 模型在特定手术内的作用(表 17.3)。

17.6　Dave 分类法及 BID 模型的优势

BID 模型的简单性使人们忽视了其在最大化地提升效率方面的作用,特别是将其与 Dave 分类法相结合时。该方法通过集中导师和学生的注意力,最大限度地优化手术环境,同时在学员最可能的技术范围内调整期望值,保证安全性[15]。在学员方面来说,优势在于他们可以有针对性的绩效目标以提高当下的能力,使得他们能专注地处理信息而不逾越安全性的范围。在早期发展阶段,主要的目标是尝试一些简单的任务,以及了解导师处理手术的基本思路,包括对术程的宏观把握,其复杂性以及如何调整技能的步骤和顺序,从而集成完成整个手术流程。一个既定的策略可以促进多重维度信息的动态交换,已达到能力丰富持续的发展[10]。鼓励学员定期应用他们掌握的能力,将更多的注意力集中于扩展目标,能确保学员在现有技能熟练的同时学到准备好的学习内容。在简单的经验基础上建立主观性和能动性,是手术室教学的最终目的。通过对学员的表现进行评级,导师和培训主管可以更精确地设计培训策略,调整培训项目来纵向地提升所有学生的外科技能。

对于导师而言,预先选定适合学员的病例,以及明确学员的能力范围,能够减少学员因不安全操作所致的压力。导师应适度掌握对病例的主导权,以平衡安全操作与培训,当手术遇到困难,而学员认为自己可以独立、安全地完成操作时,如何建立、放弃、重新建立对病例的主导权对双方而言会变得困难[6,7]。导师应鼓励学员时常锻炼常规的程序步骤,对于病例中一些在学员能力范围内的操作,可以给予适当指导。假以时日,随着学员的能力进步以及安全的操作,导师可以逐渐信任学员,并给予其更多的自主权。当学员及导师在某部分存在分歧时可能会变得困难。导师应根据学员的表现提前告知学员对特定病例的操作部分,可以通过逐步的努力来完成教学目的,理论上来讲,以上讨论应在术后小

表 17.3　技能发展示例：胫骨骨干骨折髓内钉固定术

BID / 步骤	1级 模仿	2级 操作	3级 精度	4级 整合	5级 自然化
简介：教师(F)和学员(T)决定手术的分项目标	观察髓内钉固定过程	教师直接指导		识别、标记入路位置	手术暴露
	按外科医生的要求提供手术器械	识别、标记入路位置	识别、标记入路位置	切开，进入手术部位	内部骨折复位
		切开，进入手术部位	切开，进入手术部位	用导丝或锥子穿透干骺端骨	置入导丝
	通过透视确定导丝、钻孔器、钉子的位置	用导丝或锥子穿透干骺端骨	用导丝或锥子穿透干骺端骨	沿胫骨轴插入导丝	扩髓管
				逐步将导丝推进至骨折部位	插入髓内钉
				协调辅助，处理远端骨折段	
				将导丝穿过骨折位置	完成髓内钉固定
				通过透视确定导丝位置	
术中：教师(F)和学员(T)合作完成预定的手术目标	(F)完成内固定并作出解释	(F)指导学员识别标记入路位置	(T)识别、标记入路位置	(T)识别、标记入路位置	(T)手术暴露
	(T)观察内固定过程	(T)识别、标记入路位置	(F)给予修正反馈	(T)切开，进入手术部位	(T)内部骨折复位
	(F)索要手术器械并说出名称	(F)指导学员切开，进入手术部位	(T)切开，进入手术部位	(T)用导丝穿透干骺端骨	(T)置入导丝
	(T)为外科医生提供手术器械	(T)切开，进入手术部位	(F)给予修正反馈	(F)促进其他步骤的综合排序	(T)扩髓
	(F)透视拍摄放置的导丝、钻孔器、钉子的图像	(F)引导学员用导丝穿透干骺端骨	(T)用导丝穿透干骺端骨	(T)沿胫骨轴插入导丝	(T)插入髓内钉

续表

BID / 步骤	1级 模仿	2级 操作	3级 精度	4级 整合	5级 自然化
术中：教师 (F) 和学员合作完成预定的手术目标	(T) 用透视确定导丝、钻孔器、钉子的位置	(T) 用导丝穿透干骺端骨	(F) 给予修正反馈	(T) 逐步将导丝推进至骨折部位 (T) 协调辅助，处理远骨折段 (T) 将导丝穿过骨折位置 通过透视确定导丝位置 (F) 提供反馈	(T) 完成髓内钉固定 (T) 通过透视确定固定 (F) 提供咨询
汇报：教师 (F) 和学员对照回顾表现，讨论发展策略和下一步计划	(T) 根据每个目标，对表现做自我评价 (F) 根据每个目标，评价学员表现 (F/T) 确定未来发展的方面 (F/T) 为发展努力制订行动计划 (T) 记录汇报结果，进展战略	(T) 根据每个目标，对表现做自我评价 (F) 根据每个目标，评价学员表现 (F/T) 确定未来发展的方面 (F/T) 为发展努力制订行动计划 (T) 记录汇报结果，进展战略	(T) 根据每个目标，对表现做自我评价 (F) 根据每个目标，评价学员表现 (F/T) 确定未来发展的方面 (F/T) 为发展努力制订行动计划 (T) 记录汇报结果，进展战略	(T) 根据每个目标，对表现做自我评价 (F) 根据每个目标，评价学员表现 (F/T) 确定未来发展的方面 (F/T) 为发展努力制订行动计划 (T) 记录汇报结果，进展战略	(T) 根据每个目标，对表现做自我评价 (F) 根据每个目标，评价学员表现 (F/T) 确定未来发展的方面 (F/T) 为发展努力制订行动计划 (T) 记录汇报结果，进展战略

结阶段进行，以便学员筹备下阶段实践，若不能实现，至少要在术前讨论期间进行。

17.7　总结

　　本章中概述的模型可以应用于学员在培训期间与不同的导师一起进行，或在更大的团队中与多个导师共同开展。BID 模型和 Dave 分类法的优势之一在于其简单性和熟悉性，特别是应用过术前讨论和术后小结的团队。人为的实时纠正反馈以及设定标准的教学评估，是手术室教学的重点之一。通过为学员和导师创建存档记录的移动绩效评估系统，使得这些变得更加容易实现。然而，如果教师和学员不能每次实践都应用 BID 模型，那就失去了这个模型的价值，尽管操作起来简单，教育工作者推进该模型的发展是值得的，特别是让学员、导师和患者都理解他的优势所在时。教学工作的开展需要资源和时间，但与学员能否合适地展示能力的风险相比，开展这些讨论工作的付出是值得的。

参考文献

1. Simpson, E. J. (1972). *The classification of educational objectives in the psychomotor domain*. Washington, DC: Gryphon House.
2. Harrow, A. (1972). *A taxonomy of the psychomotor domain: A guide for developing behavioral objectives*. New York: David McKay.
3. Dave, R. H. (1970). Psychomotor levels. In R. J. Armstrong (Ed.), *Developing and writing behavioral objectives* (pp. 20–21). Tucson: Educational Innovators Press.
4. Ericsson, K. A., Krampe, R. T., & Tesch-Roemer, C. (1993). The role of deliberate practice in the acquisition of expert performance. *Psychological Review, 100*, 363–406.
5. Roberts, N. K., Williams, R. G., Kim, M. J., & Dunnington, G. L. (2009). The briefing, intraoperative teaching, debriefing model for teaching in the operating room. *Journal of the American College of Surgeons, 208*(2), 299–303.
6. Moulton, C. A., Regehr, G., Lingard, L., Merritt, C., & Macrae, H. (2010). Operating from the other side of the table: Control dynamics and the surgeon educator. *Journal of the American College of Surgeons, 210*(1), 79–86.
7. Moulton, C. A., Regehr, G., Lingard, L., Merritt, C., & Macrae, H. (2010). 'Slowing down when you should': Initiators and influences of the transition from the routine to the effortful. *Journal of Gastrointestinal Surgery, 14*(6), 1019–1026.
8. Hodges, B. D., & Kuper, A. (2012). Theory and practice in the design and conduct of graduate medical education. *Academic Medicine, 87*(1), 25–33.
9. Rieselbach, R., Sundwall, D., Shine, K. (2015). Graduate medical education: The need for new leadership in governance and financing. Health Affairs Blog. http://healthaffairs.org/blog/2015/01/14/graduate-medical-education-the-need-for-new-leadership-in-governance-and-financing/.
10. Anderson, O. R. (1997). A neurocognitive perspective on current learning theory and science instructional strategies. *Science Education, 81*, 67–89.
11. Clark, J. M., & Paivio, A. (1991). Dual coding theory and education. *Educational Psychology Review, 3*(3), 149–210.

12. Moreno, R., & Mayer, R. (2007). Interactive multimodal learning environments. *Educational Psychology Review, 19*(3), 309–326.
13. Van Merriënboer, J. J. G., & Sweller, J. (2005). Cognitive load theory and complex learning: Recent developments and future directions. *Educational Psychology Review, 17*(2), 147–177.
14. Pollock, E., Chandler, P., & Sweller, J. (2002). Assimilating complex information. *Learning and Instruction, 12*(1), 61–86.
15. Vygotsky, L. (1978). *Interaction between learning and development. Mind and society* (pp. 79–91). Cambridge, MA: Harvard University Press.

（翻译:梁瑾瑜）

第18章
患者和外科教育：启示、实践及患者参与

Rosamund Snow，Margaret Bearman，Rick Iedema

概述 在外科教育中，患者的参与十分重要，本章主要介绍相关认识及实例，以期为开展外科教育提供新思路。患者在此过程中的身份多变，既可以是讲述者，也可以是引导者、执行者或评估者。患者的参与可能对外科教育的实践及结果产生重要影响，诸如：①课程的开始与结束；②谁来制订结果评估标准；③需要掌握的技能；④患者的角色；⑤如何进行良好的外科治疗等。

常有医生说："我从患者身上学到了很多。"然而，患者在外科教育中的作用不仅仅是提供一个实践的机会或成为一个鲜明的例子，其潜在的益处鲜为人知。相对其他领域来说，患者参与外科实践及教育的文献较少，而跨专业教育或慢性护理教育则有着较长的发展历史[1]，可以为外科教育提供借鉴。此外，通过对外科教育的辩证思考，可能对外科实践产生启发。

2016年《温哥华声明：患者在健康和社会护理专业教育中的心声》（以下简称《声明》）概述了对此领域当前进展的共识[2]。《声明》提出患者心声的价值未得到重视，虽然相关研究在深入，但缺乏患者参与其中对长期疗效可能产生的影响研究。值得一提的是，促进患者参与的益处在医学生群体得到体现。Ruitenberg和Towle[3]进行的一项医学生与慢性病患者的跨专业沟通研究，通过详细的定性分析，揭示了患者参与对于医学教育的重要作用，在交流过程中，患者可以更主动地表达自己的诉求[4]，医学生也可以有技巧地让一些专业词汇更通俗易懂、让患者理解接受，从而在医患之间形成正向反馈[5]。相应地，如果言语不当可能会对患者造成伤害，使其产生一些负面情绪[5]。关于患者参与外科教育进阶培训的相关文献较少，Nestel和Bentley[6]进行的一项研究表明，对外科实习生来说，相较于模拟患者场景，混入真实患者更有益处，但似乎没有其他证据支持。

本章主要介绍促使外科教育发生改变的原因和实例。在此讲述患者参与的含义、医患关系对于外科教育的意义、为开展外科教育提供思路的实例、患者参

与外科教育对外科实践的影响等。

18.1　关于"患者参与"的思考

对"患者参与"一词的理解,由于背景、地域、对医患关系的看法不同因人而异,其伴随一些术语疑义,诸如"患者"的定义及"外行视角"的成因[7]。其相关模式很大程度上受 1969 年提出的"公众参与阶梯"理论的影响[8]。在患者参与阶段的体现是从无参与到合作性参与,临床医生和患者之间的权力差异被抹平或逆转。这些模式被许多有关患者参与医学教育的文献引用,并且日渐成为卫生服务的一部分。例如,英国国家卫生服务机构的一份报告指出[9],维持患者健康安全的同时也期望患者参与。以下是一些医护人员的各种反应。

第一阶段:我不知道什么是"患者参与"

对于一些医护人员来说,患者是接受治疗或参与研究的角色。在这种情况下,对"患者参与"的认识更倾向于医生通过健康宣教而让"患者理解"医学知识。

正如 Mulsow 等人于 2012 年进行的一项通过知情同意书改善患者对手术治疗理解的研究所述[10],信息从医生向患者传递,这不是所谓的"参与","参与"是当患者完全参与到医学教育中时,患者会积极地向医生表达诉求,让医生有所收获(如第五阶段所述)。

第二阶段:我不明白"患者参与"有什么益处

医护人员根据患者病史和症状,制订治疗方案并告知患者,在这种模式中,临床医生是专家,患者只能根据自己的认知来理解这种专业决定。除此以外,临床医生还需要认识到一件事,他们可以从患者对自己身体和医疗环境的反应中学到更多的生物医学知识,即所谓的"久病成医"。

第三阶段:我知道可能有用,但不好意思去问患者

在患者参与的这个阶段,对道德方面及患者是否具有代表性的担忧往往占据心理主导地位,同时担心不耻下问之后,患者反而别有用心,有损学习经验的累积。当然,不应使接受治疗的患者感到只有同意教学或有益于医生学习才能获得良好的治疗,但一般而言,与患者合作时(包括支付问题)具有与其他领域相同的道德约束。

是否具有代表性是把患者当作受试者时需要考虑的问题。没有患者可以代表其他人,就像任何一个医务工作者都不能代表所有的医生一样,同理,任何教师也都可能存有私心,教师培训可以将这些想法转化为有用的学习成果并传递给下一代。

第四阶段:通过患者讲述自己的经历而收获学习

通常患者参与的第一步是让患者描述疾病发病过程或生活背景,这种讲故事的方式可以获得很多有效信息,但在后续的评估过程中患者缺乏参与度,其故事产生的影响就会受到限制。情感共鸣和患者自身观点对医学和外科教育十分重要。

第五阶段:医患共同开展、传递和评估教育

本章中患者参与指的是患者可以成为积极的讲述者、课程设计者和评估者。患者参与可以为外科教育作出贡献、产生影响。下一节概述了患者影响外科教育和实践的一些实质性方法。我们提供的实例多来自非外科,以期为目前尚未解决的问题提供思路。

18.2　患者如何改变教育和实践

关于患者参与需要明确一点的是,医患双方各司其职,患者起到的作用必然与临床医生不同。患者参与可能改变临床医生、教育工作者和管理者对外科教育和实践的观念,尤其是以下几个方面:

1. 课程的开始与结束。
2. 谁来制订结果的评估标准。
3. 需要掌握的技能。
4. 患者的角色。
5. 如何进行良好的外科治疗等。

18.2.1　课程的开始与结束

无论教授何种技能,或者选择特定场景作为教学媒介,都要决定从哪里开始和结束,并明确开始学习的起点。例如在模拟环境中,学习者可能会进入一个已经准备好工具假人的房间,在那里有任务培训师来测试特定技能。然而,对于患者来说,这种特定技能的学习过程可能开始得更早,结束得更晚。他们的关注点可能在于手术对身体状况、康复和以后生活质量的影响。也就是说,患者的生活经验先于目前的治疗,并且局限于某个他们熟悉的特定方面。例如,有合并症的患者对自我管理以及住院期间可以获得的治疗进展等方面更为了解[11]。

打个比方来说,仅聚焦于外科手术路径的某一部分,就相当于在不知道如何起飞或着陆的情况下学习驾驶飞机,这或许在模拟环境中是可行的,但如果飞行员没有为现实生活中的航行做好准备,就可能造成巨大损害。有关患者主导课程的区别的例子请参见阅读框 18.1。

阅读框 18.1　患者自我技能与医生教科书的对比

胰岛素依赖型糖尿病患者根据亲身经历设计并实施了一个模拟测试场景。内容是一位患有 1 型糖尿病 20 年的年轻人因严重骨折需至急诊室进行手术。饰演该患者的演员提前接受了 1 型糖尿病患者的指导,在测试过程中,还会通过耳机对他的行为进行进一步指示。

在测试过程中,患者自觉出现低血糖情况,并要求饮用背包中的功能饮料以补充能量。经过多次模拟测试,可以观察到医生(尤其是住院医师或实习生)出于对手术前禁食水的考虑会拒绝患者喝饮料的要求。而当拒绝患者要求之后,医生再提出这种情况下应该测血糖或者静脉滴注葡萄糖溶液的时候,患者就会非常生气,以拒绝治疗或者失去意识而告终。

这个测试透露出一个很容易被忽略的事实,对于医生来说,当患者习惯与教科书规定发生矛盾的时候,可以试着尊重并探索一下患者尝试自我治疗的原因,像上述情况就可以试着允许该患者喝一口背包里的饮料。

这是因为,患者已患病 20 年,在这 20 年里他可能已经应对了数千次轻度低血糖发作,相关的应对技巧甚至当他还是个孩子的时候就已经学会了。他非常熟悉自己低血糖发作的症状,在这种时候要求他验血测血糖就没有临床医生认为的那么重要,而且当患者很生气且已经很了解自己的情况之时还要测血糖更是火上浇油。不同的人对于低血糖的反应千差万别,医学教科书也不可能涉及全部的反应,当患者觉得不适甚至危及生命时,测血糖除了加重身体负担之外没有任何作用,因此务实至关重要。而且,更重要的是,任何因治疗延误而陷入昏迷的患者都不太可能立即接受手术,并且在清醒之后还会起诉阻止他进行自我治疗的那位医生。

18.2.2　谁来制订结果的评估标准

医学行业的评估标准是自身从医经验、系统学习和临床观察的总和,其通常由业内资深教授来制订。但这仅仅覆盖了整个行业的其中一部分。尽管一个经验丰富的医生具备突出的专业医学能力,但在评估以患者为中心的治疗、恰当的沟通技巧及患者心理舒适度等方面仍有所欠缺。而且越来越多的患者对这些方面十分重视[12]。在医学院教学过程中,根据患者参与评估所提出的建议,对学生的沟通和实践技能的要求都发生了一些变化。相关示例见阅读框18.2。

阅读框 18.2　患者的评估

在英国和美国的许多医学院校,女性患者或志愿者亲身参与医学生体检技能如阴道检查的教学过程[13]。在牛津大学,这些参与者被称为临床教学助理,她们将作为评估者,与妇科医生合作共同监考学生的期末考试。考试要求是在考官身上完成插入窥器的操作,打分项涉及舒适安全的技能操作和沟通技巧。在知情同意环节,临床教学助理认为,学生应告知对方操作过程会尽量保证舒适度,如有任何不适,可随时示意停止检查操作。这一点很重要,尤其在很多人觉得难为情的操作环节,维护患者的尊严和决定权给予了她们莫大的鼓励。在这种考试模式改革之前,学生们的考试内容仅仅是在塑料骨盆模型上进行操作,考官通过操作流程对学生进行打分。两相对比,显然以患者为主导的考试对这些年轻医生未来的实践技能操作更为重要。

18.2.3　需要掌握的技能

患者不一定要区分技术技能和所谓的非技术技能(译者注:在危重情况管理时,技术技能指基于医学和技术角度采取行动,非技术技能指决策制订、团队交互及团队沟通管理),而且很大程度上在实践中两种技能相互联系[14]。尽管目前有关交流和软实力的教学日渐增多,但其应该作为一门单独课程来开展学习,毕竟模拟环境下参与角色扮演的演员对于这些场景沟通本就毫无经验可言,又怎么能指望学生可以从中学到有用的东西呢。尤其是传统学习过程中,大部分学生只是在无声的人体模型或部分任务训练器上进行练习,不用开口讲话,就可以完成对模拟道具的完美缝合。由此,技术技能和非技术技能的差距就会被拉大,需要增加学生实践的机会来改变这种情况。相反,在以患者为主导的场景中,学生可能会被明确要求两种技能的结合,以应对患者出现的更困难的情况[15]。相关示例见阅读框 18.3。

阅读框 18.3　"她问问题的顺序不对!"

在一个由患者参与设计的急诊模拟测试场景中,医学生需要对患者进行输液和维持治疗,与此同时患者恢复意识并开始与他们进行交流(患者为模拟假人,由经历过同样情况的女性配音)。一边监测稳定生命体征,一边应对患者各种不知所云的问题,尤其是当患者问他们"我会好起来吗?"时,本来非常擅长用非专业语言解释诊疗的学生就会十分煎熬。据协助设计测试场景的患者反映,绝大多数医生都试图通过沉默来回避这些问题(但沉默的同时,医生也没有闲着,继续做一些他们认为具有实际价值的事情,比如治疗操作)。

18.2.4　患者的角色

　　如果问患者想在医疗过程中了解什么,他们可能会选择对长期健康有实际意义的内容进行学习。患者做完手术后的自我康复阶段也是整个医疗团队中的一部分,就像值班医生要向同事交班一样,医生也应该对患者的健康恢复进行必要的宣教。在当前医疗资源如此紧张的条件下,学习这些内容的患者可以更好地照顾自己,很大程度上避免了二次入院或者还要等医生下班后进行咨询。随着人口平均寿命的延长和急性病的治愈率日渐升高,自我管理对于慢性病患者尤为重要。同样,患者参与教学可以从根本上改变教学,相关示例见阅读框18.4。

> **阅读框 18.4　流产管理**
>
> 　　在牛津大学,有过流产病史的女性协助临床医生设计了教学及评估。对于医生来说,评估的侧重点在于和饰演患者的女性之间沟通技巧的使用,尤其是坏消息的告知,而患者作为协助者则设计了一系列的教学内容。诸如应告知患者医生有能力进行流产管理,保证患者的生命安全,安抚家属,减轻患者及家属的焦虑情绪,并向患者及家属解释病情,告知可能出现的情况如出血、疼痛及相关治疗方案,何时拨打急救电话,以及流产过程患者是否会见到胎儿等。

18.2.5　如何进行良好的外科治疗

　　患者在外科教育中的作用不局限于培训初级外科医生,还有助于外科医生更好地理解他们在外科治疗过程中所扮演的角色。患者参与可以影响外科医生与患者建立良好且安全的关系的这种软实力。对患者而言,重要的不仅仅是手术的安全性、质量和结果以及他们与外科医生的关系,同样重要的是整个外科治疗对患者生理、心理和社会关系的影响。回到之前外科医生负责手术如同开飞机的飞行员的比喻,不仅要擅长驾驶飞机,还要擅长起飞和降落。也就是说,外科医生应确保患者为手术做好准备并应对可能出现的后果。但从患者的角度来看,"起飞"和"降落"不止是确保患者在手术前后获得必要的信息,该比喻表明外科医生在整个治疗过程中都要为患者可能发生的事情做好充分准备。阅读框18.5的示例是关于要深入了解患者(患者自己也是一名护士)如何看待外科教育的核心问题。

阅读框 18.5　患者经历状况频出的手术治疗

　　一名曾从事过护理专业的 68 岁患者因剧烈腹痛来到急诊,手术后在重症监护室住院 5 天后转到普通病房。在普通病房住院期间,患者出现褥疮及伤口感染。然而出院时,她的治疗计划不包括随后的社区护理,并且医院并没有告知她如何包扎伤口,也就是说患者必须自己对这次感染进行处理。对此,她非常气愤,给医院写了一封投诉信,然而医院却回应称她并不符合社区护理的条件,对此她也无可奈何。在随后她与外科医生的几次预约中,甚至有医学生在场,但她都没有机会表达她对后续治疗的担忧。几周后,患者腹部一侧出现疼痛,疼痛持续加重且持续了 1 年都未得到诊治,直到另一位医生发现患者得了疝气。疝气的疼痛严重影响患者的正常生活,甚至出现想自杀的抑郁情绪。因为之前看病的经历,她不再就诊于原外科医生,而就诊于发现疝气的外科医生,医生认为这是第一次手术的并发症,即切口疝。患者随后接受了第二次手术以修复疝气。经历了第二次外科治疗之后,患者认为原外科医生对手术并发症没有清晰的认识,因此对第一次手术治疗感到非常生气。然而因为没有关于第一次手术并发症的事故报告,她甚至没有机会向医院或那名外科医生进行任何反馈,医院甚至拒绝与她会面,拒绝向她解释发生的事情,并且拒绝道歉。可怜的患者目前仍要遭受病痛的折磨。

　　如果第一位外科医生进行了上述讨论过的"软实力"技能提升,那么本例中出现的一些问题就可能避免。然而,存在争议的是外科医生如何与她或他所提供的治疗产生联系和认同。我们这样说,并没有低估影响外科医生如何实践的部分激励和约束,这些激励和约束往往会限制外科医生开展治疗的方式,他们需要考虑病床周转率、工作时长、不同科室的竞争、对重症监护中的手术患者突发情况的专业处理等。这些社会和环境因素对于患者、手术治疗以及对治疗的反馈及结果也十分重要。但是大多数患者并没有机会参与上述这些方面。可能对于愿意参与外科教育的患者来说,这些内容非常值得考虑。如果给像上例中的护士患者这样的机会,他们可能会就两个首要问题向外科医生发问:了解手术过程及医生角色认知。这些将依次讨论。

　　患者参与并了解手术是平衡医生预期目标和患者治疗体验的重要过程,涉及手术设计、患者生命安全、知情同意(包括并发症、突发情况以及国家政策要求履行坦诚的义务等)。以上这些问题不仅是对外科医生或外科团队如何与患者进行良好沟通的考验,同样也要求临床医生个体化地为患者设计治疗方案,覆盖入院、出院、转院或社区护理等方方面面。对患者来说,一场手术是对医生临床、沟通和组织能力等多方面的考察。

不可否认的是,理解这些问题对外科医生的角色认知非常重要。对于患者来说,外科医生的权威必须包含其对外科治疗的组织、管理和时间等方面的责任感。正如本章所强调的,"手术治疗"的概念不仅仅适用于手术前、手术中和手术后不久的治疗,更重要的是对于患者而言,手术的概念贯穿于整个治疗体验和最终结果。相应地,在患者眼中,"外科医生"的角色不再是单纯用刀做一个切口的技术人员,而是扩展为在整个手术治疗及护理过程中负责患者可以安稳度过的专业人士。这要求医生动态探寻和了解患者在治疗及护理期间发生的所有情况,而这可能需要与手术团队、既往就诊医生和未来治疗医生等的多方协作。

综上所述,以上护士患者的例子可能为所有外科医生敲响了警钟,提示他们在行医过程中应确保治疗安全,对患者更加负责。这也表明,外科医生的整体角色和医疗技能不是单纯"强硬的",更多是"软实力"的结合。当代外科医生应具备多元技能素养,比如向患者交代并解释病情、制订治疗方案时理解并考虑患者的接受度、完善患者在手术和不同地点(如重症监护室和普通病房)的护理,以及克服医院日常工作中固有的压力、使患者保持心理安定并获得最佳治疗结果等,这些素养不仅有益于手术治疗过程,更有益于患者康复。患者参与本科生到实习生再到住院医师的教育过程,对于转变外科医生的角色认知、外科治疗护理和外科专业化的观念至关重要。

18.3   结论

迄今为止,外科教育的重要节点尚未有患者参与。幸运的是,教育和实践的世界正在悄然发生着变化,越来越多的患者为医学教育和实践作出不可忽视的贡献,这势必影响外科教育的发展轨迹。可以预见的是,如果患者不再因接受治疗而感怀,也不因病痛而受累,而是经过相对专业的培训后,抛开面临新事物的恐惧,可以参与设计外科教育和外科治疗过程,他们将得到更满意的医疗服务和效果。

参考文献

1. Jha, V., Quinton, N. D., Bekker, H. L., & Roberts, T. E. (2009). Strategies and interventions for the involvement of real patients in medical education: A systematic review. *Medical Education, 43*(1), 10–20.
2. Towle, A., Farrell, C., Gaines, M. E., Godolphin, W., John, G., Kline, C., et al. (2016). The patient's voice in health and social care professional education: The Vancouver statement.

International Journal of Health Governance, 21(1), 18–25.

3. Ruitenberg, C. W., & Towle, A. (2015). "How to do things with words" in health professions education. *Advances in Health Sciences Education, 20*(4), 857–872.

4. McKeown, M., Malihi-Shoja, L., Hogarth, R., Jones, F., Holt, K., Sullivan, P., et al. (2012). The value of involvement from the perspective of service users and carers engaged in practitioner education: Not just a cash nexus. *Nurse Education Today, 32*(2), 178–184.

5. Lauckner, H., Doucet, S., & Wells, S. (2012). Patients as educators: The challenges and benefits of sharing experiences with students. *Medical Education, 46*(10), 992–1000.

6. Nestel, D., & Bentley, L. (2011). The role of patients in surgical education. In H. Fry & R. Kneebone (Eds.), *Surgical education: Theorising an emerging domain* (pp. 151–168). Dordrecht: Springer.

7. Towle, A., Bainbridge, L., Godolphin, W., Katz, A., Kline, C., Lown, B., et al. (2010). Active patient involvement in the education of health professionals. *Medical Education, 44*(1), 64–74.

8. Arnstein, S. R. (1969). A ladder of citizen participation. *Journal of the American Institute of Planners, 35*(4), 216–224.

9. *Patient engagement in patient safety: A framework for the NHS.* National Health Service England. 2016.

10. Mulsow, J. J. W., Feeley, T. M., & Tierney, S. (2012). Beyond consent—Improving understanding in surgical patients. *The American Journal of Surgery, 203*(1), 112–120.

11. Misra, S., & Oliver, N. S. (2015). Diabetic ketoacidosis in adults. *BMJ: British Medical Journal, 351*, 1.

12. *Patient and public involvement in undergraduate medical education.* UK: General Medical Council. 2009.

13. Jha, V., Setna, Z., Al-Hity, A., Quinton, N. D., & Roberts, T. E. (2010). Patient involvement in teaching and assessing intimate examination skills: A systematic review. *Medical Education, 44*(4), 347–357.

14. Riem, N., Boet, S., Bould, M. D., Tavares, W., & Naik, V. N. (2012). Do technical skills correlate with non-technical skills in crisis resource management: A simulation study. *British Journal of Anaesthesia, 109*, 723–728.

15. Kneebone, R., Nestel, D., Yadollahi, F., Brown, R., Nolan, C., Durack, J., et al. (2006). Assessing procedural skills in context: Exploring the feasibility of an integrated procedural performance instrument (IPPI). *Medical Education, 40*(11), 1105–1114.

（翻译：陈蕾）

第 19 章
语言反馈在外科教育中的作用

Elizabeth Molloy，Charlotte Denniston

概述 本章综合了外科教育和更广泛的健康工作场所对反馈的观察性研究的结果，阐明了反馈在提高培训者表现方面的失败。鉴于这种情况，我们主张用另一种方法来看待外科教育中的反馈实践的情况。Boud 和 Molloy 最近提出的框架[1]（反馈标记 1 和标记 2)，将反馈重新定义为一种由学员驱动的活动，而不是强加给学员的"讲述"行为。通过确定自己的需求、关注点和实践目标，学员更有可能接受旨在改进的策略。这种对话形式的反馈更有可能在学员中发展自我调节能力，但这需要显示脆弱性并在各方之间建立信任。我们认为，这些对话沟通策略，围绕着尊重、信任和发展"对方"的目标，可能会转移到外科医生以患者为中心的诊治技能。

19.1 简介

外科教育中有不同形式的反馈，对提高学员的表现力发挥着重要作用。学员在学习过程中使用触觉反馈来改变学习过程中的角度或力量，并对他们观察到的表现做出书面评论，如检查表、比例评分或定性评论，作为工作场所评估的一部分。学员还使用来自患者、同伴和导师的言辞或口头反馈来帮助提高任务的后续表现。

当代外科教育和更广泛的医学教育指出了学员-教师关系在优化反馈方面的重要性。所建立的个人信任程度、对评估/培训过程本身的信任以及教师的感知可信度，都在决定基于表现力的信息的权重和学员将变化纳入实践的可能性方面发挥了作用[2,3]。"教育联盟"[4]，基于心理治疗中的治疗联盟的概念，被描述为一个潜在的有益框架，以建立支持对话交流的条件。利用这篇教育联盟和以学员为中心的反馈文献，本章将确定有可能促进当代外科教育中最佳反馈实践的关键设计特征（宏观层面）。此外，我们将概述技能（微观水平），包括提示、问题，最重要的是，暂停，这可能会是一种促进以学员为中心的反馈方法。以下部分将描述在外科教育背景下的独特的反馈机会,包括模拟和网络学习的进步,以及强调当代外科培训的问题方面,可能挑战最佳实践反馈原则的制订。

19.2　外科教育中的反馈是什么样子的?

19.2.1　外科培训表现力反馈

尽管有证据表明反馈对外科教育中的学习很重要[5],但言辞(口头)反馈被视为学员经验中最具挑战性的一种[6,7]。跨医学教育的学习者抱怨他们没有得到足够的反馈,而当他们得到反馈时,却很难使用[7]。学习者报告说,如果他们接触到的口头反馈是破坏性的,这些反馈可能对学习结果产生直接的负面影响,并对职业生涯产生持久的影响[8]。同样地,教育工作者经常预料到他们的反馈对同事或学员的情感影响,就会带着忧虑来处理这些冲突[2]。反馈的"对话"通常以导师独白的形式出现,多数是把他们真正想说的内容用"碎碎念的"模式,以提高学员的表现。然而双方都报告说,这种模式基本是隔靴搔痒[9]。更具体地说,外科教育相较于医学教育的其他背景下,会在更复杂和高压的环境下进行[10]。在阶梯教室中,有多个团队成员协商多个功能,在有限的时间内,容易干扰和分散注意力,犯错误的可能很高。可在学员执行程序时"运行"反馈,或以非正式的模式、在两种案例之间或一天操作结束时进行回顾性反馈。

语言反馈是一种必要的方法,但在全球的外科培训中,并不总是用作基于工作的评估的组成部分。第 20 章和第 21 章概述了工作场所结构性和总结性评估的关键方法,在这些高风险和低风险的评估方法中,反馈是一种旨在推动学员改进的基本要素。多源反馈,或 360° 反馈,是一种越来越被接受和认可的反馈方法,包括导师、患者和同伴的外部信息都被视为促进学习者发展的关键因素[8,11]。据报道,来自多个来源的反馈可提供更完整的学习者表现/行为,鉴于自我评估的可靠性较低,这种"三角观点"尤其重要[12,13]。

反馈并不限于面对面的人与人的接触。以高保真模拟形式存在的技术,通常用于外科教育,还可用于为学员提供操作信息。创新的反馈方法结合了技术介导的反馈和多源反馈。例如,Nestel 等人[5]将综合程序操作仪器(IPPI)纳入以患者为中心的模拟模式(包括模拟患者和部分任务训练器的混合模拟),并提供多种语言和书面反馈来源。学员完成一个场景的过程将被录像,捕捉的视听资料以及来源于临床评估员、学员和模拟患者的独立判断都将收集整合并提供给学员,以告知有关学习和未来表现的决策[5]。通过人工智能眼镜进行的视听捕捉是另一种支持学员自我评估和教员-学员之间的反馈对话的方法[14]。正如这些例子所证明的,在外科教育中有多种反馈可供选择和使用,以使学员受益。虽然鼓励学员和外科医生从多种来源寻求反馈,包括录像、模拟器、患者和同行,但他们赋予"反馈来源"的"权重"或可信度将影响他们听到和使用信息的方式[3,15]。技术可能被视为收集表现力信息的一种手段,但关于表现力的对话,包括改进策略,对于整合和提高学习仍然至关重要。

19.2.2 外科教育中反馈的缺陷方面

19.2.2.1 外科教育性质的变化:了解培训学员

外科教育中固有的压力得到了充分的记录[16,17],而监督的作用可以增加工作场所的这些需求。随着卫生保健系统的学员越来越多,导师对学员以前的教育经验和技能水平作出假设是一个挑战。这将使任务选择以及关于需要多少直接监督的决策更具挑战性[18]。较短的轮换也使导师更难了解学员,因此应根据他们的需要定制反馈。Ong、Dodds 和 Nestel[19]最近的一项研究强调,外科学员不仅在学习新的技术技能方面,而且在把控案例变化、开展团队互动、收集环境线索和案例规划等所有方面,都会影响其学习和表现。

19.2.2.2 反馈应该基于观察到的行为,但通常它是二手的

在研究生医学教育中,监督关系的连续性正日益受到威胁。一个学员通常有多个导师,但负责反馈传递或进度决策的"培训导师"在实践中却很少直接观察到学员[20]。这意味着在反馈对话中,导师很难回答学员与反馈相关的问题或提供行为的例子。

19.2.2.3 没有策略的诊断

外科教育和医学教育的研究表明,反馈信息多集中在学员的缺陷,而不是提高实施的策略(导师或合作衍生)[6,7,21]。虽然已经开发了鼓励改进计划的工具,如 SHARP 工具中的外科 5 步反馈工具[22],但实践中的许多反馈对话只涉及识别问题,而没有解决缺陷的策略。这不太可能在引导学员下一次尝试完成类似任务时产生积极变化[9]。换句话说,"前馈"经常缺乏。

19.2.2.4 反馈是由他个人采取的,尽管他有最好的意图

即使注重行为重点,强调如何提高表现力(发展目标)的信息仍可以被解释为过于"关键"。如果学员在工作中投入得很多,这些反馈可以由他们自己产生[2]。正如 Boud 和 Molloy 所报道的那样[21],"学员关心他们的工作,他们关心如何评判它"。

19.2.2.5 工作场所培训中学习与评估之间的内在紧张关系

反馈应该是关于学员改进的,许多反馈模型鼓励学员在实践中阐明他们的缺陷(比如下次你会有什么不同的做法? 有什么方面进展不顺利?)。外科教育

中学员的紧张感在于,他们的导师/前辈通常也负责总结评估他们的表现。也就是说,导师通常具备把关和指导/发展的角色。与同伴或导师的反馈对话相比,学员在自我评估自己的表现时,他们不太可能向评估者暴露他们的缺陷。医学院的培训往往不鼓励过度曝光缺陷,学员和导师需要共同建立一种信任的氛围,以促进诚实、有益的表现力讨论[20]。

19.2.2.6　欺凌和反馈之间的互动

不幸的是,近年来,培训人员和培训主管之间的不良关系引起了广泛关注。外科教育中的反馈和欺凌与对医疗受训人员的虐待之间的联系并不是一个新现象,自 20 世纪 90 年代以来就报告了医学教育中的问题[23]。2015 年,在澳大利亚皇家外科学院(RACS)成立了一个专家咨询小组(EAG),就防止澳大利亚和新西兰医院和学院在手术实践中的歧视、欺凌和性骚扰的策略提供建议[24]。EAG制定了三个关键的行动领域来帮助改变这一文化,其中一个侧重于外科教育。RACS 提出提高所有参与教育的外科医生在尊重、透明度和专业原则上提供有效外科教育的能力[25]。一个具体的目标是"使所有外科教育工作者和导师能够传授并提供具有建设性的明确和及时的反馈"(目标 2.4)。以下两节强调了反馈设计和教育联盟的概念,以"装备"教育工作者来实现这一目标。

19.3　新兴的反馈模型

19.3.1　反馈标记 1 和 2

反馈作为一种实践的概念在高等教育和专业教育中已经开始扩大。建立在建构主义原则基础上的关于反馈的最新定义是[18]:

> 反馈是一个过程,通过学习者获得他们的工作信息,以了解任何特定工作的适当标准与工作本身的质量之间的相似之处,以产生改进的工作。

反馈这个更广泛的概念产生的一些定义特征是,反馈不是单一行为,而是随着时间发展的过程,学员被定位为为了自己的目的收集信息的代理(而不是"新闻"的接受者),反馈的必要要素是信息用来生成新的工作或行为。从本质上说,反馈的定义围绕着对学员(输出)的影响重新定义了反馈(输入)实践的概念。这个概念被称为反馈标记 1,不是一个新概念,而是信号回到工程和生物学中反馈的根源,系统的输入导致输出[18]。基于这种方法的反馈挑战了工作场所的学习传统,这些传统确立了"学徒式学习"的模式,伴随的反馈模式类似于专家告诉学徒什么是对的,什么是错的[7]。

　　反馈标记2,如图19.1所示,我们必须承认人具有个人意志,基于他们的情况、偏好、以前的经验、价值观和知识,他们可能会对同样的刺激做出不同的反应。典型特点有:①学员和导师在任务和产生表现力评论之前发生的情况;②在关于表现力和沟通的"实例"中发生的情况;③在交流之后发生的事情,最重要的一个方面是提供实施新的行为策略的机会。

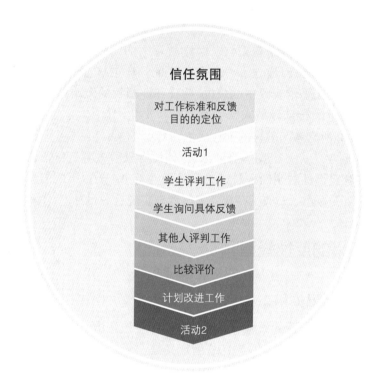

图 19.1　工作场所环境中的反馈标记 2。(修改自 Boud 和 Molloy[1])

　　传统上,被描述为第 2 项(以执行后交流为例)的机制被认为是反馈。反馈标记 2 认为,在执行(或工作生产)期间及前后,任务和线索的设计是反馈过程中不可缺少的部分。

19.3.2　在外科教育中的反馈标记 1 和 2:这对学员和导师意味着什么?

　　为了让学员和导师采取更高效的反馈实践,建议执行以下流程:

1. 让双方达到反馈的目的,包括标榜"传统反馈惯例"将受到挑战。
2. 有意地设计关于布局的任务,例如:基于工作场所的评估,有任务重叠的

案例,包括需要类似的手术技术,以便针对变化可以调整及制订策略来决定成功
程度。

3. 导师仔细观察学员需获得"我应该从你的表现中发现什么?"比如:在刷
手过程中,在手术前,学员准备好各方面向导师展示他们认为需要改进的实践方
面,类似于 SHARP 工具的第一步,它先制订探索学习目标[22]。

4. 发送关于学员自我评估的邀请函[6,26]。这包括暂停时学员的反应,以及
如果学员偏离自我评估,可能会跟进更详细的信息调查。

5. 在导师的督导下跟进学员的自我评估,以验证或挑战学员的观点(鼓励学
员评估判断的发展[27])。

这种形式的反馈实践有两个明确的、相互交通的目标。第一个是提高手头
任务的表现,第二个是帮助培养一个能自我调节的从业者,他从环境(仪器、视
频、患者、同行和教师)中寻求关于他们表现力的信息,以努力为他们未来的实践
内化标准。这些策略可以在外科教育的背景下实施,包括手术室、医院病房和门
诊环境。

19.4 学员的反馈和患者的反馈:平行是什么?

19.4.1 外科教育和外科咨询中的平行之处

教育和治疗实践之间的平行之处在 Molloy[6] 的医学教育的文献中有所提及,
主要是在工作场所语言反馈的观察性研究中,将以患者为中心的实践和以学员
为中心的教育进行比较。同样地,Sommer 等人[28]使用了一种熟悉的、以患者为
中心的沟通技能教学模式(Calgary Cambridge 指南),突出医患交流与师生交流之
间的相似性。这两项研究都表明,临床医生以患者为中心的交流技能可以转化
为以学员为中心的培训对话(反馈/教学),反之亦然。我们考虑了这些相应的原
则,并提出了以患者为中心的咨询与反馈标记 2 之间的平行关系(表 19.1)。

反馈标记 2 模型与以患者为中心的护理的关键原则有许多相似之处[29]:探
索学员/患者的目标和观点,与学员/患者分享信息,并合作以共同为未来制订计
划(例如提高表现力、改善健康状况)。以患者为中心是执业医生的要求,在许多
实践规范中被提及。在以学员为中心的反馈对话中发展这些技能,可以促进教
育者内化这种方法,从而在手术环境中进行反馈。以学员为中心的反馈好处可
能有三点。首先,通过学员确定自己的需求、关注点和实践目标,他们更有可能
采取为提高表现力而提出的策略。其次,对表现缺陷的自我识别有可能减弱文
献中普遍报道的教育者传递的反馈的情绪刺痛。最后,这种对话形式的反馈使

表 19.1　反馈标记 2 和以患者为中心交流的显著特征

	反馈标志 2 的特征	这可能是什么样子的?	以患者为中心交流的相应特征	这可能是什么样子的?
A	定位工作标准和反馈的目的	向学员明确概述他们期望执行的标准,以及反馈的目的是提高表现力	引导患者转向咨询互动的期望和目的	介绍自己和医疗保健团队的其他成员。概述角色和咨询的目标
B	学员评判他们自己的工作	培训学员评估自己的工作表现,建立培训学员参与的自我评价	患者会判断自己的情况	征求患者对具体情况的看法
C	学员要求得到对他们最重要的,关于他们工作的具体反馈	培训学员寻求有关表现方面的具体反馈(比如技术程序或其投入工作的历史流程)	患者要求外科医生了解对他们最重要的具体信息	患者根据他们的角度询问手术和非手术选择,或询问何时安排(比如"我可以及时参加 6 月份儿子的婚礼吗?")
D	其他人员判断工作	外科教育工作者判断学员在该任务上的表现	外科医生判断情况	外科医生接受所有适当有关的信息,并对情况作出判断
E	比较一下判断结果	创建判断对话讨论的渠道	外科医生和患者比较判断	比较患者的观点与外科医生的观点
F	制订可供改进工作使用的计划	协作制订改进工作的计划,明确战略和时间安排	外科医生和患者制订计划来改善情况,包括策略和时间安排	对患者下一步诊治过程作出共同的决定(比如外科手术途径)
G	后续任务中的策略	未来发展机会的日程安排(比如附加病例,为学习者提升工作的模拟临床技能)	实施计划,重新评估情况	以改善患者的健康为目的制订计划,安排未来的预约、干预或转诊

学员处于自我调节的位置。通过自我评估,然后接受验证、挑战或基于其评估的评论,学员有机会发展专业判断的技能[27]。

这种医疗保健或教育对话也面临挑战。例如,当被邀请分享他们自己的意见时,有许多背景因素阻碍了患者这样做。同样地,在反馈对话中,我们的学员可能很难强调他们的"主要关注点"或他们最想评论的表现方面。这一阶段要求学员和患者都向外科医生暴露出一些漏洞;这一阶段的成功取决于克服这些漏洞。这可能需要教育工作者/临床医生花时间暂停,让学员/患者分享他们的观点[6]。这个时刻教育工作者/临床医生应避免经常跳到表 19.1 中的步骤 D——对情况进行[7]的判断。

在一项关于反馈的[6]观察性研究中,我们发现教育者经常以标记式的方式要求学员提出观点,希望他们能"迅速地进行评估",这样教育者就可以"告诉"学生自己对情况的看法。同样,沟通技巧教学强调寻求患者的观点,因为在实践中这并不容易发生。患者和临床医生可能会留下对互动的不同看法,临床医生认为他们说了一些话,而他们的患者的想法不同。在一项对外科住院医师和教员进行调查的研究中,Jensen 和他的同事[30]发现,学员对教员认为自己比学员提供的反馈具有更高质量的看法存在差异,在其他地方[7]发表了类似发现。针对"下一步在何处"缺乏比较判断和合作计划的机会会影响反馈和患者护理交流的质量[18,31]。

19.4.2　教育联盟和授权的培训者

就像患者与外科医生形成治疗联盟一样,学员可以看到与导师[15]形成"教育联盟"。Telio 等人[15]定义反馈为"在关系背景下进行的社会谈判"。教育联盟作为一个反馈的框架,依赖于关系的质量和双方的合作,是外科教育中成功反馈互动的关键[32]。以患者为中心的护理运动推动了赋予寻求护理者的权力。在这种关系中机构是共享的,权力是共享的,互动代表对话而不是独白。Telio 等人[4]强调双方积极进行反馈对话的重要性。患者/学员的积极参与是医疗保健/教育的一个关键原则。从基于告知的反馈过程或向学员传递信息的模式中转移出来,反馈标记 2 和教育联盟提倡对学员的表现进行合作讨论。尽管对一些人来说,这一前景可能令人生畏,尤其是考虑到当前的短期轮换和多个导师与学员合作的状态[33],但证据正在建立改变对反馈的看法和实施的方式[4]。系统和流程将需要适应这个新的反馈的概念[34]。为了挑战外科教育中的传统反馈方法,教育者不仅需要为自己武装新的反馈技能,还需要创造一个环境,让学员活跃在这些对话中。双方的专业发展(反馈理论和实践)和评估结构,允许迭代的任务尝试和形成性的反馈对话,将是这一文化变革的重要步骤。

19.5　结论(和前馈功能)

外科教育中的反馈对学员和教育者都是一个挑战,反馈实践革命的时机已经成熟。本章介绍了另一种构思反馈的方式,即学员积极地寻求关于他们表现力的特定方面的信息,并被鼓励他们理解内部和外部的判断,以便为未来任务的表现作出计划。我们建议,由反馈标记2模型提供的实践有可能在外科学员和同事中产生更有成效的结果,并且这些沟通策略可能会转移到以患者为中心的护理中。尽管这可能是外科教育中不太熟悉的话语,但作者希望将反馈重新定义为一个相互构建的进程而不是"提供"和"接受"的过程。

反馈研究的一个重要步骤是评估学员和教育者的"合作反馈"培训对表现力结果的影响。另一个关键的研究方向是探索如何进行专门的培训使以学员为中心的反馈影响到外科医生与其他利益相关者的沟通模式——医疗系统复杂环境中的患者、同行和管理者的沟通。

参考文献

1. Boud, D., & Molloy, E. K. (2013). Rethinking models of feedback for learning: The challenge of design. *Assessment & Evaluation in Higher Education, 38*(6), 698–712.
2. Molloy, E., Borello, F., & Epstein, R. (2013). The impact of emotion in feedback. In D. Boud & E. Molloy (Eds.), *Feedback in higher and professional education* (pp. 50–72). London: Routledge.
3. Watling, C., Driessen, E., van der Vleuten, C. P., & Lingard, L. (2012). Learning from clinical work: The roles of learning cues and credibility judgements. *Medical Education, 46*(2), 192–200.
4. Telio, S., Ajjawi, R., & Regehr, G. (2015). The "educational alliance" as a framework for reconceptualizing feedback in medical education. *Academic Medicine: Journal of the Association of American Medical Colleges, 90*(5), 609–614.
5. Nestel, D., Bello, F., & Kneebone, R. (2013). Feedback in clinical procedural skills simulations. In D. Boud & E. Molloy (Eds.), *Feedback in higher and professional education* (pp. 140–157). London: Routledge.
6. Molloy, E. (2009). Time to pause: Feedback in clinical education. In C. Delany & E. Molloy (Eds.), *Clinical education in the health professions* (pp. 128–146). Sydney: Elsevier.
7. Sender Liberman, A., Liberman, M., Steinert, Y., McLeod, P., & Meterissian, S. (2005). Surgery residents and attending surgeons have different perceptions of feedback. *Medical Teacher, 27*(5), 470–472.
8. Archer, J. C. (2010). State of the science in health professional education: Effective feedback. *Medical Education, 44*(1), 101–108.
9. Molloy, E., & Boud, D. (2013). Changing conceptions of feedback. In D. Boud & E. Molloy (Eds.), *Feedback in higher and professional education* (pp. 11–33). London: Routledge.
10. Arora, S., Hull, L., Sevdalis, N., Tierney, T., Nestel, D., Woloshynowych, M., et al. (2010). Factors compromising safety in surgery: Stressful events in the operating room. *American Journal of Surgery, 199*(1), 60–65.

11. Sargeant, J., Armson, H., Chesluk, B., Dornan, T., Eva, K., Holmboe, E., et al. (2010). The processes and dimensions of informed self-assessment: A conceptual model. *Academic Medicine, 85*(7), 1212–1220.

12. Eva, K. W., & Regehr, G. (2005). Self-assessment in the health professions: A reformulation and research agenda. *Academic Medicine, 80*(10), S46–S54.

13. Kruger, J., & Dunning, D. (1999). Unskilled and unaware of it: How difficulties in recognizing one's own incompetence lead to inflated self-assessments. *Journal of Personality and Social Psychology, 77*(6), 1121–1134.

14. Tully, J., Dameff, C., Kaib, S., & Moffitt, M. (2015). Recording medical students' encounters with standardized patients using Google glass: Providing end-of-life clinical education. *Academic medicine: journal of the Association of American Medical Colleges., 90*(3), 314–316.

15. Telio, S., Regehr, G., & Ajjawi, R. (2016). Feedback and the educational alliance: Examining credibility judgements and their consequences. *Medical Education, 50*(9), 933–942.

16. Arora, S., Sevdalis, N., Nestel, D., Woloshynowych, M., Darzi, A., & Kneebone, R. (2010). The impact of stress on surgical performance: A systematic review of the literature. *Surgery, 147*(3), 318–330 30 e1–6.

17. Campbell, D. A. J., Sonnad, S. S., Eckhauser, F. E., Campbell, K. K., & Greenfield, L. J. (2001). Burnout among American surgeons. *Surgery, 130*, 695–702.

18. Boud, D., & Molloy, E. K. (Eds.). (2013). *Feedback in higher and professional education.* London: Routledge.

19. Ong, C. C., Dodds, A., & Nestel, D. (2016). Beliefs and values about intra-operative teaching and learning: A case study of surgical teachers and trainees. *Advances in Health Sciences Education: Theory and Practice, 21*(3), 587–607.

20. Castanelli, D. J., Jowsey, T., Chen, Y., & Weller, J. M. (2016). Perceptions of purpose, value, and process of the mini-clinical evaluation exercise in anesthesia training. *Canadian Journal of Anesthesia/Journal Canadien D'anesthésie, 63*(12), 1345–1356.

21. Molloy, E., & Boud, D. (2013). Seeking a different angle on feedback in clinical education: The learner as seeker, judge and user of performance information. *Medical Education, 47*(3), 227–229.

22. Ahmed, M., Arora, S., Russ, S., Darzi, A., Vincent, C., & Sevdalis, N. (2013). Operation debrief: A SHARP improvement in performance feedback in the operating room. *Annals of Surgery, 258*(6), 958–963.

23. Major, A. (2014). To bully and be bullied: Harassment and mistreatment in medical education. *The Virtual Mentor: VM, 16*(3), 155–160.

24. Expert Advisory Group. Advising the Royal Australasian College of Surgeons on discrimination, bullying and sexual harassment 2015. Available from: https://www.surgeons.org/media/22045685/EAG-Report-to-RACS-Draft-08-Sept-2015.pdf.

25. Royal Australasian College of Surgeons. Building respect, improving patient safety 2015. Available from: https://www.surgeons.org/media/22260415/RACS-Action-Plan_Bullying-Harassment_F-Low-Res_FINAL.pdf.

26. Johnson, C. E., Keating, J. L., Boud, D. J., Dalton, M., Kiegaldie, D., Hay, M., et al. (2016). Identifying educator behaviours for high quality verbal feedback in health professions education: Literature review and expert refinement. *BMC Medical Education, 16*(1), 96.

27. Tai, J., Canny, B., Haines, T., & Molloy, E. (2015). Building evaluative judgement through peer-assisted learning: Opportunities in clinical medical education. *Advances in Health Sciences Education, 21*, 659–676.

28. Sommer, J., Lanier, C., Perron, N. J., Nendaz, M., Clavet, D., & Audétat, M.-C. (2016). A teaching skills assessment tool inspired by the Calgary–Cambridge model and the patient-centered approach. *Patient Education and Counseling, 99*(4), 600–609.

29. Mead, N., & Bower, P. (2000). Patient-centredness: A conceptual framework and review of the empirical literature. *Social Science & Medicine, 51*(7), 1087–1110.
30. Jensen, A. R., Wright, A. S., Kim, S., Horvath, K. D., & Calhoun, K. E. (2012). Educational feedback in the operating room: A gap between resident and faculty perceptions. *American Journal of Surgery, 204*(2), 248–255.
31. Shay, L. A., & Lafata, J. E. (2014). Understanding patient perceptions of shared decision making. *Patient Education and Counseling, 96*(3), 295–301.
32. Ross, S., Dudek, N., Halman, S., & Humphrey-Murto, S. (2016). Context, time, and building relationships: Bringing in situ feedback into the conversation. *Medical Education, 50*(9), 893–895.
33. Pugh, D., & Hatala, R. (2016). Being a good supervisor: it's all about the relationship. *Medical Education, 50*(4), 395–397.
34. Wearne, S. (2016). Effective feedback and the educational alliance. *Medical Education, 50*(9), 891–892.

（翻译：赖银妍）

第 20 章
评价在外科学教育中的作用

P. Szasz,T. P. Grantcharov

概述　随着基于胜任力的医学教育(CBME)继续渗透研究生的培训,教育工作者和研究人员的重点已经转向学员评价。总结性评价是对学员和培训项目的结果进行评价。总结性评价的主要目的是区分不同的学员状态。因此严谨的心理测量必须是该评价的核心,以确保结果可靠。而目前还没有专门开发、设计此类评价的模型,可采用以证据为中心的评价设计(ECD)框架来实现这一目的。此外,已出版的文献概述了"有效"评价的标准,这综合起来可以成为创建总结性评估的一个伟大起点。虽然迄今为止取得了进展,但目前总结性评价也有局限性。因此,需要更多的证据来支持对这种评价结果的解读。

20.1　简介

随着基于胜任力的医学教育(CBME)持续渗透到研究生培训中,教师和研究人员的关注点已经缓慢转向学员评价[1,2]。评价通常采取两种形式,形成性和总结性[3,4]。形成性评价,如第 19 章所讨论的,是通过适当的反馈来提高学员在各个领域的学习以及促进师生关系的发展[3-5]。总结性评价则用来评估和判断学员目前的学习成果[2,3]。在本章中,我们的重点将是总结性评价。首先,我们会概述它们的目的,并将其与形成性评价相关部分进行比较/对照。然后,我们将讨论一般设计和评估策略,以确保总结性评价能获得正确的结果。最后,我们将调查它们目前是如何在外科教育中使用的,结论聚焦未来的方向,以解决一些现有的局限。

20.2　总结性评价

总结性评价,或称为高风险评价,是来自学员和培训计划产生的结果[1-3]。在大多数情况下,总结性评价不经常进行,一般在研究生学年(PGY)结束后住院医师培训阶段的过渡期间(比如从初级到高级的学员),或在专业/亚专业认证时进行[2]。这种类型的评价可以采取多种形式,但通常为正式的和标准化的,无论是书面的、口头的或基于临床表现的[3]。研究生培训期间的总结性评价的例子包括美国执业医师资格考试(USMLE)的第 3 部分和加拿大医学委员会资格考试(MCCQE)的第 2 部分[6,7],而在培训完成时的总结性评价考试包括美国外科执业考试(ABS)和加拿大皇家内科和外科学院(RCPSC)认证考试[8,9]。总结性评价的主要目的是区分不同的学员状态,通过/不通过或者胜任/不胜任[2,3]。总结性评价可以为学员在住院医师培训项目中的进展情况、培训认证或独立实践许可进行知情决策[2,3]。

形成性评价和总结性评价通常作为两个独立的实体进行讨论,它们有一些基本的相似点,在实践中相互交织,并且它们本身就十分复杂。它们之间的一个本质区别是它们的根本目的,这一点不能被低估[10-13]。严谨的心理测量聚焦在形成性评价的结果,其驱动学习的作用常常被低估,大家更注重教育过程和有效的学员反馈[10-12,14]。然而,对于评估学习的总结性评价,严谨的心理测量聚焦结果(即称职/不称职)是至关重要的,以确保评估结果是有效、可靠和等效的,以便作出正确决策[10,11]。因此,总结性评价必须按既定的方法设计和实施[10,15]。

20.3 总结性评价的设计策略

目前在医学或外科学还没有专门用于设计总结性评价的模型,以证据为中心的评价设计(ECD)框架可以通过改进,并围绕评估所要求的心理测量严谨方面进行特别关注来达到这个目的[15]。ECD 框架已经成功用于为高中生的课程进程和教师认证制定总结性评价[15-17]。ECD 框架是基于评估/评价是证据论证的概念,将评价的目的和内容结合到操作过程中[15,18]。它由五个领域组成并以迭代的方式构建[15]:①领域分析;②领域建模;③概念评估框架(CAF);④评估实施;⑤评估交付。

在总结性评价的设置中,领域分析通过对现有文献、指南、教育标准的回顾,并着重阐明完成任务所需的能力(知识、技能、判断,沟通等)准确地描述了需要评价的内容/任务[15,18,19]。收集到的信息还可以与已知的合适范例和额外的工作表现进行比较[18,19]。因为这个领域需要专注一系列特定的能力,尽早拥有类型不同的利益相关者包括主管部门、医疗服务人员、培训项目、外科医生、学员和患者是至关重要的[15]。领域分析为全面评价以及接下来的领域奠定了基础[15,18,19]。

在领域建模中,目标是提出一个评价模式(评估论证的结构)[15,18,19]。在这个模式中,领域建模中描述特定任务的能力(在 ECD 中简称权证)与将要收集的关于学员执行该任务的数据和评价收集的数据进行比较,一起提供了可信性的主张,即学员能够完成任务(胜任)[15,18,19]。此外在领域建模时,应该关注可能导致对学员作出不恰当评价的其他解释[15,18]。这可能是因为评价未能促成完成特定任务所需的能力或要求,也可能是结果超出了总结性评价的目标水平[15,20]。在领域建模中,利益相关者决定评价的具体内容[18]。

CAF 以评价背景、评价任务的工具以及分析/利用数据的方式为核心,使用来自前两个领域的信息来创建总结性评价的大纲[15],有各种各样的 CAF 模型可以一起被用来设计特定的任务,虽然超出了本章的范围,但我们提请读者关注参考文献 18 和 19 以获得更多信息[18,19]。无论使用怎样的模型,选择的评价工具所产生的结果(分数)必须有实质证据来支持它们的解释和后续特定任务的使用。这符合 Messick 的效度框架[21-24]。这也符合 ECD 框架的整体概念,将评价作为一个证据论证,通过收集证据来支持由评价产生的推论[19]。此外,对于总结性评估,结果应用于创建标准参照的性能标准,以提供可靠的证据来区分真正胜任的和不能胜任的学员[2,25-27]。

评价实施的重点是实施评价,包括将其应用于住院医师培训的后勤保障,最终评价技术,评估材料的准备,评价者培训和校准[15,18]。虽然评价者的培训和校准重要,但很少能完成,这已列为医学教育中未满足的主要需求[28,29]。Downing 等和 Norcini 等认为这种训练是必要的并且需要使用规定的格式,具体应用取决于需进行的总结性评价的类型和那些最需要减少的错误[28-30]。

评价交付的重点是学员完成的评价,实际实施评价得分的程序,评价结果传递给各位利益相关者来决定并记录学员能否通过总结性评价[15,18]。

总之,虽然不是专为创建总结性评价而设计的,ECD 框架具有五个不同的和迭代的领域可以采用来达成目的,并协助在外科教育领域建立此类评价[15]。

20.4　总结性评价的“良好”的标准

基于以上讨论的设计策略,Norcini 等在 2010 年渥太华会议上发布了一个共识,概述了“良好”评价所需的标准[10]。他们概述了七个标准,包括有效性、重复性(可靠性)、可行性、可接受性、教育效果、催化效果和等效性[10]。虽然前四个标准是众所周知并在教育文献中被接受的,也整合到上述讨论的设计策略中,后三个标准需要做些解释[10,15,18,19]。教育效果指的是评价以有利于他们的教育的方式鼓励那些准备着手进行的人[10]。催化效应是指评价结果产生的反馈将随后改善未来的表现(主要与形成性评价相关)[10]。最后,等效性是指当管理学员跨越不同机构和评价周期时,需要相同的评价产生具有可比性的结果[10]。

　　这七个标准的重要性程度受到以下因素的影响:①评价的目的(形成性或总结性);②涉及的利益相关者(管理机构、培训项目、外科医生、学员)的看法[10]。对于总结性评价,考虑到合理的决策需要从该类评价中产生,最重要的标准是有效性、重复性和等价性[10]。虽然重要,但对于总结性评价来说,可行性、可接受性和教育效果仍被认为是次要的,而催化效果被认为是不重要的,除了可能影响学员未来的教育努力[10]。对利益相关者而言,不同的标准被视为更重要或不那么重要。对学员来说,评价的客观性是必不可少的。对于培训项目和管理机构来说,作为独立执业医生,住院医师所展现出良好的住院医师培训和责任心是很重要的[10]。因此,总结性评价最重要的标准同样是有效性、重复性和等效性,特定标准对某些利益相关者来说比其他人更重要(例如,学员的可接受性、培训项目的教育效果和管理机构的可行性)[10]。因此,对于总结性评价,在选择具体标准来判断其是否为"好"的评估时,必须考虑评价的具体目的、评价的风险(培训提升还是认证),以及利益相关者的相互作用[10]。

20.5　总结性评价在外科的应用现状

　　外科的总结性评价在大多数情况下都与培训结束时学员参加的认证考试有关,或者是某些特别侧重于知识判断,为培训提升的案例考试[8,9,31]。2015年美国外科医师学会认证教育机构(ACS-AEI)联盟的主小组讨论和近期的一项系统综述表明,总结性评价已经逐步应用在外科培训的操作方面[32,33]。

　　基于目前外科使用的模拟和描述例子,ACS-AEI小组讨论概述了总结性评价的基本原理并描述了最近在外科应用的案例[32]。普通外科的范例包括由多伦多大学所有一年级研究生(PGY)在外科培训时完成腹腔镜手术基础(FLS)考试,该考试由技术部分和认知部分组成,并着重于腹腔镜的基本知识和技能,以及基于技术技能客观结构化评估(OSATS)的多站点总结技术技能考试[27,32,34,35]。结直肠外科的范例包括结肠直肠客观结构化技术技能评估(COSATS),由多站式技术技能考试组成,该考试的参考人员是同时完成美国结直肠外科委员会(ABCRS)书面和口头认证考试的医学生[32,36]。最后,骨科的范例包括对由高年级骨科学员完成的关节镜下尸体肩Bankart修复(ABR)的总结性评价[32,37]。

　　在他们的系统回顾中,Goldenberg等人评价了用于过程评价的绝对标准设置方法,并围绕这些发现对总结性评价的影响进行讨论[33]。一般来说,标准设定是一套方法,以规定的方式设定评估或考试的合格线,然后用来区分那些符合适当标准并视为"通过"的学员和那些不符合标准、不通过的学员(例如,通过/不通过,合格/不合格等)[26]。其中几个研究的主要目标是为具体的评价设定行为标准,这可能有助于或作为总结性评价本身[27,33,36,38-43]。专业/亚专科包括骨科、泌尿外科、眼科、普通外科、血管外科和结直肠外科[27,33,36,38-43]。

虽然基于行为的总结性评价与五年前相比已经取得了进展,但是现在的总结性评价仍有局限性。这些局限性包括几乎只完全关注技术表现,没有以总结性的方式对基于能力的医学教育中其他能力进行真正的评价。此外,根据 Norcini 等人的说法,尽管纳入了"良好"评价所需的几个标准,很少有人记录下用于总结性评价的设计策略[15,18,19]。然而,文档记录是必需的,因为评价的心理测量严谨性和不同外科亚专科之间最佳实践分享都试图创建总结性评价[10,15,18,19]。

20.6　结论

基于上述局限性,我们改进的重点应是利用和记录用于设计和实施用于外科培训总结性评价的策略[15,18,19]。此外,寻求持续的证据来支持对该类评价结果的解释[10,21-26]。最后,随着基于能力的医学教育在外科培训中的实施,需要设计评价以评价学员所需的各种能力,而不仅仅是医学知识、技术表现,这也是"传统"总结性评价的重要基础。一种可行的方法是将叙述性评论整合到总结性评价中,采用先前发展的策略以确保这些叙述性评论也有可接受的心理测量严谨性[1,44-48]。由 Govaerts 等人完成的一项研究也很好地结合了定性评论,他们提议在复杂的环境中(例如外科教育),除了总结性评价的定量指标外,还应该寻求其他指标,因为学习不一定是线性的,能力不一定是固定的[49]。

参考文献

1. Hawkins, R. E., Welcher, C. M., Holmboe, E. S., Kirk, L. M., Norcini, J. J., Simons, K. B., et al. (2015). Implementation of competency-based medical education: Are we addressing the concerns and challenges? *Medical Education, 49*(11), 1086–1102.
2. Holmboe, E. S., Sherbino, J., Long, D. M., Swing, S. R., & Frank, J. R. (2010). The role of assessment in competency-based medical education. *Medical Teacher, 32*(8), 676–682.
3. Epstein, R. M. (2007). Assessment in medical education. *The New England Journal of Medicine, 356*(4), 387–396.
4. Konopasek, L., Norcini, J., & Krupat, E. (2016). Focusing on the formative: Building an assessment system aimed at student growth and development. *Academic Medicine: Journal of the Association of American Medical Colleges, 91*, 1492–1497.
5. Ramani, S., & Krackov, S. K. (2012). Twelve tips for giving feedback effectively in the clinical environment. *Medical Teacher, 34*(10), 787–791.
6. Woloschuk, W., McLaughlin, K., & Wright, B. (2013). Predicting performance on the Medical Council of Canada qualifying exam part II. *Teaching and Learning in Medicine, 25*(3), 237–241.
7. (2014). *USMLE bulletin of information 2015*. Philadelphia: Federation of State Medical Boards of the United States, Inc., and the National Board of Medical Examiners.

8. (2015). *ABS booklet of information surgery*. Philadelphia: American Board of Surgery.
9. (2015). *RCPSC specialty training requirements in general surgery*. Ottawa: Royal College of Physicians and Surgeons of Canada.
10. Norcini, J., Anderson, B., Bollela, V., Burch, V., Costa, M. J., Duvivier, R., et al. (2011). Criteria for good assessment: Consensus statement and recommendations from the Ottawa 2010 conference. *Medical Teacher, 33*(3), 206–214.
11. Rolfe, I., & McPherson, J. (1995). Formative assessment: How am I doing? *Lancet, 345*(8953), 837–839.
12. Schuwirth, L. W., & Van der Vleuten, C. P. (2011). Programmatic assessment: From assessment of learning to assessment for learning. *Medical Teacher, 33*(6), 478–485.
13. Wass, V., Van der Vleuten, C., Shatzer, J., & Jones, R. (2001). Assessment of clinical competence. *Lancet, 357*(9260), 945–949.
14. Pereira, E. A., & Dean, B. J. (2013). British surgeons' experiences of a mandatory online workplace based assessment portfolio resurveyed three years on. *Journal of Surgical Education, 70*(1), 59–67.
15. Mislevy, R. J. (2011). *Evidence-centered design for simulation-based assessment – CRESST report 800*. Los Angeles: The National Center for Research on Evaluation, Standards, and Student Testing (CRESST).
16. Pearlman, M. (2008). The design architecture of NBPTS certification assessments. In R. E. Stake, S. Kushner, L. Ingvarson, & J. Hattie (Eds.), *Assessing teachers for professional certification: The first decade of the national board for professional teaching standards advances in program evaluation* (Vol. 11, pp. 55–91). Bingley: Emerald.
17. Huff, K., Steinberg, L., & Matts, T. (2010). The promises and challenges of implementing evidence-centered design in large-scale assessment. *Applied Measurement in Education, 23*, 310–324.
18. Mislevy, R. J., & Haertel, G. D. (2006). Implications of evidence-centered design for educational testing. *Educational Measurement: Issues and Practice, 25*(4), 6–20.
19. Mislevy, R. J., Steinberg, L. S., & Almond, R. G. (2003). On the structure of educational assessments. *Measurement: Interdisciplinary Research and Perspectives, 1*(1), 3–62.
20. Messick, S. (1994). The interplay of evidence and consequences in the validation of performance assessments. *Educational Researcher, 23*(2), 13–23.
21. Downing, S. M. (2003). Validity: On meaningful interpretation of assessment data. *Medical Education, 37*(9), 830–837.
22. Cook, D. A., & Beckman, T. J. (2006). Current concepts in validity and reliability for psychometric instruments: Theory and application. *The American Journal of Medicine, 119*(2), 166 e7–166 16.
23. Messick, S. (1989). Validity. In R. L. Linn (Ed.), *Educational measurement* (3rd ed.). New York: American Council on Education and Macmillan.
24. Ghaderi, I., Manji, F., Park, Y. S., Juul, D., Ott, M., Harris, I., et al. (2015). Technical skills assessment toolbox: A review using the unitary framework of validity. *Annals of Surgery, 261*(2), 251–262.
25. Schindler, N., Corcoran, J., & DaRosa, D. (2007). Description and impact of using a standard-setting method for determining pass/fail scores in a surgery clerkship. *American Journal of Surgery, 193*(2), 252–257.
26. Norcini, J. J. (2003). Setting standards on educational tests. *Medical Education, 37*(5), 464–469.
27. de Montbrun, S., Satterthwaite, L., & Grantcharov, T. P. (2016). Setting pass scores for assessment of technical performance by surgical trainees. *The British Journal of Surgery, 103*(3), 300–306.
28. Norcini JJ, Holmboe, E.S., Hawkins, R.E. Evaluation challenges in the era of outcomes-based

education. Holmboe E.S., Hawkins, R.E. Practical guide to the evaluation of clinical competence. 1st Philadelphia: Mosby; 2008. 1–9.

29. McGaghie, W. C., Butter, J., & Kaye, M. (2009). Observational assessment. In S. M. Downing & R. Yudkowsky (Eds.), *Assessment in health professions education* (1st ed., pp. 185–215). New York: Taylor and Francis.

30. Feldman, M., Lazzara, E. H., Vanderbilt, A. A., & DiazGranados, D. (2012). Rater training to support high-stakes simulation-based assessments. *The Journal of Continuing Education in the Health Professions, 32*(4), 279–286.

31. (2014). *RCPSC objectives of surgical foundations training.* Ottawa: Royal College of Physicians and Surgeons of Canada.

32. Szasz, P., Grantcharov, T.P., Sweet, R.M., Korndorffer, J.R., Pedowitz, R.A., Roberts, P.L., Sachdeva, A.K. (2016). Simulation-based summative assessments in surgery. *Surgery* (in press).

33. Goldenberg, M., Garbesn, A., Szasz, P., Hauer, T., Grantcharov, T. P.(2016). Establishing absolute standards for technical performance in surgery: A systematic review. *British Journal of Surgery* (Submitted).

34. (2016). *Fundamentals of laparoscopic surgery (FLS).* Los Angeles: Society of American Gastrointestinal and Endoscopic Surgeons (SAGES). Available from: http://www.flsprogram. org/about-fls/.

35. Peters, J. H., Fried, G. M., Swanstrom, L. L., Soper, N. J., Sillin, L. F., Schirmer, B., et al. (2004). Development and validation of a comprehensive program of education and assessment of the basic fundamentals of laparoscopic surgery. *Surgery, 135*(1), 21–27.

36. de Montbrun, S., Roberts, P. L., Satterthwaite, L., & MacRae, H. (2016). Implementing and evaluating a national certification technical skills examination: The colorectal objective structured assessment of technical skill. *Annals of Surgery, 264*, 1–6.

37. Angelo, R. L., Ryu, R. K., Pedowitz, R. A., Beach, W., Burns, J., Dodds, J., et al. (2015). A proficiency-based progression training curriculum coupled with a model simulator results in the acquisition of a superior arthroscopic Bankart skill set. *Arthroscopy: The Journal of Arthroscopic & Related Surgery: Official Publication of the Arthroscopy Association of North America and the International Arthroscopy Association, 31*(10), 1854–1871.

38. Pedersen, P., Palm, H., Ringsted, C., & Konge, L. (2014). Virtual-reality simulation to assess performance in hip fracture surgery. *Acta Orthopaedica, 85*(4), 403–407.

39. Thomsen, A. S., Kiilgaard, J. F., Kjaerbo, H., la Cour, M., & Konge, L. (2015). Simulation-based certification for cataract surgery. *Acta Ophthalmologica, 93*(5), 416–421.

40. Vassiliou, M. C., Dunkin, B. J., Fried, G. M., Mellinger, J. D., Trus, T., Kaneva, P., et al. (2014). Fundamentals of endoscopic surgery: Creation and validation of the hands-on test. *Surgical Endoscopy, 28*(3), 704–711.

41. Tjiam, I. M., Schout, B. M., Hendrikx, A. J., Muijtjens, A. M., Scherpbier, A. J., Witjes, J. A., et al. (2013). Program for laparoscopic urological skills assessment: Setting certification standards for residents. *Minimally Invasive Therapy & Allied Technologies: MITAT: Official Journal of the Society for Minimally Invasive Therapy, 22*(1), 26–32.

42. Beard, J. D. (2005). Education, training committee of the Vascular Society of Great B, Ireland. Setting standards for the assessment of operative competence. *European Journal of Vascular and Endovascular Surgery: The Official Journal of the European Society for Vascular Surgery, 30*(2), 215–218.

43. Teitelbaum, E. N., Soper, N. J., Santos, B. F., Rooney, D. M., Patel, P., Nagle, A. P., et al. (2014). A simulator-based resident curriculum for laparoscopic common bile duct exploration. *Surgery, 156*(4), 880–887 90–3.

44. Ginsburg, S., Eva, K., & Regehr, G. (2013). Do in-training evaluation reports deserve their bad reputations? A study of the reliability and predictive ability of ITER scores and narrative comments. *Academic Medicine: Journal of the Association of American Medical Colleges, 88*(10),

1539–1544.

45. Ginsburg, S., Gold, W., Cavalcanti, R. B., Kurabi, B., & McDonald-Blumer, H. (2011). Competencies "plus": The nature of written comments on internal medicine residents' evaluation forms. *Academic Medicine: Journal of the Association of American Medical Colleges, 86*(10 Suppl), S30–S34.

46. Driessen, E., van der Vleuten, C., Schuwirth, L., van Tartwijk, J., & Vermunt, J. (2005). The use of qualitative research criteria for portfolio assessment as an alternative to reliability evaluation: A case study. *Medical Education, 39*(2), 214–220.

47. van der Vleuten, C. P., & Schuwirth, L. W. (2005). Assessing professional competence: From methods to programmes. *Medical Education, 39*(3), 309–317.

48. Frohna, A., & Stern, D. (2005). The nature of qualitative comments in evaluating professionalism. *Medical Education, 39*(8), 763–768.

49. Govaerts, M., & van der Vleuten, C. P. (2013). Validity in work-based assessment: Expanding our horizons. *Medical Education, 47*(12), 1164–1174.

（翻译：陈桢）

第 21 章
置信职业行为在外科教育中的应用

Stephen Tobin

概述 在过去的 10 年中,外科教育和培训有了很大的发展。在此期间,外科学院和许多参与毕业后外科教育的医生已经认识到需要对住院医师和外科受训者进行直接观察、建设性反馈和相关的终结性评估。作为其专业角色的一部分,外科医生身兼数职,并不只是胜任手术即可。在学员逐渐成长为外科医生的过程中,置信职业活动(EPAs)为学员及其外科教师和主管提供了合适的框架。当受训者运用他们的能力完成临床任务时,可以观察、评估和讨论他们的进展。通过监督水平与胜任力表现的适当匹配,在确保患者诊疗安全的基础上提供了高质量的诊疗服务。在工作场所,EPAs 是反馈和评估的重要依据。

21.1 简介

置信职业行为(EPAs)是由 Olle ten Cate 教授于 2005 年提出的[1],随后在 2007 年进行了报道[2]。这个概念本身建立在胜任力导向的医学教育(CBME)的基础上,将能力与受训者的工作表现联系起来。同时 ten Cate 教授也指出,EPAs 的架构来自于传统的学徒教学模式,其特点是从各自领域的专家或大师那里学习的。学徒们在领域内学习该领域的知识。这些学徒通常要学习一些技术,这也是他们工作的内涵。本章是关于 EPAs 在外科教育中的应用。

无论临床任务是什么,EPAs 的内容都需要详细的描述。所有的医疗行为应该能够在临床情境中进行描述,例如紧急程度。正确的医疗行为需要一定的知识、技能和态度,展现出医生所具备的能力。EPAs 可以作为评估临床胜任力培养进程的标准和方法。一旦在多次(6~10 次)的观察中学员可以胜任执行 EPAs,就可以置信独立执行。

EPAs 非常适合毕业后医学教育环境,例如荷兰的手术室技术助理,他们的工作职责可拆分为 5~7 项基本任务[3]。ten Cate 教授指出每个医学专业都可以总结出 15~20 项核心 EPAs。全球多个国家都在进行 EPAs 的探索,美国有描述儿科医生的 EPAs 列表[4],在澳大利亚和新西兰,标准的精神病学培训和终结性评估中使用的 EPAs 是 140 项[5]。

EPAs 也可以互相嵌套,在一个专业中一项主要的 EPAs 可以被细分为不同层次的、更小的 EPAs。例如,正常妊娠的管理可以拆分成有效的产前护理、妊娠期间可能发生的常见疾病的处理以及与分娩相关的常见问题的处理这三个更小的 EPAs[6,7]。

监督或置信的水平描述如表 21.1 所示,可以匹配学员不同的胜任力表现,直到最终达到"可以独立安全完成任务并有能力指导新手"的水平。因此,EPAs 反映了真正的 CBME,允许在一个医学专业所包含的几个主要学科内安全发展。EPAs 关注任务执行中胜任力的运用和展现,建设性的反馈也集中这些方面,以帮助学员不断进步。EPAs 也非常适合整体评价,提供需要改进的信息。

表 21.1   监督水平(来自 ten Cate 教授[6])

监督水平	
1	在旁观察,不可操作
2	可在直接、主动监督下执行
3	可在间接、反应性的监督下(如有需要数分钟内可以找到监督者)执行
4	可独立操作,事后确认即可
5	可对其他资质较浅的学员进行监督和教学

大多数手术科室专业,基于实践原则和专项技术技能,可以总结出 15~20 个 EPAs。RACS 采取了这种方法,定义了外科医生职业前几年要完成的 18 项"关键临床任务"(表 21.2)[8]。在 RACS 的专科培训项目中,使用 EPAs 的讨论已经开始。新毕业外科医生的预期工作表现还可以同时用于培训结束时的专业资格认定。

表 21.2   关键临床任务(JDocs)、外科学员进入
RACS 外科教学和训练(SET)需达成的 EPAs

1	组织查房
2	管理急诊患者
3	接诊新患者
4	为患者介绍手术室
5	计划一个操作清单
6	成为心肺复苏(CPR)或创伤急救团队成员

续表

7	组织多学科团队讨论
8	积极参加发病率和死亡率病例讨论会
9	报告"坏消息"
10	进行手术患者的围手术期管理
11	展示具有入选外科培训(SET)所需的关键技术能力
12	监督和委派任务给初级医生和医学生
13	定期为附属医院的医学生上课
14	开展临床研究
15	个人职业行为良好
16	参与公开披露流程
17	使用 ISBAR(介绍 Introduction、现状 Situation、背景 Background、评估 Assessment、建议 Recommendation)交班模式或其他结构化方法进行交接班和申请会诊
18	办理出院手续

值得注意的是,自 2007 年以来已经出版了关于 EPAs 的综合性研究。研究对 EPAs 持积极态度,多数文章都在报告 EPAs 的实施情况。这些文章具有较高的可信度,因此 EPAs 已被用作基于工作场所的评估(WBA)方法的替代方案,以补充现有计划或计划更新。这些研究并没有将 EPAs 的效果与其他方法进行比较。研究的局限性大多与 EPAs 的构建方法以及教师和学员的参与度有关[9]。

21.2　EPAs 与外科住院医师培训

世界各地的外科培训的入培时间都不同,无论是在方法上还是在入学与毕业的时间上都有较大差异。培训计划的长度也各不相同,通常为 4 到 8 年。大多数计划仍然有明显的时间限制。除了加拿大安大略省外,完全基于能力的培训计划通常是不可持续的[10]。

一直以来,在外科住院医师培训期中,技术技能的发展(如何操作)是重点。所幸近年来,CBME 理念也深入外科培训,成为一名外科医生所涉及的不仅仅是独立完成手术已成共识。EPAs 可以在培训前、培训期间和培训结束时协助开展基于工作的评估。

21.3 EPAs 与外科训练的准入

选择进入外科培训通常在医学院就读期间,在实习的前一到两年或之后进行(美国、加拿大)。在澳大利亚和新西兰,选拔通常发生在 PGY4~6,即从PGY5~7 开始训练。在英国,选择经常发生在 PGY4(两个基础年之后有两个临床年)。刚毕业的医生的工作表现比有 4~6 年临床工作经验的医生差。

在美国[11]和加拿大[12],从医学院毕业过渡到 PGY1 住院医师的临床工作(在某些国家是实习年),已经使用 EPAs 进行了详细的描述。AAMC 已经为新住院医师制定了 13 项 EPAs(表 21.3)。这些新医生应具备的基本能力,均以临床工作的形式进行描述。因此,从理论上来讲,在住院医师的第 1 天(医疗实践的第 1 天),这些新医生就应该能在第 3 级(表 21.1)的监督下执行这些操作。

表 21.3　AAMC 进入住院医师培训前必备的 13 项核心 EPAs[10]

EPA 1:收集病史并进行体格检查
EPA 2:进行疾病的鉴别诊断
EPA 3:与患者解释常见的诊断和筛查测试
EPA 4:医嘱录入和开具处方
EPA 5:书写病程记录
EPA 6:口头汇报病例
EPA 7:形成临床问题并检索证据以推进患者护理
EPA 8:完成患者的交接
EPA 9:作为跨专业团队的成员进行协作
EPA 10:危急状况的识别、评估和管理
EPA 11:签署知情同意
EPA 12:履行医生的一般职责
EPA 13:系统不良事件的上报,促进医院重视患者安全和不断改进文化

每年 7 月,新毕业医生的表现在美国成为焦点,即所谓的"七月效应"。为了提高新的外科住院医师从医学院过渡期间的表现,许多住院医师计划 4 月和 6月之间为即将毕业的医学生提供专门的(额外)培训[13]。而"新兵训练营"、强化培训或定向计划也是在第一年临床培训中常见的项目。

在这些方法中,技能评估是必不可少的,因此 EPAs 可以在这些早期计划中提供有用信息。在培训早期以形成性评价为目的使用 EPAs 是适宜的,然后随着临床工作的实践进行观察和监督。"新兵训练营"的目的在于让参与者在一系列活动中取得合格的表现,在开始工作前打好基础,以实现类似的胜任表现。因此,针对高级医学生的 EPAs,辅以新兵训练营,可以帮助评估第一年住院医师的准备情况,这可以成为国家首选的方法之一。

当经过几年临床工作的外科医生被选中时,可以看出他们在工作表现更上一层楼:这些医生能够在工作中运用他们的知识、技能和态度,完成一天中的许多任务。系列的 EPAs 可以展现学员前几年培训的进展情况,并协助确定适合手术培训的准入时机。EPAs 也可以用作这些医生在医院工作场所的任期评估的一部分。所有这些都可以被观察和评估,因此可用于任期末评估或为遴选提供真实的参考。

对新的外科实习生(通常是 PGY5)的研究表明,临床任务与毕业后住院医师和外科实习生的临床角色密切相关。随着外科住院医师/实习生的医疗身份的转变,这些临床任务成为他们的日常工作,围绕这些任务使用 EPAs 进行真实的、基于工作的评估是有效和有意义的[14]。刚入职的学员普遍适应这种在适当的监督、观察和反馈下,通过体验式学习熟练掌握技能、努力提高胜任力的培训方式。对于学员的表现进行的观察和反馈,将有助于学员提高能力,进而为手术培训作好准备[14]。

在澳大利亚和新西兰,RACS 开发了 JDocs 框架[8],用于记录医学院毕业后的住院医师在进入外科或任何其他医学学科培训之前,胜任能力的进步。JDocs 整合了 SET 培训中使用的 9 种 RACS 能力,也适用于外科医生的实践。初级医生的目标能力用"关键临床任务"的形式表述(EPAs 风格的结构)(见表 21.2)。反过来,这些任务是开始 SET 培训时期望的入选标准,反应了外科实习生在外科团队内的工作职责。这样,通常在遴选的那一年,可以达成这些 EPAs,表明表现良好,达到了外科训练遴选的标准[14]。围绕这些"关键临床任务"所观察到的表现也应该与医院/培训单位的报告和/或基于工作的考核保持一致,以实现同样的遴选标准。外科培训的遴选过程是本章范围之外的另一个重要主题[15]。

21.4　用于衡量外科培训进程的 EPAs

外科培训,即使理论上是 CBME,仍然倾向于使用标准的培训时间,传统的学徒培训/专科医师培训就是如此。CBME 具有培训阶段的理念,通过基于观察的定期评估,最终确定能否胜任实践[16]。CBME 理论上允许训练时间发生变化,因为有些人需要的时间比"通常的时间更长",而另一些学员可能比规定时间更早地准备好进行外科手术[17]。CBME 从本质上识别任何以前的相关学习,因为它展示了可以由 EPAs 构建的任务的性能。因此,CBME 是关于如何充分利用培训时间,而不是与"时间"方面竞争。服务承诺可能会影响实际完成日期,即使已准备就绪。

如果早期进入外科培训(PGY1~2),那么 EPAs 在这些早期阶段一定会发挥与JDocs 类似的"关键临床任务"的积极效用。随着这些外科学员的进步——或者对于那些后来参加培训的学员——EPAs 可以衡量培训中的进步。此类 EPAs 可以是更高级别或专业特定 EPAs 的入门级任务,这些 EPAs 与专业的专科技能相关。

在澳大利亚和新西兰,JDocs 的"关键临床任务"得到了更高水平的执行,涵盖外科实习生的大部分日常工作。并且,亚专业特定专业内容和操作成为学员学习的主要部分,反映了当前专业的实践要求。因此,可以围绕特定条件的管理和/或专业的特定操作来构建 EPAs。此外,这些 EPAs 可用于形成性反馈,形成记录作为培训期间评估的一部分。这些 EPAs 应该主要是关于实践中的常见处理和专科中小型操作。它们是常用的,易于描述,而不是用于频繁详细的多标准记录评估。普通外科在 2017—2018 年进行了一些试点[18],而小儿外科正在参考JDocs 进行小儿外科第一年的培训[18]。一些外科亚专业正在将 EPAs 整合到目前的课程中,通过基于工作的评估将课程与临床工作场景联系起来。整形外科正在用这种理念开发新课程。

因此,一组 EPAs 的个人表现可以为 SET 培训提供逐年进展的信息,从而形成亚专业的培训阶段。围绕日常工作任务构建的 EPAs 比小型临床演练评估(Mini-CEX)和直接观察操作技能(DOPS)评估更具有表面效度。但这些文献并未因此主张 EPAs 应该取代其他形式 WBA。EPAs 评估实际的临床工作,因此被认为具有更多的真实性,从而使医疗服务和培训交织在一起。

负责观察和监督外科住院医师/受训者的外科督导和培训导师,也要不断地接受审查。对于这些督导和培训导师而言,EPAs 应该具有很大的吸引力,因为EPAs 一方面与需要完成的临床任务密切相关,另一方面也满足教育培训方面的要求。像这样,之前有经验的外科教育者才能体会的隐含内容,现在教师和受训者都非常清楚。具体的能力要求(EPAs 的内涵)对于建设性反馈和确定下一步改进方向非常有用。因此,外科的师资培训中,不但要了解外科教育学的原则,也应学习EPAs 的具体细节。可以预见,EPAs 的应用将有助于目前基于时间的 CBME 培训。

21.5   完成外科培训所需的 EPAs

在外科培训项目中,培训完成的认证通常包括考试和基于工作的评估两部分,基于工作的评估主要来源于各个轮转专科结束时的终结性评价。这些严格的考核大多是高风险的,涉及真实的临床病例以及模拟的患者场景。手术实践能力很少被直接评估,尽管在美国有早期尝试完成普通外科训练,然后开始结直肠外科专科培训。最近的文献报道,在英国外科培训[19]中使用的基于程序的评估(PBA),可良好地用于评估技术性技能的表现,也可以用于培训结束时的认证[20]。可以根据专业,将技术方面的要求纳入常见专科手术的 EPAs 管理中。

在一些外科项目中,EPAs 已被纳入培训。作者提到在澳大利亚和新西兰需要达成 EPAs 才有资格参加专科考试。EPAs 可以反映出新毕业顾问外科医生的工作表现是否熟练,能否胜任顾问工作。定义工作表现意味着在初始阶段就要构建适合实践的 EPAs,就如同通过考试提供认证一样,这些 EPAs 应能显示对专科医师的能力要求。表 21.4 提供了这些 EPAs 清单。

表 21.4　与认证相关的 EPAs 提案
(RACS 年度科学大会作者,澳大利亚布里斯班,2016 年 5 月)

管理投诉
监督实习生
组织多学科会诊(MDM)、发病率和死亡率病例讨论会
少数群体/社区健康倡导者
领导质量改进(QI)/质量和安全项目
组织一个教育项目
开展临床研究
独立执行中级手术(在专业内),包括术前和术后护理
复杂的临床问题的管理/转诊(在专业范围内)

一些专业将在 2018 年开始试点。作为手术科室医生,精通小型手术和围手术期处理、胜任中级手术、胜任常见紧急情况的管理以及识别和管理复杂情况的能力,包括转介给高年资外科医生或向高年资外科医生寻求帮助等,都引起大家的重视。一些 EPAs 还描述(架构)了向顾问实践过渡的过程。

21.6　其他用途:术后培训

外科医生认识到以实践为基础的经验学习贯穿于他们的职业生涯。这些相关的知识、技能和态度的养成很大程度上是与专业和实践地点密切相关的。由外科学院提供持续专业发展项目,越来越多地提到"实践范围",这可能与亚专业化程度有关。因此,EPAs体现了学习和实践的表现(实习医生/住院医师/外科医生/顾问医生),对于未来顾问医生的生涯很有益处。因此,ten Cate教授在国际演讲中提出了EPAs在医学教育/临床实践连续体中的使用,包括CBMP概念,基于胜任力的医疗实践。

并且,如果一个专业在其知识基础、某些条件的管理或相关的操作管理方面发生重大变化,则可以使用EPAs来记录新学到的知识或技能。对于操作培训、模拟和工作坊,然后有指导或督导,会成为更明智的方法。一些机构已经要求有文件证明的胜任力表现,EPAs可以在这方面发挥作用。

21.7   结论

Olle ten Cate教授在学徒教学模式的基础上,结合了对临床工作(包括操作和程序)分级监督的需要,并利用医生在执业过程中展现胜任能力的特点,提出了EPAs的概念,该项工作非常有意义。从手术室技术人员开始,产科/妇科的EPAs随后发表。各个EPAs所涉及的细节根据其所在专业和管辖背景而有所不同。

外科以判断、临床决策和操作为主,适合应用EPAs。与手术相关的临床任务通常有明确的时间节点和目标要求,因此,在这些执业过程中,受训者的行为应该是可观察的,并给予适当的监督水平。EPAs可以依据直觉或是整体评估提供明确的框架[21]。该框架可促进反馈,将对话集中于临床任务相关的后续步骤。EPAs可以在所有这些方面提供严格的要求,因此对独立执业的置信是一个重要的步骤,应该慎重讨论,而不仅仅是推断。

外科教育在复杂的医院系统中进行,临床服务和外科教育同时进行。作者并不认为"做本职工作"和"作为学员学习"是两个独立的事件。EPAs的监督方面加强了这一点,指出良好的患者结局必须是共同的目标。ten Cate教授[22]就EPAs的一般应用给出了建议。

作为督导和培训导师的外科医生经常在上述问题上花费额外的时间。作者认为,如ten Cate教授所言,15~20项EPAs可以涵盖大部分的外科诊疗工作。JDocs描述了18项执业医生的工作目标作为外科实习生的一般任务。培训中的EPAs可以是关于特定的任务,如下班后的独立操作或处理特定的专科问题。

用于确认外科医生准入的EPAs大约为10项(通用和专业特有)。通过考试获得的认证应与这些EPAs相关联。应该注意的是,当外科培训项目的EPAs超过10项,例如目前的项目结束时的评估,相关手术或科室轮转日志和整体评估应保留。这样,EPAs就成为了目前所做工作的有效补充。

　　尽管 EPAs 未能涵盖外科教育的所有内容,但经过良好设计,它们可以成为评估的有效基础。EPAs 可以取代或补充目前使用的一些方法。如本章所述,他们还可以协助"准入"培训。JDocs 的评估框架可以为遴选住院医师进入外科和其他专业培训提供一些证据。EPAs 还能为后期的手术训练、资质认证和成为顾问医生等项目提供更多信息。

参考文献

1. Ten Cate, O. (2005). Entrustability of professional activities and competency-based training. *Medical Education, 39*, 1176–1177.
2. Ten Cate, O., & Scheele, F. (2007). Competency-based postgraduate training: Can we bridge the gap between theory and clinical practice? *Academic Medicine, 82*, 542–547.
3. Ten Cate, O. (2006). Trust, competence and the supervisor's role in postgraduate training. *BMJ, 333*, 748–751.
4. Carraccio, C., & Englander, R. (2013). From Flexner to competencies: Reflections on a decade and the journey ahead. *Academic Medicine, 88*, 1067–1073.
5. Boyce, P., Spratt, C., Davies, M., & McEvoy, P. (2011). Using entrustable professional activities to guide curriculum development in psychiatry training. *BMC Medical Education, 11*, 96 www.biomedcentral.com/1472-6920/11/96.
6. Ten Cate, O. (2014). AM last page: What entrustable professional activities add to a competency-based curriculum. *Academic Medicine, 89*, 691.
7. RANZCP. (2012). EPA handbook. Royal Australian and New Zealand College of Psychiatrists. www.ranzcp.org.
8. RACS: JDocs Framework. (2016). http://jdocs.surgeons.org. Accessed 5 Jul 2018. Learning Outcomes and Professional Standards Royal Australasian College of Surgeons. Accessible at www.surgeons.org & www.jdocs.surgeons.org.
9. Van Loon, K., Driessen, E. W., Teunissen, P. W., & Scheele, F. (2014). Experience with EPAs, potential benefits and pitfalls. *Medical Teacher, 36*, 698–702.
10. Core Entrustable Professional Activities for Entering Residency. (2014). Accessible at www.aamc.org. https://www.aamc.org/initiatives/coreepas/.
11. Touche, C, Boucher, A, the AFMC EPA Working Group. (2016). AFMC entrustable professional activities for the transition from medical school to residency. Accessible at www.afmc.ca.
12. Ferguson, P., Kraemer, W., Nousiainen, M., Safir, O., Sonnadara, R., Alman, B., & Reznick, R. (2013). Three-year experience with an innovative modular competency-based curriculum for orthopaedic training. *Journal of Bone and Joint Surgery American, 95*(21), e166. https://doi.org/10.2106/JBJS.M.00314.
13. Antonoff, M., Swanson, J., Green, C., Mann, B., Maddaus, M., & D'Cunha, J. (2012). The significant impact of a competency-based preparatory course for medical students entering surgical residency. *Academic Medicine, 87*, 308–319.
14. Tobin, S. A. (2015). Could entrustable professional activities (EPAs) improve surgical residency programs in Australasia? Master's Thesis, University of Melbourne.
15. Maan, Z., Maan, I., Darzi, A., & Aggarwal, R. (2012). Systematic review of predictors of surgical performance. *BJS, 99*, 1610–1621.
16. Iobst, W. (2013). Competency-based medical education the basics. Presentation for American Board of Internal Medicine, Duke University.
17. Frank, J. R., Snell, L. S., Cate, O. T., Holmboe, E. S., Carraccio, C., Swing, S. R., Harris, P., Glasgow, N. J., Campbell, C., Dath, D., Harden, R. M., Iobst, W., Long, D. M., Mungroo,

R., Richardson, D. L., Sherbino, J., Silver, I., Taber, S., Talbot, M., & Harris, K. A. (2010). Competency-based medical education: Theory to practice. *Medical Teacher, 32*(8), 638–645.

18. Internal communications, RACS, October 2016.
19. Marriott, J., Purdie, H., Crossley, J., & Beard, J. (2010). Evaluation of procedure-based assessment for assessing trainees' skills in the operating theatre. *BJS, 98*, 450–457.
20. Goldenberg, M., Garbens, A., Szasz, P., Hauer, T., & Grantcharov, T. (2017). Systematic review to establish absolute standards for technical performance in surgery. *BJS, 104*, 13–21.
21. Hodges, B. (2013). Assessment in the post-psychometric era: Learning to love the subjective and collective. *Medical Teacher, 35*, 1–5.
22. Ten Cate, O., Tobin, S. A., & Stokes, M. L. (2017). Bringing competencies closer to day-to-day clinical work through entrustable professional activities. *The Medical Journal of Australia, 206*, 14–16.

（翻译：郭隽英）

第 22 章
实践中的再次验证

Ajit K. Sachdeva

概述 外科医生在实践中的再次验证理念始终迅速发展。本章阐述了重新验证的总体目标,即遵守安全实践标准,并探讨了不同国家再次验证方法的共同目标和细微差别。不同的监管体系和专业组织角色导致了方法的不同。在将影响再验证的当代因素作为一个重要的专业考虑因素后,我们探讨了它与持续专业发展的关系。作者描述了两种类型的重新验证:"全局"和"集中"。后者与外科医生个人实践的变化有关,我们将通过三个案例研究加以说明。最后,作者提出了支持再验证工作的策略。

22.1 背景

近年来,无数强大的力量联合起来推动这场运动,支持在医生职业生涯中重新验证他们的知识、技能和专业属性。各种管理、社会、政治和经济因素引发了对这一重新验证运动的兴趣[1]。成功地完成某一专业的培训和获得初级证书已经不足以确保医生在漫长的职业生涯中可以始终为患者提供最佳的护理,或维持公众对医疗专业的信任。医疗保健服务继续快速发展,其重点在于问责制、透明度、结果、成本和价值上。患者和公众在卫生保健决策中发挥着更大的作用。医生的专业实践和技术技能也有相当大的差异。最近一项针对肥胖症治疗学外科医生的研究表明,这些外科医生的技术技能存在很大差异,技能较差的医生其患者预后相对较差[2]。此外,人们还对医生日后实践中的知识基础表示担忧。ABS 的安全认证维护(MOC)考试的失败率在外科医生的初始认证之后每10 年都会增加[3]。一些备受瞩目的不良事件成为头条新闻,并导致人们要求对医疗行业加强监管[1]。此外,来自许可机构的信息强调了许多与医生表现有关的问题。对国家医学委员会联合会行动数据库的信息分析以及对医生和许可证颁发机构的调查显示,与护理质量和专业精神有关的问题是医学委员会采取处理行动的重要原因。沟通问题被认为是医疗失误和消费者向州医疗委员会提出投诉的主要原因;此外,医生的不当行为是无法提供最佳医疗保健的主要原因[4]。

来自行业内部的内在驱动因素也影响了这一重新验证运动。医生提供尽可能好的患者护理并将患者的利益置于一切之上的动机是建立在值得称赞的专业精神和自我调节的原则之上的。这促进了医生主导的设计和实施再验证模型,并提供了旨在积极影响医生的表现和医疗保健结果的持续专业发展计划。医生继续在解决卫生保健系统的缺点方面发挥重要作用,并正在采取具体步骤以提高卫生保健质量和促进患者的安全。

在美国,几份具有里程碑意义的报告引发了关于医疗保健质量和安全以及改革卫生专业人员继续职业发展的必要性的全国性讨论。医学研究所 2000 年发表的报告 *To Err Is Human:Building a Safer Health System* 揭示了医疗保健中与医疗差错和患者安全有关的严重问题,并强调了体质在预防和减轻人为差错影响方面的重要作用[5]。2001 年,医学研究所的一份后续报告 *Crossing the Quality Chasm:A New Health System for the 21st Century* 确定了医疗保健的 6 个理想目标[6]。该报告建议医疗保健应该安全、有效、以患者为中心、及时、高效和公平。本报告还强调了透明度的必要性。

其他几份报告特别关注临床医生的能力、继续教育和专业发展。2003 年,医学研究所的一份报告 *Health Professions Education:A Bridge to Quality* 定义了所有临床医生应该展示的 5 种能力[7]。这 5 种能力包括:提供以患者为中心的护理;在跨学科团队中工作;采用循证实践;质量改进的应用;信息学的使用。该报告还建议,监管委员会应要求所有获得许可的卫生专业人员定期证明他们基于这些能力为患者提供护理的能力。2008 年,Josiah Macy 基金会的一份报告《卫生专业人员的继续教育》强调了当前卫生专业人员继续教育制度的缺陷并建议继续教育应旨在提高患者护理质量,确保临床医生始终保持专业能力,并向公众展示问责制[8]。该报告还建议开发和使用新的指标来评估继续教育的质量和有效性,尤其在流程改进和提高患者结局方面。

上述报告的共同点是需要让各种利益相关方参与进来,以取得最佳成果。这些利益相关者包括患者、公众、来自不同学科的卫生保健领导者、监管者以及来自联邦和州机构的关键个人。其他共同点是明确特定期望的重要性,对组织文化和护理系统进行变革,提供尖端的继续教育,以及客观评估这些努力的影响。应该在前面提到的内外部因素以及这些重要报告的背景下,对医生的再验证进行全面和多方利益相关者的讨论。

22.2　再次验证和持续专业发展

再次验证应持续改进患者护理、帮助建立和实施高标准的实践、考虑实践中的迅速变化、指导继续教育活动和终身学习活动并关注体制在提供最佳患者护理方面的作用[9,10]。可信的再次验证应该是持续、严格、透明和有意义的[11]。再次验证的目标应该是激励医生达到更高的绩效水平、确保训练有素的劳动力、发现和改善不符合基本标准的表现不佳者。再次验证应关注医生的表现和结果，并涵盖医生广泛的知识、技能和专业属性。应使用有效可靠的评估方法，与风险调整和病例组合相关的因素应纳入结果评估。患者报告的结果也应包括在再次验证过程中。此外，基于工作场所的评估、基于模拟的评估、多源反馈以及不良事件和关键事件的识别和分析都应包括在重新验证过程中[12]。这些评估的结果应与创新的持续专业发展干预措施相联系，包括最先进的教育方法，如使用模拟，并纳入尖端技术，以促进学习和持续改进[13,14]。

医学和外科教育的新方法，包括严格的评估，为医生的再次验证和通过持续专业发展的不断改进提供了新的机会。特别重视持续专业发展至关重要，因为它有可能对医生的绩效和患者护理结果产生显著的积极影响，而且与住院医师培训和医学院教育相比，患者护理可以在更长的专业实践期间得到改善[13]。用于设计和实施持续专业发展计划的具体策略需要与住院医师培训和医学生教育中使用的策略不同；然而，住院医师培训和医学院教育的某些进步可能很容易应用于持续专业发展环境。

持续专业发展的主要进展包括开发和使用基于熟练程度的教育和基于掌握的培训模式。以实践为基础的学习和改进（PBLI）周期是支持设计和实施有效的持续专业发展计划的有用模式。PBLI 周期包括四个步骤：①通过审查业绩数据和将这些数据与国家、区域或地方标准进行比较来确定具体差距；②参与相关的持续专业发展计划，以解决已发现的差距；③新知识和技能在专业实践中的应用；④改进评估[13,14]。医师的再次验证和专业实践的持续改进需要建立在这个四步模型的基础上。除了用于重新验证所有医生的知识和技能的方法之外，在实践中重新验证外科医生需要使用特定的方法来评估外科技能，包括外科判断。这些努力必须符合各自认证委员会和专业组织颁布的要求和标准。尖端持续专业发展计划的开发和实施面临各种挑战。这是由不同专业的不同需求以及即使在同一专业内个人的不同实践模式、缺乏结构化课程以及后勤困难造成的，这些因素阻止执业医师参与纵向项目，这些项目侧重于获得新的外科技能并将这些技能安全转移到实践环境中[13]。美国外科医生学会等专业组织正在采取措施应对这些挑战。

旨在重新验证实践中的医生并支持他们的持续专业发展需求的努力应基于能力的基础。在美国,毕业后医学教育认证委员会(ACGME)和美国医学专业委员会(ABMS)大约在 18 年前定义了六项核心能力[15,16]。ACGME 通过审查委员会的成果对培训项目进行认证,而 ABMS 是所有 24 个认证委员会的总括机构。六项核心能力是医学/外科知识、患者护理和程序技能、专业和沟通技巧、专业精神、基于实践的学习和进步以及基于系统的实践。这些核心能力适用于医生职业发展的整个过程,从初始培训阶段开始,并跨越整个医疗实践期间。同样,在加拿大,已经开发了 CanMEDS 能力框架,并广泛用于培训和能力维护。CanMEDS 框架解决了医生作为医学专家、沟通者、合作者、领导者、健康倡导者、学者和专业人士的角色[17]。

在重新验证的大背景下,需要考虑两种不同但相关的重新验证类型。作者将第一种类型称为“全局重新验证”,将第二种类型称为“集中重新验证”。图 22.1 描述了两种类型的重新验证。

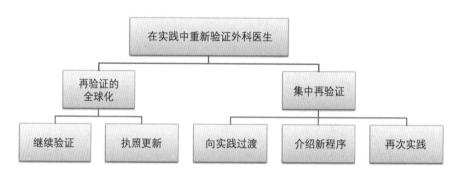

图 22.1   外科医生在实践中的再验证模型

22.2.1   再次验证的全球化

全球再验证的范围非常广泛,影响医生的整个职业生涯,并且通常取决于国家与地方政策、法规和标准。全球重新验证的目标在各国之间应该是相似的;然而,由于每个国家具体的监管和组织结构,所采用的具体战略可能不同[18]。这种重新验证可以由独立的专业机构管理和实施,例如美国的认证委员会,或者由具有认证实体和专业组织双重职能的专业机构管理和实施,例如某些国家的外科医生研究生院。在国家或地方政府授权下运作的外部监管机构也在这一过程中发挥关键作用。因此,全球再验证由两个要素组成,一个涉及专业再认证,另一个涉及许可证的更新。重新认证属于专业机构的职权范围,如认证委员会和研究生院;然而,执照续期是外部监管机构的特权,如美国的州医疗委员会。根据国家的不同,重新认证可以是强制的,也可以是自愿的。另一方面,行医和做手术一般需要有效的执照。除了满足执照续期的要求外,不同专业的医生还需要满足某些要求才能继续获得认证,这由认证委员会或研究生院根据医生执业所在的国家进行评判。

下一节会特别关注外科医生的再验证。美国的外科医生再认证是在 40 多年前引入的,大约 30 年后发展成为主运行中心的项目,最近进一步发展成为 ABMS 定义的继续认证项目[19]。以前的主运行中心和现在的继续认证在美国都是自愿的;然而,由于来自医院、其他雇主、付款人、患者和大众群体的压力,大多数外科医生都参加了这些项目。ABMS 旗下的所有认证委员会都需要设计和实施持续认证计划,但是,每个认证委员会在定义特定要求以解决持续认证方面都有相当大的自由度。此外,ABMS 还创建了一个在线技术学习平台 CertLink,以支持继续认证框架内认证委员会的纵向评估、学习和改进计划[20]。

澳大利亚统计局的持续认证计划于 2018 年推出[21]。它取代了包含传统重新认证考试的主运行中心计划。本 ABS 持续认证计划的要求包括:①职业责任;②教育和评估。为了满足职业责任的要求,外科医生必须持有有效、完整且不受限制的医疗执照;如果有临床活动,应持有医院或外科中心的特权;每 5 年提交两份专业参考资料,一份来自外科主任,另一份来自全权证书委员会主席;每 10 年提交一份为期 12 个月的手术经验报告;并单独或通过机构参与当地、地区或国家成果登记或质量评估计划。为了满足教育和评估的要求,外科医生必须在 5 年内获得 150 个与其实践相关的 1 类继续医学教育学分,其中至少 50 个学分必须包括自我评估,自我评估的定义是在与继续医学教育计划相关的评估中取得 75% 或更高的分数。澳大利亚统计局还在 2018 年推出了一项新的在线连续认证评估,以取代安全和监考再认证考试。这是一个及时反馈的开卷评估。外科医生必须在两次机会内达到 80% 的分数才能通过,评估需要每 2 年进行一次。

美国医师再次验证流程的第二个环节涉及定期更新执照。在美国行医和做手术需要有效的医疗执照。授予医疗执照是州的特权,属于各州医疗委员会的职权范围。州医学委员会联合会(FSMB)是州医学委员会的全国性伞式组织。医疗执照通常需要每隔 2 年或 3 年更新一次,这因州而异。该过程通常包括回答有关上一个许可周期内任何不利行为或责任诉讼的问题,以及可能影响患者护理的医生健康问题。此外,大多数州要求医生在前一个执照周期内获得一定数量的 1 类继续医学教育学分。某些州要求特殊领域的 1 类继续医学教育学分,如患者安全、临终关怀、伦理、风险管理、疼痛管理、阿片类药物处方和姑息治疗[22]。

在加拿大,内科医生和外科医生的再验证是基于加拿大皇家内科和外科学院的能力保持计划。RCPSC 主运行中心计划是灵活的、学习者驱动的,旨在支持能够设计、实施和记录他们的具体成就的专家的个人成长和发展[18,23]。该计划包括制订与专家实践相关的个人持续专业发展计划。RCPSC 主运行中心计划包括三组活动:小组学习、自学和评估[23,24]。小组学习包括更传统的持续专业发展活动,如认可和不认可的会议、轮次和期刊俱乐部。自我学习包括个人学习项目、期刊阅读和系统学习。评估包括通过自我认可的评估计划,通过图表统计和反馈,多源反馈,模拟和直接观察进行绩效评估。与其他活动相比,某些自学活动(如个人学习项目)和所有评估活动每小时可获得更高的学分。研究员被要求每年至少完成 40 个学分,在每个 5 年周期内完成 400 个学分[23,24]。在每个周期内,RCPSC MOC 计划的每个部分至少需要 25 个学分。

加拿大医学监管机构联合会(Federation of Medical Regulatory Authorities of Canada)要求加拿大所有执业医生参与公认的再认证过程,并证明其持续胜任的表现符合专业标准[25,26]。加拿大个别省份接受 RCPSC MOC 计划,作为医生在实践中证明他们承诺可以继续胜任工作的一条途径。

在英国,再次验证是在全国医学总会(GMC)的支持下实施的。再次验证的目的是提高实践标准,并找出表现不佳的医生。再次验证的目标是支持专业性和尽早确定可能会得到修复的问题[27]。该过程基于国家卫生服务所需的年度评估。这些评估由高年资医生进行,通常在同一组织内,但不一定在同一专业中。在每次评估过程中,被评估的医生会提供一系列支持信息,以证明在 GMC 定义的四个领域中遵守了执业标准。这些领域是:①知识、技能和表现;②安全和质量;③沟通、伙伴关系和团队合作;④保持信任[28,29]。审核结果以及与重大事件、投诉和同事及患者反馈相关的信息将作为评估流程的一部分进行审查。此外,还审查了之前评估的结果,以及针对个人具体需求的参与持续专业发展的信息、个人的发展计划,以及签署的操守和健康声明。评估人员与责任官员(RO)分享评估结果,在大多数情况下,责任官员是初级保健或医院信托的医务主任。责任官员向全球管理委员会提出每 5 年就进行一次关于医生重新验证的建议。包括专家在内的所有医生都需要经历这一重新验证过程。评估在当地进行,最终决定由国家一级做出。持续专业发展和质量改进活动是针对每个医学专业的[30],专家需要通过与其专业相关的统计和结果数据来证明他们正在提供高质量的护理。

其他几个国家也在探索医生再验证的模式。例如,澳大利亚医学委员会正在开发一个专业绩效框架,而不是使用术语重新验证。该框架有五个支柱,其责任和承诺分布在各个医生、医疗委员会和卫生服务部门。这五大支柱是:①加强持续专业发展;②积极保证安全操作;③加强对有多宗投诉的医生的评估和管理;④指导支持从业人员;⑤合作培养积极的医学文化[31]。

22.2.2 集中再次验证

除了在特定认证机构和监管机构的支持下对所有医生进行全球再验证之外,在特定情况下,例如在他们职业生涯的过渡期间,显然需要对外科医生的知识、技能和专业属性进行集中再验证。需要在个人实践的背景下,使用国家认可的标准和要求,在本地进行有重点的再验证。这种重新验证和持续改进应该包括使用当代的教学、学习和评估方法。下面结合三种具体情况描述了集中再验证的方法。以下案例用于论证这一观点。

案例一

一名初级外科医生最近在一所著名的学术机构完成了外科亚专业奖学金项目的高级培训。她刚刚开始在一家大型三级护理医院进行繁忙的外科实习。应该如何重新验证她的技能,以确保提供最佳的外科护理?

初级外科医生的入职评估应包括对外科医生的知识、技能和专业属性的重新验证。重新验证应基于当地机构的组织规范和可用资源,与外科实践的具体特征相联系,并与初级外科医生的职业目标相一致。应由资深外科医生或外科医生在手术实践中使用各种有效可靠的方法进行多管齐下的评估[31]。应审查培训期间收集的信息和数据,并加入外科医生参与实践后收集的额外数据。应审查培训期间的病例记录,以确定培训期间外科医生经验的广度,但单独来看,这不足以确定初级外科医生的具体知识和技能水平。高级外科医生需要通过与住院医师/研究主任的直接沟通,以及从与初级外科医生在同一培训项目中合作过的其他外科医生那里获得更多信息。此外,初级外科医生所参加的认证考试的结果也应该被审查。还应审查在选择过程中收集的其他信息。录取评估和再验证的另一个关键部分是高级外科医生和初级外科医生之间关于她的经验、信心以及短期和长期职业目标的详细讨论。

进入实践后,初级外科医生的能力需要使用各种有效和可靠的方法,在真实环境中以及在基于模拟的环境中的某些情况下进行客观评估。当代评估策略和方法应被用于评估外科手术实践背景下的外科手术知识、临床和技术技能、判断、沟通技能、专业精神、专业间团队合作、实践管理和基于系统的实践。应由一名或多名资深外科医生通过在手术室中监测特定数量的病例来直接观察初级外科医生的表现。全球 360° 全方位工作场所评估应产生关于职业间和沟通技能、专业精神和团队合作的有价值的信息。全方位评估应该包括整个医疗团队以及患者。此外,应监督外科医生的实践模式,并收集和审查与风险调整结果和患者报告结果相关的客观数据。应实施签准流程以确认熟练程度,并在认证和授予权限的过程中使用。需要向初级外科医生提供反馈,以解决在评估和重新验证过程中发现的任何弱点,并向其提供导师和辅导,以解决差距并培养与未来职业目标相一致的技能。最先进的技术可以用来支持远程教育和辅导。此外,初级外科医生可以与一名或多名高级外科医生在实践中配对,高级外科医生应该为初级外科医生提供指导,并帮助她适应实践环境并取得专业成功。

联合委员会(TJC)对医疗保健组织进行认证,并确定了认证组织需要遵循的重点专业实践评估(FPPE)和持续专业实践评估(OPPE)的标准。上述评估和重新验证方法应该有助于解决 FPPE 的标准以及该机构的特权要求[32]。在对初级外科医生的知识、技能和专业属性进行初步重新验证后,应使用类似于其他外科医生在实践中使用的流程对其进行持续重新验证。同样,应该使用一系列有效可靠的评估方法,并向外科医生提供具体的反馈。这种持续的重新验证过程应该有助于解决 OPPE 的标准问题[32]。通过 OPPE 发现的任何差距都可能需要FPPE 深入收集更多数据,并实施具体战略来提高初级外科医生的表现。及早发现问题并采取具体干预措施来解决发现的任何缺陷,有助于提供最佳的外科护理,并支持初级外科医生的职业目标和愿望。

案例二

一名外科医生已经执业 10 年,并始终如一地表现出高标准的实践,这一点得到了对实践的例行审计以及与绩效和风险调整结果相关的数据审查的肯定。这名外科医生想学习他专业中的新知识,并将其引入他繁忙的临床工作中。该外科医生的知识和技能应如何在新的手术过程中得到重新验证,以支持安全的外科治疗?

这位外科医生的再验证过程需要包括许多步骤。第一步包括评估新步骤的疗效和有效性及其与外科医生实践的相关性、所服务患者的需求和可用资源[33,34]。下一步包括审查与外科医生参与的教育计划相关的具体细节,以获得必要的知识和技能。这个教育项目应该是全面的,包括一个体验式课程,通常在模拟环境中进行。应该采用多种策略来支持技能的获得,例如基于掌握的训练、有意识的练习、具体的反馈以及对预先建立的标准的成就的展示[34]。新的知识和技能应该在课程结束时使用有效和可靠的方法进行验证。在顺利完成课程后,外科医生应该参加结构化的培训,以确保将新获得的知识和技能安全地转移到外科实践中[34,35]。指导医师应熟练掌握手术过程,并与外科医生密切合作一段时间,在外科医生手术经验的早期阶段提供引引、指导和帮助。因为这样的导师很难安排,所以需要仔细评估与导师相关的细节。鉴于这种指导的重点性质,如果有一名外科医生精通这一程序并愿意提供这种支持,可能会在外科医生自己的机构内提供这种指导。在指导结束时,应审查外科医生知识和技能的评估结果,特别注意绩效评估和风险调整后的患者结局。重新验证后,外科医生可能被授予执行手术的特权,并应接受一段时间的正式监考,这将有助于根据既定标准确认令人满意的表现和结果。这一进程也将有助于解决 TJC 的 FPPE 标准。

国家专业组织开发的外科知识和技能的验证和再验证模型在这方面可能有所帮助。美国外科医师学会(ACS)教育部门设计了一个五级认证模型,包括以下五个步骤:出勤率认证、圆满完成课程目标的验证、知识和技能的验证、经验的验证以及令人满意的患者结局[35]。该模型可用于为该外科医生设计特定的再验证程序。此外,国家准则授予特权可能会有所帮助。例如,美国外科协会的一个研究小组阐明了授予新的外科特权的具体标准,这可能是有用的[36]。

案例三

一位从事外科手术 15 年的外科医生,为了照顾一位身患重病的家庭成员,不得不离开临床工作三年。他想重新开始积极参与外科手术。他与一位在他从事的外科实践领域有专长的导师一起度过了一个月,并在导师的监督下完成了手术。应该如何重新验证他的技能?

该外科医生的重新验证过程需要包括彻底回顾外科医生离开积极的外科实践之前的经历,以及外科医生为更新其知识和技能而采取的步骤。需要仔细检查该外科医生在有经验的外科医生的监督下参与的足够长时间的全面和结构化培训的详细信息。这应包括审查与管理的条件和实施的手术相关的信息,手术和围手术期护理的参与程度,以及患者护理的风险调整结果数据。教师对外科医生的评估应该提供有用的信息,特别是当它包括足够的表现和结果数据时。由于各种监管、法律和后勤方面的原因,这种类型的培训很难安排,因此培训经验往往结构不合理或时间不够长。结果可能会导致外科医生的次优体验;因此,应该仔细审查以往的经验。如果对外科医生的熟练程度有疑问,应要求外科医生在模拟环境中展示其知识和技能,以补充其他可用信息。如果综合评估的结果令人满意,外科医生可能会被授予特权,但需要监督一段时间来评估表现和结果。外科医生的再入和再验证计划应符合 ABS 或其他认证委员会的再入要求[37]。这些评估包括:该医师离开临床工作时的实践状况;参与由当地权威医师构建的个性化重返通道,包括对六项核心能力的评估;监考计划;成果评估;符合持续认证计划。

随着外科医生职业生涯的发展,他们的执业范围往往变得狭窄。如果他们想处理一段时间内没有遇到的情况或执行最近没有执行的操作,就可以采用类似的重新验证过程。因为外科医生一直积极从事外科实践,并可能已经执行了类似的程序,一个短暂的预演和监考可能足以解决这种情况。

22.2.3 重新验证的影响

重新验证的积极影响很难评估,因为报告的大多数证据本质上是相关的,而不是因果关系。以前的 MOC 考试分数和护理质量之间的联系已有报道[38]。最近对文献的回顾显示,医生报告了 MOC 对知识、临床护理以及与同行和患者沟通的积极影响。此外,MOC 受到医院和患者的重视[39]。随着认证委员会设计和实施各种连续或继续认证模式以取代主运行中心,需要彻底评估这些新模式对患者结局的影响以及各利益相关方对其接受程度。

医生再验证的话题继续引起激烈的讨论,并经常引起医生强烈的负面反应。这是因为重新验证的益处尚未得到明确的证明,重新验证的相关性继续受到质疑,在医疗保健不断变化、医生不断面临新法规带来的挑战的环境中,与重新验证相关的额外时间和费用给医生带来了额外的负担。重新验证应揭示绩效和结果的明显改善,以及患者和公众获得广泛认可的明显益处。此外,重新验证过程应该与医生的实践相关。重新验证过程应与医生的常规工作相结合,并且必须尊重专业内自我调节的愿望。

22.2.4 支持外科医生再验证的基础设施

继续培训、获得新的手术技能以及在实践中对外科医生进行再验证需要强大的基础设施、使用有效的教育和培训模式,以及训练有素的教师和监考人员。ACS 教育部门设计了一个项目来建立这样的基础设施。该计划于 2005 年启动,包括:认证模拟中心,以支持继续培训、获得新的手术技能和在实践中重新验证外科医生;提供辅导和监督;促进专业团队合作。这些模拟中心被称为 ACS 认证的教育机构(ACS-AEIs)[40,41]。截至 2019 年 4 月,共有 92 家 ACS-AEI,分布在美国各地以及加拿大、欧洲、中东和拉丁美洲。最佳实践的共享应该推进重新验证的标准,并支持在美国和世界其他地区统一实施这些标准。

重新验证过程中的另一个关键因素,尤其是在教师培训和监考的背景下,是教师的发展和支持。外科医生需要接受最新教育方法的培训,并在其中担任这些不同的角色。他们作为教育者和评估者的技能应该得到验证,以支持稳健的再验证计划的实施。专业组织应该在这方面发挥关键作用。除了为教师发展提供项目,如著名的《外科医生作为教育者》课程,ACS 教育部门最近开始了一项新的努力,在高级外科医生职业生涯的最后几年,当他们逐渐结束临床实践或临近退休时,招募和培训他们在模拟环境中担任教育者和评估者[34]。这种和类似这种的努力应该对那些希望继续从事专业工作并在远离繁忙的临床实践时继续作出有意义贡献的个人非常有益,并且可以使患者和整个专业受益。

22.3 结论

基于不同的监管体系和专业组织的角色,不同的国家采取了不同的方法来重新验证医生。这些努力的目标是相似的,思想交流的机会也很大。重新验证的方法需要是主动的而不是被动的,并且应该支持双重目标,即确保向患者提供安全和高质量的护理以及支持医生的职业目标。为了让重新验证得到专业人士的肯定,它需要基于大环境、相关且实用。分享各种再验证项目的最佳实践将有助于在国内和国际上推进这些努力。

参考文献

1. Shaw, K., Cassel, C. K., Black, C., & Levinson, W. (2009). Shared medical regulation in a time of increasing calls for accountability and transparency: Comparison of recertification in the United States, Canada, and the United Kingdom. *Journal of the American Medical Association, 302*(18), 2008–2014.
2. Birkmeyer, J. D., Finks, J. F., O'Reilly, A., Oerline, M., Carlin, A. M., Nunn, A. R., et al. (2013). Surgical skill and complication rates after bariatric surgery. *New England Journal of Medicine, 369*(15), 1434–1442.
3. Buyske, J. (2016). Forks in the road: The assessment of surgeons from the American Board of Surgery Perspective. *Surgical Clinics of North America, 96*, 139–146.
4. Hawkins, R., Roemheld-Hamm, B., Ciccone, A., Mee, J., & Tallia, A. (2009). A multimethod study of needs for physician assessment: Implications for education and regulation. *The Journal of Continuing Education in the Health Professions, 29*(4), 220–234.
5. Kohn, L. T., Corrigan, J. M., & Donaldson, M. S. (Eds.). (2000). *To err is human: Building a safer health system*. Washington, DC: National Academy Press.
6. Committee on Quality of Health Care in America, Institute of Medicine. (2001). *Crossing the quality chasm: A new health system for the 21st century*. Washington, DC: National Academy Press.
7. Greiner, A. C., & Knebel, E. (Eds.). (2003). *Health professions education: A bridge to quality*. Washington, DC: National Academies Press.
8. Hager, M., Russell, S., & Fletcher, S. W. (2008). *Continuing education in the health professions: Improving healthcare through lifelong learning*. New York: Josiah Macy, Jr. Foundation.
9. Cuschieri, A., Francis, N., Crosby, J., & Hanna, G. B. (2001). What do master surgeons think of surgical competence and revalidation? *American Journal of Surgery, 182*, 110–116.
10. Benson, J. A., Jr. (1991). Certification and recertification: One approach to professional

accountability. *Annals of Internal Medicine, 114*(3), 238–242.

11. Youngson, G. G., Knight, P., Hamilton, L., Taylor, I., Tanner, A., Steers, J., et al. (2010). The UK proposals for revalidation of physicians: Implications for the recertification of surgeons. *Archives of Surgery, 145*(1), 92–95.

12. Norcini, J., & Talati, J. (2009). Assessment, surgeon, and society. *International Journal of Surgery, 7*, 313–317.

13. Sachdeva, A. K. (2016). Continuing professional development in the twenty-first century. *The Journal of Continuing Education in the Health Professions, 36*(Sl), S8–S13.

14. Sachdeva, A. K. (2005). The new paradigm of continuing education in surgery. *Archives of Surgery, 140*(3), 264–269.

15. Accreditation Council for Graduate Medical Education. Milestones annual report 2016. Available at http://www.acgme.org/Portals/0/PDFs/Milestones/MilestonesAnnualReport2016.pdf. Accessed 2 May 2019.

16. American Board of Medical Specialties. Based on core competencies. Available at http://www.abms.org/board-certification/a-trusted-credential/based-on-core-competencies/. Accessed 2 May 2019.

17. The Royal College of Physicians and Surgeons of Canada. About CanMEDS. Available at http://www.royalcollege.ca/rcsite/canmeds/about-canmeds-e. Accessed 2 May 2019.

18. Horsley, T., Lockyer, J., Cogo, E., Zeiter, J., Bursey, F., & Campbell, C. (2016). National Programmes for validating physician competence and fitness for practice: A scoping review. *BMJ Open, 6*, 1–10.

19. American Board of Medical Specialties. Continuing board certification: Vision for the future final report. Available at http://www.abms.org/media/194956/commission_final_report_20190212.pdf. Accessed 2 May 2019.

20. American Board of Medical Specialties. CertLink delivers longitudinal assessment online. Available at http://www.abms.org/initiatives/certlink/. Accessed 2 May 2019.

21. American Board of Surgery. Continuous certification. Available at http://www.absurgery.org/default.jsp?exam-moc. Accessed 2 May 2019.

22. American College of Surgeons. CME state requirements. Available at https://www.facs.org/education/cme/state-mandates. Accessed 2 May 2019.

23. Campbell, C. M., & Parboosingh, J. (2013). The Royal College Experience and plans for the maintenance of certification program. *The Journal of Continuing Education in the Health Professions, 33*(S1), S36–S47.

24. Royal College of Physicians and Surgeons of Canada. A concise guide to maintenance of certification. Available at http://www.royalcollege.ca/rcsite/documents/continuing-professional-development/moc-short-guide-e.pdf. Accessed 3 May 2019.

25. Federation of Medical Regulatory Authorities of Canada. Position statement on professional revalidation of physicians. Available at http://fmrac.ca/professional-revalidation-of-physicians/. Accessed 2 May 2019.

26. Levinson, W. (2008). Revalidation of physicians in Canada: Are we passing the test? [Editorial]. *Canadian Medical Association Journal, 179*(10), 979–980.

27. Boulet, J., & van Zanten, M. (2014). Ensuring high-quality patient care: The role of accreditation, licensure, specialty certification and revalidation in medicine. *Medical Education, 48*, 75–86.

28. Archer, J., & de Bere, S. R. (2013). The United Kingdom's experience with and future plans for revalidation. *The Journal of Continuing Education in the Health Professions, 33*(S1), S48–S53.

29. Archer, J., de Bere, S. R., Nunn, S., Clark, J., & Corrigan, O. (2015). "No one has yet properly articulated what we are trying to achieve": A discourse analysis of interviews with revalidation policy leaders in the United Kingdom. *Academic Medicine, 90*, 88–93.

30. Federation of Surgical Specialty Associations, The Royal College of Surgeons of Edinburgh, The Royal College of Surgeons of England, The Royal College of Physicians and Surgeons of Glasgow. Revalidation: Guide for surgery. January 2014.
31. Sachdeva, A. K., Flynn, T. C., Brigham, T. P., Dacey, R. G., Jr., Napolitano, L. M., Bass, B. L., et al. (2014). Interventions to address challenges associated with the transition from residency training to independent surgical practice. *Surgery, 155*(5), 867–882.
32. The Joint Commission. (2013). *Standards BoosterPak™ for focused professional practice evaluation/ongoing professional practice evaluation (FPPE/OPPE)*. Oakbrook Terrace, IL: The Joint Commission.
33. Sachdeva, A. K., & Russell, T. R. (2007). Safe introduction of new procedures and emerging Technologies in Surgery: Education, credentialing, and privileging. *Surgical Clinics of North America, 87*(4), 853–866.
34. Sachdeva, A. K., Blair, P. G., & Lupi, L. K. (2016). Education and training to address specific needs during the career progression of surgeons. *Surgical Clinics of North America, 96*(1), 115–128.
35. Sachdeva, A. K. (2005). Acquiring skills in new procedures and technology: The challenge and the opportunity. *Archives of Surgery, 140*(4), 387–389.
36. Bass, B. L., Polk, H. C., Jones, R. S., Townsend, C. M., Whittemore, A. D., Pellegrini, C. A., et al. (2009). Surgical privileging and credentialing: A report of a discussion and study Group of the American Surgical Association. *Journal of the American College of Surgeons, 209*(3), 396–404.
37. American Board of Surgery. Guidelines on re-entry to surgical practice. Available on http://www.absurgery.org/default.jsp?policypracticereentry. Accessed 2 May 2019.
38. Holmboe, E. S., Wang, Y., Meehan, T. P., Tate, J. P., Ho, S. Y., Starkey, K. S., et al. (2008). Association between maintenance of certification examination scores and quality of Care for Medicare Beneficiaries. *Archives of Internal Medicine, 168*(13), 1396–1403.
39. Lipner, R. S., Hess, B. J., & Phillips, R. L., Jr. (2013). Specialty board certification in the United States: Issues and evidence. *The Journal of Continuing Education in the Health Professions, 33*(S1), S20–S35.
40. Sachdeva, A. K., Pellegrini, C. A., & Johnson, K. A. (2008). Support for simulation-based surgical education through American College of Surgeons-accredited education institutes. *World Journal of Surgery, 32*(2), 196–207.
41. American College of Surgeons. Accredited education institutes. Available on https://www.facs.org/education/accreditation/aei. Accessed 2 May 2019.

（翻译：陈伟）

第23章
外科教育计划评估解密

Alexis Battista，Michelle Yoon，E. Matthew Ritter，Debra Nestel

概述 在本章中,我们定义了教育计划评估,阐述了它在评估外科教育计划中的作用,描述了外科计划评估者可用于改进教育计划评估效果的重要早期措施,讨论了常见挑战,并提供了评估者可用来克服这些挑战的解决方案。本章适用于那些首次参与或考虑参与教育计划评估的人或在正式教育计划评估者有限的支持下参与教育计划评估的人。此外,我们还提供了资源和示例,以提供额外指导。

23.1 简介

有时,决策者、认证机构、大学或医院领导、计划和实习领导会就其外科教育计划和干预措施的有效性提出问题。评估外科教育计划有助于回答以下问题:

• 外科教育计划问题的性质和范围是什么? 该问题对谁产生了影响,影响了多少人,是如何影响他们的?
• 有哪些可能的干预措施可以改善外科教育中已经确定的问题?
• 外科住院医师错误减少计划是否达到预期目标和效果?
• 新的专科医师培训计划是否得到良好实施?
• 质量改进干预计划是否能改变外科教育效果?
• 模拟技能训练计划的成本与效益相比是否合理?

对于可能需要研究、评估和改进外科教育计划的实习医生、住院医师和专科医师主管,他们在越来越多地探讨和提供这些答案。本章旨在提供有关教育计划评估(PE)的实用概述以及如何开始评估。本章没有全面讨论教育计划评估,而是提供了关于如何开始的信息和指导,同时指出了可用于加强未来评估工作的额外资源。

23.2　教育计划评估的定义

教育计划评估是使用研究方法系统地调查社会性教育计划的有效性,包括外科教育和干预措施,旨在指导未来工作,并改变或改进教育计划[1,2]。教育评估是一个定义、收集、分析和传播信息以指导有关教育计划的决策的过程[3,4]。评估目标可以是任何有组织的教育计划,包括:

- 课程设置
- 课程
- 具体的教学方法(例如,模拟学习、期刊俱乐部)
- 政策和指南
- 作为教育经历一部分的特定服务

教育计划评估致力于在持续质量改进和决策的背景下解决教育计划的需求、质量、过程或影响等方面的问题[5,6]。评估可以集中于某个教育计划是否按预期进行,或者是否产生意外结果[7]。在外科教育中,教育计划评估可以针对外科实习轮换、住院医师计划或专科医师培训计划进行。它可能需要评估整个计划的结果(例如,关于培训结束时的满意度、考试成绩、毕业生就业安置的数据),以及检查细节部分,如个别教学课程或教学和学习结构或环境。

评估可以针对目前正在进行的教育计划(形成性评估)或已完成的教育计划(总结性评估)实施。两类评估都可以帮助教育计划的利益相关者决定在教育计划中应该保留或更改哪些内容,甚至可以确定教育计划是否应该继续[1,2]。在外科教育中,教育计划评估通常提供了有关教育培训计划效果的信息,用于优化医疗结果和质量。

23.2.1　为何要开展教育计划评估:它有哪些好处?

教育计划评估可以提供能够在机构层面和认证层面创造价值的信息。例如,评估数据,如专业资格考试通过率,可以得出有关教育计划结果的信息,而随着时间推移收集的教育计划评估数据可以帮助深入了解就业安置情况和教育计划的长期影响[7-9]。此外,教育计划评估结果可以为参与该教育计划的教学人员提供反馈,反过来对教师的职业发展或晋升提供帮助。教育计划评估结果还可以向行政人员、支持人员以及其他帮助维护教育计划结构和提供后勤支援(例如,图书馆、技术、评估)的人员提供反馈。此外,教育计划评估产生的数据可用于指导外科教育计划的设计和实施,应将此过程视为一个设计、实施、评估和修改的循环过程,而不是一个静止状态[10]。教育计划评估可以为这一循环过程提供支持,因为评估结果可以通过提供更精确的信息,说明哪些方面有效,哪些无效以及哪些方面可以作出改变,从而为教学和课程设计过程中的持续质量改进提供指导[7,10]。反过来,教育计划评估结果也可以为认证和重新认证活动提供支持,因为认证机构(如美国外科学院)可能要求教育计划管理人员报告和分享学生的成绩,并证明该教育计划参与了定期评估。

23.2.2　外科教育资源和指南

许多外科协会强调了教育计划评估在外科教育中日益增长的重要性,并为教育计划评估提供了指导、标准和资源,包括美国毕业后医学教育认证委员会(ACGME)、澳大利亚皇家外科学院(RACS)和英国皇家外科学院(RCS)。认证机构提供的指南值得回顾和考虑,因为它们经常提供具体的标准,能够影响或指导教育计划评估。此外,虽然外科教学人员经常开展教育计划评估,但他们必须了解专业评估者可能扮演的角色。专业评估者是指在评估实践中接受过不同培训并具有专业经验的个人。他们可以在改进评估设计或实施方面发挥重要作用,特别是当你的资助机构需要这种评估,或你正在策划的教育计划评估非常复杂,或者你确定采用专业评估者可以提高教育计划评估过程或结果的可信度时。关于专业评估者及其角色的更多信息,可以从美国评估协会(AEA)获取。

23.3　开始:计划评估的关键阶段

尽管任何教育计划评估都包括大量步骤,但最具挑战性的一个步骤是决定从哪里开始以及如何开始。在开始评估时,必须要记住,教育计划评估中没有"一刀切"的概念[1]。教育计划评估要想取得成功,就必须根据组织的特定需求进行调整。最成功的评估是能够提供有用和可靠信息来支持决策的评估[1]。在本节中,我们将讨论教育计划评估的关键步骤,以支持评估启动工作,并确保你的评估适合你所在组织的特定需求。这些步骤包括确定利益相关者并让其参与评估、开发逻辑模型、聚焦评估以及选择评估模型。

23.3.1　确定利益相关者并让其参与评估

在评估过程的早期确定利益相关者是确保评估将产生有用信息的关键步骤。利益相关者包括正在或可能受到所评估计划影响的人员和实体[1]。利益相关者的确定为整个教育计划评估过程奠定了基础,有助于形成有用的评估问题以及确定开展评估所需的人力和财力资源及评估结果的传播目标。

在首次参与时,新接触教育计划评估的外科教育工作者可能不太了解确定利益相关者并让其参与评估的范围和重要性。在操作层面,实习和教育计划主管可能会迅速确定响应主席、监管机构(如 ACGME、RCS、RACS)要求的必要性,或强调成功帮助招募未来学员的案例;然而,利益相关者参与的范围和重要性远远超出了最初的关注点。因此,评估者必须确定一个广泛的名单,并就每个利益相关者的参与程度作出明智决定。

为了与本章的实际关注点保持一致,我们重点讨论了格林(2005)提出的确定教育计划评估潜在利益相关者的概念框架[11]。格林提出的方法是确定四类利益相关者中每一个类别中的利益相关者:对教育计划有管理权的人、负责实施教育计划的人、教育计划的预期受益人以及最后也是最常被忽视的人——那些可能受教育计划不利影响的人。根据此模型,图 23.1 列举了每类利益相关者参与外科教育的示例。

具有管理权的人	实施计划的人
➤ 系主任 ➤ 指定机构官员 ➤ 教务主任办公室 ➤ 大学领导 ➤ 医院领导 ➤ 大学/医院董事会 ➤ 慈善捐赠者 ➤ 认证机构 ➤ 政府或资助机构	➤ 计划/实习主管 ➤ 计划/实习协调员 ➤ 核心/附属教师 ➤ GME办公室职员 ➤ 模拟中心教职工 ➤ 外科以外学科的教育工作者 　(如人因学、社会学等)
计划受益的人	**可能受到计划不利影响的人**
➤ 专科医师/住院医师/学生 ➤ 配偶/伴侣 ➤ 患者/患者家属	➤ 临床上具有重叠性的计划(例如, 　专科医师对住院医师的影响) ➤ 联合健康培训计划/学员 ➤ 没有学员的私人/团体实践

图 23.1　根据 Green 提出的确定潜在利益相关者及其角色的[11]方法得出的利益相关者分类示例

一旦确定后,就需要定义每个利益相关者在评估过程中的角色。实现这一目标的一种方法是为每个已确定的利益相关者分配一个主要角色。参与评估的分类级别从参与最少到参与最多不等,可以包括意识、政策和指南、投入和反应以及操作层面的决策等方面。虽然这些类别不需要相互排斥或绝对化,但这种组织结构有助于评估者系统地考虑利益相关者如何影响评估。在此方面,不存在绝对正确或错误的方法,但采用的方法应适应每种情况。一个确定关键利益相关者参与度的成熟方法通常会使教育计划评估产生最有意义的影响。

23.3.2　开发逻辑模型

简言之,如果利益相关者未明确了解教育计划的实施内容和实施方式(也称为程序性理论),那么很难评估教育计划的实施情况或效果。因此,在设计教育计划评估时,开发逻辑模型会有所帮助。逻辑模型是一种图形表示,有助于直观地表示计划活动的假设因果关系之间的联系[例如,输入(如教育者时间和教学材料),输出(如短期或长期目标)][1,12,13]。通过明确这些因果关系,利益相关者可以对教育计划过程或效果作出更好的判断,这反过来有助于提高教育计划的实用性[1]。如果对教育计划的理论没有一个明确的了解,教育计划评估可能会侧重于开发逻辑模型。值得注意的是,资助计划和全球外科计划对逻辑模型的需求也越来越多。关于如何开发逻辑模型的更多细节,读者可参考 McLaughlin 和 Jordan(1999)、Shakman 和 Rodriquez(2015)以及 Lawton 和同事(2014)的研究,这里仅举几例[12-14]。

23.3.3　聚焦评估

一旦确定了利益相关者,定义了他们的角色,并开发逻辑模型后,可以采用一种系统性方法来进一步聚焦和规划教育计划评估。虽然有多种方法可以组织和聚焦教育计划评估,但我们着重介绍了一种框架,它是从美国外科学院“外科医生即教育者”课程中提出的 10 步方法中改编而来的。图 23.2 展示了如何应用这些步骤的示例。

重要的是要记住,上述步骤有助于为教育计划评估制订一个有针对性和全面的计划,这一过程更像是马拉松而不是短跑。例如,通常最好生成正确的问题并努力回答它们,而不是只询问可以利用现有数据来回答的问题。如能避免这一常见缺陷,评估将会出现实质性改进,更重要的是,教育计划本身也将得到显著改善。一旦你的初始计划通过应用 10 步模型或另一个框架而妥善制订,选择一个基于可靠测量理论的评估模型可以帮助推进这一过程。

23.3.4　选择评估模型

教育计划评估是一项复杂的任务,尤其是当你不熟悉评估工作,在付费使用或获取外部资源(例如,教育计划评估专业人员)方面存在限制,或者像许多临床医生一样,正在将评估工作与你的教学和临床职责结合起来时。通过使用和调整现有的评估模型,可以提供体系结构和支持,同时指导决策过程和方法选择,从而帮助我们解开教育计划实施过程的神秘性[1]。使用模型还有助于确保重要步骤和信息不会被忽视或遗漏[1]。存在大量教育计划评估模型和方法。在医学

	步骤	示例
1	确定利益相关者	参见上一节和图 23.1
2	定义评估目的以及如何使用评估结果	• 确定当前计划满足即将到来的监管要求变化的能力 • 确定在不影响教育质量的情况下节省成本的目标
3	确定评估内容并提出评估问题（参见以下关于评估模型选择的章节）	• 外科住院医师中表现优异的学生比例是多少？ • 专科医师主管如何看待住院医师毕业生的未来表现？
4	统计目前正在收集哪些绩效评估数据以及由谁收集	• 标准化测试分数、患者满意度问卷、个性化质量数据、集中管理的调查
5	将收集到的数据与评估问题进行匹配，并确定是否需要收集新的/额外的数据	• 可通过获取现有数据来回答首次董事会通过率的评估问题 • 一个关于学习者对教师教学效果看法的问题可能需要开展评估调查
6	制订数据收集的时间表和责任	• 在参加学科考试之前，学生必须提交完整的实习期患者日志 • 教师必须在轮岗结束后的两周内完成学员评估
7	指定每类数据和问题要使用的分析程序	• 临床轮换实习的效果可以通过确定类别手术病例的数量来判断，也可以通过住院医师对轮换后调查的叙述性评论中的主题来判断
8	指定判断标准（即定义"成功"）	• 为每个评估问题定义一个"合格"标准和"目标" • 这可以通过使用百分级等级（例如，全国手术创伤量超过第 50 百分位数）或根据叙述性评论（例如，关于教员支持的正面评论）量化分类主题的频率来实现
9	确定哪些评估问题可以在你的时间表、预算和资源范围内得到回答，并确定回答所有主要评估问题所需的内容	• 没有保护时间或行政支持的计划主管可能会回答与病例数量和首次董事会通过率有关的问题，但没有时间对教员教学效果开展深入分析 • 利益相关者必须帮助提供资源来回答他们帮助提出的问题
10	与关键利益相关者沟通结果并跟进	将教育计划评估结果向社会公开。与表现不佳的教员、机构或附属计划举行会议将有助于确保期望得到传达，并考虑到所有因素。让领导层意识到成功和挑战都有助于获得改善所需的时间和资源。随着时间的推移，倾向于重要结果。

图 23.2　外科教育计划评估步骤的示例。（改编自美国外科学院"外科医生即教育者"专题讨论会）

和外科教育中,一些常见的培训评估方法包括 Kirkpatrick 的层次评估[15]、Patton 的应用焦点评估(也称为"使用导向"评估)[16]、Stufflebeam 的背景、输入、过程和成果(CIPP)模型[17]以及结果导向评估(另见第 34 章)。表 23.1 简要列出了这些方法及其主要特征、优势和局限性。

表 23.1　医疗行业项目评估常用评估模型及其关键特征、优势和局限性

评价模型	特征	优势	局限性
Kirkpatrick 的层次评估或四层次评估模型	在医疗行业的项目评估中得到广泛认可	检验学习者成果达到不同水平的实用方法	不考虑可能影响学习的因素(例如,动机)
	强调培训项目的成果	成果衡量标准为利益相关者普遍接受	没有说明学习成果的支持因素
	通常与其他评估方法结合使用		
使用导向评估	强调目标用户(例如学员、教员或其他关键计划利益相关者)的需求和问题	重视目标用户可提高结果有用性和适用性的概率	重视目标用户可能会忽略其他重要观点
	可用于形成性和总结性培训项目评估	可用于各种项目评估问题	
背景、输入、过程和成果(CIPP)	将评估与决策联系起来并提出要求	非常系统化	可能要求非常严格
	需要做些什么,满足哪些重要的需求?	非常全面	趋于一种"自上而下"的方法
	应该怎么做?	注重决策	可能需要更多时间来完成
	是否正在行动?		
	计划是否成功?		
	可用于形成性和总结性项目评估		
结果导向评估	有时称为影响评估,侧重于探索计划的选定效果	可以帮助确定项目的近期、短期、中期或长期影响	可能不会将过程和成果之间的联系关联起来,因此可能无法确定项目有效(或无效)的原因
	通常侧重于项目参与者,但也可以考虑次要或间接受众(类似于上述 Kirkpatrick 层次法的第 4 级)	可能会发现非预期结果或后果	

23.4　外科教育项目评估实例

表 23.1 表明项目评估(PE)的目标和方法存在诸多不同之处。在美国的一项研究中,Torbeck 等人(2014 年)介绍了一种利用结果评价机制作为项目评估的组成部分来评估外科住院医师培训项目的方法[18]。他们使用与一个关键利益相关者(即外科住院医师)相关的各种数据来追踪外科住院医师培训项目实施前、实施期间和实施后的情况。在较长的时间范围内收集不同群组的数据可以帮助确定培训项目的特征,同时也为有关确定需要维持和加强的培训项目特征提供信息。

在美国的另一项研究中,Gomez 等人(2014 年)报告了针对一项国际医学生手术导向培训项目进行的评估[8]。与 Torbeck 等人[18]一样,Gomez 及其同事介绍的项目评估极其注重结果,仅收集一个利益相关者(即参加该项目的学员)的数据。他们根据更广泛的宏观层面的问题对评估结果进行了探讨,例如预测申请国内住院医师的国际医学毕业生人数呈下降趋势[8]。

在另一个例子中,Yu 等人(2016 年)报告了一个旨在中国培养有能力的白内障外科医生的项目评估[9]。该计划分为两个阶段,并侧重于一种手术技术——超声乳化术。在各个阶段以及参加该计划后 2 年,监测外科实习生的表现数据和患者的并发症发生率。尽管并发症发生率有所波动,但他们在参加培训项目的过程中的表现不断提升,这可归功于项目的综合特征——湿实验室暴露、以患者为对象进行的有意练习,以及使用表现测量工具定期给予形成性反馈。

这些例子表明,这些培训项目通过纳入特定的利益相关者并使用不同类型的 PE 方法(例如,学习和职业成果、患者并发症发生率),按不同的方法开展适当的评估,这样有助于证明培训项目的价值。

23.5　克服项目评估中的困难和压力

在前面的部分中,我们重点介绍并讨论了与进行项目评估相关的关键阶段和流程。尽管这些步骤体现出一种线性逐步法,但项目评估在实际应用中可能存在很多困难。一些常见的困难包括:
- 在进行复杂的评估时坚持到底
- 考虑如何以及在何处作项目评估报告
- 项目评估与评价的区别
- 项目评估与研究之间的区别

23.5.1   在进行复杂的评估时坚持到底

项目评估的开展可能会令人不知所措，在不熟悉项目评估，或者需要兼顾评估、教学和临床职务的情况下，尤其如此。此外，项目评估的某些阶段可能更为复杂或需要更长的时间，或者随着评估的推进，你可能会发现新的评估问题和需求。应对这些困难的一些可能的策略包括：

- 使用 PE 模型能够帮助指导决策，并最大限度地减少 PE 步骤或阶段的遗漏。
- 将 PE 分解为多项易于处理的小任务。这样可以在一定程度上确保 PE 正在推进，同时还可以为你提供进展证据，当利益相关者请求更新信息时，可以将进展证据分享给他们[1]。
- 与利益相关者面谈时，询问哪些人可以帮助处理工作。随着评估的推进，继续寻找其他支持者和资源。
- 制订并维护一份可能的未来评估问题、资源和数据来源的清单。你可以不探索每一种新途径，但时刻关注新途径可以帮助你专心应对当前的评估计划。

23.5.2   结果报告和发布规划

在 PE 规划过程的一开始便需要考虑结果报告和发布问题。尽管大多数 PE 结果是以文本形式报告的，但在报告发布前或发布后也可伴以口头报告。先后顺序取决于评估目的和利益相关者的偏好。此外，还可能要求提交具有不同正式程度的中期报告。中期报告为评估员和利益相关者提供了就评估进展进行对话的机会，因而是有益的。中期报告还可以提请评估员注意可能需要纳入最终报告中的重要问题，这可能会节省时间并提高结果的可信度。PE 报告的受众也可能有所不同，因此数据的详细程度、语言风格和格式可能需要进行调整。此外，在报告时，评估员必须考虑 PE 实践的道德规范，以确保准确性、平衡性和公平性[19]。图 23.3 重点列明了 Fitzpatrick 等人（2011 年）提出的书面评估报告结构[19]。

23.5.3   评估还是研究？

在我们以项目评估员的身份开展工作的过程中，经常有人问："这不是研究吗？ PE 与研究有什么区别？"PE 和研究采用的是相似的方法，所以可能会出现混淆。但是，二者的主要区别在于活动目的和目标受众（有关二者区别的详细讨论，参见第 34 章）。评估员在评估中发现一些其认为可能使其他人受益的有意义的结果时，他们可能希望向更多人分享这些结果。但这可能存在困难，因为 PE 与研究不同，项目评估员可能尚未获得参与者对其数据的同意。此外，一些评估员可能不会向机构审查委员会寻求指导，这可能会限制数据的呈现或共享方式。

```
I.      执行摘要
II.     报告简介
        a. 评估目的
        b. 评估报告的受众
        c. 评估的局限性
        d. 报告内容概览
III.    评估重点
        a. 评估对象说明
        b. 聚焦于研究的评估问题
        c. 完成评估所需的信息
IV.     评估方案和程序的简要概述
V.      评估结果简报
        a. 评估结果摘要
        b. 评估结果解读
VI.     结论和建议
        a. 评估对象的评价基准与标准
        b. 对评估对象的评价（优点和缺点）
        c. 建议
VII.    关键报告或反驳（如有）
VIII.   附件
        a. 评估方案/设计、工具说明以及数据分析和阐释
        b. 定量数据的详细汇总表格或分析，以及定性数据的抄录或摘要
        c. 其他信息（如有需要）
```

图 23.3　PE 报告的结构。（改编自 Fitzpatrick 等人[19]）

我们强烈建议评估员在开始评估之前寻求指导或机构审查。有关 PE 实践的道德规范和标准的深入探讨,我们建议参考 Rossi 等人（2004 年）和 Yarbrough 等人（2010 年）[1,2]的论述。此外,Thomas 等人（2015 年）就医疗行业中的 PE 道德规范进行了深入探讨[20]。

23.5.4　评估还是评价？

除了 PE 和研究存在区别之外,评估和评价也有区别。计划负责人和其他利益相关者对这两种方法产生混淆,这并不罕见,因为这两个词经常互换使用（例如,学员评估与项目评估,或计划评价与项目评价）。在国际上,"评估"一词通常应用于计划层面,而"评价"一词则应用于个人层面[1,2]。重要的是,尽管计划负责人或评估员可能会使用学员评价数据,但评估的目标在于研究培训计划对其利益相关者（可能包括学员）的影响。学员评价主要针对学员个人。

23.6　结论

本章旨在从实际角度介绍项目评估系统化过程,并就如何进行项目评估提

供建议。外科教育领域内外的项目评估是用于考察项目的有效性,确定项目对指定利益相关者(例如,学员、住院医师、患者)的影响,并判断是否会发生任何非预期后果的一种被广泛接受的方法。此外,外科教育中的项目评估可以为项目负责人、项目主任和其他主要利益相关者提供有关学员、住院医师和专科医师如何执行、发展甚至改变其临床实践的重要信息。项目评估的重要阶段包括识别利益相关者并与其合作,因为关注评估目标和问题,利益相关者是不可或缺的一部分。让利益相关者尽早参与进来并与他们保持联系是确保 PE 提升价值的关键因素。此外,为了简化 PE 流程,评估模型的选择可以提供结构、指导和支持,同时帮助确保你不会遗漏整个过程中的重要步骤。最后,虽然 PE 过程可能很复杂,但有一些资源可以提供帮助:本章也对多种资源做了介绍。

参考文献

1. Rossi, P. H., Lipsey, M. W., & Freeman, H. E. (2003). *Evaluation: A systematic approach.* Thousand Oaks: Sage.
2. Yarbrough, D. B., Shulha, L. M., Hopson, R. K., & Caruthers, F. A. (2010). *The program evaluation standards: A guide for evaluators and evaluation users.* Los Angeles: Sage.
3. Stufflebeam, D. L. (1971). *Educational evaluation and decision making.* Ithaca: Peacock.
4. Cronbach, L. J. (1984). *Essentials of psychological testing* (4th ed.). New York: Harper & Row.
5. Kring, D. (2008). Research and quality improvement: Different processes, different evidence. *MEDSURG Nursing, 17*(3), 162–169.
6. Rozalis, M. L. (2003). Evaluation and research: Differences and similarities. *The Canadian Journal of Program Evaluation, 18*(2), 1–31.
7. Lovato, C., & Wall, D. (2014). Programme evaluation: Improving practice, influencing policy and decision-making. In Swanwick, T. (Ed.), *Understanding medical education: Theory and practice* (2nd ed.). Hoboken: Wiley.
8. Gomez, P. P., Willis, R. E., & Jaramillo, L. A. (2014). Evaluation of a dedicated, surgery-oriented visiting international medical student program. *Journal of Surgical Education, 71*(3), 325–328.
9. Yu, A. Y., Wang, Q. M., Li, J., Huang, F., & Golnik, K. (2016). A cataract surgery training program: 2-year outcome after launching. *Journal of Surgical Education, 73*, 761–767.
10. Dick, W., & Carey, L. (2011). *The systematic design of instruction.*
11. Greene, J. C. (2005). Mixed methods. In S. Mathison (Ed.), *Encyclopedia of evaluation.* Thousand Oaks: Sage.
12. McLaughlin, J. A., & Jordan, G. B. (1999). Logic models: A tool for telling your programs performance story. *Evaluation and Program Planning, 22*(1), 65–72.
13. Shakman, K., & Rodriguez, S.M. (2015, May). *Logic models for program design, implementation, and evaluation: Workshop toolkit.* REL 2015-057. Regional Educational Laboratory Northeast & Islands.
14. Lawton, B., Brandon, P.R., Cicchinelli, L., Kekahio, W. (2014, February) *Logic models: A tool for designing and monitoring program evaluations.* REL 2014-007. Regional Educational Laboratory Pacific.
15. Kirkpatrick, D. L., & Kirkpatrick, J. D. (2006). *Evaluating training programs: The four levels.* San Francisco: Berrett-Koehler Publishers.

16. Patton, M. Q. (2008). *Utilization-focused evaluation*. Thousand Oaks: Sage Publications.
17. Stufflebeam, D. L., & Shinkfield, A. J. (2007). *Evaluation theory, models, and applications* (1st ed.). San Francisco: Jossey-Bass.
18. Torbeck, L., Canal, D. F., & Choi, J. (2014). Is our residency program successful? Structuring an outcomes assessment system as a component of program evaluation. *Journal of Surgical Education., 71*(1), 73–78.
19. Fitzpatrick, J., Sanders, J., & Worthen, B. (2011). *Reporting evaluation results: Maximizing use and understanding. program evaluation: Alternative approaches and practical guidelines* (4th ed., pp. 453–489). Upper Saddle River: Pearson Education.
20. Thomas, P. A., Kern, D. E., Hughes, M. T., & Chen, B. Y. (2015). *Curriculum development for medical education: A six-step approach*. JHU Press.

（翻译：张朝晖）

第 24 章
模拟教学在外科教育中的应用

Rajesh Aggarwal

概述 在外科学领域,模拟技术是一种已经应用了几十年的方法,从骨折固定课、尸体解剖课,到活体动物模型的实践中,都有广泛的应用。在过去的 20 年里,我们看到了在技术、团队和非手术环境中,支持模拟技术在外科领域的作用和影响的相关科学数据呈指数级增长。为了将模拟技术整合到外科课程中,从学生、住院医师和实践者的角度来看,模拟技术的工具、过程和科学成果需要通过临床部门、卫生系统和专业机构的计划参与转化为临床实践。这一过程需要通过严谨的数据收集和对相关影响、挑战和未来机遇的评估来支撑,以使外科模拟技术成为能够系统地推进卫生系统改进和进步的有力工具。

24.1 简介

纵观我们现代化的社会,众所周知的是,尽管付出了相当大的努力来提升外科手术的质量,仍有将近 10% 的患者持续承受风险[1]。值得注意的是,虽然在麻醉、抗生素治疗、微创手术和干细胞移植等方面,我们不断地有技术创新,但是未来外科手术的前景却聚焦在过程创新。

相当大的挑战是如何实现这些创新。一个重要但经常被忽视的环节是参与和训练一线的责任临床工作人员。目前外科教育的绝大多数策略都是基于说教式授课、方案指导和"在职学习"。临床工作人员的教育往往是各自为政,很少组成一个多学科的照护团队。虽然从逻辑学角度来看,单一教学方法可能更容易达到期望值,但当转化为临床工作时,就可能出现较差的顺应性和照护个体化,甚至错过了最佳时机。众所周知,几十年来,在医疗卫生的多个领域,基于模拟的训练可以有效地提高临床水平[2]。

24.2　医疗卫生中的模拟技术

医疗卫生模拟技术在不断地扩大其覆盖范围。大量优秀的临床研究都提示了基于模拟的程序性技能训练的益处,如心肺复苏、中心静脉导管插管和腹腔镜操作[3-5]。医疗卫生模拟技术已被证明是团队技能训练中的高效典范,一项针对退伍军人管理的医院研究报告称,在美国各地有 74 个医院引进该技术后,死亡率降低了 18%[6]。最近还有研究探讨基于模拟环境中外科住院医师对住院患者的评估和管理[7,8]。在这种模拟培训后,患者评估的质量提高了 25%,患者管理提高了 29%,在非专业性技能方面提高了 31%。虽然总的来说令人鼓舞,取得了这些进展,但由于我们目前手术模拟的重点是在单独的环境中重复和执行单一的任务,这种过于简单的培训可能会导致在转移到真实临床环境的过程中出现问题。

24.3　外科的学习曲线

在外科教育领域内,学习曲线的概念主要同时涵盖了真实的或模拟的手术步骤。这些研究已经可靠地证明了专业性技能的提高(以不同的标准)是在不断地重复过程后可以实现的[9]。在外科医生和医院层面上,关于外科手术的数量与结局的关系已经进一步得到了许多已发表文献的支持[10]。正如在其他与表演相关的领域中,如体育、音乐和舞蹈,在技能学习中,初始的进步可以相当快,但之后进步速度会逐渐放慢,最后接近通常被描述为"平台"的曲线。我们将学习曲线应用于外科教育,以期最大限度地提高训练效率,因为密切关注患者生命安全为重中之重。许多人努力试图去定义手术学习曲线的度量标准,虽然大多数人都据此推测手术时间,但很少有人将不良结果的发生率与手术经验联系起来。

而学员必须通过经验的积累才能在手术过程中更为熟练,教育的必要性必须建立在考虑到患者生命安全的情况下。由于对学习曲线的认识不断提高,现在的外科教学已从不复存在的"看一步,做一步,教一步"的师傅带徒弟模式转变成了更安全的模式。现在的教学应该经常将手术模拟技术的使用纳入训练中,旨在降低外科医生在标准化环境下的学习曲线,使训练发生在手术室外,远离真正的患者。

24.4　专业性技能模拟

过去 20 年的技术进步促进了这一发展,不仅仅是简单的动物尸体组织或昂贵的麻醉活体动物。无生命训练器现在有多种形式,并提供不同程度的精确度。例如,腹腔镜手术基础(FLS)的训练盒让学员能够在简单物体上执行基本的腹腔镜任务,例如缝线和钉[11]。这不仅是一个培训工具,而且还用于水平评估,实际上是所有美国普通外科住院医师毕业的必经之路。其他的一些无生命训练器使用更复杂的或许更真实的解剖方式,以模拟全过程的一部分,如腹腔镜下阑尾切除术和胆囊切除术,甚至更复杂的手术如结肠切除术和胃改道手术等。

虚拟现实(VR)模拟器允许外科医生在一个计算机生成的虚拟环境中练习手术,提供具有内置功能的标准化教育板块,能自动测量评估如运动和灵巧度参数等。虽然对 VR 模拟器的初始投资成本可能很高,但后续的维护成本相对较便宜。更重要的是,学员能够从模拟器的内置组成模块中接收指导,让他们在必要情况下独立于导师或教师来练习技能[12]。

而许多商用虚拟现实模拟器都带有预编程的课程和建议的水平参数指标,但这些标准通常并非基于已证实的外科训练的研究。下文描述的课程包含了构建有效的任务,即能够区分新手和经验丰富的外科医生的表现,以使新手外科医生可以沿着学习曲线提高到基准水平的熟练程度。

24.5   基于熟练度的手术模拟

Aggarwal 等人开发了基于循证的课程,通过应用 LAP-Mentor 虚拟现实模拟器来训练在腹腔镜下胆囊切除术中的熟练程度[13]。根据所用时间、总动作次数、总烧灼时间和解剖 Calot 三角时无组织接触的总烧灼时间构建的有效度量指标均显示出显著的学习曲线,在第 7 次重复时表现水平趋近平台值。这种课程还使用表现水平目标来衡量熟练程度,而不是花在练习任务上的时间。

模拟训练的目的是缩短实际学习过程的学习曲线,使学员能够安全有效地从模拟教学中心转换到手术室。因此,可以使用传输效率比(TER)来评估模拟器的有效性,该比值最初被航空工业用于评估虚拟飞行模拟器在降低驾驶真实飞机的学习曲线方面的有效性[14]。

TER 的计算如下:

$$TER=(X1-X2)/T$$

其中:$X1$ 是由非模拟器训练达到性能标准所需的中位数时间;$X2$ 是由模拟器训练达到性能标准所需的中位数时间;T 是模拟器训练的总训练时间。

TER 是一种衡量在课程中使用模拟技术节省的训练时间的方法。例如,TER 为 2.0 表示在模拟器上花费的每分钟训练相当于在普通模型上花费的 2 分钟训练。在外科教育的背景下,TER 已被用于评估模拟技术的效能,如 LapSim

虚拟腹腔镜模拟器,其中熟练训练的 TER 为 2.28[14]。计算可能会受到为用户设置的性能标准的影响。例如,Kolozsvari 等人发现,在学习体内缝合时,针对"精通"水平的表现,FLS 钉转移任务的 TER 为 0.16[15]。

就在过去的 10 年里,将模拟技术纳入外科训练的重要性已经得到了政府机构的注意,例如美国毕业后医学教育认证委员会(ACGME)的住院医师评审委员会等。2008 年,美国通过了一项法规,提出住院医师项目必须进入模拟实验室。其目的是,将模拟技术纳入训练将缩短受训者对临床患者进行手术前的学习曲线长度。然而,关于外科模拟实验室的相关规定并不具体,直到美国外科学会认可的教育机构的认证与实施发展起来后,规定才包括空间、设备、人员、课程和学术活动的标准,迄今为止共在全球认证超过了 85 个中心[16]。

2009 年,Barsuk 等人报告了中心静脉导管(或 CVC)插入领域基于模拟技术的教学计划的结果,并利用中心静脉相关血流感染(CLABSI)作为他们主要的测量结果[17]。在美国的一个学术医疗中心,92 名住院医师完成了两个 2 小时的教育课程,包括讲座、逐步演示和基于模拟的集中反馈实践,所有住院医师必须达到最低及格分数才能完成训练模块。非常显著地,与干预前相比,模拟训练后的CLABSI 发生率不到干预前的六分之一。由于 CLABSI 的降低,净节省了大约 70万美元,而基于模拟技术的介入每年的费用为 11.2 万美元[18]。这是第一个报告临床相关患者结局的研究,与基于模拟技术的教育介入的成本效益数据一致。

24.6　医疗过失的系统性处理方法

除了手术任务和基于程序模拟的培训外,理解手术程序和结果的系统性方法对于减少错误具有重要意义[19]。这种方法支持人是容易犯错的,错误是可以预料的,即使是在最好的组织中也不可避免。相关对策的基础是通过建立防御系统来捕捉错误,并在错误发生时减轻其影响。这包括改变不同个体之间的态度和修正在这些工作环境中建立的行为规范。这方面的一个典型例子就是培训初级外科医生的手术事项规范,确保预约的病例更少,从而减轻外科医生和团队其他成员在规定的时间内完成所有手术的压力。

医务人员相当理解临床环境中沟通的重要性,80% 以上的医务人员表示,术前和术后讨论是安全和团队合作的重要组成部分[20]。然而,将近有四分之一的受访群体不被鼓励去提出他们所关心的安全问题。也许更令人震惊的是,统计数据显示,只有三分之一的临床医生认为错误在医院得到了妥善处理。当被问及改善患者生命安全的首要建议时,临床医生们一致性认为要更好地沟通。

24.7 非专业性技能模拟

常有人说,一个精湛的手术操作是 75% 的决策力和 25% 的熟练度。外科课程中没有正式对决策和其他非专业性技能进行教学,它们是随着时间的推移而习得的。以类似的方式,应该可以使用模拟手术室环境来培训和评估外科受训人员在团队合作等技能方面的表现,比如互动和交流。这种情况也将使外科医生从反馈中受益,了解他们错误的性质和影响,并从中吸取教训。

正是在这样的背景下,模拟临床环境(比如手术室)的角色为专业技能模拟而诞生了。其中第一个发展此项目的是帝国理工学院外科学系,由 Ara Darzi 教授和 Charles Vincent 教授共同领导,是一名富有创新精神的外科医生和一名患者安全研究人员的组合。

简单来讲,模拟手术室由一个复制的手术室环境和一个相邻的控制室组成,并由单向观察镜隔开。手术室内有标准手术台、透热装置和吸引器、装有缝合设备和手术器械的手推车以及手术灯。一个适度麻醉的模拟器由一个人体模型组成,该人体模型位于手术台上,由控制室的台式计算机控制。这样能够创建许多场景,例如喉痉挛、缺氧和心律失常等。还配备有一辆手推车,里面装有标准的麻醉设备、导管和药物。

完整的外科团队包括麻醉师、麻醉护士、主刀医生、外科医生助手、器械护士和巡回护士。外科团队之间的互动是由 4 个天花板上安装的摄像头和不显眼的麦克风来记录的。多个音频和视频数据流,以及麻醉监视器上的追踪,最后被送入临床数据记录(CDR)设备。这使控制室中的人员能够实时查看数据,并为汇报会议进行记录。

在一项初步研究中,25 名不同级别的外科医生在一个虚拟模型上完成了标准静脉曲张手术的一部分,该模型放置在麻醉模拟人的右腹股沟上[21]。完整的手术团队均在场,人体模型上展示完整的手术操作过程,并有标准的手术器械供外科医生使用。由两名专家进行基于视频的对专业技能的盲评,在适用的评分表上衡量他们的团队技能有无差异。许多受试者未达到工作能力水平,其中包括术前准备(90%)、警戒(56%)、团队互动(27%)和沟通(24%)。此外,只有两名学员在术前对患者进行了定位,没有一名学员在关腹前等待点数检查。参与者的反馈反应良好,90% 的参与者赞同模拟是手术室的真实再现,88% 的参与者主张这是团队技能培训的良好环境。

在模拟环境中练习所需技能可以使外科团队在现实生活中发生危机时以更安全、更高效的方式运作,并提供类似航空和麻醉危机资源管理(CRM)培训效果的主观数据。然而,确保这些专业技能的持续性学习也很重要,在模拟手术室中的定期培训课程可以实现这一点。航空方面的研究产生了"过度学习"的概念,即对危机情景产生条件反射。不难想象,模拟手术室会导致此类专业知识的发展和深入,而无需通过医院患者的真实生活经历获得这些知识。此外,模拟手术室还可用于试验和推广新技术,如远程机器人手术、新型血管内和腔内介入方法以及影像引导手术等。其目的是,沟通的模式和类型可能不同于标准程序,因此,在无风险的环境中进行实践非常重要,即使对于有经验丰富的临床医生来说也是如此,以保持患者照护的最高水平。

24.8　模拟照护路径

除了手术室环境之外,模拟照护路径(或 SimCare)是一种新的方法,这允许医疗保健提供者在模拟环境中通过循证照护路径实践患者照护,并随后转化为临床环境。这些途径主要涉及两种或两种以上的医疗专业人员,以及在两种或两种以上的医疗环境中。

2012 年,帝国理工学院宣布了两种模拟照护路径的开发,一种面向低年资外科住院医师(如急性阑尾炎),另一种面向高年资住院医师(如结直肠癌)[22,23]。这些路径包括住院医师在术前(即外科诊所或急诊室)、术中(即手术室)和术后(即康复室、外科病房、急诊室或外科诊所)看诊。照护路径在术前和术后阶段使用在线虚拟患者(或替身)。术中阶段采用 VR 模拟技术进行腹腔镜阑尾切除术或腹腔镜结肠切除术的培训(每次 5 名住院医师)。培训计划是以熟练程度为基础的,关注的结果是对假定诊断为上述疾病的患者的临床照护的影响。

对于阑尾手术路径,在模拟训练前收集了 17 名患者的数据,在训练后收集了 21 名患者的数据。训练后组的患者在恢复过程中有显著的改善(例如流质饮食至普食的时间缩短),术后发病率降低(具体数据未公布)。结直肠手术路径收集了 10 名患者接受培训前后的数据并进行评估,发现住院医师在手术室的参与率增加了 82%,并使患者在术后活动、尽早恢复固体饮食和缩短住院时间方面得到了改善[24]。

最近,在宾夕法尼亚大学,为了培训青年外科住院医师,正在开发 4 个更高级的模拟照护路径。包括以下外科疾病:胆道疾病、结直肠癌、胃癌和急性阑尾炎[25-27]。这些路径与帝国理工学院的路径相似,尽管术前和术后设置涉及模拟患者(或演员),而术中设置包括一个完整的手术室(麻醉师、器械护士和巡回护士),以及一个适用于实际操作的模拟模型(即合成的,基于动物的,或虚拟现实模拟)。大约 18 名住院医师完成了所有模拟照护路径,本研究的目标结果由专家对表现水平进行评级。在一个 2.5 天的基于模拟技术的训练计划前,所有住院医师均实施了路径方案。在第 3 天(训练后),他们再次实施了该路径,根据外科主治医生的评估,他们的表现有了显著的改善。

模拟照护路径的概念新颖,在医学文献中很少提及[28]。这里重点介绍了基于模拟的培训的作用,它不仅有使初学者获得自主临床技能的作用,且强调患者照护是最重要的,培训人员和医疗专业人员在实践中都可以使用这些路径。此外,这些路径也鼓励在模拟环境中进行多学科学习,这种往往不是常态。模拟照护路径的一个重要方面是,由于其基于疾病,因此有可能在患者、学习者和组织层面衡量临床相关结果。如果我们要确定医学课程中基于模拟的培训价值,这是一个关键步骤。

24.9 总结

新的外科技术和技能的发展,要求外科医生以一种具有时间效益和经济效益的方式发展日益多样化的技术技能。模拟技术使受训者能够在提升到更复杂的技能之前解决空间感知和意识运动灵活性方面的困难;因此,在技能实验室进行初级基础训练可以缩短更高级过程的学习曲线,同时大大降低培训成本[29]。鉴于对腹腔镜模拟器 TER 的研究,如果适当利用结构化、基于熟练度的课程,将学员时间投入模拟学习可以改进腹腔镜知识转化为实践的效率。随着技术不断融入现代外科课程,了解技能获取的学习曲线可以指导高效、有效的外科培训。

模拟技术中最大的挑战是考虑参与模拟准备、培训和评估的临床教员的角色,以及模拟中心的管理和操作人员。需要意识到临床医生的时间是非常宝贵的,可以鼓励由医疗卫生相关人员(如手术室和病房的医护人员)参与提供教育课程。除此之外,模拟技术还可以作为一种工具来进行师资培养,可以在模拟环境中教学,也可以使教育工作者发展和完善他们在其他临床环境中的教学技能。

模拟技术在外科培训中的作用必须以向患者提供高质量的外科照护为基础。以患者为中心的临床实践模式是必不可少的,可以通过多学科照护路径的概念(现代外科模拟实践的最新水平)推动模拟规范的发展。从最佳的循证到临床的影响、创新和实践转化方面的挑战,可以通过整合基于模拟的外科培训的所有部分,从任务培训师、模拟手术和标准化病人,通过模拟照护路径的角度,最有效地应对。

参考文献

1. Brennan, T. A., Leape, L. L., Laird, N. M., Hebert, L., Localio, A. R., Lawthers, A. G.,

Newhouse, J. P., Weiler, P. C., & Hiatt, H. H. (1991). Incidence of adverse events and negligence in hospitalized patients. Results of the Harvard Medical Practice Study I. *The New England Journal of Medicine, 324*(6), 370–376.

2. Cook, D. A., Hatala, R., Brydges, R., Zendejas, B., Szostek, J. H., Wang, A. T., Erwin, P. J., & Hamstra, S. J. (2011). Technology-enhanced simulation for health professions education: A systematic review and meta-analysis. *Journal of the American Medical Association, 306*(9), 978–988.

3. Cheng, A., Brown, L. L., Duff, J. P., Davidson, J., Overly, F., Tofil, N. M., Peterson, D. T., White, M. L., Bhanji, F., Bank, I., Gottesman, R., Adler, M., Zhong, J., Grant, V., Grant, D. J., Sudikoff, S. N., Marohn, K., Charnovich, A., Hunt, E. A., Kessler, D. O., Wong, H., Robertson, N., Lin, Y., Doan, Q., Duval-Arnould, J. M., Nadkarni, V. M., & International Network for Simulation-Based Pediatric Innovation, Research, & Education (INSPIRE) CPR Investigators. (2015). Improving cardiopulmonary resuscitation with a CPR feedback device and refresher simulations (CPR CARES Study): A randomized clinical trial. *JAMA Pediatrics, 169*(2), 137–144.

4. Barsuk, J. H., Cohen, E. R., Feinglass, J., McGaghie, W. C., & Wayne, D. B. (2009). Use of simulation-based education to reduce catheter-related bloodstream infections. *Archives of Internal Medicine, 169*(15), 1420–1423.

5. Aggarwal, R., Ward, J., Balasundaram, I., Sains, P., Athanasiou, T., & Darzi, A. (2007). Proving the effectiveness of virtual reality simulation for training in laparoscopic surgery. *Annals of Surgery, 246*(5), 771–779.

6. Neily, J., Mills, P. D., Young-Xu, Y., Carney, B. T., West, P., Berger, D. H., Mazzia, L. M., Paull, D. E., & Bagian, J. P. (2010). Association between implementation of a medical team training program and surgical mortality. *Journal of the American Medical Association, 304*(15), 1693–1700.

7. Pucher, P. H., Aggarwal, R., Srisatkunam, T., & Darzi, A. (2014). Validation of the simulated ward environment for assessment of ward-based surgical care. *Annals of Surgery, 259*(2), 215–221.

8. Pucher, P. H., Aggarwal, R., Singh, P., Srisatkunam, T., Twaij, A., & Darzi, A. (2014). Ward simulation to improve surgical ward round performance: A randomized controlled trial of a simulation-based curriculum. *Annals of Surgery, 260*(2), 236–243.

9. Harrysson, I. J., Cook, J., Sirimanna, P., Feldman, L. S., Darzi, A., & Aggarwal, R. (2014). Systematic review of learning curves for minimally invasive abdominal surgery: A review of the methodology of data collection, depiction of outcomes, and statistical analysis. *Annals of Surgery, 260*(1), 37–45.

10. Birkmeyer, N. J., Dimick, J. B., Share, D., Hawasli, A., English, W. J., Genaw, J., Finks, J. F., Carlin, A. M., Birkmeyer, J. D., & Michigan Bariatric Surgery Collaborative. (2010). Hospital complication rates with bariatric surgery in Michigan. *Journal of the American Medical Association, 304*(4), 435–442.

11. Fried, G. M., Feldman, L. S., Vassiliou, M. C., Fraser, S. A., Stanbridge, D., Ghitulescu, G., & Andrew, C. G. (2004). Proving the value of simulation in laparoscopic surgery. *Annals of Surgery, 240*(3), 518–525; discussion 525–8.

12. Aggarwal, R., Moorthy, K., & Darzi, A. (2004). Laparoscopic skills training and assessment. *The British Journal of Surgery, 91*(12), 1549–1558.

13. Aggarwal, R., Grantcharov, T. P., Eriksen, J. R., Blirup, D., Kristiansen, V. B., Funch-Jensen, P., & Darzi, A. (2006). An evidence-based virtual reality training program for novice laparoscopic surgeons. *Annals of Surgery, 244*(2), 310–314.

14. Aggarwal, R., Ward, J., Balasundaram, I., Sains, P., Athanasiou, T., & Darzi, A. (2007). Proving the effectiveness of virtual reality simulation for training in laparoscopic surgery. *Annals of Surgery, 246*(5), 771–779.

15. Kolozsvari, N. O., Kaneva, P., Brace, C., Chartrand, G., Vaillancourt, M., Cao, J., Banaszek, D., Demyttenaere, S., Vassiliou, M. C., Fried, G. M., & Feldman, L. S. (2011). Mastery versus the standard proficiency target for basic laparoscopic skill training: Effect on skill transfer and retention. *Surgical Endoscopy, 25*(7), 2063–2070.

16. Sachdeva, A. K., Pellegrini, C. A., & Johnson, K. A. (2008). Support for simulation-based surgical education through American College of Surgeons – Accredited education institutes. *World Journal of Surgery, 32*(2), 196–207.

17. Barsuk, J. H., Cohen, E. R., Feinglass, J., McGaghie, W. C., & Wayne, D. B. (2009). Use of simulation-based education to reduce catheter-related bloodstream infections. *Archives of Internal Medicine, 169*(15), 1420–1423.

18. Cohen, E. R., Feinglass, J., Barsuk, J. H., et al. (2010). Cost savings from reduced catheter-related bloodstream infection after simulation based education for residents in a medical intensive care unit. *Simulation in Healthcare, 5*(2), 98–102.

19. Vincent, C., Moorthy, K., Sarker, S. K., Chang, A., & Darzi, A. W. (2004). Systems approaches to surgical quality and safety: From concept to measurement. *Annals of Surgery, 239*(4), 475–482.

20. Sexton, J. B., Thomas, E. J., & Helmreich, R. L. (2000). Error, stress, and teamwork in medicine and aviation: Cross sectional surveys. *BMJ, 320*(7237), 745–749.

21. Moorthy, K., Munz, Y., Adams, S., Pandey, V., & Darzi, A. (2005). A human factors analysis of technical and team skills among surgical trainees during procedural simulations in a simulated operating theatre. *Annals of Surgery, 242*(5), 631–639.

22. Beyer-Berjot, L., Patel, V., Acharya, A., Taylor, D., Bonrath, E., Grantcharov, T., Darzi, A., & Aggarwal, R. (2014). Surgical training: Design of a virtual care pathway approach. *Surgery, 156*(3), 689–697.

23. Beyer-Berjot, L., Patel, V., Ziprin, P., Taylor, D., Berdah, S., Darzi, A., & Aggarwal, R. (2015). Enhanced recovery simulation in colorectal surgery: Design of virtual online patients. *Surgical Endoscopy, 29*(8), 2270–2277.

24. Beyer-Berjot, L., Pucher, P., Patel, V., Hashimoto, D. A., Ziprin, P., Berdah, S., Darzi, A., & Aggarwal, R. (2017). Colorectal surgery and enhanced recovery: Impact of a simulation-based care pathway training curriculum. *Journal of Visceral Surgery, 154*, 313–320. https://doi.org/10.1016/j.jviscsurg.2017.02.003.

25. Miyasaka, K. W., Martin, N. D., Pascual, J. L., Buchholz, J., & Aggarwal, R. (2015). A simulation curriculum for management of trauma and surgical critical care patients. *Journal of Surgical Education, 72*(5), 803–810.

26. Miyasaka, K. W., Buchholz, J., LaMarra, D., Karakousis, G. C., & Aggarwal, R. (2015). Development and implementation of a clinical pathway approach to simulation-based training for foregut surgery. *Journal of Surgical Education, 72*(4), 625–635.

27. Buchholz, J., Vollmer, C. M., Miyasaka, K. W., Lamarra, D., & Aggarwal, R. (2015). Design, development and implementation of a surgical simulation pathway curriculum for biliary disease. *Surgical Endoscopy, 29*(1), 68–76.

28. Aggarwal, R. (2017). Surgical performance: A pathway to excellence. *Annals of Surgery, 266*(2), 220–222.

29. Zendejas, B., Wang, A. T., Brydges, R., Hamstra, S. J., & Cook, D. A. (2013). Cost: The missing outcome in simulation-based medical education research: A systematic review. *Surgery, 153*(2), 160–176.

（翻译：陈海天）

第 25 章
外科团队发展：理论

John T. Paige

概述 对外科患者的优质关怀部分有赖于外科医生的医学知识和技术能力，但这些并不完全足够。此外，在围手术期与外科医生一起工作的团队的专业性运作对患者的成功关怀也至关重要。因此，发展高度可靠的外科团队，对安全、有效的患者关怀很有必要。不幸的是，外科团队合作往往达不到这样的理想效果。对于外科教育者来说，挑战在于克服执业临床医生中根深蒂固的有害行为模式，并教导学生基于团队的能力，从而提高关怀质量。他（她）可以通过在教学和培训跨专业团队时采用人因学（human factors，HF）原理来应对这个挑战。接下来的两章将讨论如何发展这种方法，首先在本章中讨论 HF 概念的理论基础，然后通过展示这些概念的应用来促进总体上高度可靠的团队运作，并使用一个具体的例子来说明。在这个过程中，他们将一起达到以下目标：①讨论 HF 在促进安全的外科关怀中的作用；②应用 HF 概念来发展高度可靠的外科团队；③通过讨论路易斯安那州立大学新奥尔良健康科学中心基于模拟的外科团队培训的发展，来说明这一应用。

25.1 简介

在当今不断变化、日益复杂的医疗环境中，总体医学知识的翻倍时间很快，是数月而不是数年，颠覆性的技术创新不断地改变着临床医生的工作方式[1]，外科医生再也不是单靠自己的智慧和才能来向外科患者提供优质的关怀，而应该是依靠其他卫生专业人员和学科组成的跨专业团队的顺利运作，与他们自己执业范围内的专业知识来协助外科医生，通过外科手术过程的指导，使外科医生日益繁重的任务取得圆满成功。自主的外科医生充当"船长"，他们对患者的关怀计划的每部分都发号施令的日子已经一去不复返了。相反，当代的外科医生必须更像一个教练，与他的队友们合作以确保提供有效的关怀。事实尤其如此，这是由于重症监护学、麻醉学、药理学、外科技术、物理和职业治疗学等方面的进步超过了外科医生的能力。医学研究所(Institute of Medicine,IOM)意识到在实践中的这种转变,在《卫生职业教育》中写道:跨专业团队工作的能力作为一种新的核心能力,是通向质量的桥梁[2]。在这项工作之后,IOM 在《重新设计卫生专业的继续教育》中呼吁将继续教育转变为一种跨专业的活动[3]。

这种对跨专业团队工作和团队功能的日益重视,对当代外科教育工作者提出了新的挑战。除了教授医学知识和技术技能外,他们还必须注重向学生介绍以团队为基础的能力,以确保外科团队的有效发展。这种培训需要向刚入行的学生灌输团队合作的概念和原则,并努力克服执业临床医生中根深蒂固的损害团队行为的模式。通过采取人因学(HF)的方法来进行这种教学,外科教育者能应对这些挑战。本章将开始通过讨论人因学在促进安全外科关怀中的作用,以发展高度可靠的外科团队。这将通过解决以下目标来实现:①讨论 HF 的理论基础;②表明其必要性是由于目前临床环境中的外科团队合作不足。

25.2   人因学在促进外科管理安全方面的作用

"人因学"一词是在 1957 年"人因学协会"成立时首次提出的,然而该领域的起源可以追溯到 20 世纪初,并与航空业紧密相关[4,5]。事实上,在第一次世界大战期间,飞行员培训确定合格人员的需要是航空心理学发展的主要推动力[4,5]。随着美国内战期间民用航空的兴起,这一领域的工作一直持续。事实上,正是在这一时期,美国人 Albert Edward Link 在纽约州宾汉姆顿开发了第一台飞行模拟器——"Link 训练器"。第二次世界大战的爆发为该领域提供了更大的推进,两个主要趋势是:①需要设计适合人们能力的流程,并尽量减少他们面对大规模战争动员的局限性;②由于当时技术的快速发展,人类无法克服设计上的缺陷[5]。第二次世界大战标志着该学科在美国的诞生[5]。第二次世界之后该领域进入了一个快速扩张的时期,研究和开发一直持续到今天。

Christensen、Topmiller 和 Gill 将"人因学"定义为"……科学和技术的一个分支,包括对人类行为、认知和生物特征的了解和理论化,可以有效地应用于产品、工作、任务、系统的规格、设计、评估、运行、维护,以提高个人、团体和组织的安全、有效和满意使用"[6]。换句话说,HF 是研究人类与环境的互动。正如Christensen 等的定义,这种"环境"包含个人工作的技术,个人工作场所的系统流程和程序,以及个人之间互动的工作团队。

HF 领域的核心原理可以用以下格言来概括:"我们只是人"。这句格言概括了 HF 的概念,即人为的错误是不可避免的,构建一个无错误的系统是不可能的[7]。因此,HF 是建立在"……从根本上拒绝在使用社会技术系统过程中出现错误主要由人类来承担的观念"[8]。相反,正如 James Reason[7]所指出的,复杂系统中的灾难性错误是这些系统中未被注意到的弱点(即所谓的潜伏条件)与是受这些系统影响的个人决定和行动导致的主动失败相结合的结果。因此,为了防止出现问题而建立的防御体系,里面有多个漏洞,就像瑞士奶酪上的洞,造成会导致灾难性事件发生的一系列情况。"瑞士奶酪在行动"的最新例子可以在多个行业找到:核电[9]、海上石油钻探[10]以及过于频繁的医疗保健[11]。

　　HF 工作的主要目标之一是设计具有深度防御功能的系统和设备,以供人类安全、有效地使用[12]。为了优化人类与工作环境之间的互动,HF 专家研究人类的行为、能力和局限性,以努力创造健全的系统,善于避免、捕获和减轻潜在的与真实的威胁和错误[14]。这种 HF 在现实世界中的应用被称为 HF 工程。

　　本质上,HF 试图通过设计系统和流程来塑造工作环境中的人类行为,从而优化这些系统中的识别并减轻这些系统内在的问题和缺陷。根据 Caffazzo 和 St.-Cyr[8],HF 工程师通过双管齐下的方式达到这一目标:①以系统为中心;②以人为中心(图 25.1[13-16])。前一种方法在防止错误方面最为有效,而后一种方法则考虑到人类判断的积极影响。减少错误的基于系统的解决方案包括流程的标准化、降低复杂性和优化系统内的信息处理、自动化和计算机化的智能应用以及强制功能[17]。其中强制功能是最有效的,因为这涉及创造性,又称为阻止人类犯错误的物理制约。麻醉领域开发的定位销安全标准(PISS),即麻醉气体的小气瓶只能连接到具有该气体独特针脚方向的冲洗阀连接器上,这是强制功能在医疗领域发挥作用的一个例子[16]。超大的柴油喷嘴能阻止其被插入无铅汽油罐是一个日常生活中的例子。

　　以人为中心的方法包括程序制约的应用,如使用检查单和提醒单或者政策和程序。联合委员会的《防止错误部位、错误程序和错误人员手术™》通用协议[19]是这种制约性的优秀外科范例。其他的以人为中心的干预措施包括培训和教育,灌输在工作场所遵守的预期价值观和行为。通过这种方式培养文化制约,是创造一种环境,使"在正确的时间做正确的事情"成为规范。在这种环境下,安全成为首要任务,超越了所有其他目标(例如,利润、效率、爱好等)。

　　这种安全文化是高可靠性组织(high reliability organization,HRO)的决定性特征。在《管理突发事件:保证复杂时代的高绩效》[18]中,Weick 和 Sutcliffe 定义了高可靠性组织的关键性原则和属性,使其能够在高风险的动态环境中以稳定和安全的方式执行任务。最值得注意的是,高可靠性组织表现出对失败的关注,他们一直在寻找系统和组织结构中的弱点,这些弱点可能会导致威胁和危险的出现。因此,高可靠性组织对业务非常敏感,不愿意简化对问题的解释,以避免遗漏潜在的潜伏状况。这种对业务的敏感性体现在高可靠性组织在处理问题

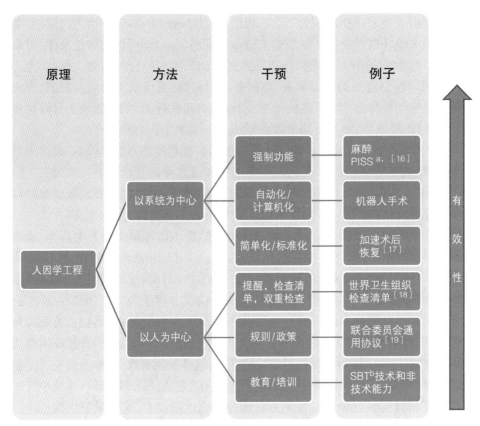

aPISS:轴针安全指示系统；bSBT:基于模拟的培训

图 25.1　人因学工程的方法。人因学工程师同时使用以系统为中心和以人为中心的方法，以创造强大的系统来避免、捕获和减轻潜在的与真实的威胁和错误。这种方法的有效性强化了从以人为中心到以系统为中心的解决方案的转变

时尊重专业知识而不是等级或资历。所有这些特点结合在一起,在高可靠性组织内部形成了一种具有适应力的承诺,使他们能够流畅和平稳地适应环境中不断变化的情况和状况。简而言之,高可靠性组织在其内部工作的所有人员中提倡用正念代替"无念"。

医疗保健业以外的两个例子说明了具有 Westrum[19]指出的创造性组织文化的好处,以及缺乏这种文化的危险性。在美国 Carl Vinson 号核动力航空母舰的飞行甲板上丢失扳手的海员的故事说明了高可靠性组织的运作方式。这名海员向他的上级报告了扳手丢失。由此所有的操作都被要求停止,甲板被全面地搜索,直到找到扳手。由于报告了扳手的丢失,这名海员在第二天的航空母舰的仪式上得到了官方的认可和奖励[18]。

英国一家石油公司提供了一个警示的故事。这家以环保实体自居的能源公司,由于其组织文化将利润置于安全之上,实际上一点也不友好。早前德克萨斯城炼油厂爆炸[23]和 Prudhoe 湾跨阿拉斯加管道漏油事件[23]表明了这家石油公司容易发生这种灾难性事件,墨西哥湾的 Macondo 油井爆炸和漏油事件[11,20]就是这种文化态度结局最近一次发生的代价高昂的例子。不幸的是,几位研究人员的工作已经证明,医疗行业的文化更倾向于英国石油公司,而不是美国 Carl Vinson 号[21]。

为什么在医疗保健领域实现高可靠性组织的状态如此困难? Runciman 和 Walton[22]认为,任务和活动模式的多样性、缺乏监管以及面对多种特征和结局的患者是其促成因素。鉴于文化变革可能需要长达 10 年的时间去协调一致的方法[23],人们可能会认为试图在医疗行业中创造安全文化是不切实际的努力。幸运的是,这种变化确保其存在于临床微观系统层面,而不需要发生在宏观系统层面。事实上,这种临床微系统,被定义为一群具有共同临床目的的医护人员一起工作,管理特定的患者群体,像高可靠性组织一样独立运作[24]。因此,高可靠性组织的实践可以在手术室、麻醉后护理单元、重症监护室、急诊科或患者护理层面中进行。此外,这可以同时在其中的几个机构或一个机构内的一个服务链中发展,如围手术期管理。随着时间的推移,这种零星的类似高可靠性组织的临床微系统的建立可以帮助改变整个机构的整体行为。

任何高可靠性组织的基石是在该组织内拥有高度可靠的团队运作[25]。如果个人组成的团队没有以这种方式执行,组织内保持高可靠性所需的沟通和应变能力会受到限制。Salas 等人[26]确定了高可靠性组织环境中高度可靠的团队所表现出的关键特征和协调机制,已经被纳入美国国防部与医疗保健研究和质量机构合作开发的"促进胜任力和患者安全(STEPPS)™ 的团队策略和工具"计划项目[27]。

25.3　当代的外科团队合作

与安全文化的存在一样,医疗卫生领域中高可靠性团队的运作往往是例外而不是常态。在外科和手术室中的部落主义意识[28]尤其如此,这是由孤岛心态[29]所助长的,促进了多专业的互动,而不是跨专业的团队合作[30]。这样,手术室是一个专家小组,而不是一个专家团队[31]。最坏的是,学生受到他们"隐性课程"培训的影响,这些行为从一代临床医生传播到下一代。许多因素导致了这种有害的工作环境:不受欢迎的等级结构[32],角色混淆[33],对团队工作的不同观点[34],专业之间的人际关系技能薄弱[35],以及紧张情绪加剧[36]。这些问题超出了手术室的范围,扩展到外科团队所在的其他临床微系统,包括重症监护室和外科病房[37]。

特别值得注意的是,外科团队内部明显缺乏沟通[38]。这种无效的沟通是由误解、缺乏解释机会或传递信息的时机不恰当造成的[39]。不幸的是,这能发生在关键事件的管理过程中[40],会对患者的管理产生负面影响[38]。因此,即使外科团队的成员在相互交谈,他们也往往不理解所讲内容的含义。就像美国、英国和澳大利亚人一样,外科团队的成员往往被一种共同的语言所分隔(图 25.2)!

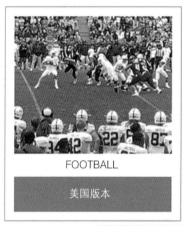

FOOTBALL

美国版本

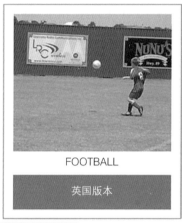

FOOTBALL

英国版本

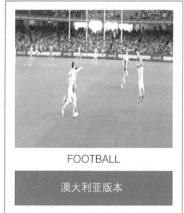

FOOTBALL

澳大利亚版本

图 25.2 被一种共同的语言分开!就像"football"一词在美国、英国和澳大利亚分别代表不同的运动一样,外科团队成员之间的沟通也可能被误解或曲解

外科微系统中无效团队合作的后果是多方面的。这可能导致分心,对团队功能产生负面影响(表 25.1[41-44])。因此,当代外科团队的异常运行会产生切实的后果,对患者的管理产生负面影响。

表 25.1 手术室内的干扰情况

分组	研究描述	研究结果	影响
Antoniodis 等[41]	观察 65 例普通外科和骨科病例	每小时 9.82 ± 3.97 次干扰/中断 早期阶段更多干扰	设备故障和手术室环境破坏对手术室团队运作的干扰最大
Wheelock 等[42]	观察 90 例普通外科病例	最普遍的干扰是外部工作人员与病例无关的谈话	外科医生→与病例无关的谈话,缺乏团队合作 声音干扰的情况下压力较大
			麻醉师→与病例无关的谈话,缺乏团队合作
			护士→设备干扰,缺乏团队合作 设备干扰的情况下压力较大
Weigl 等 (2015)[43]	观察 56 例病例(35 例开腹手术;21 例腹腔镜手术)	术中每小时中断 9.87 次 最常见的是人们进出房间和电话/寻呼机相关干扰	设备故障和手术室环境的破坏对手术室团队运行的干扰最大(尤其是在腹腔镜手术病例)
			外科医生→程序中断和与病例无关的谈话会加剧干扰
			麻醉师→术中中断加剧意识到工作量增加
			护士→术中中断加剧意识到工作量增加
Weigl 等 (2016)[44]	模拟手术室干扰情景与 19 名外科医生	术中出现干扰工作量增加	电话对外科医生造成更多的干扰
			患者的不适增加外科医生的工作量
			与技术表现下降相关的精神负荷增加

25.4 结论

在当代临床实践中,外科团队往往是无效的而不是有效的。掌握对人因学的理解可以帮助解决这一差距。人因学的关键概念包括需要建立深度防御,以避免、捕获和减轻在人类设计的系统中不可避免的错误,以及采用以系统为中心和以人为中心的方法来帮助促进高度可靠的团队的行为。通过这样做,人因学可以应用于外科环境中,以创建适应性团队,能够应对环境中的动态、高风险的变化。

参考文献

1. Densen, P. (2011). Challenges and opportunities facing medical education. *Transactions of the*

American Clinical and Climatological Association, 122, 48–58.

2. Greiner, A. C., & Knebel, E. (Eds.). (2003). *Health professions education: A bridge to quality*. Washington, DC: Institute of Medicine, National Academies Press.

3. IOM (Institute of Medicine). (2010). *Redesigning continuing education in the health professions*. Washington, DC: The National Academies Press.

4. Anonymous. *What is human factors and ergonomics?* Benchmark Research & Safety, Inc. http://www.benchmarkrs.com/main/human-factors/what.aspx. Accessed 20 Jan 2017.

5. Adams, D. (2006). *A layman's introduction to human factors in aircraft accident and incident investigation*. Australian Transport Safety Bureau (ATSB) Safety Information Paper. B2006/0094. Canberra City, ACT.

6. Christensen, J. M., Topmiller, D. A., & Gill, R. T. (1988). Human factors definitions revisited. *Human Factors Society Bulletin, 31*, 7.

7. Reason, J. (2005). Safety in the operating theatre – part 2: Human error and organisational failure. *Quality & Safety in Health Care, 14*, 56–60.

8. Cafazzo, J. A., & St-Cyr, O. (2012). From discovery to design: The evolution of human factors in healthcare. *Healthcare Quarterly, 15*, 24–29.

9. Fackler, M.. Nuclear disaster in Japan was avoidable, critics contend. *New York Times*, 3/9/2012. http://www.nytimes.com/2012/03/10/world/asia/critics-say-japan-ignored-warnings-of-nuclear-disaster.html?_r=0. Accessed 3 Feb 2017.

10. US Chemical Safety and Hazard Investigation Board. (2014). *Investigation report: Explosion and fire at the Macondo well 1 and 2* (Report No. 2010-10-I-OS). Washington, DC.

11. Associated Press. *Third wrong-sided brain surgery at R.I. hospital*. http://www.msnbc.msn.com/id/21981965. Accessed 28 Nov 2016.

12. Gawron, V. J., Drury, C. G., Fairbanks, R. J., & Berger, R. C. (2006). Medical error and human factors engineering: Where are we now? *American Journal of Medical Quality, 21*, 57–67.

13. Weinger, M. B., & Gaba, D. M. (2014). Human factors engineering in patient safety. *Anesthesiology, 120*(4), 801–806.

14. The Eras Society. http://www.erassociety.org/. Accessed 28 Nov 2016.

15. Haynes, A. B., Weiser, T. G., Berry, W. R., Lipsitz, S. R., Breizat, A. H., Dellinger, E. P., Herbosa, T., Joseph, S., Kibatala, P. L., Lapitan, M. C., Merry, A. F., Moorthy, K., Reznick, R. K., Taylor, B., Gawande, A. A., & Safe Surgery Saves Lives Study Group. (2009). A surgical safety checklist to reduce morbidity and mortality in a global population. *The New England Journal of Medicine, 360*, 491–499.

16. Joint Commission. *The universal protocol for preventing wrong site, wrong procedure, wrong person surgery*™. The Joint Commission. http://www.jointcommission.org/assets/1/18/UP_Poster.pdf. Accessed 20 Jan 2017.

17. Nolan, T. W. (2000). System changes to improve patient safety. *BMJ, 320*, 771–773.

18. Weick, K. E., & Sutcliffe, K. M. (2001). *Managing the unexpected: Assuring high performance in the age of complexity*. San Francisco: Jossey-Bass.

19. Westrum, R. (2004). A typology of organisational cultures. *Quality & Safety in Health Care, 13*(Suppl 2), ii22–ii27.

20. Cheremisinoff, N. P., & Davletshin, A. (2010). *Emergency response Management of Offshore oil Spills: Guidelines for emergency responders*. Hoboken: Wiley.

21. 2014 User Comparative Database Report. Content last reviewed March 2014. Agency for Healthcare Research and Quality, Rockville, MD. http://www.ahrq.gov/professionals/quality-patient-safety/patientsafetyculture/hospital/2014/index.html.

22. Runciman, B., & Walton, M. (2007). *Safety and ethics in healthcare: A guide to getting it right*. Aldershot: Ashgate.

23. Kotter, J. P. (1996). *Leading change*. Boston: Harvard Business School Press.

24. Mohr, J. J., & Batalden, P. B. (2002). Improving safety on the front lines: The role of clinical

microsystems. *Quality & Safety in Health Care, 11*, 45–50.
25. Sanchez, J. A., & Barach, P. R. (2012). High reliability organizations and surgical microsystems: Re-engineering surgical care. *Surgical Clinics of North America, 92*, 1–14.
26. Salas, E., Sims, D. E., & Burke, C. S. (2005). Is there a big five in teamwork? *Small Group Research, 36*, 555–599.
27. Agency for Healthcare Research and Quality. Team Strategies and Tools to Enhance Performance and Patient Safety (STEPPS)™. http://www.ahrq.gov/professionals/education/curriculum-tools/teamstepps/index.html. Accessed 3 Feb 2017.
28. Weller, J., Boyd, M., & Cumin, D. (2014). Teams, tribes and patient safety: Overcoming barriers to effective teamwork in healthcare. *Postgraduate Medical Journal, 90*(1061), 149–154.
29. Bleakley, A. (2006). You are who I say you are: The rhetorical construction of identity in the operating theatre. *Journal of Workplace Learning, 18*(7–8), 414–425.
30. Bleakley, A., Boyden, J., Hobbs, A., Walsh, L., & Allard, J. (2006). Improving teamwork climate in operating theatres: The shift from multiprofessionalism to interprofessionalism. *Journal of Interprofessional Care, 20*(5), 461–470.
31. Burke, C. S., Salas, E., Wilson-Donnelly, K., et al. (2004). How to turn a team of experts into an expert medical team: Guidance from the aviation and military communities. *Quality & Safety in Health Care, 13*(Suppl 1), i96–i104.
32. Helmrich, R. L., & Davies, J. M. (1994). Team performance in the operating room. In M. S. Bogner (Ed.), *Human error in medicine* (pp. 225–253). Hillside: Erlbaum.
33. Nakarada-Kordic, I., Weller, J. M., Webster, C. S., Cumin, D., Frampton, C., Boyd, M., & Merry, A. F. (2016). Assessing the similarity of mental models of operating room team members and implications for patient safety: A prospective, replicated study. *BMC Medical Education, 16*(1), 229.
34. Makary, M. A., Sexton, J. B., Freischlag, J. A., et al. (2006). Operating room teamwork among physicians and nurses: Teamwork in the eye of the beholder. *Journal of the American College of Surgeons, 202*, 746–752.
35. Nestel, D., & Kidd, J. M. (2006). Nurses' perceptions and experiences of communication in the operating theatre: A focus group interview. *BMC Nursing, 5*, 1.
36. Lingard, L., Garwood, S., & Poenaru, D. (2004). Tensions influencing operating room team function: Does institutional context make a difference? *Medical Education, 38*, 691–699.
37. Schlitzkus, L. L., Agle, S. C., McNally, M. M., et al. (2009). What do surgical nurses know about surgical residents? *Journal of Surgical Education, 66*(6), 383–391.
38. Nagpal, K., Vats, A., Lamb, B., Ashrafian, H., Sevdalis, N., Vincent, C., & Moorthy, K. (2010). Information transfer and communication in surgery: A systematic review. *Annals of Surgery, 252*(2), 225–239.
39. Yule, S., & Paterson-Brown, S. (2012). Surgeons' non-technical skills. *The Surgical Clinics of North America, 92*(1), 37–50.
40. ElBardissi, A. W., Regenbogen, S. E., Greenberg, C. C., et al. (2009). Communication practices on 4 Harvard surgical services: A surgical safety collaborative. *Annals of Surgery, 250*(6), 861–865.
41. Antoniadis, S., Passauer-Baierl, S., Baschnegger, H., & Weigl, M. (2014). Identification and interference of intraoperative distractions and interruptions in operating rooms. *The Journal of Surgical Research, 188*(1), 21–29.
42. Wheelock, A., Suliman, A., Wharton, R., Babu, E. D., Hull, L., Vincent, C., Sevdalis, N., & Arora, S. (2015). The impact of operating room distractions on stress, workload, and teamwork. *Annals of Surgery, 261*(6), 1079–1084.
43. Weigl, M., Antoniadis, S., Chiapponi, C., Bruns, C., & Sevdalis, N. (2015). The impact of intra-operative interruptions on surgeons' perceived workload: An observational study in elective general and orthopedic surgery. *Surgical Endoscopy, 29*(1), 145–153.

44. Weigl, M., Stefan, P., Abhari, K., Wucherer, P., Fallavollita, P., Lazarovici, M., Weidert, S., Euler, E., & Catchpole, K. (2016). Intra-operative disruptions, surgeon's mental workload, and technical performance in a full-scale simulated procedure. *Surgical Endoscopy, 30*(2), 559–566.

（翻译:余慕雪）

第26章
发展外科团队：应用

John T. Paige

概述 前一章讨论了人因学（HF）概念的理论基础及其在促进高可靠性组织（HRO）和高可靠性团队功能中的作用。此外，它表明，目前临床外科环境中的团队合作不太理想，导致功能障碍和孤岛思维的产生。本章将通过讨论人因学概念的实际应用来发展高度可靠的手术团队，并回顾新奥尔良健康科学中心基于模拟的手术团队培训的发展，从而继续讨论外科团队的发展。

26.1 简介

当今不断发展的、高风险的临床环境要求外科医生应对日益复杂的疾病过程和共病情况，这需要各种护理团队的顺畅协作和运作，以便安全地引领手术患者恢复健康。不幸的是，如前一章所述，目前外科手术环境中的团队合作并不理想，这通常会导致参与护理手术患者的各种专业出现"小团体"意识[1]。因此，克服这种情形成为外科教育工作者努力发展外科团队的一个重要挑战，特别是在跨专业团队工作能力已经被医疗行业公认为核心胜任力的大环境下[2]。在美国，职业间教育合作组织（Interprofessional Education Collaborative，IPEC）致力于定义跨专业行为的主要协作领域，每个领域都有相应的一般能力和特定能力[3]。加拿大、英国和澳大利亚也开展了此类工作[4]。

人因学（HF）研究人类与其环境的相互作用，其核心原理之一是人类错误是不可避免的[5]。它的应用被称为人因工程学，致力于改善人的表现，减轻人为错误的影响，以便在动态的、有时甚至是高风险的工作环境中提高安全性和有效性。因此，对于外科教育者来说，人因工程学原理可用于推动外科团队创建高度可靠的功能。本章将通过研究如何以可实践的方式应用人因工程学来创建高度可靠的团队行为，以及通过对路易斯安那州立大学新奥尔良健康科学中心外科团队模拟培训（simulation-based training，SBT）发展的讨论来说明这种应用，从而将重点放在团队发展的这一方面。

26.2　应用人因工程学原理来发展高度可靠的外科团队

通过采用人因工程学的观点来发展外科团队,外科教育者可以采取多管齐下的方式来开展这项工作。这种方式,既可以以系统为中心,也可以以人为中心。事实上,外科文献证据表明,联合使用这两种方式比单独使用任何一种方式都能更有效地提高团队的技术、非技术性能与对核对表的遵从性[6]。

一个值得进一步讨论的基于系统的方法是通过应用促进术后康复(enhanced recovery after surgery,ERAS)[7]患者管理策略来标准化围手术期护理路径。ERAS 是通过采用循证实践来取代传统的护理模式来消除患者外科护理中异质性的一种尝试。因此,患者从第一次到外科就诊,一直到围手术期,直到最终从外科团队护理中出院,遵循一条可预测的、始终如一的护理路径[8]。这种外科护理的标准化降低了多个外科专科并发症的发生率[9]。

几种以人为中心的方式已经成功地被用来帮助发展外科团队。在外科护理中引入核对表、简报和双重核查已经改善了沟通[10]、团队合作[11]以及过程[12]和结局[13]措施。以团队为基础的能力培训和教育也有积极的影响[14]。这种培训可以采取多种形式:教学指导、角色扮演、桌面练习、基于视频或网络的活动,以及模拟培训(SBT)[15]。SBT 是教授这些能力的一种特别有吸引力的方式,因为它具有身临其境的特点,允许团队在一个真实、安全的学习环境中锻炼治疗罕见的、危及生命的疾病的技能,而不会伤害患者[16]。它对外科教育者特别有吸引力,因为这种体验式学习已被证明在单独使用或与其他教育方式结合使用时,能有效地改善各种类型的外科学习者之间的团队互动(表 26.1 [12,17-35])。

SBT 的另一个优点是,它非常容易接受跨专业教育(interprofessional education,IPE),这是一种在卫生职业教育中越来越受欢迎的做法。世界卫生组织(WHO)对 IPE 的定义为“……来自两个或两个以上专业的学生[他们]相互了解、相互学习、共同学习,以实现有效的合作并改善健康结局”[36]。IPE 现在被认为是有利于克服医疗保健中的小群体主义的改革前进方向[1]。此外,它还被视为改善沟通[1]、促进文化变革和患者安全的一种手段[37]。此外,IPE 已被证明可以改善手术室微系统内的团队协作行为[38]。因此,将 SBT 与 IPE 相结合,通过让学习者“有意识地一起工作”来强化安全性和以患者为中心的理念,有可能加速外科团队的发展[3]。由于其在转变医疗保健专业教育方面的巨大潜力,世界各地都在努力帮助发展与 IPE 相关的框架和能力[3]。通过靶向这些通常涉及团队合作和沟通的能力,外科教育者可以从个人健康专业教育的初始就开始建立团队。

表 26.1　手术团队使用基于模拟培训的精选实例及其影响

研究团队	干预	参与者特征	结果
手术室（OR）团队			
Paige 等[17]	非现场高仿真手术室团队培训	高年级医学生，高年级护理本科生，麻醉护理学生	提高对团队能力的态度，提高个人和团队行为的改善等
Nguyen 等[18]	非急诊腹腔镜胆囊切除术手术室团队培训	外科住院医师，真实手术团队	改善术前核对表完成情况与术中 ACGME[a] 胜任力
Cumin 等[19]	非现场高仿真手术室场景	外科住院医师，教职员工和手术室工作人员	如果在正式沟通（例如，简介、暂停）期间提供重要信息，外科住院医师、教师可以更好地回忆起重要信息；员工可更好地回忆起重要信息
Pena 等[20]	联合工作坊进行高仿真手术室团队培训	外科住院医师和研究人员	在低年级和高年级住院医师两次会议期间改善 NTS[b]
Stevens 等[21]	联合工作坊进行非现场高仿真心脏手术手术室团队培训	心脏外科医生、心脏麻醉师、外科医生助理、心脏手术室护士、心脏麻醉护士、体外循环治疗师	在干预后改善了团队合作的概念
Arriaga 等[12]	非现场高仿真手术室危机场景	手术和麻醉住院医师、教职员工；手术室护士、外科技师、执业麻醉护士	通过使用核对表和培训，提升对急救护理过程的遵从
Arriaga 等[22]	在四个医院系统中进行现场和非现场高仿真手术室团队危急情景培训	外科住院医师、教师和麻醉助理；麻醉师和执业麻醉护士；外科技师，手术室护士和生物医学工程师	论证了可行性；减少参保的医疗事故保险
创 伤 小 组			
Dedy 等[23]	作为为期 5 天的 NTS[b] 课程	PGY[c]1 外科住院医师	提高与 NTS[b] 相关的知识，态度和表现
Doumouras 等[24]	非现场高仿真创伤团队培训	外科住院医师和创伤护士	改善态度，NTS[b] 在 6 个月内没有衰减

续表

研究团队	干预	参与者特征	结果
手术室(OR)团队			
Steinemann等[25]	现场高仿真创伤团队培训	住院医师,急诊医学和创伤教员,护士,呼吸治疗师和急诊科技术人员	提升团队表现;近乎完美的任务完成频率提高76%;平均整体复苏时间缩短16%
Capella等[26]	通过模拟强化适用于创伤团队的TeamSTEPPS™d	外科住院医师,教员,护士	在领导力,情景意识,相互支持,沟通和整体团队合作方面的改进;减少了使用计算机断层扫描,手术室和气管内插管的时间
Zeismann等[27]	非现场高仿真创伤团队培训	外科住院医师,护士,呼吸治疗师	改善对团队合作原则的态度
围手术期/术后团队			
Nicksa等[28]	在不同环境(ED、PACU、ICU、OR)中使用高风险危机场景进行现场和非现场高仿真团队培训	外科,麻醉,内科,急救护理人员和住院医师;护理,呼吸治疗,药学学生和教职员工	PGY*2在NTS^{b}中的改进;PGY*1无变化
Pucher等[29]	模拟外科病房(查房)的高仿真培训	外科住院医师	对可行性进行论证
Arora等[30]	模拟外科病房的高仿真培训	住院医师	提高沟通,领导,决策能力;提高临床识别氧饱和度下降,检查循环状态,重新评估患者,寻求帮助的能力
Stephens等[31]	非现场的高仿真培训结合全天课程	外科医生,麻醉师,护士和围手术期护理的其他人员	一起提高与团队行为相关的信心,认识到不同的团队观点,采用核对表
Doumouras等[32]	非现场高仿真危机模拟培训	外科住院医师	PGY*2/3住院医师的NTS^{b}提高,多年来技能未衰退

续表

手术室(OR)团队

文 献 综 述

研究团队	干预	参与者特征	结果
Doumouras 等[33]	基于模拟的工作人员资源管理培训的结构化文献综述	研究生实习生	团队技能的提高;2 个月内不会衰减
Tan 等[34]	基于模拟训练的手术室团队训练文献的系统检索	未说明	学习者反应积极,一些研究报告团队环境中的行为发生了变化
Gjeraa 等[35]	基于模拟的创伤团队训练的系统回顾	执医前,研究生和实习学员	对学习有显著影响;改善临床表现

a ACGME:美国毕业后医学教育认证委员会
b NTS:非技术技能
c PGY:研究生年级
d TeamSTEPPS™:促进胜任力和患者安全的团队策略和工具™

显然,SBT 和 IPE 是促进高质量团队职能的两个强有力的方式,并相应地,在医疗保健中也具有很高的可靠性。然而,在实施与每一项相关的课程时确实存在缺陷。对于 SBT,如果外科教育者把使用模拟作为目的而不是手段,则可出现这种缺陷。换句话说,模拟是一个工具,而不是课程。因此,任何使用模拟活动的教育干预都应该建立在与课程开发相关的合理原则之上。使用需求评估、制订目标和学习目标、适当选择教学模式及其呈现形式、使用可靠有效的评估工具和对教育程序/计划有效性的评估只是几个关键项目。此外,高仿真模拟临床场景开发应该遵循有效的、既定的开发方法。一种公认的方法是基于事件的训练方法(event-based approach to training,EBAT)[39],该方法已成功地用于创伤团队训练的场景开发[40]。最后,对于从事此类工作的外科教育工作者来说,复盘的培训和专业知识是必不可少的,以便优化在高仿真 SBT 场景期间发生的自我反省、差距分析和行为调整。在这种即时反馈的设置中,必须强调“什么是对的”,而不是“谁是对的”,因为这使参与者能够提高患者护理中的危机意识,并使他们有机会帮助找到解决方案[39,41]。

IPE 的挑战也同样存在。它们通常集中体现在与不同的专业时间表、课程和文化观点相关的不一致上[42]。此外,体制问题,如缺乏领导层的支持,对 IPE 和/或改革根深蒂固的文化敌视,以及教师在 IPE 技术方面培训不足,可能是重要的阻碍[42]。通常,IPE 和 SBT 遇到的挑战在范围和本质上是相似的。因此,克服这些障碍是成功的关键。解决方案可以采用多种方式;采用系统的方法是有帮助的。例如,Paige 等[43]提出了成功实施手术高仿真 SBT 的“5P”方法。在这种方法中,潜在的挑战被分成五大类,继而制订相应的战略和战术方案来应对。这些挑战包括:①寻找资助者;②制订计划;③选址;④召集合适的人;⑤选择有效的产品。这个例子说明,通过采取系统的方法来应对面临的挑战,可以凝聚必要的支持、人力和资源来获取成功。

26.3　利用 SBT 和 IPE 促进外科团队的发展:来自路易斯安那州立大学新奥尔良健康中心的经验

在路易斯安那州立大学新奥尔良健康中心,SBT 和 IPE 都被用于整个专业发展的继续教育过程,以促进围手术期微系统中高可信团队的发展(图 26.1)。从人因工程学的角度来看,这样的培训和教育的尝试是以人为本的方法。他们早在十多年前就开始开发虚拟手术室(virtual OR,VOR),用于手术室(即远离临床环境中心)的手术团队的培训,这些团队由执业前学生、研究生和实习学员组成[44]。在此之后不久,随着移动模拟手术室(mobile mock OR,MMOR)的发展及其应用

路易斯安那州立大学新奥尔良健康中心发展小组的模拟培训

执医前教育	研究生教育	专业继续教育
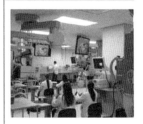	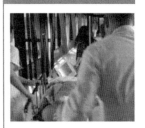	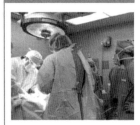
• 技能和任务培训 • 非现场跨专业团队培训	• 技能、任务和外科手术培训 • 非现场和现场跨专业团队培训	• 现场跨专业团队培训

图 26.1　路易斯安那州立大学新奥尔良健康中心发展团队提供的模拟培训(SBT)。模拟培训活动发生在整个专业发展的连续过程中(即执医前和研究生教育以及继续专业发展),重点是临床实验室和临床环境中的技能、任务、外科手术和跨专业团队培训

于路易斯安那州立医院系统内卫星设施的手术队伍的现场培训,培训也得到了扩展[45-47]。团队培训的重点随后转移到了执业前水平,以努力"在他们年轻的时候就把他们(即学生)培养出来"。通过这种方式,医学专业的学生将有机会接触到与团队胜任力和有效团队合作相关的概念,这些概念有望克服临床环境中看到的负面模型。这种使用高仿真模拟的、以学生为基础的团队培训始于大约十年前的学生手术室团队培训(student operating room team training,SORTT)项目,该项目涉及高级解剖学选修课的高年级医学生、围手术期护理选修课的护理本科生和麻醉护理学生[17]。从那时起,培训已扩展到跨专业学生(team training of inter-professional students,TTIPS)项目的团队培训[48,49]。TTIPS 目前既包括为三年级医学生提供外科助理的创伤团队培训,也包括为修读重症监护课程的四年级护理学生提供创伤团队培训,以及为四年级医学生提供基于急诊和 ICU 的团队培训,培训内容包括麻醉护理学生和各种医学相关专业学生的关键概念课程。通过这种方式,学生在完成这些项目的过程中,有机会接受团队能力的分散式培训,强化积极的团队合作态度和行为。

　　在研究生和继续专业发展阶段,使用高仿真模拟的团队培训包括非现场培训和现场培训。多成员的培训是在模拟手术室紧急场景的情况下非现场开展的,参与的普通外科和麻醉科住院医师每年碰头约 8 次。此外,还成功地开展了非现场创伤团队急诊室转运训练(trauma team emergency room transfer training,TTERTT)的跨专业模拟培训(SBT with IPE)。在这个项目中,由普通外科住院

医师、急诊住院医师和四年级护理本科生组成的团队必须将需要剖腹探查的计算机假"患者"从路易斯安那州立大学新奥尔良健康中心护理学院二楼的虚拟创伤舱转移到该中心医学院模拟中心五楼的虚拟手术室,模拟中心位于另一栋建筑中,通过空中桥梁与护理学院相连。这种以团队为基础的渐进式模拟培训提供了系统探讨安全转运系列相关问题的机会。最后,还完成了普通外科住院医师和大学附属医院手术室实习工作人员的现场手术室团队培训。

　　每个项目使用这种基于模拟的跨专业培训学习环节的组织过程都是类似的(图 26.2)[17,46-50],且都借鉴了 Kolb 的经验学习理论[51]。培训课程以导言开始,主持人在其中介绍自己,陈述课程的目的和目标,引导学员了解相关技术,回顾课程的形式,并制订参与的基本规则。最后一个方面对于帮助学习者建立心理安全感是至关重要的,这种安全感是结束不信任继而通向最佳学习状态所必需的。这里强调了三个主要的基本规则:①真实地对待它(即将人体模型视为临床环境中的实际患者,并根据一个人在现实世界中的行为方式处理);②像"幽灵"一样对待我们[促进者](即不以任何方式强调或承认促进者和人体模型操作者的存在);③模拟场景并非现实(即在演练期间发生的事情与场景类型相关,以及评论取决于其他人的表现和演练期间发生的事件。然而,基于团队的技能学习还是鼓励在临床环境中争取)。

基于模拟训练（SBT）手术团队的双场景模式

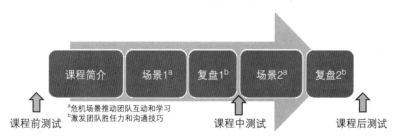

图 26.2　基于模拟训练(SBT)手术团队的双场景模式。以模拟为基础的外科团队培训课程从引导学员和概述目标的事前简报开始。这个事前简报之后是一个危机场景,事后复盘的重点是团队胜任力和沟通技巧。然后,学员参与第二个危机场景,并进行汇报和总结

　　在事前简报之后,采用了双重情景形式的培训,其中跨专业团队使用基于计算机的人体模型患者参与高保真模拟训练,旨在强化处理危机事件的团队互动能力。完成后,紧随其后的是强调反思实践的行动后汇报,其中介绍和讨论了高度可靠的团队胜任力。接下来,采取不同的 SBT 危机场景来训练目标能力,然后

是最终的汇报，在最后，学习者承诺在临床实践中采用一种团队合作行为。在课程前、课程中和课程后，使用可靠的工具对目标知识、技能和能力（KSA）进行测量以展示学习的有效性。培训的有效性使用 Kirkpatrick 模型进行评估：参与者反应、参与者学习、参与者行为改变和组织结果[52]。到目前为止，SBT 使用 IPE 在路易斯安那州立大学新奥尔良健康中心发展外科团队，在提升高度可靠团队的特征方面取得了积极的成果（表 26.2[17,46-49]）。

表 26.2　路易斯安那州立大学新奥尔良健康中心采用跨专业教育
对外科团队进行模拟培训的影响

项目	STEPS[a]	SORTT[a]	TTIPS[a]	TTERTT[a]
学习团队	外科住院医师、教职员工、手术室人员	高年级医学生、高年级护理本科生、麻醉护理学生	高年级和低年级医学生、专科卫生专业学生、麻醉护理学生、高年级护理本科生	外科住院医师、急诊住院医师和高年级护理本科生
培训地点	现场	非现场	非现场	非现场
培 训 影 响				
改善对团队胜任力的态度	√[46]	√[17]	√[48,49]	√[b]
改善个人和团队行为	√[c]	√[17]	√[48,49]	√[b]
技能保留期最长可达 6 个月	n/a	n/a	√[48,49]	n/a
以团队为基础的态度逐年改善	n/a	n/a	√[50]	n/a
以分散式训练强化改善态度	√[47]	n/a	n/a	n/a

[a]STEPS，团队高效协作和患者安全系统；SORTT，学生手术室团队培训；TTIPS，跨专业学生团队培训；TTERTT，创伤团队急诊室转移培训；n/a，不适用

[b] 出版摘要：Paige JT，Qingzhao Y，V Rusnak，Garbee DD，Kiselov V，Detiege P. Moving on up：team training for emergency room trauma transfers（TTERTT）.2017 年澳大利亚皇家模拟大会论文集

[c] 发表摘要：Paige et al.J Am Coll Surg 207：S87-S88（2008）

这种模拟培训使用跨专业教授团队胜任力，并辅之以关键外科技能[53]、任务和过程[54]方面的重点模拟训练，以确保团队成员拥有必要的 KSA，为患者提供高质量的护理。在这种模拟训练模式中，围手术期成功护理所需的所有三种技能都是有针对性的：①技术技能；②认知技能；③人际关系技能。因此，外科团队

的发展采用了一种全面的方法,以努力促进高度可靠的团队功能、护理质量和患者安全。

26.4   结论

在当今日益复杂的医疗环境下,发展高度可靠的外科团队势在必行。对于外科教育工作者来说,将人因工程学应用到这样的团队发展中有很多好处。首先,它承认人类犯错的普遍性,以及促进医疗保健事业安全发展文化的必要性。其次,它为系统干预和以人为本的干预提供了一个框架,通过力量运作、自动化、标准化、核对表和政策的实施以及培训,来促进更好的团队互动。在后一种方法中,由于模拟的体验性以及不同专业成员拥有共同学习、相互学习和相互了解的能力,基于模拟的技术和跨专业教育的使用是促进高度可靠的团队合作的有力模式。这两种方法已经成功地整合到路易斯安那州立大学新奥尔良健康中心的外科团队培训项目中,这可以作为如何使用跨专业教育实施模拟培训的范例,以便最终为外科患者提供高质量和安全的护理。

参考文献

1. Weller, J., Boyd, M., & Cumin, D. (2014). Teams, tribes and patient safety: Overcoming barriers to effective teamwork in healthcare. *Postgraduate Medical Journal, 90*(1061), 149–154.
2. Greiner, A. C., & Knebel, E. (2003). *Health professions education: A bridge to quality.* Washington, DC: Institute of Medicine, National Academies Press.
3. Interprofessional Education Collaborative Expert Panel. (2011). *Core competencies for interprofessional collaborative practice: Report of an expert panel.* Washington, DC: Interprofessional Education Collaborative.
4. Thistlethwaite, J. E., Forman, D., Matthews, L. R., Rogers, G. D., Steketee, C., & Yassine, T. (2014). Competencies and frameworks in interprofessional education: A comparative analysis. *Academic Medicine, 89*(6), 869–867.
5. Reason, J. (2005). Safety in the operating theatre – Part 2: Human error and organisational failure. *Quality & Safety in Health Care, 14*, 56–60.
6. McCulloch, P., Morgan, L., New, S., Catchpole, K., Robertson, E., Hadi, M., Pickering, S., Collins, G., & Griffin, D. (2017). Combining systems and teamwork approaches to enhance the effectiveness of safety improvement interventions in surgery: The safer delivery of surgical services (S3) program. *Annals of Surgery, 265*, 90–96.
7. The ERAS Society. http://www.erassociety.org/. Accessed 28 Nov 2016.
8. Ljungqvist, O. (2014). ERAS--enhanced recovery after surgery: Moving evidence-based perioperative care to practice. *JPEN Journal of Parenteral and Enteral Nutrition, 38*(5), 559–566.
9. Nicholson, A., Lowe, M. C., Parker, J., Lewis, S. R., Alderson, P., & Smith, A. F. (2014). Systematic review and meta-analysis of enhanced recovery programmes in surgical patients. *The British Journal of Surgery, 101*, 172–188.
10. Hicks, C. W., Rosen, M., Hobson, D. B., Ko, C., & Wick, E. C. (2014). Improving safety and quality of care with enhanced teamwork through operating room briefings. *JAMA Surgery,*

149, 863–868.

11. Russ, S., Rout, S., Sevdalis, N., Moorthy, K., Darzi, A., & Vincent, C. (2013). Do safety checklists improve teamwork and communication in the operating room? A systematic review. *Annals of Surgery, 258*, 856–871.

12. Arriaga, A. F., Bader, A. M., Wong, J. M., Lipsitz, S. R., Berry, W. R., Ziewacz, J. E., Hepner, D. L., Boorman, D. J., Pozner, C. N., Smink, D. S., & Gawande, A. A. (2013). Simulation-based trial of surgical-crisis checklists. *The New England Journal of Medicine, 368*, 246–253.

13. Haynes, A. B., Weiser, T. G., Berry, W. R., Lipsitz, S. R., Breizat, A. H., Dellinger, E. P., Herbosa, T., Joseph, S., Kibatala, P. L., Lapitan, M. C., Merry, A. F., Moorthy, K., Reznick, R. K., Taylor, B., Gawande, A. A., & Safe Surgery Saves Lives Study Group. (2009). A surgical safety checklist to reduce morbidity and mortality in a global population. *The New England Journal of Medicine, 360*, 491–499.

14. Armour Forse, R., Bramble, J. D., & McQuillan, R. (2011). Team training can improve operating room performance. *Surgery, 150*, 771–778.

15. Hull, L., & Sevdalis, N. (2015). Advances in teaching and assessing nontechnical skills. *The Surgical Clinics of North America, 95*, 869–884.

16. Beaubien, J. M., & Baker, D. P. (2004). The use of simulation for training teamwork skills in health care: How low can you go? *Quality & Safety in Health Care, 13*, 51–56.

17. Paige, J. T., Garbee, D. D., Kozmenko, V., Yu, Q., Kozmenko, L., Yang, T., Bonanno, L., & Swartz, W. (2014). Getting a head start: High-fidelity, simulation-based operating room team training of interprofessional students. *Journal of the American College of Surgeons, 218*, 140–149.

18. Nguyen, N., Elliott, J. O., Watson, W. D., & Dominguez, E. (2015). Simulation improves nontechnical skills performance of residents during the perioperative and intraoperative phases of surgery. *Journal of Surgical Education, 72*, 957–963.

19. Boyd, M., Cumin, D., Lombard, B., Torrie, J., Civil, N., & Weller, J. (2014). Read-back improves information transfer in simulated clinical crises. *BMJ Quality and Safety, 23*(12), 989–993.

20. Pena, G., Altree, M., Field, J., Sainsbury, D., Babidge, W., Hewett, P., & Maddern, G. (2015). Nontechnical skills training for the operating room: A prospective study using simulation and didactic workshop. *Surgery, 158*(1), 300–309.

21. Stevens, L. M., Cooper, J. B., Raemer, D. B., Schneider, R. C., Frankel, A. S., Berry, W. R., & Agnihotri, A. K. (2012 Jul). Educational program in crisis management for cardiac surgery teams including high realism simulation. *The Journal of Thoracic and Cardiovascular Surgery, 144*(1), 17–24.

22. Arriaga, A. F., Gawande, A. A., Raemer, D. B., Jones, D. B., Smink, D. S., Weinstock, P., Dwyer, K., Lipsitz, S. R., Peyre, S., Pawlowski, J. B., Muret-Wagstaff, S., Gee, D., Gordon, J. A., Cooper, J. B., Berry, W. R., & Harvard Surgical Safety Collaborative. (2014). Pilot testing of a model for insurer-driven, large-scale multicenter simulation training for operating room teams. *Annals of Surgery, 259*(3), 403–410.

23. Dedy, N. J., Fecso, A. B., Szasz, P., Bonrath, E. M., & Grantcharov, T. P. (2016). Implementation of an effective strategy for teaching nontechnical skills in the operating room: A single-blinded nonrandomized trial. *Annals of Surgery, 263*(5), 937–941.

24. Doumouras, A. G., Keshet, I., Nathens, A. B., Ahmed, N., & Hicks, C. M. (2014). Trauma non-technical training (TNT-2): The development, piloting and multilevel assessment of a simulation-based, interprofessional curriculum for team-based trauma resuscitation. *Canadian Journal of Surgery, 57*(5), 354–355.

25. Steinemann, S., Berg, B., Skinner, A., DiTulio, A., Anzelon, K., Terada, K., Oliver, C., Ho, H. C., & Speck, C. (2011). In situ, multidisciplinary, simulation-based teamwork training

improves early trauma care. *Journal of Surgical Education, 68*(6), 472–477.

26. Capella, J., Smith, S., Philp, A., Putnam, T., Gilbert, C., Fry, W., Harvey, E., Wright, A., Henderson, K., Baker, D., Ranson, S., & Remine, S. (2010). Teamwork training improves the clinical care of trauma patients. *Journal of Surgical Education, 67*(6), 439–443.

27. Ziesmann, M. T., Widder, S., Park, J., Kortbeek, J. B., Brindley, P., Hameed, M., Paton-Gay, J. D., Engels, P. T., Hicks, C., Fata, P., Ball, C. G., & Gillman, L. M. (2013). S.T.A.R.T.T.: development of a national, multidisciplinary trauma crisis resource management curriculum-results from the pilot course. *Journal of Trauma and Acute Care Surgery, 75*(5), 753–758.

28. Nicksa, G. A., Anderson, C., Fidler, R., & Stewart, L. (2015). Innovative approach using inter-professional simulation to educate surgical residents in technical and nontechnical skills in high-risk clinical scenarios. *JAMA Surgery, 150*(3), 201–207.

29. Pucher, P. H., Aggarwal, R., Srisatkunam, T., & Darzi, A. (2014). Validation of the simulated ward environment for assessment of ward-based surgical care. *Annals of Surgery, 259,* 215–221.

30. Arora, S., Hull, L., Fitzpatrick, M., Sevdalis, N., & Birnbach, D. J. (2015). Crisis management on surgical wards: A simulation-based approach to enhancing technical, teamwork, and patient interaction skills. *Annals of Surgery, 261*(5), 888–893.

31. Stephens, T., Hunningher, A., Mills, H., & Freeth, D. (2016). An interprofessional training course in crises and human factors for perioperative teams. *Journal of Interprofessional Care, 30*(5), 685–688.

32. Doumouras, A. G., & Engels, P. T. (2016). Early crisis nontechnical skill teaching in residency leads to long-term skill retention and improved performance during crises: A prospective, non-randomized controlled study. *Surgery, 162,* 174.

33. Doumouras, A. G., Keshet, I., Nathens, A. B., Ahmed, N., & Hicks, C. M. (2012). A crisis of faith? A review of simulation in teaching team-based, crisis management skills to surgical trainees. *Journal of Surgical Education, 69*(3), 274–281.

34. Tan, S. B., Pena, G., Altree, M., & Maddern, G. J. (2014). Multidisciplinary team simulation for the operating theatre: A review of the literature. *ANZ Journal of Surgery, 84*(7–8), 515–522.

35. Gjeraa, K., Møller, T. P., & Østergaard, D. (2014). Efficacy of simulation-based trauma team training of non-technical skills. A systematic review. *Acta Anaesthesiologica Scandinavica, 58*(7), 775–787.

36. World Health Organization (WHO). (2010). *Framework for action on interprofessional education & collaborative practice.* Geneva: World Health Organization Available at: http://whqlibdoc.who.int/hq/2010/WHO_HRH_HPN_10.3_eng.pdf. Accessed 3 Feb 2017.

37. Firth-Cozens, J. (2001). Cultures for improving patient safety through learning: The role of teamwork. *Quality & Safety in Health Care, 10*(suppl II), ii26–ii31.

38. Reeves, S., Perrier, L., Goldman, J., et al. (2013). Interprofessional education: Effects on professional practice and healthcare outcomes (update). *Cochrane Database of Systematic Reviews, 3,* CD002213.

39. Rosen, M. A., Salas, E., Wu, T. S., Silvestri, S., Lazzara, E. H., Lyons, R., Weaver, S. J., & King, H. B. (2008). Promoting teamwork: An event-based approach to simulation-based teamwork training for emergency medicine residents. *Academic Emergency Medicine, 15,* 1190–1198.

40. Nguyen, N., Watson, W. D., & Dominguez, E. (2015). An event-based approach to design a teamwork training and assessment tool in surgery. *Journal of Surgical Education, 73,* 197–207.

41. Fernandez, R., Vozenilek, J. A., Hegarty, C. B., Motola, I., Reznek, M., Phrampus, P. E., & Kozlowski, S. W. J. (2008). Developing expert medical teams: Toward an evidence-based approach. *Academic Emergency Medicine, 15,* 1025–1036.

42. IOM (Institute of Medicine). (2013). *Interprofessional education for collaboration: Learning how to improve health from interprofessional models across the continuum of education to*

practice: Workshop summary. Washington, DC: The National Academies Press.

43. Paige, J. T. (2012). Team training at the point of care. In S. Tsuda, D. J. Scott, & D. B. Jones (Eds.), *Textbook of simulation, surgical skills, and team training*. Woodbury: Cine-Med.

44. Paige, J. T., Kozmenko, V., Morgan, B., Howell, D. S., Chauvin, S., Hilton, C. W., Cohn, I., Jr., & O'Leary, J. P. (2007). From the flight deck to the operating room: Impact of a simulation based interdisciplinary team training pilot program in crisis management. *Journal of Surgical Education, 64*(6), 369–377.

45. Paige, J. T., Kozmenko, V., Yang, T., Paragi, R., Cohn, I. Jr., Hilton, C., & Chauvin, S. (2008). The mobile mock operating room: Bringing team training to the point of care. In: *Advances in patient safety: New directions and alternative approaches*. Volume 3. Performance and Tools. AHRQ Publication Nos. 08-0034 (1–4). Agency for Healthcare Research and Quality, Rockville, MD. http://www.ahrq.gov/qual/advances2/.

46. Paige, J. T., Kozmenko, V., Yang, T., Paragi Gururaja, R., Hilton, C. W., Cohn, I., Jr., & Chauvin, S. W. (2009). High-fidelity, simulation-based, interdisciplinary operating room team training at the point of care. *Surgery, 145*, 138–146.

47. Paige, J. T., Kozmenko, V., Yang, T., Gururaja, R. P., Hilton, C. W., Cohn, I., Jr., & Chauvin, S. W. (2009). Attitudinal changes resulting from repetitive training of operating room person-nel using high-fidelity simulation at the point of care. *The American Surgeon, 75*(7), 584–590; discussion 590–1.

48. Garbee, D. D., Paige, J. T., Bonanno, L., Rusnak, V., Barrier, K., Kozmenko, L., Yu, Q., Cefalu, J., & Nelson, K. (2013). Effectiveness of teamwork and communication education using an interprofessional high-fidelity human patient simulation critical care code. *JNEP, 3*(3), 1.

49. Garbee, D. D., Paige, J. T., Barrier, K., Kozmenko, V., Kozmenko, L., Zamjahn, J., Bonanno, L., & Cefalu, J. (2013). Interprofessional teamwork and communication collaboration among students in simulated codes: A quasi-experimental study. *Nursing Education Perspectives, 34*(5), 339–344.

50. Paige, J. T., Garbee, D. D., Yu, Q., & Rusnak, V. (2017). Team Training of Inter-Professional Students (TTIPS) for improving teamwork. *BMJ Simulation and Technology Enhanced Learning, 3*(4), 127–134.

51. Kolb, D., & Fry, R. (1975). Toward an applied theory of experiential learning. In C. Cooper (Ed.), *Theories of group process*. London: Wiley.

52. Kirkpatrick, D. I. (1998). *Evaluating training programs: The four levels* (2nd ed.). San Francisco: Berrett-Koehler.

53. Pender, C., Kiselov, V., Yu, Q., Mooney, J., Greiffenstein, P., & Paige, J. T. (2016). All for knots: Evaluating the effectiveness of a proficiency-driven, simulation-based knot tying and suturing curriculum for medical students during their third year surgery clerkship. *The American Journal of Surgery, 213*, 362–370.

54. Paige, J. T., Yu, Q., Hunt, J. P., Marr, A., & Stuke, L. (2015). Thinking it through: Comparison of effectiveness of mental rehearsal on two types of laparoscopic cholecystectomy trainers. *Journal of Surgical Education, 72*(4), 740–748.

（翻译：周晖）

第 27 章

在实践中支持外科医生的职业化发展：以美德为导向，探索外科医生的职业道德行为能力

Linda de Cossart CBE，Della Fish

概述　本章的目的是更新并阐明我们将如何解析和促进 21 世纪外科从业人员的职业化持续发展。首先，我们探讨目前外科领域的职业化概念并致力于从两个方面来支持这些服务于脆弱人类同胞的专业从业人员的职业化发展。其次，我们分享自己用来促使专业人士开始思考职业化给他们的工作带来的深刻又敏感体会的一种方式的经验。我们的结论是，所有这一切都需要外科同行们有意愿并能够清晰表达职业化对于所处这一职业的他们意味着什么，以及外科教师该如何在教育实践的道德模块中成为完善成熟的教育者。

27.1　21 世纪的外科医生职业化是由什么组成的？

　　外科医生作为一种具有悠久历史和传统的实践职业，要求其从业人员必须具有特定的性格和行为品质。外科作为一门专业，不仅是给患者个人，还为整个社会提供了一项旨在致"善"（对于外科医生，这里指的是最佳健康）的公共服务。职业的归属感不仅仅是"成为专业人士"，尽管如今我们倾向于用"专业"来形容那些做得很好的人或者做得很彻底的活动[1-3]。它并不是指"归属于一个追求私利的兴趣小组"[4]。事实上，潜藏在上句背后的讽刺味道，恰恰表明了对两者之间差距的失望。外科医生的职业活动无疑是一种品德操守（道德实践）[5-7]，因此应该由那些认识并尊崇品德操守不变原则的人来参与，因为正如 James Drane[6] 提醒我们的"行医是一项彻彻底底的道德事业"，它绝不是门外汉日常活动的一部分。也因此，我们需要深思熟虑它的实践和教育意义。

　　有很长时间，外科（以及许多其他专业）的职业化实践被这个已经失去了道

德罗盘并被说服采纳了一种仅仅是技术理性生命观的世界视为仅仅是一种技能导向的事业[5,8-11]。我们认为不论在内科还是外科的实践中,技能模块虽然至关重要,但显然还不够。这不是为了贬低技能和知识的重要性,而是为了彰显职业认同、人格、人性的重要性,以及这些因素在整个职业生涯中不懈蓬勃兴旺的价值[7,8,11,12]。第 12 章和第 13 章更深入地探讨了外科医生和外科教育工作者的职业认同的概念。

职业化——对于从业者来说——是关于你是谁的问题,无论你是作为一个普通人还是一个专业人士,指的就是你的行为举止。你的行为举止也不仅仅是你表现出来的行为。行为指的是你表面上的表现,这可能与你内心的信仰和信念有关,但也可能无关。"行为举止"一词在这里显示的是由内在信念驱动的可见的表现,是关于如何做人、如何成就的表现,是关于在生活和专业实践中成为"谁"的表现。某一职业的从业人员在任何时候都需要接受详细审查并对他们的行为举止负责。除此之外,外科医生们还需要承认并完全接受(赞成)该职业实践对他们的要求,这些要求往往超出了那些从事非外科工作的人的天然要求[9]。

所有这些都对外科医生在实践中的学习造成了深远的影响,促使其成为真正的人,同时也成为一个能够不断追求专业实践理想并在手术室中表现出精准且富有艺术性技能的专业人士。

27.2 本章的目的和意图

我们在这一章的目的是提出一些启发性的观点和问题,以塑造和重构关于思考和概念化外科医生职业化的方式,以及对应的教学方法。我们的意图是激励教师和(毕业后)学习者在外科实践过程中突破职业实践中强调效率和性能的技术理性模式(technical rational mode),重返行医的道德核心(译者注:融德于心)——真正洞悉我们在进行决策和专业判断时的始动因素(即亚里士多德所说的实践智慧或实用智慧)[3,10,11,13,14]。其中两个关键的始动因素即我们为每个独立病案带来的人性和专业技术。

因此,我们将从两个方面致力于支持职业化发展:首先,我们将厘清职业化的概念在外科中的发展历程。接下来,我们将分享自己关于如何开展职业化教学的经验,并总结在外科实践中教师和学习者职业化发展的指导原则。

27.3 为什么这些都很重要?

2016 年,在英国教育协会举办的一场探讨医生美德和价值观的研讨会上,当我们质询参会代表们(他们大多数是资深的医疗从业人员)对自己专业工作的看法时,我们被他们的热情所打动。他们谈到了"在车间工作""把患者视为客户""从市场营销和制造业中学习到重要的东西"以及旨在"实现目标"。他们都对自己的工作感到自豪,尽管当前环境的敌意与日俱增,但他们都想为患者尽自己最大的努力。然而,贸易、商业和"市场"这类字眼却在不知不觉中渗透到了他们的思维和话语中。只有在进一步的提示下,他们才会考虑医生在承担这一复杂并富有道德的工作时所需要的美德和品格。

由于医学领域不断增加的内在和外在监管需求,所提出的专业人士的"执业适任"(fitness to practice)这一目标是值得称赞的,并能让公众安心,但却是在给技术思维火上浇油。"执业适任"的假设是精通,但是在知识和理解总是残缺不全的医学世界里显然是不合适的——在这里,日常实践只能期待尽力而为,而无法达到完美。

那么,这一切是如何影响"职业化"的教与学的? 在外科毕业后课程中如何实现? 这与现在的真实实践有什么关系? 我们如何平衡日益增长的职业化技术模式和医学的道德核心这一特有的理想?

27.4   职业化与职业化教育的概念重建

我们认为,外科医生的职业化教育应该从外科从业人员的岗位职责开始,并将其作为贯穿于职业发展各个方面的、发散性的主题,而不是作为额外的附加[7]。这意味着既要顾及过去的传统和当前的挑战,还要考虑当前社会政治环境发展的未来趋势。此外,我们不认为这仅仅是改变职业化的定义或增加新的评价程序的问题[15,16]。我们认为这是一个识别和保留某些必不可少的基本原则(和品德形成)的问题,正是这些原则塑造了医生的实践[2,6,17]。

Fish 和 Coles[2]从 Freidson 的作品[17]中推衍出"职业"这一概念的内涵:

- 是一种在为他人服务过程中不断践行"善"的职业
- 是一项不能被外行完全理解的、专业的工作
- 不只是用金钱回报来衡量
- 是基于伦理和道德的
- 拥有深奥而复杂的知识基础
- 需要谨慎的判断力并有能力去行使它,这有赖于明智的专业判断

事实上作为一名外科专业的从业人员,仅仅是遵守监管文件中规定的标准和良好的操作规范是远远不够的。它要求医生成为他们自己执业的道德主体,并对他们作为执业者时的自主判断负责[4,11,13]。我们教过的数百名医生也认同

这一能力是至关重要的,他们也承认这是一场永无止境的追求。

2013年的Keogh报告特别强调,英国年轻医生的价值被低估,其接受的监督和支持不足,尤其是在处理复杂问题时[18]。尽管Pringle认为"基于一套强大的内在价值观和美德,(医生们)有一种对于适当和良好行为的强烈内在责任心",但我们认为,这些能力需要在整个职业生涯中得到明确的鉴定、培育和加强[19]。

从事教育实践的道德模式要求,毕业后教师需要把既是普通人又是专业人士的学习者的成长放在教学事务的中心。因此,学的过程将是值得的,而教的过程则鼓励学习者成功证明自己将来成为真正医生时所应具有的成熟的能力、信心和效力[3,5,20]。这需要教师们在夯实学习者临床专业知识的同时意识到学习者自身的人性特点。我们认为这意味着需要关注学习者对于优秀医生这一概念是如何定义、理解、思考、行动和最终成就的(being,knowing,thinking,doing and becoming)[5,13]。因此,培养专业精神远远不止是角色塑造,它还隐含了行为的塑造。它需要用有目的的明确的讲授来促进学习。

对外科医生进行这方面的教育需要严谨的方法,以帮助他们认识自我,了解自己的价值观和他们所特有的美德,从而能进一步培养、发展和丰富他们作为医生和外科医生的角色特质[18]。因此,我们有理由坚信这些主题应该渗透进整个毕业后外科学习课程中,甚至更广泛的地方,因为它们会对外科医生工作的核心根源产生源源不断的影响。目前的课程并没有明确要求这方面的内容。此外,教师往往没有意识到在自己的工作中去识别实践智慧(phronesis),从而启发他人对于实践智慧的认知和理解,以及它为什么被认为并且是如何超出了技术和程序能力范畴的[1,5]。要做到这些,需要从教师自我认识开始,然后用这些术语与所有的学习者讨论这些问题。

27.5　在实践中探索外科医生的道德行为能力和职业化: 关于以美德为导向方法的说明

作为一名有40年外科医生经验和30多年师资教育和毕业后医学教育经验的师资教育工作者,从2005年至今,我和已共事了16年的同事们一起在实际的临床实践中对这些问题开展了探索、撰写和教学工作。

我们最近开展的"医疗监督的重要性"混合式教学系列,其目的是在英国毕业后医学教育(PGME)中提供有价值的督导(supervisors)教育,并且包含了这些发散性主题:教学本身就是一种实践中的道德模式,认识论与本体论,反思的重要性,"定义、理解、思考、行动和最终成就"的重要性[9,21-23]。表27.1列出了这些专注于培养督导们如何探讨和发展学员在专业实践中所特有美德的相关主题。对该方案的评估显示,教师在完成方案后,现在更愿意关注学习者的职业发展和职业幸福感[24]。对我们设计并教授的其他相似项目的评估也发现了类似的证据[25,26]。

表 27.1　PGME 课程中的美德和价值观教育主题

小册子 1:从自己作为医生和督导开始[9]
1. 作为一个普通人,我在督导医生时(为他们)带来了什么?
2. 作为一名指导医生的临床医生,我需要满足哪些要求?
3. 我如何解释临床实践的本质以及它的重要性?
4. 我如何看待美德、价值、品格教育和职业化?
5. 如何看待医学知识的性质和地位?
6. 我如何看待患者以及患者照护与督导的相对优先级?
7. 回顾:我现在如何看待督导?

小册子 2:督导与教学的实践困境[21]
1. 临床督导在医生的实践中如何进行以及应该如何开展?
2. 什么是教学,什么是教育,我如何描述优秀教学的特征?
3. 在实践的道德模式下,我应该如何教导我的被督导对象?
4. 作为督导,我认为我的权威和代表性的基础是什么?
5. 我如何培养我的被督导对象的品格、美德和道德理性?
6. 什么是教育理论? 作为一名督导,我需要了解哪些教育理论?
7. 关于术语在督导中的作用,我需要了解什么?
8. 作为一名教师,我应该如何准备? 哪些内容是在督导实践中被普遍鼓励和称赞的?

在我们的具体案例过程开始之前,教师/督导们需要通过一套初始学习材料(小册子 1)[9]来完成探索关于他们自己对本体论重要性以及价值与美德之间区别的思考和理解工作[27]。这是通过远程教学材料和一天的面对面会议来实现的。其中一部分包括与一名初级医生一起分享他们的工作成果,并探讨他们各自在共享的临床案例中发现了哪些特征。Montgomery 认为,"'案例叙事'(case narrative)是思考和记忆——认识——医学的主要手段",并且可以更严谨地探讨临床判断[11]。我们强烈支持这种方法,因为实践中的真实案例是构成学习机会的关键资源。

这些由教师/督导和初级医生带到他们讨论中的相似或不同的想法,被证明是一种富有启迪意义的经验,也是一个有用的起点,用来介绍和明确发展职业化以及外科实践中的美德和正确决断时所需的思维和所使用的术语。

接下来的远程教育和第二次的面对面教学日活动则引入了我们所说的"道德推理途径"(the moral reasoning pathway)。表27.2提供了一个范例框架,用于探讨第二个临床案例所要求的特征品质,以及它给医生造成的道德困境。第二个临床案例则必须分别由督导和学员独立完成第一栏的内容。督导同时还需要完成第三栏的内容,即识别出案例中所面临的道德困境。然后,他们需要在一场事先计划好的约45分钟的职业对话中分享和评论各自不同的结果,并且探讨督导在第三栏中识别出的道德问题。这将扩展学员对与案例相关的实践智慧(phronesis)的理解。会议结束后,初级医生需要提交一篇受这一事件所激发的关于学习的书面反思,作为他们所取得成就的有力证据。这个活动的后期版本则进一步让学习者承担了更多的任务,要求被督导学员/初级医生在会议前也完成第三栏的内容。这整个过程适用于来自所有外科实践领域(诊所、病房和手术室)的案例,并且可以根据外科医生的经验水平来进行调整。

表27.2 摘录:在真实临床案例中探讨其所特有的美德并进行道德推理的示例

第一栏:识别美德	第二栏:临床案例概要	第三栏:本案例中的道德推理困境
尊重他人和系统	在周六早上8点交接班时,我(三年级住院医师)接手了这样一个病例:在凌晨3点时,一个年轻患者被送入院,他喝醉了,身上有尿味,胳膊上有皮肤裂伤的伤口。胳膊的裂伤已经缝好了,但这个年轻人却态度乖戾并且无法交流。已经给他使用了抗生素并注射了破伤风抗毒素。他可以在晚些时候出院	尊重患者；对交班诊断的批判；强制执行零容忍政策；一个醉汉或一个"人"?
诚实		
职业操守		
正直	我开始在急诊病房的查房工作。我快到那个年轻人的床前时,一个护士走过来说,他妈妈在外面,她想在见到儿子之前先和我们说几句话。那男孩显然听到了这句话,并且点头同意我先去看他妈妈	对患者的道德责任(道义)；无偏见的
守信		
尊重		
同情心	我和护士一起离开病房向会客室走去。护士补充了他的故事,说他被人发现时瘫倒在镇上的一条小巷里而且相当粗鲁。他已被警告关于虐待工作人员所采取的零容忍政策。我在护士之前先一步进入了会客室	患者隐私；是否遵守政策规范
公平		
无偏见的		
好奇心	一位40多岁的妇人坐在沙发上哭泣。一个我猜测可能是她丈夫的男人正在安慰她。她在我们进来的时候站了起来	关注到更广泛的状况
善良	她感谢我们见了她,并焦急地问他是否还好。我证实了他没有任何严重的伤,会好起来的	体贴的或权宜的

患者案例的道德推理路径[9]

与我们合作过的学员发现,他们的学员对这样的练习充满热情,对关于职业化的问题进行了远超预期的、更深入、更有意义的讨论,并且表现出了非凡的智慧。学习者的成就也体现在他们对工作产生更新的信心和兴趣上面。它还在师生之间建立了意义深远的、协作式的教育伙伴关系,并拓展了他们的共同语言以及对上面这些问题重要性的理解。

27.6 结论

27.6.1 开展职业化教育的教育学原则包括了品德形成和美德发展

在本章最后我们将总结所提出的原则,它们是:

- 外科实践是一项道德事业。
- 外科医生是一个拥有悠久而宝贵传统的职业之一。
- 职业化教育需要已做好充分准备的教师,他们理解本体论和实践智慧并能够明确自己的判断。
- 教授职业能力和职业特质应是一项目的性活动,不应听凭运气。
- 教育和职业实践的道德模式能够让初学者以可持续的方式蓬勃发展。
- 只有在教师已经开始着手并与学习者一起分享他们深思熟虑的、有价值的教育意图时,学习这些事项才是可能的。

要实现这一切,既需要外科专业人员愿意并能够明确表达成为一名专业人员对他们意味着什么,还需要外科教师花时间在实践道德模式上成为完善成熟的教育工作者。

参考文献

1. Fish, D., & de Cossart, L. (2007). *Developing the wise doctor*. London: Royal Society of Medicine Press.
2. Fish, D., & Coles, C. (Eds.). (1998). *Developing professional judgement in health care: Learning through the critical appreciation of practice*. Oxford: Butterworth Heinemann.
3. Carr, D. (2000). *Professionalism and ethics in teaching*. London: Routledge.
4. Hilborne, N. (2015) Jackson: 'Professional negligence' could disappear as attitudes to professionals change. *Legal Futures* (Online). Available at: http://www.legalfutures.co.uk/latest-news/jackson-professional-negligence-could-disappear-as-attitudes-change. Accessed 7 Oct 2016.
5. Fish, D. (2012). *Refocusing postgraduate medical education: From the technical to the moral mode of practice*. Cranham: Aneumi Publications.
6. Drane, J. F. (1995). *Becoming a good doctor: The place of virtues and character in medical ethics* (2nd ed.). Kansas: Sheed and Ward.
7. The Jubilee Centre for Character and Virtues' statement on character, virtue and practical wis-

dom in the professions. http://www.jubileecentre.ac.uk/userfiles/jubileecentre/pdf/Statement_Character_Virtue_Practical_Wisdom_Professional_Practice.pdf. Accessed 15 Oct 2015.

8. Blond, P., Antonacopoulou, E., & Pabst, A. (2015). *In professions we trust: Fostering virtuous practitioners in teaching, law and medicine*. London: ResPublica Available via: http://www.respublica.org.uk/wp-content/uploads/2015/02/In-Professions-We-Trust.pdf.

9. Fish, D. (2015). *Starting with myself as doctor and a supervisor. Booklet 1 of Medical Supervision Matters*. Cranham: Aneumi Publications.

10. Cruess, R. L., Cruess, S. R., & Steinert, Y. (2010). *Teaching medical professionalism*. Cambridge: Cambridge University Press.

11. Montgomery, K. (2006). *How doctors think: Clinical judgment and the practice of medicine*. Oxford: Oxford University Press.

12. Gelhaus, P. (2012). The desired moral attitude of the physician: 1 empathy. *Medical Healthcare and Philosophy, 15*(2), 103–113. https://doi.org/10.1007//s11019-011-9366-4 Published 14 December 2012.

13. de Cossart, L., & Fish, D. (2005). *Cultivating a thinking surgeon: New perspectives on clinical teaching, learning and assessment*. Shrewsbury: TfN Publications.

14. Eraut, M., & du Bouley, B. (2000). *Developing the attributes of medical professional judgement and competence: A review of the literature* (Cognitive Sciences Research Paper 518). University of Sussex, 2000. Online version. Sections 3.1 and 3.2 reprinted on CD as part of Module 1 of the Human Face of Medicine. London: BMJ Publishing Group.

15. Canter, R. (2016, January). The new professionalism. *98*(1), 10–13.

16. Non-technical skills for surgeons (NOTSS). http://www.notss.org/. Accessed 13 Oct 2016.

17. Freidson, E. (2001). *Professionalism, the third logic*. Chicago: University of Chicago Press.

18. Keogh, B. (2013). *The Keogh review*. NHS England. http://www.nhs.uk/NHSEngland/bruce-keogh-review/Documents/outcomes/keogh-review-final-report.pdf. Accessed 15 Oct 2016.

19. Arthur, J., Kristjansson, K., Thimas, H., Kotzee, B., Ignatowicz, A., & Qui, T. (2015). Virtuous medical practice: Research report Birmingham University Jubilee Centre. www.jubileecentre.ac.uk/userfiles/jubileecentre/pdf/Research%20Reports/Virtuous_Medical_Practice.pdf. Accessed 13 Oct 2016.

20. Hansen, D. (2001). *Exploring the moral heart of teaching: Towards a teacher's creed*. London: Teachers College Press.

21. Fish, D., de Cossart, L., & Wright, T. (2015). *Practical dilemmas about supervision and teaching. Booklet 2 of Medical Supervision Matters*. Cranham: Aneumi Publications.

22. Fish, D., de Cossart, L., & Wright, T. (2015). *Practical dilemmas about the learner and learning. Booklet 3 of Medical Supervision Matters*. Cranham: Aneumi Publications.

23. Fish, D., de Cossart, L., & Wright, T. (2015). *Practical dilemmas about assessment and evaluation. Booklet 4 of Medical Supervision Matters*. Cranham: Aneumi Publications.

24. Brown, J., Leadbetter, P., & Clabburn, O. (2016). Evaluation at East Lancashire Hospitals Trust (ELHT) of the impact of the project: 'Supervision Matters: Clinical Supervision for Quality Medical Care'.

25. Thomé, R. (2012). *Educational practice development: An evaluation (An exploration of the impact on participants and their shared organisation of a postgraduate certificate in education for postgraduate medical practice 2010–2011)*. Cranham: Aneumi Publications.

26. Thomé, R. (2013). *Educational practice development: An evaluation of the second year 2011–12 (An exploration of the impact on participants and their shared organization of year two of the postgraduate masters in education for postgraduate medical practice)*. Cranham: Aneumi Publications.

27. Annas, J. (2011). *Intelligent virtue*. Oxford: Oxford University Press.

(翻译:张昆松)

第28章
培训学员表现欠佳的管理

Jonathan Beard，Hilary Sanfey

概述 对于表现欠佳的培训学员,必须进行有效的管理,这对负责培训的外科医生提出了很高的要求。表现不佳的情况,不仅仅出现在培训学员身上,在某些专业里,超过 50% 的外科医生在他们职业生涯的某个阶段也可能因表现欠佳而被暂停临床工作,等待调查结果! 这类表现欠佳及其相关管理可能对学员本人、患者、其他外科医生和同事,乃至对医疗健康服务都产生深远的影响。本章探讨了一些常见表现欠佳的类型、根本原因和补救策略。

28.1 培训中存在的问题和严重程度衡量

尽管表现欠佳的培训学员的绝对数量不多,百分占比也较低,但问题的集中度较高,50% 以上的表现欠佳问题都集中在 10% 左右的学员身上[1]。这些学员会消耗培训主管和相关人员大量的时间和精力,且对患者护理和团队功能产生负面影响[2]。再者,如果这些不尽人意的表现没有在培训中被正确引导和纠正,它们将在后续医疗实践中继续存在[3]。因此,我们必须尽早发现表现欠佳的学员并及时予以补救。在本章中,我们探讨了一些相对常见的表现不佳类型、其根本原因和补救策略。

美国的一项全国性研究发现,外科培训医生的累计离职率为 3%,这当中,自愿辞职的比例为 19.5%。然而,在该研究当中,并未具体指出是哪些问题导致了离职[4]。能力发展年度回顾(ARCP)报告表明(图 28.1),在英国,每年在受训的外科学员当中,有 12% 存在较大问题,而对于所有培训学员而言,这一比例平均仅为 8%。英国国家临床评估服务机构(NCAS)的数据表明,与急诊医生、精神科医生和产科医生相比,英国的高年资外科医生(如已获取资格证书的医生)出现表现不达标的概率也更高[5]。每年,有 0.8% 的高年资外科医生因表现欠佳接受调查,而对于其他专业的高年资医生而言,该比例平均仅为 0.5%(图 28.2)。当然,这只是整体的年度数据,在一些高风险的专业,如心脏外科,有超过 50% 的外科

268

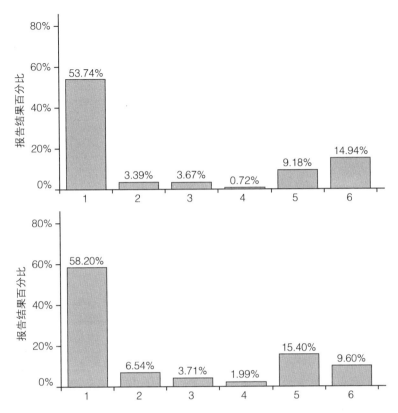

图 28.1　能力发展年度回顾（ARCP）评估结果：外科培训学员（下图），所有
英国培训学员（上图）。结果 1：培训进展令人满意——继续培训计划。结果 2：
学员的某些能力尚待提高——但不需要延长培训时间。结果 3：学员的某
些能力尚待提高——需要延长培训时间。结果 4：无论学员是否已获得特
定的能力，均按时结束培训。结果 5：无足够证据表明学员已达标——可能
需要延长培训时间。结果 6：学员已获得所有要求的能力——培训计划按
时完成

医生在职业生涯的某个时候可能会因接受调查而被暂停临床工作。这是一个令
人担忧的数据，对患者、外科医生、其他同事，乃至医疗卫生服务均产生了不利
影响。

　　非官方数据表明，在培训当中，允许"问题"学员"带病毕业"，而不进行任何
补救，这种情况并不罕见。特别是当"问题"仅仅涉及沟通能力和职业行为操守
方面时，情况尤为如此。有人把这种情况归因为缺乏明确的评估标准和可靠的
补救方案。此外，培训项目主管（PD）经常手头上缺乏学员培训情况的记录，或
者有些记录相互矛盾。培训者对学员的临床表现监督不足，导致学员一些很显

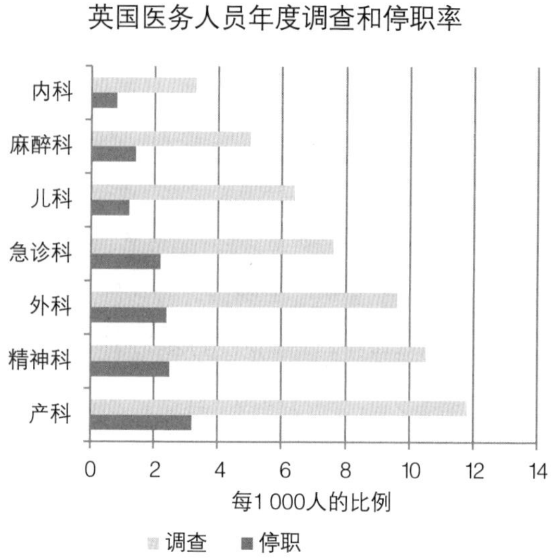

英国医务人员年度调查和停职率

每1 000人的比例

调查　停职

图 28.2 英国医务人员的年度调查和停职率。[数据来源:美国国家科学院 2014 年数据(未公开发布)]

而易见的问题不能及时被发现和指出。有些学员"人缘好"且专业技能出色,他们偶尔的不当职业行为往往被容忍。此外,我们的医疗系统经常会无意中引发甚至鼓励不良行为。例如,对于那些难以合作的"刺头"学员,周围同事都避而远之,而工作任务都被尽量推给了那些"脸皮薄、好说话"的学员,这类做法相当于变相"鼓励"了不良行为。

28.2　表现欠佳的类型

表现欠佳主要依据外科工作的能力和表现来进行分类,参照英国校际外科课程计划,其内容主要包括基础知识、临床技能、技术技能、工作决策和专业行为[6]。

美国一项单中心研究针对的 20 名表现欠佳的学员中,只有 3 人存在技术技能缺陷[7]。另一项针对已毕业 20 多年的学员的研究发现,78 名学员中有 17 人存在严重的表现问题,但这 78 例中只有 6 例存在技术技能方面的缺陷[8]。一系列对 PD 们的访谈结果表明,并没有人会因为技能差而被解雇或禁止晋升[9]。以上证据说明,在美国,最严重的不是技术技能领域的问题。

在英国,导致大多数的不满意结果的原因包括受训学员跟不上培训计划,导师参与度低,知识、临床、实践技能等学习进度慢以及考试不及格。这些问题通常在培训早期易见,一般是暂时的,且在进行针对性训练后通常表现良好,是否延期或参与实习均不影响结果[10]。与美国的研究结果相似,包括沟通技能和职业操守的缺陷在内的行为类缺陷解释了 3.5% 的英国培训学员的不满意结果。而在外科专科培训中,这一比例则上升到 7.5%(图 28.3)。这种模式在高年资医生中仍然存在,超过 70% 的高年资外科医生曾因不当行为而被暂停临床工作(NCAS 未公布的数据)。外科医生和其他医生之间的差异提出了一个问题:这个问题究竟是由于外科医生本人的原因? 还是接受的培训的问题? 抑或是工作性质所导致的? 我们将在下一节中讨论这个问题。

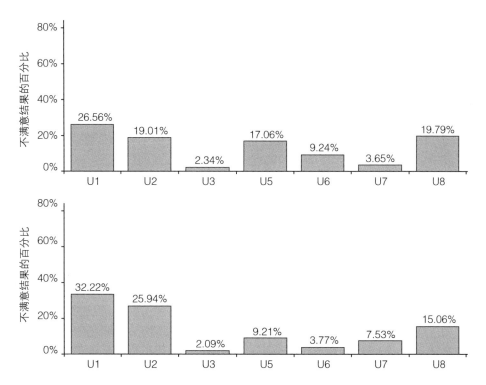

图 28.3 能力进展年度审查(ARCP)不令人满意结果的原因对比:外科培训医生(下图),所有英国培训医生(上图)[18]。U1:不合格的记录和证据。U2:经验不足。U3:培训导师指导不足。U4:培训导师缺席。U5:单次考试不及格。U6:连续考试不及格。U7:学员需要学院方面的支持(不当的专业操守)。U8:其他

28.3 影响表现的因素

表现欠佳可以在学员特质、个人及社会压力、培训项目和工作环境等方面找原因。找出根本原因是关键,特别在表现欠佳的表现是行为问题的情况下。

28.3.1   学员的特质

具有稳定、认真、外向、与他人相处融洽、乐于接受新体验等特质的医生,无论从事什么专业,往往都有成功和愉快的职业生涯[11]。曾经的外科专业里是相当强调外科医生的个人英雄主义的,完整团队的重要性反而被忽视。鼓励个人对患者进行有创性操作,并指望他们接受后果,这种价值导向显然很奇怪!一定程度的自信也许可以帮助某些人来改善不当行为,但也解释了一些外科医生在沟通、共情以及团队合作方面可能有困难,并在被批评时变得愤怒[12]。与之相反,缺乏自信和弹性的外科医生和心理测试中神经质得分高的人,在事情出错时可能会感到内疚、抑郁和倦怠[13]。

严格的选拔和合理的支持机制在培训中发挥着至关重要的作用,但我们往往是根据容易衡量的特质(例如手的灵活性或考试分数)来选拔外科医生,而不是那些重要的特质。当事故发生时,医院很少为个体提供足够的支持[14],他们更偏爱指责文化而不是学习文化,正如 Berwick 报告[15]所强调的那样。关于外科培训的招募和选拔,在第 15 章更详细地探讨了这些方面的内容。

女生和兼职学员的 ARCP 显示不令人满意的结果比例更高。这是两类人群很难截然划分,因为大多数兼职外科学员都是女性,她们必须在一个以男性和全职为主的职场文化中接受培训。Ali 等人(2015)通过系统文献综述[16]评估了性别在外科技能习得方面的差异。他们指出,游戏经验和对手术的兴趣都与获得更好的手术技能相关,而性别差异对结果的影响并不大。男性和女性外科医生在寻求帮助行为上的差异也可能会导致在性别差异的结果,因为女性比男性更愿意寻求帮助[17]。

在英国,国外大学毕业生的情况更糟,特别是在外科培训的早期:50% 的 ARCP 结果不令人满意,而英国毕业生只有 18%[18]。这很可能是由于文化差异,令人欣慰的是,几乎没有证据表明种族因素对那些从英国大学毕业的医生有任何影响。关于培训课程是否能够根据国外培训学员的需要作出合理调整的问题将在下文中述及。

28.3.2   个人及社会压力

对于许多培训学员,毕业后培训期常常会碰上安家置业、恋爱生子、赡养父母以及经济困难等人生大坎。挣扎于工作与生活的平衡对女性的影响尤其大[19],这可能有助于解释工作表现的不尽人意。一份繁忙的工作,加上培训、写简历和考试的压力,几乎没有时间做到陪伴亲友、饮食有节和定期锻炼。为了促进健康和有效的工作表现,高年资外科医生应当在健康的工作和生活平衡方面提供良好的榜样,并鼓励培训学员直面任何社会、心理或身体健康问题,这在培训的早期阶段是至关重要的[20]。

28.3.3　培训项目

完善的培训计划需要有完善的体制来支持每一个培训学员的教育以及高年资外科医生的继续教育,从而为所有人创造出一种学习文化。这种文化的关键因素包括:有全面的入职方案,训练有素的培训导师会定期与培训学员见面并提供学习指导服务,内容包括职业建议和咨询等。关于设计外科培训方案,在第 14 章对这些方面作了更详细的讨论。

在可能的情况下,方案应针对学员的需要进行量身定制,法律术语称之为"合理调整"。Ali 等人[16]建议,外科课程应该考虑制订个性化的项目,比如为女性医生提供更多的指导和一对一培训,或给男性医生更多的实践机会以利于技术技能的获取。从法律层面上,反对性别、宗教、种族、残疾和兼职工作等方面的歧视是理所应当的,但事关平等和多样性的许多方面的处理上是很微妙的,立法往往关注的是工作而不是培训。这里关键的问题是,培训计划能否在不影响患者安全、不给同事带来过度不便的情况下合理调整,以适应相应培训学员的需要。

28.3.4　工作环境

成功的外科培训需要有监督和反馈的环境,并在培训和服务之间保持平衡。工作时间过长和睡眠不足对医生和患者的危害是众所周知的,是工作时长调整研究的对象[21]。无论是执行欧洲的 48 小时工作制还是北美的 80 小时工作制,工作时长的缩短是否会对患者安全或培训质量产生有害影响都是一个争论的主题[22]。在美国最近的一项研究中,117 个项目被随机分配了目前的医学教育认证委员会(ACGME)[23]固定值班时间政策或一种更灵活的政策,后者不必遵守最大轮班长度和轮班之间的休息时间规定。结局评估内容包括患者术后 30 天的死亡率、严重并发症,培训医师对自身健康、教育和患者健康服务的感受和满意度。灵活、限制较少的工作时间政策与死亡率或严重并发症的增加无关。而与标准政策相比,执行弹性政策下的培训医师在患者安全、健康服务连续性、专业精神和自身教育等多个方面的"负能量"感受较低,但对个人活动的"负能量"感受较高。与标准的值班时间政策相比,灵活的、限制较少的值班时间政策并不会出现更差的患者预后,而培训医生对整体幸福感和教育质量的满意度没有显著差异[24]。

《美国残疾人法案》[25]规定,教育工作者必须做出合理安排,确保残疾学员能够完成课程。然而,这种调整必须在障碍发生之前提出。英国的残疾立法也类似,而且越来越多的人认识到患有孤独症谱系障碍(ASD)的外科医生所面临的挑战。障碍应作为表现问题而不是健康问题来处理。例如,与糟糕的表现有关的压力必须被讨论,而不要影响心理健康。此外,《美国残疾人法案》还限制了何时需要进行精神评估,通常仅限于决定是否适合行医。实习生和 PD 之间不存在、也不应该存在医患关系。因此,这些问题必须保持机密,并从学术文件中分离出来。评估后,PD 应收到通知,说明进行了适当的随访,但不应涉及医疗细节。不应告知未来的雇主有关障碍的情况,除非涉及不当行为(或缺乏执业资格)而导致雇佣行为[26]。

无论学员的困难来自何处,教学人员都要发挥至关重要的领导作用。他们需要成为外科培训的倡导者,并坚决保护他们的培训计划的质量不受服务压力的侵蚀。他们还需要保持团队的结构,不受轮流值班的破坏,并确保受训者作为团队成员感到受到重视和支持。了解可能影响绩效的个人和环境因素,可以帮助培训导师为特定的学员提供相应的支持。这可能需要一些时间和努力,但有很好的证据表明,以服务承诺的方式认真关注培训机会可以在不损害医疗服务的情况下显著改善培训[27]。

28.4　表现欠佳学员的识别

表现欠佳的学员的定义是“在一项或多项 ACGME 能力评估上达不到标准的人”[28]。其不足之处可能存在于知识、技能或行为等方面。这些方面的表现会受到内部因素(如疲劳或压力)和外部因素(如工作量和恶劣的工作环境[29])的影响。行为问题被进一步定义为“口头上或实质上对患者的健康服务产生负面影响或潜在影响的个人行为,包括干扰个人或团队合作能力的行为[AMA]”[30],是“破坏安全文化的行为”[31]。这些行为包括言语攻击、身体威胁或表现出不合作的态度。机构领导需要制订政策处理这些行为,无论这些行为是由药物滥用或其他精神疾病造成的损害、外部生活压力、性格缺陷还是缺乏培训或系统因素造成的。

问题行为有一个谱系,相对不严重是表现不专业的单一事件,最严重的是行为不端。通常由 PD 来决定将行为问题认定为不专业还是行为不端。这种差异的评估很重要,因为行为不端导致的后果更为严重。

28.5　从循证角度来分析表现欠佳

Norfolk 和 Siriwarden[32]提供了一种诊断表现问题的方法,称为 SKIPE,该方法的关键是仔细和全面的证据收集。第一步要明确培训学员的技能水平及相关基础知识是否扎实,然后分析可能产生影响的内部因素和既往因素,最后检查外部因素。根据问题严重程度的不同,口头和书面两方面的信息都要收集到位,尽可能多的信息提供对评估是有帮助的。在英国,既往的教育主管报告、日志数据、考试成绩、不良事件和多源反馈(360°反馈)都可以在学员的档案中得到复查。

评估可能包括对所有信件、电子邮件、患者投诉[33]和事件报告的审查,培训学员的档案,以及来自多个团队成员和以前的培训导师[34]提供的资料。设立秘密热线是收集数据的另一种方式,但这种渠道很容易被报复性举报滥用。有效的评估包括制订标准来衡量住院医师的表现,为评估人员提供培训,并对未能及时完成学员评估采取强制后果。在识别问题[35]时,叙述通常比数字评级更有用,所有的评估都应该基于直接观察。

在调查临床监督实践时,Kennedy 等人[36]确定了四个影响导师对学员信任度感知的因素:知识/技能、洞察力、坦率和责任心。评估可信度的两种方法包括双重检查受训学员的临床发现和从受训者的语言使用中识别线索。语言线索包括案例陈述时的表述结构,以及按导师要求预测所需信息的能力。在一项内科研究中,Yao 等人(2000)[37]指出,60% 的 PD 通过重大事件报告如患者投诉来确定问题行为。此外,75% 的 PD 最常通过导师的口头投诉意识到学员的问题,而只有 31% 是通过导师的书面评估。因此,所有形式的通知在评估难度时都是有价值的。偶尔与住院医师接触的教职员工往往对他们的评分更慷慨,因此,对这些评分的解读需要谨慎。

在审阅有关资料后,PD 应安排在中立机构(例如医学教育中心)与学员会面,并告知学员会面的理由。在会议上,给他们时间对指控进行反思,邀请他们发表评论并记录讨论情况,这是有助于学员进步的。

所有涉嫌行为不端的事件都应进行调查,并撰写形成一份报告,如果出现情有可原的情节,且该情节表明学员行为较以往有所改善,则要在报告中尤其说明。如果学员的不端行为被发现是难辞其咎的,他们不必被给予重复不当行为的机会,这取决于问题严重程度,最终决定一定是要通过一个合理的程序做出的。在学员职业生涯的早期往往会出现危险信号,必须认真对待。一个人可能有困难的早期迹象包括"消失行为"[12]。员工可能会迟到、早退、请假时间过长、理由不充分,或者难以找到。导致这类行为的原因包括关系挑战、经济困难、精神或身体健康问题、药物滥用或丧失信心。在患者护理环境中的爆发可能表明压力。有困难的培训学员可能看起来不合群,这要么是因为他们本就是孤僻的人,要么是因为被其他人所孤立造成的[10]。一个培训学员缺乏能力或自信被其他人所注意到,就可能导致他被边缘化,这又会加剧该学员的自我怀疑。由于行为问题经常在培训的早期就可以被发现,因此有必要对新住院医师进行季度审查[8,33]。任何时候出现的任何问题都应该引起 PD 的注意,PD 应对这些问题进行全面调查,然后建立一个落到纸面上的计划,并进行进一步评估。

28.6　补救

学员的心态主要有两类,有成长心态的人认为他们的成功是基于努力和学习,而有固执心态的人认为他们的成功是基于自身天生的能力,他们的失败则是归咎于别人的行动[38]。抱有固执心态的学员很难成功补救,因为成长心态本身对自我提升至关重要。评估时应该注意学员个人在多大程度上承担了改善的责任。学员对反馈的反应提供了关于他们的洞察力和改进意愿的有用信息。最好的回应应该是接受者明白他或她正面临一个学习的机会,因此意识到需要改进。一个人的防御性越强,越是争辩,就越有可能有一个固执的心态,对这类学员进行纠正将是一个挑战。

对于学员在医学知识方面的不足,应制订一份补救性阅读计划,并鼓励学员通过制订关键步骤的详细计划(并在心里预演)来为每个病例做好准备。在专家指导下,技能实验室可以最好地弥补基本或高级技术技能的不足,以确保初级学员具备参与外科手术所需的基本技能,并能够在手术室专注于更复杂的患者健康服务问题[9]。如果学员不能回答"如果出现下列情况,应该怎么办?""接下来应该做什么"这类问题,可以通过制订补救阅读计划和制订关键步骤的术前详细计划(即心理演练)来解决,以便提前与外科医生讨论。帮助学员发展操作技能的进一步想法可以在第 16 章"手术室的教学模式"和第 17 章"支持精神运动发展"中找到。

由于目前的重点是患者的安全,手术室不是一个理想的补救环境;在模拟实验室中使用结构化场景,使受训者能够获得技能,并在安全的环境中转移到手术室,随着受训者技能水平的提高,允许独立操作并引入更具挑战性的场景。

一旦怀疑有任何表现缺陷的存在,应向培训学员提供相关通知,内容包括预期的行为、拟改进时间和不符合的后果。学员需要明白,这种行为是不可接受的,对个人、项目和患者都是有害的。管理不专业行为的 Vanderbilt 金字塔(图 28.4)对有行为问题的住院医师/学员是一个有用的方法。这个四步课程最初是为具有破坏性的教学人员设计的,但现已扩展到不专业的学员。金字塔的大底部表明大多数医生很少表现出不专业的行为。上一层是单一的不专业事件,这些可能是不太可能重复发生的孤立事件,也可能是对某种行为模式的首次观察,被视为异常现象,属于人们在茶余饭后闲谈的话题。如果这种行为反复出现,那么再

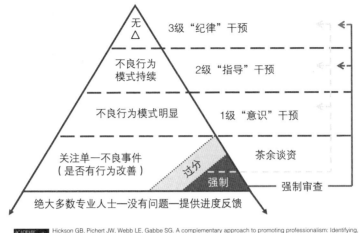

Hickson GB, Pichert JW, Webb LE, Gabbe SG. A complementary approach to promoting professionalism: Identifying, measuring, and addressing unprofessional behaviors. Acad Med. 2007 Nov; 82(11):1040–1048.

图 28.4　专业提升金字塔

上一层是保密的非惩罚性意识干预,如果问题继续存在,接下来是权威干预,最后,则是纪律处分。使用这种方法,大约 60% 的医生在第一级干预后得到改善。累犯率低于 2%。另有 20% 的人需要二级权威干预的额外帮助来改善[34]。如果补救措施不成功,PD 必须遵循之前讨论的停职、禁止晋升或解雇等后果。未能执行后果会对所有培训学员的行为、士气以及卫生系统产生负面影响。

确保决策公平最有效的方法是组织临床能力委员会。问题往往是在允许识别行为模式的委员会中发现的,而不是由个人提出的[39]。Roberts 和 Williams[40]建议委员会考虑培训医生的表现是否可以得到充分改善,以使其作为医疗团队的一员有效地表现,以及这种改善是否有可能持续下去。其他考虑因素包括时间、精力和资源上的补救成本,以及因变通、反复检查和士气低落而增加的同事工作量而保留培训学员的隐性成本[40]。

从法律的角度来看,美国法院普遍认为,只要向个人提供了"通知和治疗机会,而且教学人员的决定是认真的、深思熟虑的",法院就不会事后批评学院的决定[41,42]。行为不端必须与学术缺陷区分开来。根据定义,行为不端是一种错误的行为,人们知道(或应该知道)是错误的,因此无法通过补救来弥补。将行为不端视为学术缺陷可能在法律上不安全,因为培训学员的法律标准和表现标准与其他员工不同。不当行为包括不诚实、放任自流、犯罪活动和故意掩盖错误。所有事件都应该调查,并了解是否存在情有可原的情况。Hickson 等[34]在评估被认为有行为不端的个人的罪责上推荐使用 Reason[43]标准,并要求询问被认为"行为不端"的团队成员是否有意造成伤害、故意增加不合理的风险,以致影响工作,以及在相同的情况下,未被认为是"行为不端"的另一名团队成员是否将以类似的方式行事。在某些情况下,建议进行多学科评估有助于阐明影响因素和补救潜力。在美国,关于培训学员的最终决定是由 PD 个人做出的,而不取决于大多数人的意见或最终决定是否受欢迎。学员可以要求复核。在英国,继续培训的最终决定是由研究生院院长做出的。

28.7　总结

想要避免培训学员表现欠佳,一个关键因素是在学员的培养中明确角色分工、责任落实和教育目标。熟练的手术操作需要技术和非技术两方面的技能。基本技能训练应使初级医生具备在手术室进一步学习的技能基础。对低年资学员而言,合理评估其基本技能,发现缺陷并在缺陷根深蒂固之前纠正缺陷是至关重要的。而对于高年资住院医师而言,非技术技能方面的评估更为重要。模拟中心可作为学员熟练掌握新技能和进行补救的安全而有效的环境。

对指导老师和培训学员都必须有明确的职业行为的设定,并将问题行为描述为一种或多种能力上的缺陷,而不是性格上的缺陷。PD 们应该将可信任来源的评估和学员的个人责任心都纳入考量,并在考量中注意导致不专业行为的系统问题。任何投诉或重大事件都应立即调查和处理,尤其是涉及新学员时。一旦发现问题,必须向学员提供缺陷通知和改进机会。如缺陷仍然未能妥善解决,则后果必须得到强制执行。当改进的责任落在学员身上时,该学员将需要在寻找适当资源方面的指导。只要做出决定的过程是公平的,结论不是武断或反复无常的,无论结果如何都理应得到法庭的支持。然而,法律程序和申诉听证会既昂贵又耗时,所以预防胜于治疗。也就是说,早期干预是至关重要的。

参考文献

1. Hickson, G. B., Pichert, J. W., Webb, L. E., et al. (2007). A complementary approach to promoting professionalism: Identifying, measuring, and addressing unprofessional behaviors. *Academic Medicine, 8*, 1040–1048.
2. Williams, B. W., & Williams, M. V. (2008). The disruptive physician: A conceptual organization. *Journal of Medical Licensure and Discipline, 94*(3), 12–20.
3. Papadakis, M. A., Arnold, G. K., Blank, L. L., et al. (2008). Performance during internal medicine residency training and subsequent disciplinary action by state licensing boards. *Annals of Internal Medicine, 148*(11), 869–891.
4. Yeo, H., Bucholz, E., Sosa, J., et al. (2010). A national study of attrition in general surgery training: Which residents leave and where do they go? *Annals of Surgery, 252*(3), 529–536.
5. NCAS page specifics, year. NHS National Clinical Assessment Service. [online] Available at: http://www.ncas.nhs.uk/about-ncas. Accessed 5 Oct 2017.

6. Intercollegiate Surgical Curriculum Programme, V10. www.iscp.ac.uk. Accessed 19 Dec 16.
7. Naylor, R. A., Reisch, J. S., & Valentine, R. J. (2008). Factors related to attrition in surgery residency based on application data. *Archives of Surgery, 143*(7), 647–652.
8. Williams, R. G., Roberts, N. K., Schwind, C. J., et al. (2009). The nature of general surgery resident performance problems. *Surgery, 145*(6), 651–658.
9. Sanfey, H., Williams, R. G., & Dunnington, G. (2012). Recognizing residents with a deficiency in operative performance as a step closer to effective remediation. *JACS, 216*(1), 114–122.
10. Paice, E. (2009). Identification and management of the underperforming surgical trainee. *ANZ Journal of Surgery, 79*(3), 180–184.
11. McManus, I. C., Keeling, A., & Paice, E. (2004). Stress, burnout and doctor's attitudes to work are determined by personality and learning style: A twelve year longitudinal study of UK medical graduates. *BMC Medicine, 2*, 29.
12. Paice, E., & Orton, V. (2004). Early signs of the trainee in difficulty. *Hospital Medicine, 65*, 238–240.
13. Hubbard, E. (2004). The business case for diversity. In E. Hubbard (Ed.), *The diversity scorecard: Evaluating the impact of diversity on organizational performance* (pp. 3–27). Burlington: Elsevier Butterworth – Heinemann.
14. Seys, D., Scott, S., Wu, A., et al. (2013). *International Journal of Nursing Studies, 50*, 678–687.
15. National Advisory Group on the Safety of Patients in England. (2013). *A promise to learn – A commitment to act.* www.gov.uk/government/uploads/system/uploads/attachment_data/file/226703/Berwick_Report.pdf. Accessed 19 Dec 16.
16. Ali, A., Subhi, Y., Ringsted, C., et al. (2015). Gender differences in the acquisition of surgical skills: A systematic review. *Surgical Endoscopy, 29*, 3065.
17. Sanfey, H., Fromson, J. A., Mellinger, J., et al. (2015). Surgeons in difficulty: An exploration of differences in assistance seeking behaviors among male and female surgeons. *Journal of the American College of Surgeons, 221*, 621–627.
18. General Medical Council: National Training Survey. (2016). http://www.gmc-uk.org/education/surveys.asp. Accessed 19 Dec 2016.
19. Dyrbye, L., Shanafelt, T. D., Balch, C. M., et al. (2011). Relationship between work-home conflicts and burnout among American surgeons: Comparison by sex. *Archives of Surgery, 146*(2), 211–217.
20. Paice, E., Heard, S. R., & Moss, F. (2002). How important are role models in making good doctors? *British Medical Journal, 325*, 707–710.
21. Nurok, M., Czeisler, C. A., & Lehmann, L. S. (2010). Sleep deprivation, elective surgical procedures and informed consent. *The New England Journal of Medicine, 363*, 2577–2579.
22. Moonesinghe, S. R., Lowery, J., Shahi, N., et al. (2011). *BMJ, 342*, d1580. https://doi.org/10.1136/bmj.d1580.
23. ACGME. *ACGME programme requirements for graduate medical education in general surgery.* http://www.acgme.org/. Accessed 19 Dec 2016.
24. Bilimoria, K. Y., Chung, J. W., Hedges, L. V., et al. (2016). National cluster-randomized trial of duty-hour flexibility in surgical training. *The New England Journal of Medicine, 374*, 713–727.
25. Americans with Disabilities Act (ADA). http://www.ada.gov/American with Disabilities Act (ADA). http://www.ada.gov/. Accessed 24 July 2012.
26. Sanfey, H., DaRosa, D., Hickson, G., et al. (2012). Pursuing professional accountability: An evidence based approach to addressing residents with behavior problems. *Archives of Surgery, 147*(7), 642.
27. Marriott, J. C., Millen, A., Purdie, H., et al. (2011). The lost opportunities for surgical training in the NHS. *Annals of the Royal College of Surgeons of England (Suppl), 93*, 202–206.
28. Lucey, C. R., & Boote, R. (2008). Working with problem residents: A systematic approach. In

E. S. Holmboe & R. E. Hawkins (Eds.), *Practical guide to the evaluation of clinical competence* (pp. 201–216). Philadelphia: Mosby Elsevier.

29. Rethans, J. J., Norcini, J. J., Baron-Maldonado, M., et al. (2002). The relationship between competence and performance: Implications for assessing practice performance. *Medical Education, 36*, 901–909.

30. American Medical Association. *AMA code of medical ethics: Opinion 9.045: Physicians with disruptive behavior.* http://www.ama-assn.org/ama/pub/physician-resources/medical-ethics/code-medical-ethics.page. Accessed 9/2016.

31. Joint Commission. (2008). Behaviors that undermine a culture of safety. Sentinel Event Alert. Issue 40.

32. Norfolk, T., & Siriwarden, A. N. (2013). A comprehensive model for diagnosing the causes of individual medical performance problems: Skills, knowledge, internal, past and external factors (SKIPE). *Quality in Primary Care, 21*(5), 315–323.

33. Sullivan, C., & Arnold, L. (2009). Assessment and remediation in programmes of teaching professionalism. In R. L. Cruess, S. R. Cruess, & Y. Steinert (Eds.), *Teaching medical professionalism* (pp. 124–149). Cambridge: Cambridge University Press.

34. Hickson, G. B., Federspiel, C. F., Pichert, J. W., et al. (2002). Patient complaints and malpractice risk. *JAMA, 287*, 2951–2957.

35. Schwind, C. J., Williams, R. G., Boehler, M. L., et al. (2004). Do individual attendings' postrotation performance ratings detect residents' clinical performance deficiencies? *Academic Medicine, 79*(5), 453–457.

36. Kennedy, T. J., Regehr, G., Baker, G. R., et al. (2008). Point-of-care assessment of medical trainee competence for independent clinical work. *Academic Medicine, 83*(suppl), S89–S92.

37. Yao, D. C., & Wright, S. M. (2000). National survey of internal medicine residency programme directors regarding problem residents. *JAMA, 284*(9), 1099–1104.

38. Dweck, C. S. (2006). *Mindset: The new psychology of success.* New York: Random House.

39. Williams, R. G., Schwind, C. J., Dunnington, G. L., et al. (2005). The effects of group dynamics on resident progress committee deliberations. *Teaching and Learning in Medicine, 17*(2), 96–100.

40. Roberts, N., & Williams, R. (2011). The hidden costs of failing to fail residents. *Journal of Graduate Medical Education, 3*(2), 127–129.

41. Board of Curators of the University of Michigan v Horowitz. (1978). 435 US 78, 98 S Ct 948.

42. Richard, K., & Padmore, J. (2006). Does "fair hearing" = "due process" in residency programmes? *Health Law News, 10*(12), 16–17.

43. Reason, J. T. (1997). *Managing the risks of organizational accidents.* Aldershot: Ashgate Publishing.

(翻译:舒曼)

第 29 章
患者安全和外科教育

S. D. Marshall，R. M. Nataraja

概述 近年来,情景模拟在手术技能教学方面发挥着越来越突出的作用。因为患者安全与外科医生技术操作娴熟程度的关联是不言而喻的,而情景模拟不仅提高了技能培训的效果,改善了患者安全,而且对于培养多学科团队所需的非技术技能也是很有价值的。尤其是面对罕见的、危及生命的情况时的领导技能、情境意识和决策能力都可以通过情景模拟得到增强。情景模拟不仅可以对系统改变的操作流程进行测试,还可以再现需要进一步研究的过往的临床事件。而对导致不良后果的事件过程的全面反思,可以更好地进行训练和改进,以预防其再次发生。尽管对于如何量化基于情景模拟的干预措施所能提高安全性的效果尚具有诸多挑战,已有越来越多的证据表明患者预后会因此而改善。

29.1 简介

手术是人类最复杂的工作之一。与航空、核电和制造业等其他高可靠性行业不同,给患者看病,是不能由工程师设计程序而由机器完成的。因为医学自动化方面的知识还不够完善,医生的决策、经验和操作技术在确保患者安全方面仍然发挥着重要作用。

"安全科学"是一个相对较新的工程学分支,它涵盖了心理学、设计和组织质量改进等方面,用以降低伤害风险。与此交叉的学科是"人因学"或"人因工程学"的多学科科学,它使用相同的技术来确保设备、流程和教育的设计使得人们在最好的环境中工作。同样,在人因工程学中,其目标是更安全、更高效的工作系统。

随着 1999 年 *To Err Is Human* 的发布,激发了医学研究所对健康安全科学的兴趣[1]。该报告表明,美国每年有多达 98 000 名患者因本可预防的医疗差错而丧生。虽然该研究提出的数字被许多研究所质疑,仍然存在争议,但其建议的对

281

策在今天仍然有效。其中包括开发报告系统以及对诸如外科医生一类的专业人员提供团队协作培训和情景模拟训练。

其实任何针对外科教学计划的最终目标都是改善患者的预后。这不仅可以通过对个人技术熟练程度的培训来实现,还可以通过教授与高质量外科护理相关的非技术技能和团队协作流程来实现。在本章中,我们将探讨基于情景模拟的外科教学如何在系统、个人和团队层面促进患者安全。

29.2　系统

尽管采取了很多干预措施以优化患者安全,医疗事故仍然在发生。在如何处理这些医疗事故上,最重要的是分析该过程产生的原因以防止其再次发生。而"医疗差错"和"不良事件"这两个术语通常容易混淆,并且经常被错误地互换使用。医疗差错可以定义为医疗干预的执行或计划错误。这些差错与日常生活(非临床)中发生的其他失误和错误基本上没有什么不同。然而,医疗工作中的错误后果当然要大得多。不良事件被定义为可能发生伤害或潜在伤害的情况。因为通常有许多保护机制可以防止患者受到伤害,差错本身一般不会导致不良事件。在心理学家 James Reason[2] 的著名模型中,这些保护机制被概念化为瑞士奶酪片,有时不完备的保护机制就会造成不良事件的发生。

当已经发生了人为操作错误时,它们可以分为基于技能、基于规则或基于知识的错误。在基于技能的错误中,诸如操作者在佩戴面罩前就开始供氧。这些由于简单的遗漏出现的最常见的错误,通常称为"失误"。基于规则的错误与规则应用不当或计划不当有关,例如未能遵循既定协议,例如在开始输血之前未对患者进行识别带检查。基于知识的错误通常是临床医生在不熟悉的环境中接受不充分培训的结果,例如未能为儿科患者开出正确剂量的药物。通过了解可能发生的错误类型,可以构建预防策略。还有许多影响这些错误的因素,例如压力、分心和疲倦。情景模拟在了解何时可能发生错误以及识别易出错情况的策略方面发挥着关键作用。这种对临床实践中错误的认识被称为"错误智慧",包括对他们自己的局限性、他们的团队和环境如何在任何特定情况下导致不良事件的认识。

如前所述,大多数不良事件是由于系统和个人层面上的许多通常不相关的错误造成的。为了确定这些错误的性质,需要进行根本原因分析(RCAs)。RCAs是全系统的调查,试图确定在任何特定的不良事件中损害的预防措施在哪里失效。主要问三个问题:

1. 发生了什么?

2. 为什么会发生？

3. 有什么办法可以防止它再次发生？

我们还应该在临床工作和风险管理方面对整体结构进行概述，以便如果不同部门发生类似事件，可以发现并纠正。

情景模拟除了对临床工作人员进行关于潜在差错的培训之外，还可以用来测试如何通过一系列机制来防止伤害和预防差错。并且它还可以确定设备设计、临床流程和知识差距，并在现实的临床环境中进行测试和纠正。仅仅通过重现导致患者伤害的先前事件就可以找到一种新的教育方法，并且对今后流程和设备设计起到警示作用。这方面的一个例子是世界卫生组织（WHO）的安全手术清单（"超时"）[3]。这些工具的实施已被证明可以改善危险预警、手术并发症和团队沟通[4]。情景模拟已被证明在通过测试诸如以现在可用的实践指南对于医务人员的培训而作为干预措施方面发挥着关键作用[5-7]。每个卫生服务机构都可以根据自身的临床和文化背景调整和完善安全手术清单，以便使它具有建立团队合作和捕获可能会遗漏的重要信息的预期效果。

医疗差错和不良事件报告的开放文化对于患者安全以及医疗质量的持续改进至关重要。应该避免"责备文化"，从强调个别临床医生的失误转向基于系统的变革。正如 IOM 报告系统在 *To Err Is Human*[1] 中所建议的那样，必须有一种广泛的医疗错误报告文化。如果没有这种适当的披露和态度，就无法进行必要的分析，从而防止未来的不良事件的发生。一个成功的错误报告系统要求匿名、保密以及调查团队的独立性。如果没有这些，临床环境中就不会有准确的差错报告。

29.3　技术能力

手术模拟允许在手术室外的环境中就能获得技术能力，这样患者就不会接触到初级外科医生的初始学习曲线。最近的技术进步已将手术模拟的范围从缝合线打结等低复杂性技能扩展到微创手术（MIS）和内镜检查等更复杂的技能。这有助于将情景模拟引入常规外科教学实践。基于情景模拟的培训现在已被接受作为传统的仅使用患者作为教材的"霍尔斯特德"学徒培训模式的安全替代方案。

虽然情景模拟曾经只是专业教育中心的储备，但现在已经发展到包括具有运动跟踪功能的家用 MIS 盒式训练器等设备。这种先进的手术模拟设备的可及性增加，使得学习机会和自主学习得到增加，而不会对患者造成潜在风险。这些先进的技术具有以下几个优点。将强制性模拟课程纳入外科课程，以及掌控学习、刻意练习和基于能力的学习的原则的应用,使得医学生在实际接触患者之前已经掌握了更标准化、更有效的外科技能。课程的进度还可以通过定期的形成性和总结性评估远程监控。

技术技能培训的最终问题是外科医生的个人表现是否在预防错误方面发挥作用,从而对患者安全产生潜在影响。越来越多的证据已经表明各种模拟程序和部分任务培训师的教育价值[8-12]。在这些模拟训练计划中使用了内镜、虚拟现实(VR)或盒子训练器。在这些课程中,学员能够获得可在手术室环境应用的技能。许多不同的随机对照试验和系统评价已经证明了这种培训方法的成功,这方面的证据正在增加,但还不是十分完备[13-16]。大多数已发表的证据表明,模拟训练后学员所模拟的技能确实有所提高,但这种技能能否转化到临床工作中尚存在疑问。在安全环境中完成学习曲线的初始阶段的学习具有明显的患者安全意义。然而,在组织响应性、拉伸强度和触觉反馈处理方面,外科情景模拟的保真度和真实性是有限的。此外,解剖变异和意外挑战的复杂性可能无法完全被复制。由于这些原因,基于情景模拟的教学活动在可预见的未来无法完全取代基于患者的培训模式,但可以通过在安全环境中最大限度地获得技能来确保患者安全。

29.4　非技术能力

一般文献中讨论的重点是外科教学中的技术而非非技术技能(NTS)。非技术技能被定义为"支撑技术熟练程度的关键认知和人际交往技能"[17]。这些技能的缺失,例如沟通[18-20]、团队协作[21-23]、领导力[24,25]、决策[26,27]、情境意识[28]、感知[29]和临床判断[30,31]已被证明是大多数不良临床事件的产生原因[32,33]。这些技能在紧急情况下也很重要,比如当个别成员在紧急情况中聚集在一起时,而以前又不一定一起工作过[34]。近年来,对这些技能的发展受到广泛关注。

29.4.1　情境意识

情境意识可能同时是最重要和最难的非技术技能之一。情境意识是通过评估环境数据(患者、团队、时间、监视器、设备),然后对其进行解释以预测未来事件,从而发展和维护手术室中动态的态势感知[28]。专注于情境的特定方面并排除其他信息是压力下表现的共同特征[29]。情景模拟可以帮忙外科医生发展在压力下作出决策的策略,抵消那些错误的思维定式或情境意识的丧失。这些策略可能包括压力管理、正能量思维以及与其他同事的沟通或决策("消除认知偏见")的策略[35]。

29.4.2　决策

决策是外科医生确定最佳干预或程序以获得最佳诊疗结果的过程。这可能包括手术前、手术中或手术后的判断，并受外科医生以前经验的影响。大多数临床决策基于模式匹配和以前的经验，被称为"认知引导决策"[36]。当出现新情况时，外科医生会转而采用其他策略，例如与启发式、"经验法则"或现有知识和循证医学等综合[37]相关的策略。重要的是要了解决策的依据是什么，并认识到它们可能会受到个人经验而不是经验证据的影响。可以通过学习上述决策策略和认知去偏见技术以改进决策过程。

29.4.3　领导力和团队合作

沟通和团队合作对于确保患者安全至关重要，因为创造一个无威胁和非对抗性的环境很重要，要允许所有团队成员表达个人观点[38]。在手术开始时实施"暂停"，单独介绍所有团队成员，对于实现这一点至关重要。不恰当或缺乏沟通通常是不良事件的产生原因。领导力与此密切相关，也需要加以定义，根据实际情况，领导力可能来自外科医生、麻醉师或护理团队负责人。

外科医生非技术技能（NOTSS）工具的开发是为了评估外科医生个人的非技术技能[39]。它是由心理学家、外科医生和麻醉师组成的多学科团队于 2003 年开发的，分四个非技术技能类别进行评估（情境意识、决策、沟通和团队合作以及领导力）。在每一个类别中，各有三个元素按照 1（差）到 4（好）的等级进行评分，从而产生四个类别得分（例如情境意识类别得分——SDS）和一个全局得分。该 NOTSS 工具已成功应用于临床，并已被证明其结果与操作流程无关且具有良好的可靠性。

NOTSS 方法的优点之一是它提供了一个评估术中临床决策的框架。大多数文献都集中在术前阶段的评估，而外科医生在术中阶段展示的认知和人际交往能力对患者安全往往至关重要。该工具还可用于模拟场景设置，让学员在安全环境中开发非技术技能。当这种技术与视频汇报相结合时，它可以成为增强外科医生的自我意识和对自身能力感知的有力工具，并相应地提高患者的安全性。

外科 NOTECH（非技术性能力，改编自航空）和 OTAS（外科观察性团队合作评估）工具[40]也已开发，以评价整个外科团队的表现。这些工具使用团队本身而不是单个团队成员作为衡量单位。他们的分数提高依赖于团队内部，例如沟通和协调的改进。

29.5　团队训练

与其仅仅训练团队中个人有效团队合作所需的非技术技能并希望这些原则得到应用,在某些情况下,训练整个团队可能更加合适。当团队的组成相对稳定时,整个团队的训练通常是有益的[41]。训练的目标包括创建团队流程,以改善协调和沟通以及安全和学习文化,以确保持续性改进。可以使用多种情景模拟方法来实现这一点,最常见的是使用基于人体模型的沉浸式模拟技术[42]。团队培训已被证明可以转化为改善卫生健康[43]和其他行业[44]的团队流程。而这些流程还与提高安全性和工作满意度的指数相关联。

非常建议使用一些特殊形式的团队培训用于提高患者安全性。

29.5.1　团队协调训练

危机(机组或临床)资源管理(CRM)培训是最初在航空业中开发的一种团队协调培训形式[45]。该培训的理念是通过将团队在情景模拟或临床工作中的表现与理想表现进行比较来改善团队的沟通、领导力和协调程度。在大多数情况下,这可用于提高个人的非技术技能。当然,当团队的构成稳定时,它也可以为这些团队设定安全文化规范。

29.5.2　团队自纠训练

这种类型的团队培训涉及观察团队的表现,通常是在情景模拟环境中,但偶尔会使用真实案例的记录。由有经验的协调员来引导团队对所采取的行动进行讨论,以在团队内形成学习文化。一段时间后,随着团队中不同成员学习能力的提高,协调员在团队中所起的作用会逐渐减小。这种特殊形式的培训在有新团队创建,或由相同团队成员实施新程序时可能很有益处。有限的团队自我矫正训练也可能出现在基于情景模拟的一次性程序的"任务排练"中,就像在新生儿手术中进行的那样[46]。

29.5.3　基于现场场景的培训

在实际临床环境中进行更广泛的全团队培训会对安全过程产生额外的影响。Draycott 及其同事实施了产科现场团队培训课程[47]。他们的目标是让团队根据现有的临床结构和流程,针对产房和产科手术室中的常见问题制订自己的本地解决方案。令人印象深刻的是,在参加团队训练课程的团队中,我们观察到缺氧缺血性脑病和 5 分钟 Apgar 低评分的发生率减半。这表明通过专注于团队的临床表现的好坏而不是团队的运作方式,这种与 CRM 培训相反的方法也同样有效。现场培训还有助于检查和修改临床环境,以提供线索和方法,改善紧急情况下的临床结果。

29.6　安全干预措施的量化

为了确定教学干预是否真正改善了患者安全,可以使用许多直接和间接的方法。人们试图计算错误的数量并将其设定为反映安全的量化指标,但这是错误的,这不仅忽略了安全的重要细节,而且忽略了错误的主观性质。

安全本身是一个难以衡量的概念。正如健康不仅仅是没有疾病一样,安全也不仅仅是没有发病或死亡。测量每个患者结局的难点在于有大量和复杂的可能混淆结果的其他因素。因此,情景模拟中观察到的技术错误或完成任务的速度等替代指标通常被测量,并将结论外推到患者的安全性结局。

相比之下,McGaghie 及其同事[48]描述了一个框架,它超越了对学习者、患者治疗方法的变化、患者结局的变化和全人群影响的衡量。其中许多影响与患者安全特别相关,例如并发症发生率和患者不适程度。尽管如此,安全的某些方面仍然难以衡量。安全科学中的"弹性"是指机构在面对困难情况时预防和减轻不良事件的能力。从实践的角度来看,这包括临床医生的日常工作效率和工作捷径,以及他们为确保安全而设置的额外故障安全措施。这些弹性策略通常很难确定,但一旦确定,它们就可以在教育课程中得到展现、定期维护以及在临床环境中进行衡量。WHO "更安全的手术清单"的例子也具有指导意义。在操作清单或程序之前的团队简报被认为是高绩效团队用来防止不良事件的弹性策略。只有在以检查表的形式在临床过程和作为认知工具中进行描述时,弹性策略的应用才变得广泛。

患者结局是可以衡量安全性的明确指标。教育和过程干预前后的并发症发生率是公认的安全指标。然而,发病率和死亡率可能非常低,这就需要安全性替代指标,例如与并发症风险相关的指标。可能的例子包括估计的失血量或止血带使用的持续时间。其他患者结局测量包括与手术相关的满意度调查,例如麻醉恢复质量评分。而让患者参与教学和安全评估的重要性怎么强调都不为过。

对工作人员表现的测量也可用作安全指标。现在有许多用于健康的安全评分已被证明与其他安全测量相关。随着时间的推移,这些安全调查可以详细反映教学和过程干预的影响。员工满意度调查也已被采用,以确定手术室内团队培训和安全措施的有效性。

通过教育干预提高安全性的最理想的测量指标距离我们现在还有些遥远,

现在常用的是一些替代指标。这些替代指标的测量通常在情景模拟中取得,包括执行操作的时间、遗漏和失误的数量以及技术熟练程度。尽管这些指标易于测量,但它们并不总是能反映患者安全性的提高。

29.7　结论

外科教学,特别是与情景模拟相结合的教学,在改善患者安全方面具有很大潜力。这些改进不仅来自个人技术技能的培训,还来自有效团队的创建、新的操作流程的建立以及弹性、安全措施的传播。

参考文献

1. Kohn, L. T., Corrigan, J. M., & Donaldson, M. S. (1999). *To err is human: Building a safer health care system*. Washington, DC: National Academy Press.
2. Reason, J. T. (2000). Human error: Models and management. *BMJ, 320*, 768–770.
3. Haynes, A. B., Weiser, T. G., Berry, W. R., et al. (2009). A surgical safety checklist to reduce morbidity and mortality in a global population. *The New England Journal of Medicine, 360*, 491–499.
4. Treadwell, J. R., Lucas, S., & Tsou, A. Y. (2014). Surgical checklists: A systematic review of impacts and implementation. *BMJ Quality and Safety, 23*, 299–318.
5. Goldhaber-Fiebert, S. N., & Howard, S. K. (2013). Implementing emergency manuals: Can cognitive aids help translate best practices for patient care during acute events? *Anesthesia and Analgesia, 117*, 1149–1161.
6. Marshall, S. D. (2017). Helping experts and expert teams perform under duress: An agenda for cognitive aid research. *Anaesthesia, 73*, 289–295.
7. Keane, M., & Marshall, S. D. (2010). Implementation of the WHO surgical safety checklist: Implications for anaesthetists. *Anaesthesia and Intensive Care, 38*, 397–398.
8. Nataraja, R. M., Webb, N., & Lopez, P. J. (2018). Simulation in paediatric urology and surgery, part 2: An overview of simulation modalities and their applications. *Journal of Pediatric Urology, 14*, 125–131.
9. Ljuhar, D., Alexander, S., Martin, S., & Nataraja, R. M. (2018). The laparoscopic inguinal and diaphragmatic defect (LIDD) model: A validation study of a novel box trainer model. *Surgical Endoscopy, 32*, 4813–4819.
10. Fonseca, A. L., Evans, L. V., & Gusberg, R. J. (2013). Open surgical simulation in residency training: A review of its status and a case for its incorporation. *Journal of Surgical Education, 70*, 129–137.
11. Hamdorf, J. M., & Hall, J. C. (2000). Acquiring surgical skills. *British Journal of Surgery, 87*, 28–37.
12. Hennessey, I. A. M., & Hewett, P. (2013). Construct, concurrent, and content validity of the eoSim laparoscopic simulator. *Journal of Laparoendoscopic & Advanced Surgical Techniques Part A, 23*, 855–860.
13. Marshall, S. D., & McKarney, L. (2015). Section 1: A focused review of simulation to improve patient outcomes. In *Simulation, patient outcomes and mental health review* (pp. 1–9). Melbourne: Victorian State Government, Department of Health and Human Services.
14. Aggarwal, R., & Darzi, A. (2006). Technical-skills training in the 21st century. *The New*

England Journal of Medicine, 355, 2695–2696.

15. Nagendran, M., Toon, C. D., Davidson, B. R., & Gurusamy, K. S. (2014). *Laparoscopic surgical box model training for surgical trainees with no prior laparoscopic experience. The Cochrane Library* (pp. 1–75). Chichester: Wiley.

16. Okrainec, A., Soper, N. J., Swanstrom, L. L., & Fried, G. M. (2011). Trends and results of the first 5 years of Fundamentals of Laparoscopic Surgery (FLS) certification testing. *Surgical Endoscopy, 25*, 1192–1198.

17. Flin, R., O'Conner, P., & Crichton, M. (2008). *Safety at the sharp end*. Aldershot: Ashgate.

18. Manser, T., Harrison, T. K., Gaba, D. M., & Howard, S. K. (2009). Coordination patterns related to high clinical performance in a simulated anesthetic crisis. *Anesthesia and Analgesia, 108*, 1606–1615.

19. Cadogan, M. P., Franzi, C., Osterweil, D., & Hill, T. (1999). Barriers to effective communication in skilled nursing facilities: Differences in perception between nurses and physicians. *Journal of the American Geriatrics Society, 47*, 71–75.

20. Fischer, U., McDonnell, L., & Orasanu, J. (2007). Linguistic correlates of team performance: Toward a tool for monitoring team functioning during space missions. *Aviation, Space, and Environmental Medicine, 78*, B86–B95.

21. Entin, E. E., & Serfaty, D. (1999). Adaptive team coordination. *Human Factors, 41*, 312–325.

22. Hall, P. (2005). Interprofessional teamwork: Professional cultures as barriers. *Journal of Interprofessional Care, 19*, 188–196.

23. Dickinson, T. L., & RM, M. I. (1997). A conceptual framework for teamwork measurement. In M. T. Brannick, E. Salas, & C. Prince (Eds.), *Team performance assessment and measurement* (pp. 19–43). Mahwah: Lawrence Erlbaum Associates.

24. Cohen, S. G., & Bailey, D. E. (1997). What makes teams work: Group effectiveness research from the shop floor to the executive suite. *Journal of Management, 23*, 239–290.

25. Salas, E., Sims, D. E., & Burke, C. S. (2005). Is there "big five" in teamwork? *Small Group Research, 36*, 555–599.

26. Kuhlmann, S., Piel, M., & Wolf, O. T. (2005). Impaired memory retrieval after psychosocial stress in healthy young men. *Journal of Neuroscience, 25*, 2977–2982.

27. deLeval, M. R., Carthey, J., Wright, D. J., Farewell, V. T., & Reason, J. T. (2000). Human factors and cardiac surgery: A multicenter study. *Journal of Thoracic and Cardiovascular Surgery, 119*, 661–672.

28. Endsley, M. R. (1995). Measurement of situation awareness in dynamic systems. *Human Factors, 37*, 65–84.

29. Fioratou, E., Flin, R., & Glavin, R. (2010). No simple fix for fixation errors: Cognitive processes and their clinical applications. *Anaesthesia, 65*, 61–69.

30. Cox, T. (1987). Stress, coping and problem solving. *Work and Stress, 1*, 5–14.

31. Serfaty, D., Entin, E. E., & Volpe, C. E. (1993). *Adaptation to stress in team decision-making and coordination. Human Factors and Ergonomics Society 37th annual meeting* (pp. 1228–1232). Santa Monica: Human Factors and Ergonomics Society.

32. Greenberg, C. C., Regenbogen, S. E., Studdert, D. M., et al. (2007). Patterns of communication breakdowns resulting in injury to surgical patients. *Journal of the American College of Surgeons, 204*, 533–540.

33. Mishra, A., Catchpole, K., Dale, T., & McCilloch, P. (2008). The influence of non-technical performance on technical outcome in laparoscopic cholecystectomy. *Surgical Endoscopy, 22*, 68–73.

34. Andreatta, P. (2009). *A typology for healthcare teams. SimTect Health*. Melbourne: SIAA.

35. Crosskerry, P., Singhal, G., & Mamede, S. (2013). Cognitive debiasing 2: Impediments to and strategies for change. *BMJ Quality and Safety, 22*, ii65–ii72.

36. Klein, G. (1999). *Sources of power: How people make decisions*. Cambridge, MA: MIT Press.

37. Tversky, A., & Kahneman, D. (1974). Judgement under uncertainty: Heuristics and biases. *Science, 185*, 1124–1130.
38. Lingard, L., Espin, S., Whyte, S., et al. (2004). Communication failures in the operating room: An observational classification of recurrent types and effects. *Quality and Safety in Health Care, 13*, 330–334.
39. Yule, S., Flin, R., Paterson-Brown, S., Maran, N., & Rowley, D. (2006). Development of a rating system for surgeons' non-technical skills. *Medical Education, 40*, 1098–1104.
40. Undre, S., Healey, A. N., Darzi, A., & Vincent, C. A. (2006). Observational assessment of surgical teamwork: A feasibility study. *World Journal of Surgery, 30*, 1774–1783.
41. Marshall, S. D., & Flanagan, B. (2010). Simulation-based education for building clinical teams. *Journal of Emergencies, Trauma and Shock, 3*, 360–368.
42. Weller, J., Nestel, D., Marshall, S. D., Brooks, P. M., & Conn, J. J. (2012). Simulation in clinical teaching and learning. *MJA, 196*, 594.
43. Schmutz, J., & Manser, T. (2013). Do team processes really have an effect on clinical performance? A systematic literature review. *British Journal of Anaesthesia, 110*, 529–544.
44. Salas, E., DiazGranados, D., Klein, C., Shawn-Burke, C., Stagl, K. C., & Goodwin, G. F. (2008). Does team training improve team performance? A meta-analysis. *Human Factors, 50*, 903–933.
45. Gaba, D. M., Howard, S. K., Fish, K. J., Smith, B. E., & Sowb, Y. A. (2001). Simulation-based training in anesthesia crisis resource management (ACRM): A decade of experience. *Simulation and Gaming, 32*, 175–193.
46. Auguste, T. C., Boswick, J. A., Loyd, M. K., & Battista, A. (2011). The simulation of an ex utero intrapartum procedure to extracorporeal membrane oxygenation. *Journal of Pediatric Surgery, 46*, 395–398.
47. Draycott, T., Sibanda, T., Owen, L., Akande, V., Winter, C., & Reading, S. (2006). Does training in obstetric emergencies improve neonatal outcome? *BJOG: An International Journal of Obstetrics and Gynaecology, 113*, 177–182.
48. McGaghie, W. C., Draycott, T. J., Dunn, W. F., Lopez, C. M., & Stefanidis, D. (2011). Evaluating the impact of simulation on translational patient outcomes. *Simulation in Healthcare, 6*(supp), S42–S47.

（翻译：于亮）

第四部分
外科教育研究

外科教育必须通过研究来推进。在这一部分,我们分享开展外科教育研究的方法。Matthews 等人(2016)对外科教育领域的出版物进行了文献计量分析[1]。该技术可以通过被引用文献,研究外科教育和研究的本质。受检索词影响,前100 篇文章发表在 31 种期刊、1 部丛书中,其中发表最多的是 *Annals of Surgery* 杂志(n=16)[1]。情景模拟培训是被涉及最多的主题,其次是评估和临床能力。评估工具的可靠性和有效性以及培训方案的可转化性构成了 15 篇文章的重点,8 篇文章报告了临床技能培训的发展。大多数文章是研究论著(n=76)和综述(n=16)。在 76 篇研究论著中,有 8 篇是随机对照试验,5 篇是系统评价,3 篇是共识指南。

本书的第四部分旨在让读者了解一些关键概念和掌握一些具有实践性的工具和技能,以能够批判性地评估一些外科教育文献,并让读者了解如何对其进行深入的研究。通过这种方式,他们将能够思考如何实践性开发有效的课程,并通过创新和研究推动外科教育领域向前发展。

这部分以理论和实践建议开始。Ajjawi 和 McIlhenny 通过对三种常用研究模式的探索,概述了外科教育研究(第 30 章)。接下来,外科医生兼教育家 Liang 提供了外科医生的观点,关于如何应对挑战,从实验室的研究者转变为掌握多模式的外科教育家,并给出了务实的解决方案和建议(第 31 章)。Colville 和 Green 对刚接触教育研究的外科教育工作者如何克服困难为该领域作出贡献进行了富有洞察力的讨论(第 32 章)。

接下来,我们提出对外科教育研究中重要主题的见解。D'Souza 和 Wong 描述了如何进行文献综述以建立研究项目或作为独立的系统综述(第 33 章)。Martin 介绍了如何通过正确选择和实施定量措施(第 34 章)来解决准确测量教育干预措施的关键话题。接下来,本书的两位主编 Dalrymple 和 Nestel 阐述了在外科教育中进行定性研究的关键概念和指南,这是许多外科医生完全不熟悉的主题(第 35 章)。Kingsbury 描述了进行外科教育研究时的伦理问题,并帮助读者在研究伦理审查的迷宫中导航(第 36 章)。

　　然后我们进入三个较短的章节,记录了外科医生进行教育研究的实例。我们要求他们重点阐述他们的研究经验,而不是详细报告他们的研究结果。我们希望这种方法能激励其他外科医生考虑进行外科教育研究。Kokelaar 分享了他使用定性研究方法探索在社区医院实践腹腔镜手术的经验(第 37 章)。Alderson 描述了一个挑战传统的例子,通过戏剧,创造性地展示研究结果,扩大其覆盖面和受众(运用直译和隐喻)(第 38 章)。Miyasaka 最后讨论了如何将创新的基于情景模拟的体验式培训计划成功地纳入第一年的普通外科课程,以使受训者能够在整个培训过程中全面接触应该掌握的外科疾病的治疗(第 39 章)。

　　总而言之,这部分从总纲到分论,旨在提供基础知识和具体的例子,使读者认识到外科教育和外科教育研究的意义。也就是说,在介绍了研究的模式之后,会对研究过程的关键方面进行更深入的讨论。同时,文中也会涉及所进行的具体项目的个人经验、教训和结果。通过这种方式,我们希望使读者更容易获得和提高外科教育研究的能力。

参考文献

1. Matthews, A. H., et al. (2016). Surgical education's 100 most cited articles: A bibliometric analysis. *Journal of Surgical Education, 73*(5), 919–929.

（翻译：于亮）

第 30 章
外科教育研究：定位

Rola Ajjawi，Craig McIlhenny

概述 本章为外科教育的研究方法提供了方向。教育研究旨在拓宽学习和教育学的知识并加深理解。我们从常见的研究范式开始谈起。研究者对知识和现实的看法关系到研究问题和研究设计，因此在研究设计过程中必须意识到这些问题的存在并积极考虑应对措施。随后，我们概述了概念框架和研究问题之间的联系。通过对已发表的外科教育研究进行简要稽查，我们发现该领域的大多数研究是定量的、单中心的和非理论性的研究。最后，我们讨论了外科教育研究的挑战和机遇。外科教育为开展教育研究提供了丰富且令人欣喜的环境。我们敦促外科教育研究者走出他们的舒适区，去运用理论，并尝试使用一些另类的研究范式。

30.1 简介

Isaac 和 Michael[1]在其经典著作《研究与评价手册》中强调教育研究的重要性，认为这是"为防范时尚但低劣的创新，在各种可能的实践做法之间作出合理选择、验证教育改进以及建立有效实践的稳定基础的唯一途径"。有鉴于此，本章为外科教育研究（surgical education research，SER）提供了方向。我们论述了四种广泛运用的研究范式——实证主义（通常包括定量研究）、后实证主义（通常包括混合方法研究）、建构主义和批判性理论（通常包括定性研究），阐述了 SER 的发展趋势，并思考发展教育研究专业知识的挑战和机遇。

30.2 什么是教育研究？

所有研究的主要目标是创造新的知识。教育研究的目的是"通过研究现象、关系和如何、为什么以及什么对谁有效来加深对学习和教育的了解和理解"[2]。教育研究并不是把回答地方性、具体性问题或改进当地实践作为主要目的。当地背景只是用来研究教育方面的研究问题[2]。这种解决文献空白增加群体知识库、解决超出当地背景问题的理念,是研究与评价的区别。

30.3   研究范式

无论你是否选择进行研究,作为一个外科教育者,你的角色意味着你必须能够明智地运用它。为了在你的教育实践中理解、判断和应用教育研究的知识,正如我们的开场白所述,你需要了解研究范式。此外,研究的目的是产生知识,因此,为了使这些知识能被接受,研究者需要了解什么是知识,以及可以产生和验证知识的不同方式。了解各种研究范式的哲学基础有助于设计和实施一个好的研究项目,并保持问题和方法之间的一致性;一致性是所有可靠研究的重要要求[3]。

研究范式为理解、描述和论证研究战略提供了一个框架。它们代表了研究者群体共同持有的一套信念和做法[4]。Guba 和 Lincoln[5]将范式定义为"指导研究者的基本信仰体系或世界观(不仅在方法的选择上,而且在本体论和认识论的基本方法方面)"。认识论是关于知识的理论;它也是关于知道者(即研究者)和什么可以知道(即研究现象)之间的关系的理论[6]。本体论是关于真实地存在的理论,它关系到现实的本质和世界上人类的本质[6]。无论研究者是否意识到,是这些宏伟的理论决定了他们选择做什么,以及他们如何解释结果和结局[4]。研究范式也会考虑到方法论。方法论是指导研究者选择、使用特定的数据收集和分析方法的理论[7]。实际运用的方法(例如观察、调查、访谈)只是工具,不应独属于任何一种特定形式的研究。

实证主义、后实证主义、建构主义和批判性理论是医学教育研究领域的四种常见的范式[4]。表 30.1 重点描述了四种范式的理论体系(本体论和认识论)、方法学和每种范式中研究者常处于的方位。我们并没有对现有的范式进行详尽无遗的论述,只是简要描述了对这些范式的看法。这些研究范式本身并不是完美无缺的。范式的选择是由研究者感兴趣的研究现象所决定,并且受(也影响)具体的研究问题的影响。

30.3.1   实证主义

实证主义研究假定现实是独立于我们的意识而存在的,这种存在有待发现[8]。这一立场假定现实是可观察到的、可衡量的。研究者和研究对象是独立的实体,因此研究对象可以在不受研究者影响的前提下而被研究[5]。知识通常以无时间、无背景的通用形式呈现,可以以因果关系的形式呈现[5]。定量研究往往在实证主义范式内进行。定量研究常见的研究过程包括实验研究和随机对照试验

表 30.1 SER 中的常见范式

	实证主义	后实证主义	建构主义	批判性理论
本体论:存在的本质是什么?	天真的现实主义:现实是静态的、固定的。存在可被发现的真理	批判现实主义:现实是静态、固定的,但不能完全地获得,只能概率性地获得	相对主义:现实是主观的、多方面的。人类行为不断构建社会生活	政治、意识形态因素、权力塑造行为
认识论:知识的本质是什么?	客观、通用的知识是中性的或无价值的	知识是客观的但只能近似地获得。确立最大化的真相	知识是主观的,可构建的。存在多重的、多维度的解释	知识是共同构建和集体的,由权力关系调解,并不断修订
方法论:方法的本质是什么?	通常为定量的,例如 RCT[a]、实验研究	实用主义者,如混合方法学	通常为定性的,如实地理论、人种学	对话/辩证。注重解放和参与,例如 PAR[b]、VRE[c]
研究者的方位	由外向内展开研究	由外向内展开研究	研究者的个人参与	参与研究人员的合作性研究

引自 Lincoln 等[6]

[a]RCT:随机对照试验

[b]PAR:参与性行动研究

[c]VRE:视频反射性的人种学

(randomised controlled trial, RCT)。由于影响学习的背景特征众多,这些定量研究在教育方面很难做好。Cook[9]提出了外科 RCT 的框架:早期评估新技术或理论的探索性研究,在有利条件下评估干预的解释性研究,以及通过在现实临床环境中评估干预来为临床决策提供信息的实用性研究;这可能为更广泛的外科受众开创了 SER 定量研究的新天地。

30.3.2 后实证主义

实证主义的观点僵化,不能被视为唯一有效的观点[8]。因为假定现实是可以完全获知并不能反映我们如何体验世界,因此它已让位于后实证主义,后者是对概率的适度主张,而不是绝对的确定性。这种范式的共同之处在于使用混合方法,研究可以在单项研究[10]中收集、分析并整合定性与定量数据。混合方法研究坚持认为定性和定量方法对研究设计非常重要且有价值[11],并试图在相关性假设[12]的基础上将其整合。它摒弃了其他范式知识主张的僵化性,并努力为实际问题寻求切实可行的解决办法。它是由研究问题驱动的,并使用多元化的方法来获得有关问题的知识——方法反而变成了次要的。使用混合方法的好处包括为了加深对研究现象的理解,探索与多个利益相关者的复杂干预,对研究结果进行三角关系分析,以及在不同观察、解释和认识[10,12]的方式之间建立对话。

30.3.3　建构主义

建构主义研究假定人类在与其所定义[8]的世界接触时构建意义。知识既取决于时间,也取决于背景,而非普遍的和客观的。因为知识是构建的,它既不客观,也不能真正地概括,科学知识仅仅是为达到特定目的而设计的某种形式的构造知识[8]。人类从与世界的交往中构建意义(而不是被动地接受意义);即使他们体验相同的对象,但体验方式不同。这就是多重构造现实的概念。从本体论角度看,现实是主观的、多重的,现实可以有几个版本。因此,没有人能真正地或有效地解释世界。健康教育中的定性研究通常在建构主义框架中进行。在该框架中,它不仅尝试了解复杂性,同时考虑到背景(包括社会、文化、政治、物理和技术)的影响。

定性研究假定"所有知识以及所有由此产生的有意义的现实,都取决于人类实践,在人类与世界之间的相互作用中构建和超越,并在社会背景下发展和传播"[8]。在这类研究中,随着研究的进展,通过研究人员和参与者之间的相互作用得出研究结果。因此,主观性值得重视。定性研究人员承认,因为人类处于由主观经验构成的现实中,因此人类无法做到完全客观。此外,研究是受价值观约束的,这些价值观包括所研究问题的性质、研究人员所持有的价值观以及数据共同产生和解释的方式。因此,由于没有单一的真理或看待事物的唯一方法,研究结果不可推广。

考虑到解释性研究具有价值观约束性质以及多重现实的假设,研究的可靠性和有效性标准似乎变得无关紧要。然而,经常看到实证主义研究者使用可靠性、有效性和通用性的标准来判断定性研究。例如,他们可能会计算编码器间可靠性系数,以表明编码器在数据中识别了一个共同的真理,而不是主观地解释、讨论和开发了编码框架。或者提供若干介绍性文章和框架,指导研究者通过建构主义范式进行研究[13,14]。

30.3.4　批判性理论

批判性理论研究代表着包括女权主义和参与探究在内的几个其他理论观点。对这一范式的研究假定,随着时间的推移,社会、政治、文化、经济、种族和性别因素形成了"一系列结构",这些结构被不恰当地视为"真实",即自然的和不可改变的[5]。知识被视为主观的、共同构造的和价值中介的(知识不是中立的)。这种范式内的研究往往从政治和解放层面力求实现变革[4]。虽然建构主义和批判性理论研究被广泛称为"定性",但前者寻求理解研究现象,后者则寻求改变现

有的结构和境地,有些情况可能参与者自己都无法看见但通过共同参与研究而
变得可见和开放。因此,批判性理论研究具有变革性:使用参与性和反射性的对
话方法,研究者和参与者可以挑战那些用于维护秩序的现状和结构。诸如权力
如何在外科环境中产生和复制,哪些是合法形式的知识以及谁受益等问题都可
以在本研究范式中加以探讨。

30.4　研究问题从哪里来?

此前我们曾说过,研究范式、研究问题和方法应一致。这些内容需要反复地
设计,研究问题和方法往往受到文献热点和文献空白所驱动[15]。产生研究问题
的第一步是在概念框架内定位想法或问题。概念框架"代表思考问题或研究的
方式,或代表复杂事物如何运作的方式"[16]。概念框架由以下三个部分[2]组成:

1. 适宜的学习和教育理论,可以澄清与思想或问题有关的基本机制。
2. 从经验文献中对信息进行批判性综合,确定已知内容和未知内容,从而帮
助形成一个具体的研究课题。
3. 研究者的个人思想和想法。

在 SER 中,往往缺乏至关重要的第一步——构建一个连贯的概念和理论框
架。Bordage[16]使用灯塔进行类比——照亮一个现象,照亮和放大你所主张的某
些方面,并声称它在你的研究中很重要。但对于你选择揭示的这一切,还有其他
东西仍然在黑暗中(有些是设计,有些是无知)。

概念框架可以来自观察或实验所证实的理论:来自理论、观察或概念集的模
型;或从结果和有效性研究[16]中得出的基于证据的最佳做法。为什么我们可能
被激励去接受概念框架的想法有许多原因,也许其中最主要的原因来自于期刊
编辑的明确提示:他们优先考虑这些文章。概念框架使研究者能够超越单纯的
描述"什么",转向解释"为什么"和"如何",可以提供有助于定义研究问题和理
解数据的解释,并使研究者选择适当的数据收集和分析方法,帮助研究者确定工
作边界。

30.5　外科医学教育的发展趋势

2016 年 1 月至 2016 年 8 月,我们对《外科教育》《医学教育》《健康科学教
育进展》《BMC 医学教育》和《学术医学》杂志上发表的 SER 文章进行了统计。
对所有与 SER 相关的文章进行人工搜索后发现,其中约 87% 使用定量研究方法,
6% 使用混合方法,3% 使用系统评论和荟萃分析,3% 使用定性研究方法。在(广

泛的)医学教育期刊中,只有不到 5% 的发表文章侧重于 SER。我们回顾的大部分研究是单一地点和干预措施前后对比的研究;许多人使用调查,包括 Likert 量表来衡量参与者的自我认知,如在教育干预后增强信心。参与者通常是外科受训人员或外科受训人员和外科医生的混合体;针对本科生的研究很少,更遑论跨专业的学员。只有少数文章提到理论,主要是定性研究。这描绘了一个新兴学科的画面,该学科正在应用生物医学(实证)临床研究原理来回答其本质中的社会类型问题。事实上,因为违背了医学教育研究与社会科学之间的统一性[17],也有人批评了这种做法。

我们的快速统计与关于 SER 方法和质量的文献调查结果相符合。在 SER(1988—1998 年)的 10 年分析中,作者认为缺乏基于理论的研究,大多数(77%)的研究采用定量方法[18]。最近对研究生 SER(1991—2009 年)的统计发现,74%($n=28$)是评价研究[19]。2003 年,《美国外科学杂志》发表了 19 项原始定量医学教育研究。需要改进的主要领域是,超过 50% 的文章研究方法薄弱,只有少数文章报告了其测量仪器的有效性证据,仅 5% 的文章提及医学结局[20]。

SER 内容的趋势也与我们的发现有异曲同工之处。2000 年发表的一项统计发现,课程和教学是研究频率最高的课题(40%),其次是评估(23%)和方案评价(18%)[18]。同样,2016 年发表的一篇综述,对外科教育中 100 篇被引用最多的文章进行分析,发现有两大研究主题:模拟(45%)与手术技能和评估(40%)[21]。最近在美国为 SER 进行的一项优先设置练习确定了以下五个优先主题:教学方法和课程开发、评估和能力、模拟、教师发展和对工作时间限制的影响[22]。

30.6 外科教育研究的挑战

30.6.1 对 SER 可靠性的挑战

最大的挑战可能是确保我们的 SER 为外科教育的实践提供信息。这并不是外科领域独有的问题。普遍认为教育研究在应用成果方面收效甚微,其根源有多重原因,而关键点在于:正在开展的研究质量低下;对教育研究持有负面看法,认为其学术挑战性不如其他领域。由于 SER 并不遵从基础科学研究和临床试验的光荣传统,这意味着整个隐性课程,其中的教育实践和研究在学术上被认为不如植根于生物医学传统的研究,目前这种观念仍大行其道。开展外科教育研究的首要障碍就是外科医生持有教育研究缺乏可信度的错误看法[23]。还有和可靠性看法相关联的另一种情况,即与生物医学或临床研究相比,SER 缺乏资金,这预示着决策层认为其缺乏价值。顺便说一句,SER 缺乏资金被认为是第二大障碍[23]。

30.6.2 对 SER 质量的挑战

作为教育工作者,我们承认增加提供教育证据基础的优质研究势在必行,但统计后发现 SER 的质量仍亟需提高。对这个问题的讨论也延伸到了更广泛的医学教育研究领域[24,25]。

作为《健康科学教育进展》杂志的编辑,Norman[26]虽然言辞木讷,却写了一篇关于《为何不发表你的论文?》的文章。他认为,没有干预(什么都没有)的情况下进行教育干预是毫无意义的(因此是"无用的"),因为任何教育干预都会产生意料和意想不到的后果。这也是我们在已发表的 SER 中所看到的情况,一个测试前后的设计通常用于推断教育干预是否成功。事实上,Reed 等人[20]发现,在他们回顾的 SER 研究中,近一半(47.4%)使用了单组横截面或单组测试后设计。研究设计低劣的另一个特点是依赖自我报告的手段,如满意度或信心,而自我评估能力与实际绩效并无关联[27]。最后,仅仅依靠 P 值是不够的,因为这并没有赋予教育的重要性,教育方向,以及为什么可能有意义。

研究者通常通过探究由多个子干预组成的"未知数"是否有效来评估复杂的教育干预,但这种探究并没有质疑教育干预为什么、怎么有效、对谁以及在什么情况下有效的可能机制[28]。学习是学习者、教师、教育设计和语境(或教育环境)之间相互作用的集合体,因此将教育干预视为无背景、易于标准化和可概括的干预措施过于简练和简单化从而失去了意义。虽然这类文章确实能够发表,但它们对教育的影响以及对更大群体衍生的价值往往有限。

30.6.3 对范式的挑战

SER 一直以定量研究而不是定性研究为主,往往存在队列设计和非经验性研究的变异性。外科医生在传统的生物医学研究思维中非常坚定;然而,教育研究方法的独特性之一是其多样性。虽然这是社会科学家所期待和欢迎的,但对于外科医生研究者来说,这可是一件非常难以忍受的事情,特别是在如果他们以前做过临床或基础科学研究的情况下。

30.7 外科教育研究的机遇

30.7.1 改进 SER 的可靠性,培养研究能力

既往已详细阐述了外科护理和外科培训的格局变化[29]。培训机会的减少使人们更加认识到需要更有效的培训。我们更加注重如何提供培训和增加培训资

源[30]就证明了这一点。反过来,这又促使教育研究界提高认识,将其作为教学决策的基础[23]。随着这些变化以及变化造成的驱动,我们看到外科教育的研究呈现了前所未有的增长态势[22]。SER 领域[18]中发表的文章数量大幅度增加佐证了这一论点。有趣的是,主要增长点发生在外科期刊上,而发表在医学教育期刊上的研究则有所减少[18]。

同行评审的外科期刊上 SER 文献的频率增加具有积极意义。这可能反映了外科医生对教育问题的敏感度提高,以及为了尽最大能力进行教育和学习而对自我教育的需求度增加。可以想象,这呈现了同行评审的外科期刊正在走的道路,即更多的教育研究文章将被接收。这也可能也与越来越多的外科医生领导 SER 有关。

随着教育研究课题设计质量的改进,同行的可信度正在慢慢提高。Richard Reznick 和 Teodor Grantcharov 等一代外科医生将使教育研究合法化作为学术追求,激励年轻外科医生们将其视为一条学术道路。一项研究[23]显示,SER 中排名前 15 位的外科医生界定出促成成功的前三个因素,即主席支持、与同行和导师的合作以及参与外科教育社区,如外科教育协会(美国)、外科培训师学院(英国)或外科教育学院(澳大利亚)。这些协会也为 SER 提供专有的资助机会,教育研究者和从业者之间的合作可以提高 SER 和外科教育项目的质量。

30.7.2 增加 SER 方法学和质量的多样性

我们显然需要解决和扩大 SER 的重点和质量。它应该跨越外科教育的任何方面,但我们在主题和方法上似乎相当狭窄[18,21,22]。尽管能力评估显然是外科和外科教育的一个重要方面,但 SER 忽略了外科教育大格局中大量未开发的领域。Regehr[31]敦促研究者从试图证明干预有效这种狭隘的焦点转向尝试厘清复杂的教育现象。他主张:"重新定位教育研究……从为了解决我们共同的问题去寻找简单的、通用的解决方案的证据,转向深刻理解复杂的环境,在这个环境中一些共性的问题会独特地显现出来。"然而,对于那些希望进行干预性研究的人,我们敦促他们:制订一个概念框架,说明将要学习什么,积极考虑支撑干预设计的教育理论和原则,并重新界定问题,搞清楚为谁、如何以及在什么情况下开展教育干预工作。

Aggarwal[32]呼吁对高质量的 SER 采取协调一致的方法,并朝着具有相关成果的多机构协作研究迈进。这些需要多中心研究来完成,运用前瞻性设计,使用经过验证的方法,具备与多个利益相关者关联的结果评估,并能对患者护理产生影响。然而,作为教育研究人员,我们必须记住,当 Aggarwal 谈到"相关结局措施"时,我们不应回到我们的生物医学研究范式,即患者结局是唯一的可评估的结果。正如 Cook 和 West[33]所述,"在医学教育中强调患者的结局类似于将临床研究结果集中在死亡率上,而忽略了对患者至关重要的其他结果"。我们需要在选择教育成果时更加细致入微,这些都源于我们的概念、理论和哲学框架。

30.8 结论

外科教育为开展教育研究提供了丰富而令人兴奋的环境。外科教育工作者需要了解共同的研究范式,以便设计和开展研究,并成为报告教育研究结果的期刊文章的主力军。外科临床研究中多中心合作试验呈指数级增长,SER 应该效仿。此外,我们敦促外科教育研究者走出舒适区,运用理论,并考虑使用其他的研究范式。最后我们引用另一句名言:Gawande[34]认为,21 世纪的培训需要改变,"它不仅要求外科医生学习如何操作,而且需要学习如何创造良好的临床工作系统"。为了做到这一点,SER 必须从注重个人获取知识和技能的定量研究转向对复杂工作方式和工作制度进行更广泛的自然主义和政治因素的探索。

参考文献

1. Isaac, S., & Michael, W. B. (1997). *Handbook in research and evaluation: For education and the behavioral sciences* (3rd ed.). San Diego: EdITS.
2. Ringsted, C., Hodges, B., & Scherpbier, A. (2011). 'The research compass': An introduction to research in medical education: AMEE Guide No. 56. *Medical Teacher, 33*(9), 695–709.
3. Carter, S. M., & Little, M. (2007). Justifying knowledge, justifying method, taking action: Epistemologies, methodologies, and methods in qualitative research. *Qualitative Health Research, 17*(10), 1316–1328.
4. Bunniss, S., & Kelly, D. R. (2010). Research paradigms in medical education research. *Medical Education, 44*(4), 358–366.
5. Guba, E. G., & Lincoln, Y. S. (1994). Competing paradigms in qualitative research. In N. K. Denzin & Y. S. Lincoln (Eds.), *Handbook of qualitative research* (pp. 105–117). Thousand Oaks: Sage.
6. Lincoln, Y. S., Lynham, S. A., & Guba, E. G. (2011). Paradigmatic controversies, contradictions, and emerging confluences, revisited. In N. K. Denzin & Y. S. Lincoln (Eds.), *The SAGE handbook of qualitative research* (4th ed., pp. 97–128). Thousand Oaks: SAGE Publications.
7. van Manen, M. (1997). *Researching lived experience: Human science for an action sensitive pedagogy* (2nd ed.). Ontario: The Althouse Press.
8. Crotty, M. (1998). *The foundations of social research: Meaning and perspective in the research process.* Sydney: Allen & Unwin.
9. Cook, J. A. (2009). The challenges faced in the design, conduct and analysis of surgical randomised controlled trials. *Trials, 10*(1), 1–9.
10. Schifferdecker, K. E., & Reed, V. A. (2009). Using mixed methods research in medical education: Basic guidelines for researchers. *Medical Education, 43*(7), 637–644.
11. Maudsley, G. (2011). Mixing it but not mixed-up: Mixed methods research in medical education (a critical narrative review). *Medical Teacher, 33*(2), e92–e104.
12. Morgan, D. L. (2014). *Integrating qualitative and quantitative methods: A pragmatic approach.*

Thousand Oaks: SAGE Publications.

13. Tai, J., & Ajjawi, R. (2016). Undertaking and reporting qualitative research. *The Clinical Teacher, 13*(3), 175–182.

14. O'Brien, B. C., Harris, I. B., Beckman, T. J., Reed, D. A., & Cook, D. A. (2014). Standards for reporting qualitative research: A synthesis of recommendations. *Academic Medicine, 89*(9), 1245–1251.

15. Lingard, L. (2015). Joining a conversation: The problem/gap/hook heuristic. *Perspectives on Medical Education, 4*(5), 252–253.

16. Bordage, G. (2009). Conceptual frameworks to illuminate and magnify. *Medical Education, 43*(4), 312–319.

17. Monrouxe, L. V., & Rees, C. E. (2009). Picking up the gauntlet: Constructing medical education as a social science. *Medical Education, 43*(3), 196–198.

18. Derossis, A. M., DaRosa, D. A., Dutta, S., & Dunnington, G. L. (2000). A ten-year analysis of surgical education research. *The American Journal of Surgery, 180*(1), 58–61.

19. Toumi, Z., & Lightbody, K. (2011). Systematic review of postgraduate surgical education in the last two decades. *Webmed Central Surgery, 2*(5), WMC001941.

20. Reed, D. A., Beckman, T. J., & Wright, S. M. (2009). An assessment of the methodologic quality of medical education research studies published in The American Journal of Surgery. *The American Journal of Surgery, 198*(3), 442–444.

21. Matthews, A. H., Abdelrahman, T., Powell, A. G. M. T., & Lewis, W. G. (2016). Surgical education's 100 most cited articles: A bibliometric analysis. *Journal of Surgical Education, 73*, 919–929.

22. Stefanidis, D., Cochran, A., Sevdalis, N., Mellinger, J., Phitayakorn, R., Sullivan, M., et al. (2015). Research priorities for multi-institutional collaborative research in surgical education. *The American Journal of Surgery, 209*(1), 52–58.

23. Dutta, S., & Dunnington, G. L. (2000). Factors contributing to success in surgical education research. *The American Journal of Surgery, 179*(3), 247–249.

24. Cook, D. A., Bordage, G., & Schmidt, H. G. (2008). Description, justification and clarification: A framework for classifying the purposes of research in medical education. *Medical Education, 42*(2), 128–133.

25. Shea, J. A., Arnold, L., & Mann, K. V. (2004). A RIME perspective on the quality and relevance of current and future medical education research. *Academic Medicine, 79*(10), 931–938.

26. Norman, G. (2014). Data dredging, salami-slicing, and other successful strategies to ensure rejection: Twelve tips on how to not get your paper published. *Advances in Health Sciences Education, 19*(1), 1–5.

27. Eva, K. W., & Regehr, G. (2005). Self-assessment in the health professions: A reformulation and research agenda. *Academic Medicine, 80*(10), S46–S54.

28. Wong, G., Greenhalgh, T., Westhorp, G., & Pawson, R. (2012). Realist methods in medical education research: What are they and what can they contribute? *Medical Education, 46*, 89–96.

29. Reznick, R. K., & MacRae, H. (2006). Teaching surgical skills—changes in the wind. *New England Journal of Medicine, 355*(25), 2664–2669.

30. Sachdeva, A. K., Blair, P. G., & Lupi, L. K. (2016). Education and training to address specific needs during the career progression of surgeons. *Surgical Clinics of North America, 96*(1), 115–128.

31. Regehr, G. (2010). It's NOT rocket science: Rethinking our metaphors for research in health professions education. *Medical Education, 44*(1), 31–39.

32. Aggarwal, R. (2015). Surgical education research: An IDEAL proposition. *Annals of Surgery, 261*(2), e55–ee6.

33. Cook, D. A., & West, C. P. (2013). Perspective: Reconsidering the focus on "Outcomes

Research" in medical education: A cautionary note. *Academic Medicine, 88*(2), 162–167.
34. Gawande, A. A. (2001). Creating the educated surgeon in the 21st century. *The American Journal of Surgery, 181*(6), 551–556.

（翻译：刘娟）

第31章
外科教育研究：外科医生的角度

Rhea Liang

概述 本章总结了作为一名从事教育研究的外科医生的观点。本章开始于外科医生可能会问到的三个问题，关于他们自己、教育学家和外科实践之间关系的问题：教育研究在外科实践中的地位是什么？外科医生在教育研究中的地位是什么？教育学家在外科教育研究中的地位是什么？然后讨论三个阈值概念，这些概念可能对外科医生来说是有问题的——从一种主导的研究范式向多种潜在的研究范式转变，在学徒模式之外的思考，以及从中立姿态转向经过检查（并宣布）的姿态。最后，本文提出了开展教育研究的五个实用建议：寻找或发展一个实践社区，界定研究，适当考虑伦理问题，在"足够深入"和"足够远离"之间找到平衡，以及外科教育研究与外科实践的时间管理。

31.1 简介

本章借鉴了作为一名从事教育研究的外科医生所获得的观点。本章开始于外科医生可能会问到的三个问题，关于他们自己、教育学家和外科实践之间关系的问题。然后讨论三个阈值概念，这些概念可能对外科医生来说是有问题的——从一种主导的研究范式向多种潜在的研究范式转变，在学徒模式之外的思考，以及从中立姿态转向经过检查（并宣布）的姿态。最后，提出了开展教育研究的五个实用建议：寻找或发展一个实践社区，界定研究，适当考虑伦理问题，在"足够深入"和"足够远离"之间找到平衡，以及外科实践的时间管理。

31.2 三个问题

31.2.1 教育研究在外科实践中的地位是什么？

Fry 和 Kneebone（2011）认为"手艺"是[1]外科学的定义特征。在手艺传统中，在训练师和学徒之间的关系中强调技术学习仍然是外科学的主要教育模式。新手通过模仿和重复,逐渐变得精通,最终成为专家。

为什么外科医生要选择对一个多年来貌似表现良好的教育体系进行研究?外科医生越来越多地发现自己处在一个瞬息万变的环境中——技术、方法、医疗系统、社会期望以及培训方案均在快速变化。仅仅以历史基准或"现状"来评判教学,或仅仅以外科医生的个人信念或经验来评判教学已不合时宜。为不可预测的未来提供良好的教育,需要强有力的证据和理论。

31.2.2　外科医生在教育研究中的地位是什么?

在外科培训中,很少明确地教授"如何教学",这就造成了一群在教育上感到幼稚的外科顾问医生。"学员如何学习"或"教育理论"等较为抽象的概念通常被认为是对教育有特殊兴趣的外科顾问医生或对外科有特殊兴趣的教育学家的领域。人们倾向认为"普通的"执业外科医生在这种情况下无法做出好的研究。

然而,外科医生可以接触到外科手术的"业务"。外科学的独特特点使教育学家对它如此感兴趣,例如专业知识、动觉技能和对消毒的要求,也使非外科医生难以触碰外科学领域。外科医生提供进入手术室、门诊部、住院部、研究实验室、辅导室和演讲厅的途径和知识。他们熟悉时间和紧迫性的限制,日常工作的不可预测性以及某些错误的破坏性影响。他们教导学员,同时也在学习和完善自己的手艺。

因此,外科医生一直从事着一种非公开的教育研究。每当这个时候,他们就会想:"医学院的学生在没有电子设备的情况下能否进行批判性思考?""为什么这个实习生的案例陈述如此杂乱无章?"或者"研讨会或在线视频是我学习这项新技术的最好方式吗?"当这些非公开的思考被明确地表述出来,并被"可见"地用于调查和分析时,就成为外科教育研究的种子。结合外科医生既有的专业发展技能(以任务为中心的询问、文献回顾、数据收集和复杂推理),所有的外科医生可以保证他们有能力进行高质量的外科教育研究。

31.2.3　教育学家在外科教育研究中的地位是什么?

对许多外科医生来说,熟悉教育和教育理论的过程是一个重要的认知和情感变化。外科领域和教育领域在世界观、文化、实践和词汇上似乎"相互神秘"。这两个领域是完全不同的,"掌握教育"可以成为"教育大师"的门槛。

从事教育研究的外科医生与教育专家合作是至关重要的。教育学家为从事教育研究的外科医生搭桥铺路,就像外科专家为研究外科医生的学习提供脚手架一样。例如,外科医生可能会感到惊讶,那些他们认为是外科手术环境特有的问题,往往在教育理论中有充分发展和容易得到的推论,即使该理论是在另一个环境中发展的。将现有的教育理论转化为外科实践的研究已经非常富有成效,如认知负荷理论或温格的社区实践[2,3](见本书第二部分中关于外科教育的理论)。如果不与教育学家合作,外科医生不太可能偶然地建立起这些联系或自行开发出对等的理论。

31.3 三个阈值概念

31.3.1 从一种主导范式向多种潜在范式转变

绝大多数临床外科研究是在实证主义或后实证主义范式中进行的,并使用定量方法。研究的进行是相当严格的,有一个明确的等级划分,从系统综述(第1级)到随机对照试验(第2级),依次划分"证据级别"[4]。在这个层次中隐含着一个假设,即"最好的"研究设计是通过关注可测量的参数和聚合大量数据来最小化可变性的研究。

教育研究则截然不同。本体论和认识论的选择与研究目的相匹配,方法论可以是定量、定性或是混合的。为了保证质量,可能需要相对少量的研究对象。例如,通过在扎根理论分析中达到饱和。被研究的现象并不总是可测量的。差异是有价值的,离群值通常被认为是非常有用的。与已经成文的临床生物医学研究方法相比,教育研究领域也在迅速发展。在教育研究的任何时候,都有多个相互竞争的思想流派,新的研究方法被提出并且不断被完善。

对于许多花费大量精力进行"完美"研究试验(大量的数据,清晰的数据,很少的混杂因素,小的 P 值)的外科医生来说,教育研究的"温和"和纯粹的多样性更具挑战性。他们倾向求助于熟悉的定量方法,试图找到某些可衡量指标以便可以用其他方法更好地研究相应的现象。例如,选择离开外科培训的女性的百分比和引用各种因素(长时间工作、怀孕等)作为离开理由的百分比[5,6]得到了很好的描述。但这些数字并不足以提出解决这一问题的有效策略。它们不能解释各种因素之间复杂的相互作用以及问题产生时的社会文化环境。他们无法探索女性经历的各种导致她们最终放弃外科训练的因素,如时间历程、关键事件、内部对话和冲突。

探索这些方面需要定性的方法。外科医生需要鼓励以"非定量"的方式思考,并接受特定的培训,以实施访谈和焦点小组等定性方法。在定量研究项目中,收集大量课题中的大量数据的过程是重复的,有时是机械的,所需要的技能是非常不同的。

学习进行定性研究最初可能是具有挑战性的,但最终对扩展教育研究特有的方法学上的广度和灵活性是非常有益的,甚至是革命性的。

31.3.2　学徒模式之外的思考

作为一门手艺,外科学仍然归属于模仿和实践的学徒模式。在这个模型中,学习被视为一个"自然过程",学习者通过重复执行既定的操作流程,尽可能接近专家顾问演示的模式,从而变得更加精通。这种关于学徒制的传统观点仍然很普遍,正如在会议纪要和简历中所看到的那样,其中强调了培训地点和顾问培训师的身份。有一个固有的假设,优秀的教师和机构为学徒提供最优的培训模式,从而造就一个优秀的外科医生。

这种相对被动的学习观与现代教育理论是不一致的。一些在教学机构中应用的教学理念,直到近年才在外科教育中应用,如有意识地使用学习策略,根据特殊学习需求选择教学方法,场景和模拟训练、体验式学习及反思性实践的应用。

因此,外科医生最初可能会抵制外科学习可以被明确、被问题化和被检验的想法。外科医生可能会认为教育理论和创新是不必要的,或者是对"自然过程"或"既有模式"的颠覆。

与学徒模式相关的一个问题是,强调技术学习,以大量社会构建的学习为代价,既没有被明确说明,也没有被检验有效。这与降低"非技术"技能的重要性的态度趋势相结合[7]。一个常见的例子是以"……但他们是优秀的操作员……"为借口掩饰不良行为,如欺凌行为或拙劣的沟通技巧。虽然有越来越多的人意识到"非技术"外科技能的重要性,如澳大利亚皇家外科学院的九大技能架构[8],医生更有可能最初理解教育理论可以应用到技术学习,如细致的预演和模拟。适用于"非技术"能力的理论,特别是更抽象或更全面的理论,可能需要更长的时间来学习和吸收。

31.3.3　从中立姿态转向经过检查(并宣布)的姿态

外科环境是与外科医生的认识和世界观相适应的。外科医生习惯于在符合他们的环境中工作,而不是相反。因此,外科医生的个人立场往往是未经检验的。

外科医生可能需要努力和练习,才能走出自己所在的圈子,有目的地检查自己的个人立场。意识到个人立场可能是一个令人不安的过程,特别是如果确认了认知偏差,需要以研究解决这些问题,以便取得进展。这个过程是通过与非外科研究同事的互动和反思观察辅助进行的。通过跨越这一门槛,关键的定性研究技能得以实现,例如能够转换视角(例如使用不同的理论作为数据分析的视角),并意识到对外科医生研究人员来说"不可见"或认为理所当然的事情。

在撰写阶段应特别注意立场。外科研究文献通常以中立的第三人称立场撰写,与实证主义或后实证主义范式相一致,在寻求完美客观(通常是定量的)数据的过程中,研究者的经验、情感和观点被最小化。在教育研究中,通常以第一人称表述个人立场,此惯例对外科医生而言是一种新的和不熟悉的要求。在研究过程中,反思日记可以帮助外科医生找到他们的个人"声音",并在正式的书面报告之前熟悉第一人称写作。

31.4　实用建议

31.4.1　实践社区

外科教育研究最有价值的方面之一是进入外科教育实践社区的轨迹,强烈建议从事教育研究的外科医生找到或发展一个合适的社区。这样的社区可以与志同道合的外科和非外科同事进行交流,并提供一个共同为快速发展的领域作出贡献的机会。这也是一个新手外科教育研究者可以逐渐成为专家的环境。

如今,越来越多的正规机构,如高等学位课程和专科学院,它们作为实践社区,在数字时代,无论外科医生的物理位置如何,都触手可及。例如,墨尔本大学和外科教育者学会提供的外科教育硕士学位[9,10]。

31.4.2　界定研究

外科教育研究是一个新兴的领域,现有的知识基础存在很大的空白。相对来说,在实践中发现没有明确答案的教育问题是比较容易的,因此很容易制订一个雄心勃勃的研究项目来填补最大的空白。然而,多年来接受外科哲学的训练,即首先解决最重要的赤字的思维,无助于解决上述问题。

定义一个研究项目应该偏向狭窄,因为研究项目常被过于宽泛所羁绊,而非过于狭窄。一个反复提炼的研究问题和一个可实现的研究设计是必不可少的。应该承认,外科医生在教育文献方面的知识相对缺乏,他们应该寻求教育学同行的指导,因为教育学同行具有在研究项目的制订过程中放置一些教育学"路标"的能力,肯定可以让外科医生少走弯路。

外科医生也不应低估研究所需的时间,特别是定性研究方法。"一小时的面谈需要八小时的分析"这一公理并不像最初看起来的那样夸张。外科医生不应该被误导,认为一个"只有"少数参与者的定性研究项目(与定量研究项目相比)应该扩大研究范围。

31.4.3 伦理方面

教育研究伦理学与临床研究伦理学有着重要的区别。例如,临床试验中的物质风险往往是身体上的(治疗副作用、手术并发症、死亡),而教育研究中的风险更可能是心理上的(尽管严重程度并不低)。另一个例子是,外科医生和患者之间的关系在临床试验中需要受托责任,会减轻权利不平衡关系,但在教育研究中外科医生和参与者可能没有类似的责任关系。考虑到外科内部的传统等级制度,任何希望让初级同事、实习生或医学院学生参与研究的外科医生都需要仔细注意权力不平衡的伦理含义。

一个特别的道德问题是,对教育有问题的行为,如欺凌和歧视,普遍存在,并可能在外科手术中持续存在,因为外科医生和受训者为这些行为赋予了一些效用[11,12]。外科医生可能会面临个人道德困境,当他们从教育角度出发试图评估这些行为的"伤害"的同时,他们从外科角度可能认为这是"好处"。外科医生应该意识到这种研究结果的潜在受众也面临着同样的困境。如果研究的结论不会因为被认为是对外科文化本身的攻击而产生抵抗,那么检查外科文化的教育研究需要对这种行为的含义进行敏感性的研究(同时仍然承认这些行为不太理想)。

最后一个实际考虑是,教育研究通常归属于与临床研究不同的部门或机构进行管理。由于与以往开展临床研究时有不同的申报门户、文档要求、关键联系人和时间框架,外科医生必须分配足够的时间来完成一个不熟悉的伦理流程。

31.4.4 寻找平衡:"足够深入"和"足够远离"

外科文化是由共有的知识、语言、符号和行动协调的。这些可能是高度特殊的,有时特定于小的子专业和地理位置或在一个特定的手艺小组。选择研究自己实践中产生的主题的外科医生通常会喜欢"足够深入",以理解相关的格言,上下文线索,以及可能在数据收集过程中产生的隐藏含义。这在访谈和焦点小组等实时环境中可能尤为重要,因为提问的方向依赖于同时解读新出现的数据的能力。

外科医生可能会发现,当研究设计需要从其他专业或群体的参与者中收集数据,或者在资历方面存在差异(比如资深外科医生采访住院医师)时,他们尚未"足够深入",可能有必要专门招募具有相关知识或团队成员的研究合作者。

然而,"足够深入"与"足够远离"之间存在一种张力,即能够看到并质疑数据所产生的主题。外科医生可能会发现,外科世界对他们来说是如此熟悉,以至于他们对其他人显而易见的现象相对视而不见。意识到个人立场,与不同的研究团队合作,团队成员之间的主题多方验证,以及有意识地使用不同的理论来分析数据,这些策略可以帮助外科医生研究人员将自己定位得"足够远离"。

31.4.5　时间管理与外科实践

在外科手术中很难实现"工作与生活的平衡","工作与研究的平衡"也会带来同样的挑战。虽然临床研究中的数据收集通常是建立在提供临床诊疗的工作流程中,但教育研究中的数据收集通常是相对独立的。即使研究设计允许在日常工作流程中收集数据,定性数据分析也需要在"工作"之外有足够的时间——不仅是阅读、重读、讨论的时间,思考新出现的主题,同时也包括合适的数据组织形成和新理论的形成过程所需的时间。

由于外科医生之间存在很大的差异,因而难以就如何平衡多方各异的需求提供最优的时间管理方案。然而值得注意的是,由于工作负载导致数据分析的延迟可以为上述过程带来灵感,因为在当前工作的背景下,花时间思考(或烦恼)教育研究数据,可以带来新的见解,短暂地离开岗位后再回顾数据亦有类似帮助。重要的是不要气馁,外科医生需要认识到研究成果的质量很大程度上取决于过程,而这需要时间。

31.5　结论

外科医生有其独特的"外科"视角,当他们进行教育研究时,需要考虑到这些视角。有些是因为外科学和教育学的差异,有些是因为外科医生对临床生物医学研究的惯例更为熟悉,有些是由于从事外科临床工作所导致的限制,特别是在时间管理方面。通过描述外科医生的观点,作者希望读者能够预期外科教育需要面对的问题,并更从容地从外科教育研究中获益。

参考文献

1. Fry, H., & Kneebone, R. (Eds.). (2011). *Surgical education: Theorising an emerging domain*. London: Springer.
2. Bharathan, R., Vali, S., Setchell, T., Miskry, T., Darzi, A., & Aggarwal, R. (2013). Psychomotor skills and cognitive load training on a virtual reality laparoscopic simulator for tubal surgery is effective. *European Journal of Obstetrics, Gynecology, and Reproductive Biology, 16*(2), 347–352. https://doi.org/10.1016/j.ejogrb.2013.03.017.
3. Hill, E., & Vaughan, S. (2013). The only girl in the room: How paradigmatic trajectories deter female students from surgical careers. *Medical Education, 47*, 547–556. https://doi.org/10.1111/medu.12134.
4. National Health and Medical Research Council. (2000). *How to review the evidence: Systematic identification and review of the scientific literature*. Canberra: Commonwealth of Australia.
5. Gifford E, Galante J, Kaji AH, et al. Factors associated with general surgery residents' desire

to leave residency programs: A multi-institutional study. *JAMA Surg* 2014;149: 948–53. doi: 10.1001/jamasurg.2014.935

6. Khoushhal Z, Hussain MA, Greco E; Mamdani M, Verma S, Rotstein O et al. Prevalence and causes of attrition among surgical residents: a systematic review and meta-analysis. *JAMA Surg* 2017;152:265–272. doi: 10.1001/jamasurg.2016.4086

7. Arora, S., Sevdalis, N., Suliman, I., Athanasiou, T., Kneebone, R., & Darzi, A. (2009). *American Journal of Surgery, 198*, 726–732. https://doi.org/10.1016/j.amjsurg.2009.01.015.

8. Dickinson, I., Watters, D., Graham, I., Montgomery, P., & Collins, J. (2009). Guide to the assessment of competence and performance in practising surgeons. *ANZ Journal of Surgery, 79*, 198–204. https://doi.org/10.1111/j.1445-2197.2008.04839.x.

9. The University of Melbourne. Graduate programs in surgical education. https://www.surgeons.org/media/20261799/gp_surgical_education_2014_final.pdf. Accessed 10 Aug 2016.

10. Collins, J. P., & Gough, I. R. (2010). An academy of surgical educators: Sustaining education- enhancing innovation and scholarship. *ANZ Journal of Surgery, 80*, 13–17. https://doi.org/10.1111/j.1445-2197.2009.05170.x.

11. Crebbin, W., Campbell, G., Hillis, D. A., & Watters, D. A. (2015). Prevalence of bullying, discrimination and sexual harassment in surgery in Australasia. *ANZ Journal of Surgery, 85*, 905–909. https://doi.org/10.1111/ans.13363.

12. Musselman, L. J., MacRae, H. M., Reznick, R. K., & Lingard, L. A. (2005). 'You learn better under the gun': Intimidation and harassment in surgical education. *Medical Education, 39*, 926–934. https://doi.org/10.1111/j.1365-2929.2005.02247.x.

（翻译：李俊勋）

Deb Colville, Catherine Green

第 32 章
拨开迷雾:外科教学研究初探

概述 对于入门者来说,理解和开展外科教学研究是一件比较困难的事情。本章的目的在于将一些晦涩的概念分解为数个步骤,以助于研究的开展。本章将为读者解释初学者开展定性外科教学研究过程中的关键节点,包括如何从一系列"热点问题"中提出可能寻得答案的研究问题,以及选择适合研究者和研究背景的研究范式。本章还提供了一些有助于研究开展的视觉工具。

32.1 简介

越来越多的人关注到一个问题,就是如何在内科和外科教学方面开展高质量的研究,这些关注促使该领域的专业化得以快速发展[1,2]。对于研究者来说,开始开展外科教学研究既让人兴奋,又令人怯步。很多外科教育者在教学和培训的技能方面得到比较多的培训,水平比较高,但是研究技巧方面需要指导和帮助[3]。外科专业的人员通常更熟悉基于实证主义范式的研究,而在开始开展外科教学研究的时候才刚刚接触社会科学与教育学文献中的理论、概念和范式。

本章的两位作者都是经验丰富的眼外科执业医师。DC 获得眼科外科教学 PhD 学位,主持一项对澳大利亚眼科教育学徒/见习本质的定性研究。CG 正在攻读外科教学的硕士学位,参与一项眼科基于工作场所评估的研究计划。

Kneebone 在文章《全内反射》(2002)中写到自己从实证主义范式过渡到探索新的研究领域的经历,以及通过不熟悉的语言学习新文献过程中所遇到的挑战[4]。

一位初学研究者也在评论中对这些经验/体验表示感同身受:

> 我在课程之初读了 Kneebone 的文章《全内反射》。当时我想:这会有多难? 但是事实上这比我预想的更难:我一开始并不相信! 现在我赞同 Kneebone 的观点:外科教学研究是我们所不熟悉的思考方式,需要个人的转

变。我用了三天撰写《教学大陆》的文章,之后回到现实生活(临床手术工作),感觉就像是从节奏、语言、思维和人群都完全不同的异国他乡回来。CG

作为一个外科医生,第一次进行教学研究的体验就像置身迷雾之中,前路迷茫,无从分辨。在本章中,我们希望通过提供路标来拨开迷雾,让外科教学研究入门者能够前去探索这一未经探索的领域。

32.1.1　准备开始新旅程

虽然开展外科教学学术研究的人员大多数是经验丰富的专业人员,很多还具有很高的学位,但是他们可能需要针对教学研究的特殊要求进行相应的准备。在研究设计、开展调查、项目评估和统计分析等方面都应该进行培训[5]。攻读研究生项目(比如获取研究生证书、研究生文凭和/或医学或外科教育硕士学位)以及参与工作坊和会议[比如欧洲医学教育联盟(AMEE)、渥太华会议、美国医学院联盟(AAMC)、亚太医学会议以及澳大利亚和新西兰医学教育者联盟(ANZAHPE)],可以获得拓展知识和见解的机会,并能发展社交网络,结识潜在的导师和合作者。

当对某一方向感兴趣、在计划开展任何研究项目之前,应该先根据当前的知识空白、个人优势以及自我发展的领域,列出优先考虑事项,才能以充沛的动机保持对外科教学项目的持续关注。

在项目开始之初,Smith 等(2002)提出用"研究蜘蛛"[6]这一方法来评估个人目前的教学研究技巧,并确定在项目开始前或过程中需要填补的空白:

通过这一工具,我发现了某些方面的知识缺陷,从而可以制订策略来弥补这些不足。我还有机会认识到自己的优势,并对外科教学研究技术的进步进行反思。CG

图 32.1 是研究蜘蛛的一个例子。比如,这位研究者基于自己既往的生物医学研究经历,掌握定量研究方法技能的自我评级仅为 2。相反的,对于她不熟悉的主题,比如获取相关的外科教学文献,她的自评评级为 5。在批判性使用定性方法方面她自评的学习需求也比较高,达到 4。

研究蜘蛛图解作为视觉提示,可以有助于对提升自身能力策略的讨论。研究者可以借助研究蜘蛛这一视觉提示与导师讨论蜘蛛网上的各个要素,以更有效地开展外科研究项目。研究蜘蛛也保留了一定空间,研究者和导师可以插入其他感兴趣的技能进行评级。不相关的项目可以从图解上直接删除。

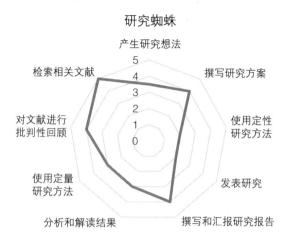

图 32.1 "研究蜘蛛":准备探索你的技能优势,确定
与同行、导师之间的差距

　　为了提出研究问题,熟悉教学研究的概念、语言和方案,研究者应该扩大阅
读面。有大量的医学和外科教学杂志可供阅读,且每份杂志的关注点和重点会
略有不同。《外科教育杂志》是获取文献的一个入口,其中很多文章采取生物医
学研究者所熟悉的格式,采用的方法也是实证主义者熟悉的定量方法。其他杂
志,比如《内科学理论》《卫生学教育发展》《医学教育》《医学教育者》以及《临
床教育者》等,提供了更广阔的视角,并引入定性研究和混合方法研究。

32.1.2　确定导师

　　对于研究者来说,获取支持和指导是至关重要的。导师这一角色的重要意
义在于引导研究者获得恰当的培训、提出正确的问题、设计项目以获得有说服力
的结果,与同行分享研究结果,并在该领域与同行建立联系[5]。导师还能与你讨
论职业发展,如何处理政治、文化问题,以及一些更个人化的问题,比如如何平衡
事业与家庭生活,如何与难相处的同事沟通等[7]。

　　导师的选择主要从目的出发,考虑导师和研究者各自的职业需要以及适当
的兼顾[8]。确定多位导师可能可以满足不同的需求。坦诚地沟通期望、寻求达
成共识,将有助于建立成功的导师-学生关系[7]。假如有如下的问题,研究者可
能需要在项目初期与导师说明:

　　　作为研究者,开展硕士研究项目的目的在于采用定性研究的方法探索
　这个问题。出乎意料的是,我的导师是坚定的实证主义者,而我发现我的研
　究项目变成为一项定量研究。DC

32.1.3　提出一个可回答的(且重要)的问题

教学研究的目标是创造新的知识。构建研究问题的时候,很重要的一点是所选择的主题是研究者所感兴趣的;若非如此,很难保持完成一项研究的动力。进行头脑风暴时,把所有可能感兴趣的领域写下来是一个有用的技巧。然后,将对这些热点问题的好奇,转化为可回答的研究问题。在定性研究中,每一个问题都应该适当地转化为探索性问题,而不是很明显将得到一个简单的"正确"答案的描述。通常下一步是形成开放式问题,例如:"外科培训医师如何在手术室环境下学习手术技巧?"

主要问题和子问题列表可以包括一个方法的研究问题,以及一个实际问题。举个例子,方法问题可以是"怎样可以采用定性研究方法来探索眼科培训问题?",相应的主要实际问题可以是"眼科培训医师如何学习手术技巧?"。

接下来是根据研究者对问题的解决方案形成一些观点。通常这些观点是比较泛泛的。这种方法的优势在于用研究者的个人经验来推动研究,研究者也会对自己对研究问题的认识有更多了解。这在多轮的研究数据迭代收集过程中也被称为"研究者为研究工具"。研究者将不时通过对数据的反思修正关于问题的陈述。对"这个问题为何存在,为何解决方法看起来很明显,但是问题尚未得到解决"的思考,是推动研究计划进展的有效方式。通常与计划研究领域的专家或同事一起进行头脑风暴是很有帮助的。DC 对这一过程的反思:

> 我观察到眼科传统的学徒制度,使眼科外科教育者难以将两项历史发展整合到当前的课程中。这两项发展首先包括眼科执业者构成的改变,澳大利亚多样化的临床从业者中,年龄更大的研究生开始从事临床工作,女性医师比例更高。另外,慢性疾病逐渐取代急性疾病或单一疾病,其重要意义逐渐得到认识,这对学徒式的培训提出了挑战。我的研究困惑在于如何在这两种挑战下确定当前课程的教育学基础及其形式。基于此,我设计了我的 PhD 研究方案。DC

32.1.4　回顾文献

下一步是通过严谨的文献回顾来了解关于该主题的已知信息,这部分在第 33 章"文献回顾:为了研究,成为研究"中详述。通过这一步骤,研究者可以获知该问题的答案是否已明确,确定有哪些另外的方面可供探索。进行文献回顾时,研究者应该考虑哪种研究范式最适用于该研究问题。应该考虑关于该主题的本体论和认识论(见第 30 章"外科教育研究:定位"),这将有助于阐明相关的范式,为找到研究问题的理想方法提供线索[9]。文献回顾的结果应该是将其他研究者对于解决该研究问题的主要观点形成自己的概念。批判性地阅读文献,确定认识差异或者逻辑矛盾之处,使之成为自己的研究所立足的基础。高度关注认知空白,对其进行定量,将显示你的研究问题所得到的答案将如何推动该领域的认识,有助于构建研究问题,并确定研究的范围。

提出问题以促使在背景下的改进和应用,对于进行文献回顾是有帮助的。Cook(2010)建议将教育问题或研究分为三类:描述、说明和验证[5]。与单纯描述不同的是,说明性研究更进一步地解释事件发生的原因和机制,以及改进的方法。说明性研究在医学教育领域是不常用的:我们呼吁教育学家们反思调查和提出研究问题的目的,并尽量提出更多说明性问题[10]。

如果以开放的态度来进行阅读,研究者将发现在医学文献以外有很多先例对其研究有所裨益。记住 Kneebone 关于全内反射的隐喻。这指生物医学文献当中对定性研究的"盲目性",仅认可外科医疗生物医学文献中的定性研究观点,而无视了社会科学对外科实践所能作出的贡献,也忽视了教育学本身以及外科教学的社会科学本质。

这就好比我们作为外科医生,不是借由日间的光线认识外面的世界,而是从池塘底去看世界。对于眼睛来说,池塘底的光,从空气与水面的界面反射回池底。我们难以透过深深的池塘,见到外面的"真实"世界:外科医生就像置身"水底",所想所做都从那里出发。举个例子,语言学和修辞学对于理解手术室中外科医生与手术团队的沟通大有帮助,但外科医生通常对这些视而不见[11]。

32.1.5　精炼研究问题

完成了以上步骤之后,接下来的重点是提出一个清晰的研究问题。这可以是研究假设,或者研究目标和目的。研究问题应该更加"精细"——可行的、有趣的(对研究者和其他人来说都是)、新颖的、符合伦理的并且与临床相关的[5]。

另外一种方法是采用 Swales 的"创建研究空间"(CARS)模型[12]。虽然这个模型主要从撰写研究论文的角度出发,但是同样适用于研究计划阶段。这个模型涉及三个步骤:

1. 确定范围:设定研究的环境,提供必要的主题背景,明确已知的和未知的背景信息。

2. 确定定位:概述既定背景中本研究所取的定位,以及研究将如何填补这一空白。

3. 占据定位:将第 2 步中的空白转化为待填补的研究空间,描述如何填补这一空白,通过研究回答提出的问题。

图 32.2 展示了用研究空间图解展示研究项目的一种方法[21]。

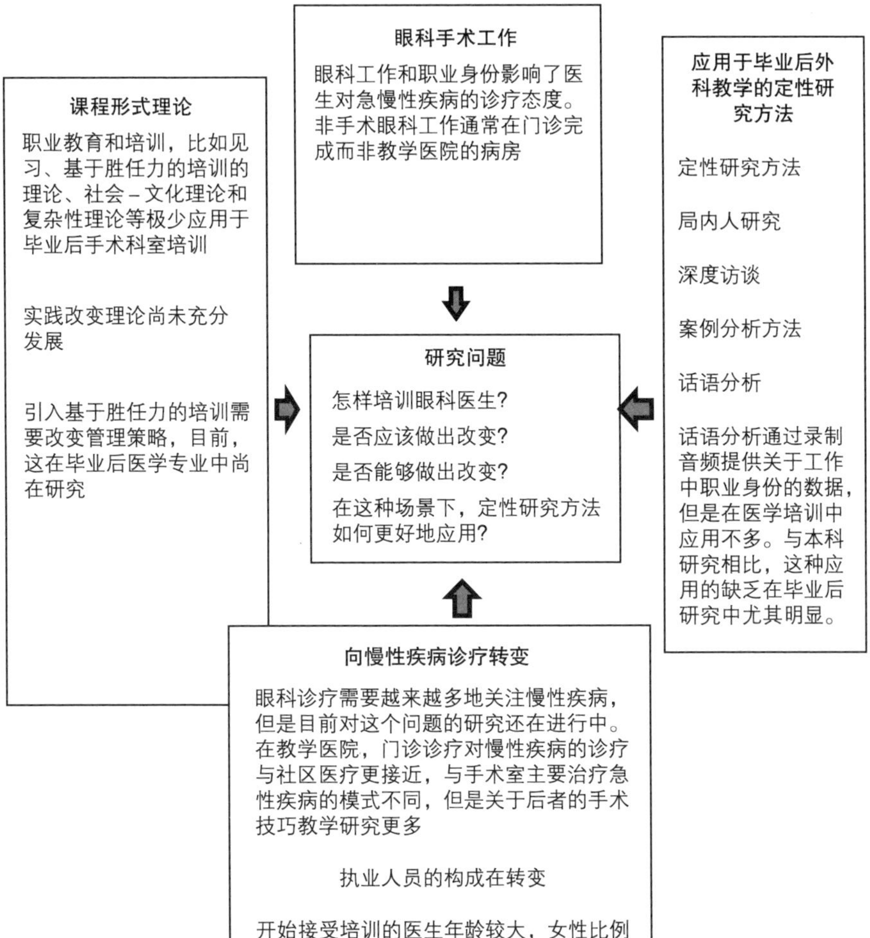

眼科手术工作
眼科工作和职业身份影响了医生对急慢性疾病的诊疗态度。非手术眼科工作通常在门诊完成而非教学医院的病房

课程形式理论
职业教育和培训,比如见习、基于胜任力的培训的理论、社会－文化理论和复杂性理论等极少应用于毕业后手术科室培训

实践改变理论尚未充分发展

引入基于胜任力的培训需要改变管理策略,目前,这在毕业后医学专业中尚在研究

应用于毕业后外科教学的定性研究方法

定性研究方法

局内人研究

深度访谈

案例分析方法

话语分析

话语分析通过录制音频提供关于工作中职业身份的数据,但是在医学培训中应用不多。与本科研究相比,这种应用的缺乏在毕业后研究中尤其明显。

研究问题
怎样培训眼科医生?
是否应该做出改变?
是否能够做出改变?
在这种场景下,定性研究方法如何更好地应用?

向慢性疾病诊疗转变
眼科诊疗需要越来越多地关注慢性疾病,但是目前对这个问题的研究还在进行中。在教学医院,门诊诊疗对慢性疾病的诊疗与社区医疗更接近,与手术室主要治疗急性疾病的模式不同,但是关于后者的手术技巧教学研究更多

执业人员的构成在转变

开始接受培训的医生年龄较大,女性比例增加

图 32.2　研究空间图解:通过逐步推进的研究空间(Swales)可视化图解,展示和调整研究项目的关键性支柱

32.1.6　设定项目范围

下一个任务是设定项目的范围。建议"从小处着手,逐步推进"[5]。研究者可以通过这种方法持续地逐步掌握研究技巧,更确切地把控进展,并在研究项目完成时收获很好的成就感。

对于比较小的项目,只能回答一个或两个具体的研究问题;而大的研究项目通常拥有一个主要问题和若干附属问题。对于大研究来说,通常会设计一系列子研究来对应这些附属问题。

项目的可行性包含多个因素,比如可用的时间、资金、参加研究的外科医生和培训医生的数量、伦理学考虑,比如公平性,在外科教学研究中纳入通常较少受研究关注的参与者。

资金和机构的支持是必须的。大家都公认教学研究的资金既难以获得,又难以保障[13]。但研究者不应该因此就放弃尝试。Blanco 和 Lee[13]对如何获取资金支持的方法进行了总结。这些要点包括确定资助机构和资源,了解资助机构,按照要求提交撰写清晰、详细的计划书。

先按照上述步骤写下"理想化"的研究项目,然后根据所有能确定的可行性因素进行修正,让项目更具有"可操作性"。要完成这一转化,通常需要先阐明什么是理想化的,指出可行性问题,平衡各方因素以获得最优的方案。用图解的方法展示研究项目有助于阐明可行性问题。

对项目加以限制使其更具可行性,在这个过程中所需的心态有时难以掌握。难点在于,将急于解决大问题的迫切,转化为致力于解决大问题中一个小而关键方面的努力。对于不常开展研究的人来说,这种做法是陌生的,对于同时自学社会科学范式的研究者来说尤其困难。这一过程包括雄心的转变,摒弃任何通过一项小研究解决整个大问题的想法。对于很多外科医生来说,为了思路、内容清晰而删减部分研究内容,从情绪上是难以接受的。为了实现这一思维的转变,需要逆习惯而行:临床医生既往所接受的培训使其具有全面的、以行为为导向的观点,所以这一过程必有失落。

研究范围的确定还包括确认利益相关者。研究者应清楚地考虑研究项目对利益相关者可能产生的影响。这也是研究报告的引言所需要包括的内容。研究报告在随后的讨论部分应该列出研究项目对利益相关者的潜在含义。

32.2 方法论和方法

32.2.1 方法论:采用社会科学范式,阐明研究者视角

方法论是回答研究问题和获取新知识的策略方法,对于研究设计是必须的[9]。在拟定和精炼了研究问题之后,下一步就是确定哪种方法对于回答研究问题来说是最合适的(参见第 30、32、33 和 34 章)。

作为社会科学范式,教育研究通常先确定研究者自己的视角和背景。而传

统外科学研究通常以科学的"假设验证"形式出现,所信奉的是社会科学眼中的伪客观性,因此研究者自身的身份被认为是与研究内容不相关的,是不予说明的。两者在这一方面是相悖的。为了成为外科教育定性研究者,最难的转变有时在于"反思"的过程,如何掌握生成和展示自身背景与方法学选择的能力。不管怎样,当外科医生采用"研究者为研究工具"这一方法时,该研究范式就能进行强有力的外科教学"假设生成"。

32.2.2　获取人类研究伦理委员会批准

澳大利亚的国家健康与医学研究委员会陈述了四大伦理支柱:研究诚信、有益性、公正性和同意[14]。外科教学研究的同行评议杂志通常要求提供正式的伦理批件。由于教学项目是基于整个机构的事务,还应提供机构的支持信。研究伦理批件中需指明所有的相关决策者,需附录访谈计划的样本。对于澳大利亚和新西兰研究生医学院来说,需关注跨国隐私方面的伦理问题。一些伦理委员会更习惯于评估生物医学研究项目的伦理问题,而不熟悉定性研究相关的伦理问题,比如关于访谈技巧的争议。因此研究者需额外强调相关方面以取得充分的伦理批准。应严格检查并列出外科教学研究和教学医院常规临床活动统计数据之间的差异(参见第 36 章"外科教育研究中的伦理问题")。

对于外科教育者来说,必须优先考虑患者安全。外科研究的伦理问题是"高风险"的,因为外科教学研究涉及人的参与,以及在患者或潜在患者这一弱势群体中开展高风险医疗。即使作为经过完善培训的医生,研究参与者依然可能感觉自己置身于等级化的教学环境,为了得到继续培训的认可或者职业认可,而需要保持支持的态度。女性培训医师可能遭遇双重的伦理危机,包括作为培训医师和作为男性主导职业中的女性成员两方面[15]。性别问题对于研究者和参与者都同样存在。在全世界的多种文化背景中,传统观念认为女性不是创建外科知识的优秀学者,因此由女性研究者主导的外科教学研究,也是对这一传统观念的挑战[16]。普遍来说,在外科文化中,女性通常不处于优先地位,因此女性参与者可能被排除,虽然可能是无意的,但仍然是不公平的[17]。

32.2.3　研究方法

可供外科教学研究选择的有用的方法种类繁多。定性研究方法包括焦点小组、半结构化深度个人访谈、观察、视觉方法和定性调查研究。招募工具包括海报、传单、广告以及会员邮箱等。这些通常需要机构的支持。研究也可在研究者周边的外科科室中进行招募。招募方法应该确保受试者能够自由决策是否同意参加研究。

32.3   撰写

32.3.1   撰写申请书和进行项目计划

撰写研究申请书包括以上讨论的所有步骤。将项目框架进行图解展示有助于确保所有相关部分都得到充分考虑。

图 32.3 提供了一个成功的例子,展示了方法论、研究问题、方法等要素[21]。项目的逻辑也能通过图 32.4 所示的相位图进行展示[21]。

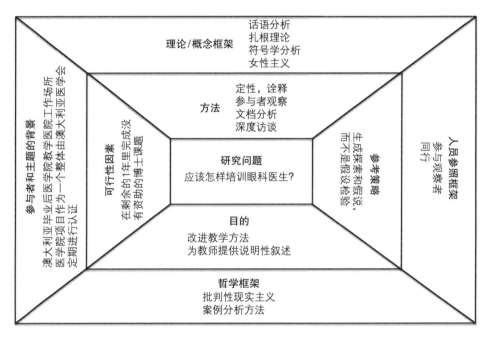

图 32.3   建立研究问题框架(框架维度)。(引自[8,21,22,23,24])

计划过程中很重要的一部分是根据预期的时间线进行详细的项目计划。这将确保项目的可行性,并且能够在现实的时间框架中开展。Gantt 表或者类似的项目计划工具可以有效地列出计划的各个阶段,确定利益相关者,确保研究按照可行的时间框架开展。如果研究计划的研究范围或时间线过于庞大,此时可有机会回顾、修正研究方案。项目计划至少应该分配时间进行文献回顾、方法计划、设计研究工具、招募、数据收集、数据分析、申请伦理批件、撰写以及计划结果的发布、发表。

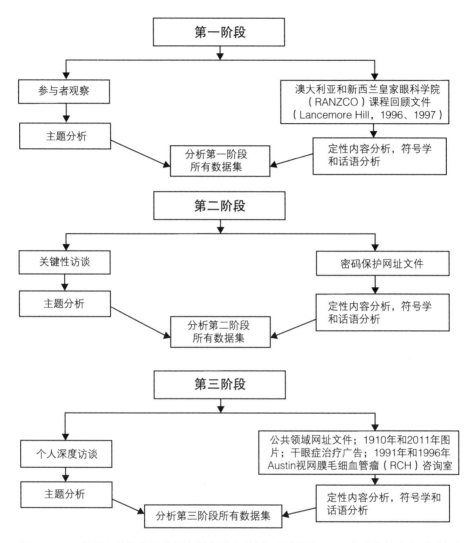

图 32.4　一项复杂的外科教学研究计划的相位图。该图展示了一个迭代的流程,包括开始的参与者观察和后续的个人深度访谈

32.3.2　撰写和发布结果

对于外科教学研究者来说,学术报告撰写是一个新的领域,有时是困难的任务。注意遵循医学教育发表报告撰写的专家建议[12,18-20]。建议早期就开始着手撰写[3]。可以在数据收集完成之前开始报告撰写,尤其是文献回顾、方法论和方法等。可以用文字叙述或者图片进行展示。项目思维导图也是有用的工具,可提供清晰的项目框架。

为了有效开展研究、发布报告,讨论案例的能力也是必须具备的一项技能。前文讨论的 "CARS" 框架是进行计划的有用工具[12]。将研究报告从研究局内人的视角转变到局外人的视角是很有挑战性的。局内人和局外人研究都是传播研究结果的有用方法。按照预期(且喜闻乐见),研究者的身份将彻底转变:从外科医生的局内人角色转变为外科教学研究者。让坚信实证主义范式的外科同行相信你的教学研究的价值和合理性可能比较困难。根据发表计划,研究者可能需要确定其研究报告主要侧重外科医生的易读性,还是非外科医生教育学者及其他人的可读性。

32.4 结论

从外科医生到外科教学研究者的历程,一开始可能是令人望而却步的,但是最终会带来改变及收获。开展研究计划包括很多步骤。一开始只是研究者的研究兴趣清单,随后聚焦一项可开展的小研究。研究范式的考虑、研究者视角、确定利益相关者等都是重要步骤。许多研究方法可供选择。撰写申请书时需要选择一种与研究范式相符的方法。

高质量研究报告的发表有助于申请资金,为教学研究提供资源。基于合理教学研究的外科培训将培养出更优秀的外科医生:提供更安全,更高效,效价比更高的培训;成就更优秀的外科教育者;节约财政支出;并且最终,使患者获得更优的健康结局。

参考文献

1. Davis, M. H., & Ponnamperuma, G. G. (2006). Medical education research at the crossroads. *Lancet, 367*(9508), 377–378.
2. Gill, D., Griffin, A., Woolf, K., & Cave, J. (2009). Twelve tips for studying medical education at doctoral level. *Medical Teacher, 31*(7), 601–604.
3. Markert, R. J. (2010). Getting started on your research: Practical advice for medical educators. *Teaching and Learning in Medicine, 22*(4), 317–318.
4. Kneebone, R. (2002). Total internal reflection: An essay on paradigms. *Medical Education, 36*(6), 514–518.
5. Cook, D. A. (2010). Getting started in medical education scholarship. *The Keio Journal of Medicine, 59*(3), 96–103.
6. Smith, H., Wright, D., Morgan, S., Dunleavey, J., & Moore, M. (2002). The 'research spider': A simple method of assessing research experience. *Primary Health Care Research & Development, 3*(3), 139–140.
7. Cristancho, S., & Varpio, L. (2016). Twelve tips for early career medical educators. *Medical Teacher, 38*(4), 358–363.
8. Siddiqui, Z. S., & Jonas-Dwyer, D. R. (2012). Twelve tips for supervising research students. *Medical Teacher, 34*(7), 530–533.

 9. Bergman, E., de Feijter, J., Frambach, J., Godefrooij, M., Slootweg, I., Stalmeijer, R., et al. (2012). AM last page: A guide to research paradigms relevant to medical education. *Academic Medicine: Journal of the Association of American Medical Colleges, 87*(4), 545.
10. Cook, D. A., Bordage, G., & Schmidt, H. G. (2008). Description, justification and clarification: A framework for classifying the purposes of research in medical education. *Medical Education, 42*(2), 128–133.
11. Lingard, L., Reznick, R., Espin, S., Regehr, G., & DeVito, I. (2002). Team communications in the operating room: Talk patterns, sites of tension, and implications for novices. *Academic Medicine: Journal of the Association of American Medical Colleges, 77*(3), 232–237.
12. Swales, J., & Feak, C. B. (2004). *Academic writing for graduate students: Essential skills and tasks* (2nd ed.). Ann Arbor: University of Michigan Press.
13. Blanco, M. A., & Lee, M. Y. (2012). Twelve tips for writing educational research grant proposals. *Medical Teacher, 34*(6), 450–453.
14. National Health and Medical Research Council. Health and research ethics 2015 [cited 2016 31 October]. Available from: https://www.nhmrc.gov.au/health-ethics
15. Hill, E., & Vaughan, S. (2013). The only girl in the room: How paradigmatic trajectories deter female students from surgical careers. *Medical Education, 47*(6), 547–556.
16. Franco-Cardenas, V., Rosenberg, J., Ramirez, A., Lin, J., & Tsui, I. (2015). Decadelong profile of women in ophthalmic publications. *JAMA Ophthalmology, 133*(3), 255–259.
17. Parle, G., & Parle, J. (2015). Summary report: Expert Advisory Group advising the Royal Australasian College of Surgeons. Discrimination, bullying and sexual harassment prevalence survey.
18. Bordage, G. (2001). Reasons reviewers reject and accept manuscripts: The strengths and weaknesses in medical education reports. *Academic Medicine: Journal of the Association of American Medical Colleges, 76*(9), 889–896.
19. Lingard, L. (2015). Joining a conversation: The problem/gap/hook heuristic. *Perspectives on Medical Education, 4*(5), 252–253.
20. Ramani, S., & Mann, K. (2016). Introducing medical educators to qualitative study design: Twelve tips from inception to completion. *Medical Teacher, 38*(5), 456–463.
21. Colville, D. J. (2011). 'We need you to be able to do this operation': Continuity and contradiction in the training of ophthalmologists. Monash University http://arrow.monash.edu.au/hdl/1959.1/530686
22. Higgs, J. (1988). Structuring Qualtiative research theses. In J. Higgs (Ed.), *Writing qualitative research* (pp. 137–150). Sydney: Hambden Press.
23. Byrne-Armstron, H., Higgs, J., & Horsfall, D. (Eds.). (2001). *Critical moments in qualitative research*. Oxford: Butterworth Heinemann. (Diagram is page 61).
24. Higgs, J. (Ed.). (1988). *Writing qualitative research* (pp. 137–150). Sydney: Hambden Press.

(翻译:张焕晓)

第33章
文献回顾：为了研究，成为研究

Nigel D'Souza, Geoff Wong

概述 文献回顾是从日渐增多的医学教育研究中总结和获取知识的重要工具。文献回顾的方法也多到让人迷惑，尤其是定性和混合方法，其中部分方法来自于非医学领域。根据研究问题选择适当的回顾方法是成功的关键。本章对教学研究可能采用的定量、定性和混合研究方法进行描述，着重关注其优势和缺点。结合案例展示如何针对不同研究问题选择回顾方法。为了指导实践，本章对文献回顾的一般步骤进行概述，不管选择何种研究方法均需要涉及这一部分。

33.1 为什么需要进行检索

在包括临床医学和医学教育在内的医学文献的各个领域，文献回顾无处不在。文献回顾的目的通常是为了确定研究背景，或者为了从多项原始研究中获取知识。很多研究通过文献回顾来证明其有用性：

- 确定文献中的知识空白，表明研究是创新的、适时的或相关的
- 文献中相矛盾的结果表明研究发现是有争议的
- 表明该研究是基于既往结果的(包括不一致性)，通过一系列调查改进科学方法

通过对证据的整合，文献回顾本身可以成为一项研究。回顾方法的选择应该由研究问题决定。

33.2 哪种检索技术

大量文献回顾技术可以对全定量的、半定量半定性的或全定性的数据进行评估。从超过 25 种[1]方法中选出适当的文献检索方法可能是很有挑战性的。

下面的例子展示了可供选择的方法。Ali 是一名结直肠机器人手术的

培训医生。在与导师会面之后,他们拟定以下研究问题:

　　研究问题 1:结直肠机器人手术的手术技巧对手术结果的影响有多大?

　　研究问题 2:哪些因素影响了患者选择接受结直肠机器人手术而非腹腔镜或开放手术?

　　研究问题 3:怎样把培训技巧整合到机器人培训项目中以优化培训医生的进步?

以上三个研究问题关注不同类型的数据集,因此,需要不同的方法来进行文献回顾。文献回顾的方法可以大致分为三类:定量、定性和混合方法。

33.2.1　定量证据整合

对于第一个研究问题,为了对比可测量的结果,比如手术时间和合并症,最好的是定量方法,比如系统性回顾。系统性回顾从原始研究中整合结果,通常在循证医学中用于指导决策。

当原始研究的结果足够相似(即同质性),可以进行荟萃分析,将原始研究中的定量结果进行统计学合并。最受广泛认可的系统性回顾是科克伦(Cochrane)回顾,已经存在超过 20 年了。

系统性回顾基于 PICO 模型,对比一种干预在两个(或者多个)人群中的结局:一个人群进行干预,而另外一个人群不进行干预。在本章例子中:

- 对象人群(P):进行结直肠机器人手术的患者
- 干预(I):由培训医生进行机器人结直肠手术
- 对照(C):由顾问医生进行机器人结直肠手术
- 结局(O):手术合并症,手术时间

如果 Ali 选择通过 Cochrane 回顾来研究这个问题,他可以在 Cochrane 手册[2]中找到这种方法的可操作化格式,逐步开展。系统综述和荟萃分析优先报告的条目(PRISMA)声明[3]中对报告标准进行了清晰的规定。可以通过参加工作坊、线上学习[4]和研究生资格培训[5]学习如何开展系统性回顾。此外,对于第一次进行文献回顾的初学者,还可以从由经验丰富的 Cochrane 作者组成的国际化协作网获取帮助和统计学支持。

很多学者认为荟萃分析是最高级别的医学证据[6]。由于方法论和分析都展开得清清楚楚,因此每一个步骤都是透明的、可重复的。对每一项纳入的原始研究都应该进行偏倚风险和方法论质量的评估。发表之前,Cochrane 回顾需通过高级编辑进行同行评议,并进行反馈和质量控制。

如果系统性回顾开展不当,可能产生误导性的结果,比如偏倚或者异质性没有充分或如实报告[7]。虽然系统性回顾可以对异质性(差异)进行评估,但是由于缺乏平均值,因此不能对结果进行充分解释[8]。这种方法通常不能发现或者解释结果背后的因果关系——结果为何发生、何时发生(如需更多信息,参见下文定量和定性证据整合)。

33.2.2 定性证据整合

Ali 对第二个研究问题中患者对机器人手术的偏好和看法感兴趣。他认为这个问题不符合 PICO 模型,认为定性研究可能更合适。

定性研究通过描述为何某事会发生来构建新认识。在临床医学中,这类方法旨在"确定临床现象的关键组成部分",并且"尤其适用于同时具有社会学和临床两种维度的领域"[9]。通过确定和描述这些现象,研究者可以了解患者的价值观、认知和体验。定性回顾有很多种方法——已经描述的已多达25种[1]——而且并无关于哪种方法更优的共识。这些方法所使用的词汇、假设和方法也存在交叉,比如"批判性诠释整合、批判性回顾、诠释法、诠释整合、荟萃诠释"[1]。

由于很多定性整合方法都来源于临床医生所不熟悉的专业,比如哲学、心理学或教育学,因此对于临床医生来说,选择定性整合方式是有挑战性的。如果没有这些领域的学术背景,或者没有相关学术经验的导师,对于临床医生来说选择操作性强的方法可能会容易一些。

关于第二个研究问题,Ali 决定采用后设民族志这一方法:"适合用于通过患者的观点、体验,指导服务和干预"[10]。尽管关于后设民族志的方法指南还没有形成[11],Ali 找到成功的后设民族志研究例子[12],以及对该方法研究质量评价的指南[13]。

毫无疑问,这一方法可以回答这个研究问题,但是作为初学者,Ali 有一些顾虑。

定性回顾的主观性既是优势,也是缺点。沉浸式文献阅读可能让他获取对该研究主题的细微方面的独有认识(也可能没有)。回顾者的价值观和阐释能力决定了过程的质量和报告的洞察力。因此,这个过程是不可重复的,如果报告方式不恰当,也是不透明的,数据结果和作者解读之间没有明确界限。

对于大多数定性证据整合,很多报告存在过程的主观性、缺乏指引和研究方案等问题。由于超过 95% 定性证据整合是在 2000 年后[1]开展的,这些方法都没有像 Cochrane 回顾一样经过调整、发展或传播。虽然一些方法可操作性较强(比如荟萃整合),但是 25 种方法中仅有 12 种可以用于文献回顾的整个过程(比如后设民族志)[14]。对于纳入研究的质量,通常没有系统性的评价方法,这可能进一步降低了回顾结果的可靠性和合理性。

对研究采用"目的性抽样"而非全面的文献回顾可能导致抽样误差。这可能导致多样性被忽略,结果偏向一致性和普遍性,但该结果却不适用于更大的范围或更大的人群。不过新的目的性抽样策略可以使该过程更加系统化和透明[15]。

33.2.3　定量和定性证据整合

对于第三个研究问题,Ali 想要研究哪些培训方法能优化机器人手术培训过程中的操作技能发展。尽管荟萃分析可以显示培训医生开展机器人手术的效果,但是 Ali 担心这些信息是不全面的,比如不能确定哪些因素能产生好的培训结果。

为了解释这些因素的影响,Ali 决定采用能同时整合定性和定量数据的混合方法。可选择的方法包括:现实主义综述、叙述性整合、诠释性整合或批判性诠释整合。希望这些方法能够结合定性方法和定量方法的优势——解决复杂问题,提供证据的同时对环境因素进行解释。至于研究方法,Ali 选择一种更具有可操作性的、有指南和培训材料的文献回顾方法——现实主义综述[16]。

现实主义综述力图回答"什么因素在何种环境下起何种作用、如何发生、为何发生"类的问题。Ali 希望弄明白特定环境中的培训如何对结果产生影响,以及这些经验教训是否可以推广到他自己的培训项目中。很多因素对手术结局产生影响,现实主义综述可以把这些因素一一拆分开。Ali 发现以下这些原因可能促使培训医生获得较好的结果:
- 培训医生有机会使用模拟设备。
- 培训医生处理每个病例时被分配到充足的操作时间以达到培训的目的。
- 培训医生被分配到的病例复杂程度适当。
- 培训医生操作病例数足够多。
- 在适当水平的监督下开展手术。
- 负责指导的顾问医生具有足够好的手术技巧。
- 负责指导的顾问医生具有足够好的教学技巧。
- 患者出现合并症后提出诉讼的风险较小。

肤浅的理解可能导致对结果的解读存在缺陷。举个例子,参与病例数较多的培训医生可能培训效果更差。后续的调查显示因为合并症的诉讼风险,这些培训医生仅在手术中担任助手。充分理解环境是现实主义调查发现因果关系的关键。

现实主义综述是一种新兴的系统性回顾方法,可以在学术研究、解读和政策之间搭建起桥梁。目前已有发表的报告标准和指南来帮助新作者开展每一步研究[16]。这种方法对于复杂的干预尤其有用,比如理解多个社会/人类因素及其相互作用对教育结局的影响,这个研究问题是高度环境依赖的。

荟萃分析不能确定和说明多种因素与环境的相互作用的复杂性,并会出现明显的异质性。尽管现实主义综述力图解释环境对结局的影响,该方法承认为了增加可行性,需要缩小关注面,比如通过限制关注的结局、每项综述的覆盖范围、获取信息的本质和质量以及期望推荐的限度[17]。

现实主义方法通过仔细解读环境及其对因果过程(部分现实主义者称之为机制)的影响,可以更好地解释和解决“稀释”(其他医疗工作者和系统的参与逐渐减弱教学的影响)和“未能确定因果联系”这两个问题[18,19]。

沉浸阅读和解读定量数据可以生成[20]一些信息,但是仍然缺乏其他数据,即与临床实践社区或价值观(社会的/政治的/文化的/经济的/民族的)相关的数据。因此需要同时纳入定性数据。不管怎样,整合定性和定量数据的过程需要耗费极大的人力,同时也是对“智力的巨大挑战”[21]。

33.3 如何进行文献检索

下面我们将列出所有文献检索都具有的步骤。不同方法可能在这些步骤有所不同,或者需要额外的步骤。如果没有相应的指南,可能在尝试使用某研究方法前应该先去预约一个课程或者进行进一步研究。

1. 仔细考虑研究问题

研究问题出现在每一份研究论文的开头和结尾,与研究的很多方面密切相关。对于任何研究来说,除了其他一般的考虑,研究问题必须是重要的、适时的和相关的[22]。尽管定性方法可能适用于回答探索性或复杂问题,但是首先还需要思考这个研究问题是否“能被研究”。也就是说,能够获得能被整合的数据。

2. 选择合适的回顾方法

为了成功解决研究问题,必须选择合适的回顾方法(定量的、定性的或混合方法)。根据所回顾的问题选择方法。换句话说,回顾问题决定研究者所采用的回顾方法。

作者需要考虑的一个重要问题,是研究方法与其自身的能力和资源是否匹配。如果一种方法看起来合适,但是作者此前从未用过,应该先阅读相关指南,以及已发表的使用该方法的文章。然后作者确定他们是否同意该回顾方法的各种基础假定(隐性的和明确的),以及他们是否具备必要的能力。Kastner 等人在近期发表的文章中确定了一些定性的回顾方法,以及与其相匹配的回顾目标[13]。

如果这种方法不是完全可操作化的,作者需要其他人的帮助,比如有丰富经验的导师或合作者,和/或参加培训课程——初学者在没有任何指导的情况下难以使用这些方法。如果选用的是一种不那么完善的文献回顾方法,作者需要去理解所有的方法学局限,并且做好受到其他人质疑的准备,包括对研究方法选择及其得到的研究结果的质疑。

下表列出了每种方法论常用的回顾方法。

数据集	方法学	描述	优势和弱点
定量	系统性回顾	为了回答研究问题对多项研究报告进行回顾和分析	优势:方法完善,完全可操作化,可重复
			缺点:遗漏环境信息,当数据具有异质性时不能得到有力的结论
	荟萃分析	在系统性回顾基础上应用统计学方法,将多个研究的数据进行结合	优势:与系统性回顾类似,可以对作用的大小进行定量
			缺点:与系统性回顾类似,需要统计学经验
定性	后设民族志	将多项研究的观点进行转化,探索和解释矛盾之处,形成新的解释或理论	优势:关注环境和个人经验,生成理论
			缺点:主观性、所得的发现尚需要进一步解读才能用于政策制定
	荟萃整合	通过解读定性数据形成新理论	优势:形成理论
			缺点:不具有可操作性,主观
	其他定性方法:批判性诠释整合、概念整合、荟萃研究、荟萃诠释		
混合	现实主义综述	使用理论来解释环境如何通过机制对结局产生影响	优势:解读环境因素和异质性
			缺点:主观,部分可操作化,需要花费更多时间
	荟萃叙述	从学科范式的角度评估一个主题	优势:可以解释理论上和观念上的冲突和演化
			缺点:主观,部分可操作化,需要掌握多学科技能
	其他混合方法:叙述性回顾、综合总结,混合研究回顾,叙述性整合		

3. 组建团队

通常团队需要以下成员(至少):

- 方案/报告撰写:一名作者
- 方法学:一名经验丰富的作者
- 检索:一名具有检索经验的作者
- 数据提取:两名作者
- 数据分析:两名作者(定性研究),一名具有统计经验的作者(定量研究)

系统性回顾通常是一项劳动密集型的工作。实际上,一般由两名低年资的作者来推动回顾工作的开展,承担大部分的实际工作,需要时咨询具有检索经验、方法学经验、分析经验和/或撰写经验的作者。如果由一名低年资作者来推动工作,不仅由于工作量过大存在倦怠的风险,同时也不可避免会出现文献筛选和数据提取的错误。定性回顾的工作量尤其大,且另一名作者的知识和观点对研究会有所帮助,还可以一起进行讨论。团队合作是高质量回顾的关键。

4. 撰写研究方案

研究方案的目标在于作为描述和决定后续过程所有步骤的先期准备。这将确保所有工作是透明的——其他人可以看到和理解研究者所做的,为何做。保留"纸质轨迹"可以避免或纠正错误,因为当需要处理的信息量非常大的时候,错误是无法避免的。这些数据可以存储在电子媒介,云存储的发展让作者们可以更容易地获取和分享数据。报告指南——PRISMA P[23]——有助于撰写研究方案。

5. 检索适当的研究

作者首先确定检索词条,进行文献检索,从选择的电子数据库中提取相关的文章。研究图书馆的专家或者有检索经验的作者的协助是非常宝贵的,尤其是对于经验不足的低年资研究者来说。

数据库的选择由回顾的主题和方法论决定。大多数医学文章可以通过MEDLINE 和 EMBASE 获取。从 Scopus 和科学网(Web of Science)还可以获得另外一些文献。为了获得其他专业领域的研究文章,尤其是与教育学相关的,可以检索以下这些数据库:ERIC(教学资源信息中心)、CINAHL(护理学数据库)、PsycINFO(心理学文献资料库)、社会科学摘要、图书馆与信息科学摘要,以及哲学文献索引。

研究团队还需要确定是否检索灰色文献。这些是非同行评议的研究,包括研究生论文、会议汇报或其他非发表成果。个人、专家或者教科书也可以提供其他数据来源。虽然没有经过同行评议,但是这些文献也可能包含相关的数据,尤其是定性数据。

所有的文件检索都需要在宽泛和狭义的检索词条之间取得平衡。最宽泛的检索词条更加敏感(即不会错漏任何相关研究),但是可能产生过多的相关文献而难以进行过滤和核对。狭义的检索词条更加特异(即获取文献中合适文献的比例较高),但是代价可能是漏过一些可能包含相关数据的相关研究。创建研究策略是一个迭代过程,在敏感性、特异性和可行性之间争取平衡。每一套检索词条以及得到的研究数据都应该进行记录,因此研究可以被重复,也能证明研究的广度。

在研究开展之前,作者应该确认通过检索词条可获得该领域的重要相关文献(里程碑)。即使是最好的检索设计都有可能漏过合适的研究,"滚雪球""引文追踪"可以显著改善相关文献的获取[24]。这涉及检查所有有关研究的参考文献列表,以发现潜在的合适研究,或用引文来追踪数据库。最后,询问同事和专家有无潜在资源,通常也有有价值的收获。

6. 筛选研究

作者根据研究方案中的纳入标准和排除标准对研究进行选择。这一步的主要目的在于提取可能包含相关数据的研究报告或者其他文件。为了保证检索和回顾的可行性,很多作者也采用排除标准,比如语言、发表日期或者非同行评议研究。

不合格的研究在研究选择这一步将被剔除出去。

这部分也包括几个阶段。第一个阶段中,仅快速阅读研究标题,只有明确不相关的文章会被剔除。如果可能有关,摘要就会被提取。如果摘要内容不符合纳入标准,则剔除该文章并记录原因。剩下的研究提取全文。同样的,如果研究不符合纳入标准,剔除文章,记录原因。

对于很多回顾方法来说,研究筛选方面最好由至少两名作者分别独立完成。这降低了合格的研究被剔除或者不合格的研究被错误纳入的可能性,确保一致性。如果不能安排两名作者分别完成,一种可接受的折衷方案是由第二名作者对结果进行 10% 的抽样核对,检查一致性。按照大多数报告规范的要求,作者应该把这一过程记录在电子表格中。在进入下一阶段前应按既定方案解决两名作者之间的任何结果差异。比如,如果这两名作者不能自行解决争议,则由高年资作者进行仲裁解决。

7. 提取数据

系统性回顾的数据提取通常按照事先设计好的格式进行,采集研究基本特点、变量和/或其他感兴趣的数据。对于定性方法或混合方法,可以通过特定的软件来帮助管理数据、进行分析。对于定量回顾方法,必须通过相应的研究工具对偏倚风险和研究质量进行评估。对于定性和混合回顾方法,质量评估要求和采用的工具则是多样的。没有普遍接受的金标准,而仅仅是对于定性数据,就存在超过 100 种工具。

不管使用何种工具,作者必须能够对研究质量进行分析和描述。采用某些数据提取格式之前,应该先在几项研究上进行尝试,以确保其符合研究目的。与研究选择一样,理想情况下,数据提取应该重复进行以减少错误。同样作为折衷方案,可以由第二名作者对 10% 的结果进行随机抽样检验一致性。应该制订解决分歧的方案。

8. 整合数据

在数据整合阶段,可以对发现的结果进行分析和探索。在定量分析中,统计分析包括两个阶段,随后进行结果解读。每一种定性回顾自身包括了分析和整合的方法。不管是定量还是定性回顾,整合的目的是对文献进行深入的、明确的"相关性、精确性和显著性"评价,获得数据支持,产生清晰的信息或者"底线"[25]。这要求作者不仅对内容进行解读和判断,还应该对纳入研究的研究方法的缺点(以及优势)进行分析。回顾本身的方法论必须透明、站得住脚,对回顾方法进行完整的报告。对于某些方法来说,必须对偏倚来源和影响合理性的因素进行探索。读者可能围绕回顾的假设或者方法学的选择提出问题,对此应有所准备。

9. 报告撰写

虽然按照指南进行操作看起来不够灵活,但是指南确保了报告的透明性。透明的报告使读者能够了解回顾的优势和缺点,由此能够对结果是否可信和有用作出判断。在设计方案阶段就应该参照指南,确保所有相关数据都分别进行提取和报告。对于荟萃分析,PRISMA 声明[26]及其相关衍生文件是金标准;类似的,对于现实主义综述,金标准是 RAMESES 指南。对于后设民族志,虽然没有现成的指南,作者可以改用其他方法的指南,或者参照既往的研究,特别是成功的例子[12]。在 EQUATOR 协作网可以找到关于回顾或其他研究方法的报告指南。

33.4　未来的发展

关于定量、定性和混合方法回顾的方法学研究一直在持续。将来,定性和混合方法回顾的方法可能具有更好的可操作性,更加精确。完善之后,外科教学研究者也能更容易获取相关方法。不管如何,在那之前,这些方法可能是让人迷惑的,而且临床医生在没有得到充分培训或支持的情况下进行这种文献回顾可能是不明智的。

33.5　结论

随着外科教育的研究越来越多,操作规范、富有洞察力而且严谨的证据整合可以筛选研究,从研究数据中获取信息。研究者需要从大量文献回顾方法中做出选择。Cochrane 协作组建立了系统性回顾来整合分析定量数据,已被广泛采用。对于定性或混合定量定性数据,可通过多种方法进行整合。部分方法具有更好的可操作性,但是其他的还在开发过程中。正确的方法选择,不仅依赖于研究问题,还应考虑研究者在使用新方法时可获得的培训或支持。

参考文献

1. Tricco, A. C., et al. (2016). A scoping review identifies multiple emerging knowledge synthesis methods, but few studies operationalize the method. *Journal of Clinical Epidemiology, 73,* 19–28.
2. Higgins, J. P. T., & Green, S. E.. *Cochrane handbook for systematic reviews of interventions.* The Cochrane Collaboration.
3. Moher, D., et al. (2009). Preferred reporting items for systematic reviews and meta-analyses: The PRISMA statement. *Annals of Internal Medicine, 151*(4), 264–269.
4. Training, C. (2016). *Learn how to conduct, edit, and read systematic reviews.* Cited 2016. Available from: http://training.cochrane.org/
5. Portsmouth, U.o. (2016). *PgCert systematic reviews in health.* Cited 2016. Available from: http://www.port.ac.uk/courses/health-sciences-and-social-work/ pgcert-systematic-reviews-in-health/
6. Group, O.L.o.E.W. (2011). *The Oxford 2011 levels of evidence.* Oxford: Oxford Centre for Evidence-Based Medicine.
7. Walker, E., Hernandez, A. V., & Kattan, M. W. (2008). Meta-analysis: Its strengths and limitations. *Cleveland Clinic Journal of Medicine, 75*(6), 431.
8. Pawson, R. (2002). Evidence-based policy: In search of a method. *Evaluation, 8*(2), 157–181.
9. Berkwits, M., & Aronowitz, R. (1995). Different questions beg different methods. *Journal of General Internal Medicine, 10*(7), 409–410.
10. France, E. F., et al. (2015). Protocol-developing meta-ethnography reporting guidelines (eMERGe). *BMC Medical Research Methodology, 15*(1), 1–14.
11. France, E. F. (2016). *The eMERGe project – developing a meta-ethnography reporting guideline.* Available from: https://www.stir.ac.uk/emerge/
12. Britten, N., et al. (2002). Using meta ethnography to synthesise qualitative research: A worked example. *Journal of Health Services Research & Policy, 7,* 209–215.
13. Kastner, M., Tricco, A., Soobiah, C., Lillie, E., Perrier, L., Horsley, T., et al.. What is the most appropriate knowledge synthesis method to conduct a review? Protocol for a scoping review. *BMC Medical Research Methodology, 12*(1).
14. Tricco, A. C., et al. (2016). Knowledge synthesis methods for integrating qualitative and quantitative data: A scoping review reveals poor operationalization of the methodological steps. *Journal of Clinical Epidemiology, 73,* 29–35.
15. Benoot, C., Hannes, K., & Bilsen, J. (2016). The use of purposeful sampling in a qualitative evidence synthesis: A worked example on sexual adjustment to a cancer trajectory. *BMC Medical Research Methodology, 16,* 21.
16. Wong, G., et al. (2013). RAMESES publication standards: Realist syntheses. *BMC Medicine, 11,* 21.
17. Pawson, R. (2006). *Evidence-based policy. A realist perspective.* London: Sage.
18. Astbury, B., & Leeuw, F. L. (2010). Unpacking black boxes: Mechanisms and theory building in evaluation. *American Journal of Evaluation, 31*(3), 363–381.
19. Dalkin, S. M., et al. (2015). What's in a mechanism? Development of a key concept in realist evaluation. *Implementation Science, 10*(1), 1.
20. Wong, G., Greenhalgh, T., & Pawson, R. (2010). Internet-based medical education: A realist review of what works, for whom and in what circumstances. *BMC Medical Education, 10,* 12.
21. Pawson, R., & Tilley, N.. (1997). *Realist evaluation.* Los Angeles: Sage.
22. Bordage, G., & Dawson, B. (2003). Experimental study design and grant writing in eight steps and 28 questions. *Medical Education, 37*(4), 376–385.

23. Moher, D., et al. (2015). Preferred reporting items for systematic review and meta-analysis protocols (PRISMA-P) 2015 statement. *System Review, 4*, 1.
24. Greenhalgh, T., & Peacock, R. (2005). Effectiveness and efficiency of search methods in systematic reviews of complex evidence: Audit of primary sources. *BMJ, 331*, 1064–1065.
25. Bearman, M. (2016). Quality and literature reviews: Beyond reporting standards. *Medical Education, 50*(4), 382–384.
26. Moher, D., et al. (2009). Preferred reporting items for systematic reviews and meta-analyses: The PRISMA statement. *Annals of Internal Medicine, 151*, 264–269.

（翻译：张焕晓）

第 34 章
评估教学方法的影响：定量方法

Jenepher A. Martin

概述　本章将会讨论对教学方法影响的评估，这是衡量教学手段有效性的重要方法。这类评估代表一系列聚焦于教学手段相关结果和后续影响的项目评估。为了实现这一目的，这一系列评估包括多个不同的定量方法，常被用于存在已久的、稳定的教育项目。其中很多定量方法也被整体应用于项目评估的某些方面以及外科研究。读者可在第 23 章"外科教育计划评估解密"、第 30 章"外科教育研究：定位"中获得更多相关信息。除了为教学影响评估提供明确的方法外，本章还明确提出了与成功的教学手段相关的关键点，为选择最有效的定量方法提供指引。

34.1　简介

本章着重重申了区分研究和评估的重要性。Patton 提醒我们评估性研究属于项目评估的一部分，但其更倾向于获得相关的理论知识而非辅助制订决策或行动措施[1]。他指出以评估为目的、系统性地收集资料包括通过社会科学研究的方法获得的数据以及和项目相关的其他各种来源的信息。在外科教育中，即包括了培训项目相关的统计数据、评估信息以及实践观察信息。Patton 的观点帮助我们纠正了关于试验方法和要求评估结果具有普适性的固有思维，转而重视评估结果在各种具体情景下的有用性，进而促进了评估的实用性，即根据获得的信息作出当下最佳的判断和决策。

本章还会讨论对教学方法影响的评估，尤其是临时评估的定量方法。本章将首先给出目前公认的关于教学影响的评估的定义，接下来会讨论教学影响评估的设计和专门的可适用的定量评估方法。以外科教育为例，分别重点阐述研究和教学影响评估方法的质量。"项目"一词在本章中即指代所有教学活动、干预手段或课程。

34.2　什么是教学影响的评估

教学影响评估重点在教学的结果以及后续影响,通常在已完善的项目中进行并最后将会给出一份总结性的报告[2]。就其本质而言,教学影响评估属于回顾性评估,并且是建立在假设项目的影响在一定时间内足够稳定并足以获得可观察到的影响的基础上。本章所提到的教学影响均指可被量化的影响。

教学影响评估的设计也适用于评估前瞻性干预手段的影响以及对比两个或更多干预手段的影响,其应用前提是干预手段在评估期内保持稳定。因此,教学影响评估的结果也可用于项目的形成性评估。譬如,如果评估中发现出现预期之外的不良结果,那么即便是被认为成熟的项目也需要修订或改进。在项目实施过程中过早地进行教学影响评估,或在项目完善的过程中进行教学影响评估,均可能导致结果不稳定或不可信,从而给被评估项目提出不正确的参考意见,最终导致决策失败。

当预期教学结果可以明确定义并被评估者充分理解时,大型或小型教学项目或干预手段均可进行教学影响评估。大至世界范围内的外科医疗活动,如自2009 年应用世界卫生组织外科安全清单起 3 年内即有该清单的使用对患者结局起正向作用的报告[3]。小到如 Evers 等曾采用综合方法及影响评估设计来检验一个社会市场化活动是否能在澳大利亚提高社区老年人对哮喘的意识[4]。就研究者个人层面而言,影响评估的重点在于教学参与者态度和行为的改变,而在影响评估中发现的不良结果则需要及时处理以保证教学可继续进行。

研究者进行评估活动可能需要其发展和领导一个小型教学工作组,或作为国家外科培训项目在各点、各地区甚至国家层面的一部分,或作为全球项目的本土影响部分。不论在哪个层面进行评估均可应用一些通用的原则,本章将会涉及如下内容:

- 影响评估的设计
- 聚焦于影响的评估
- 影响评估的定量方法

34.3　影响评估的设计

第 23 章"外科教育计划评估解密"介绍了一个实用的评估设计框架,与图34.1 中的设计流程图相辅相成。进行影响评估时必须明确三个关键问题:

（ⅰ）影响是否是最适合的评估形式?

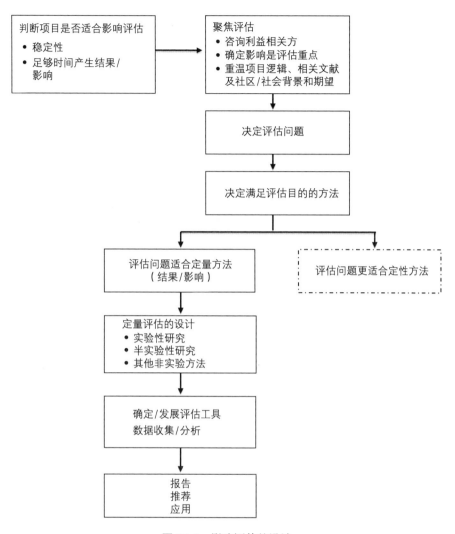

图 34.1　影响评估的设计

（ⅱ）想要评估哪些结果/影响？

（ⅲ）评估需要哪些方法？

（ⅰ）影响是否是最适合的评估形式？

　　在开始设计一项影响评估之前，评估者需明确要评估的项目是否适合应用影响评估，以及感兴趣的评估问题是否和影响相关，抑或涉及项目的其他方面。

　　提示该项目适合进行影响评估的特点包括：可完全实施，稳定，有足够的时间以观察到影响的出现[1,2]。显而易见，小型、本地的教学干预，如一个学生工作坊,较大型的复杂项目如外科培训更能符合这些标准。即便一个项目达到了可进行影响评估的标准,也并不意味着影响评估就是最佳的选择,还需要进一步花时间和项目的各利益相关方进行探讨,明确他们出于何种目的而想了解关于该项目的哪些方面。谨记影响评估可以作为形成性评估使用,但对尚未成熟或尚在早期实施阶段的项目而言并非最佳选择。另一方面,对已成熟的待评估项目而言,影响问题则很贴合。

（ii）想要评估哪些结果/影响?

　　一旦决定对某一项目进行影响评估,也就意味着评估的问题也随之确定。在医学界,有价值的研究常常从那些武断地认为客观事实均可量化并测量的实证主义者角度去进行。Tavakol 和 Saunders 提醒我们在教育学领域后实证主义往往更贴合现实,也更能兼容多种研究方法[5]。当要在教学评估领域使用定量测量方法时需要评估问题与评估产出、结果或影响有关。思考评估问题中是否有"与目标的距离"或"实现项目的途径"之类的提示语是一个有效的方法(图 34.2)。举例而言,评估是否针对对参与者的短期影响或长期结果和患者照顾的影响? WHO 外科安全列表的实施影响即从个人和患者结局两个层面进行评估[3,6]。如第30 章"外科教育研究:定位"所言,长期或远期影响,如患者结局,可能对地方研究者和评估者而言并不适合。在地方环境下的一些即时效果,比如 Papaconstantinou 等阐明了外科团队在应用量表之后对患者安全的认知改变,反馈结果增加了当地项目组的信心,也支持了 WHO 制定的在全球的积极影响目标[6]。

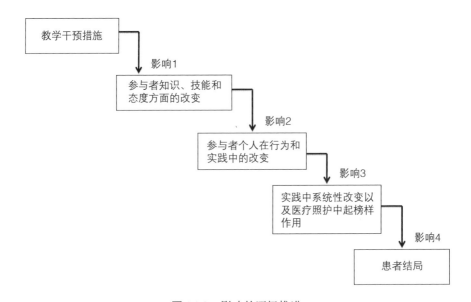

图 34.2　影响的逐级推进

作为关键步骤,对利益相关方的咨询可能导致一系列的评估问题,尤其是当各利益相关方存在利益冲突时。比如在一个多点专科培训项目中,医院的督导可能更关注各培训点之间项目实施的连续性和获取学习资源、机会的均等性,在这种情景下影响评估就不是最合适的评估方法。另一方面,外科学院需要抉择出合适的项目进行优先资助,故而需要从培训结果角度收集教学干预影响的相关信息。对一些小型的地方干预性措施而言,比如缝合技术工作坊,组织者可能对该干预手段对参与者外科技术的即时影响以及他们后续将习得的技能应用于临床实践方面感兴趣。通过咨询利益相关方最终得到的评估问题决定了评估的方法学、数据收集和分析的方法。

此外,项目的逻辑或理论基础也决定了评估的问题,因其决定了计划的产出、结果和影响[2]。好的定量研究要基于合适的理论,而好的量化影响评估也同样如此[5]。

(ⅲ)评估需要哪些方法?

理想情况下,方法学的确定是在确定了评估问题之后再思考与目的一致的方法中哪些适合评估问题,且不需要考虑资源上的限制因素。但实际上,评估设计是一个衡量现实并作出一定妥协的过程。某些情况下可能以低廉的代价获得优质的数据资源,也可能出现因时间限制影响纵向的数据收集,或出现因参与者人数过少影响统计效力。评估者的目的是在当地现有条件下进行研究的评估以得出最佳的判断和在当前情况下的最优决策。

本章需着重注意影响评估研究的定量方法,重点是评估工具的发展和有效性。

34.4　影响评估的定量方法

许多关于应用定量方法进行教学干预手段的影响评估的概念,因其与临床研究方法类似,对外科医生和外科培训学员而言并不陌生。对影响评估而言,需考虑的要素包括:

- 研究设计
- 数据来源,取样方法和调查
- 数据分析和报告
- 测量工具

34.4.1　定量评估设计

定量方法可以包括从试验到描述性方法,均总结在表 34.1 中[5]。很多因素共同决定何种方法才是某一个具体项目评估的最佳方案,这些因素包括评估问题、预设的问题假说、可获得的资源、待评估项目的结构以及该教学项目的背景。

表 34.1   影响评估定量研究设计

实验性研究	随机分配干预(实验)组和非干预(对照)组
	参与者/评估者对干预不知情——单盲(参与者)或双盲(参与者和评估者)
	有时会用到交叉设计
	优点:有力支持因果关系
	缺点:实验环境不一定能反映真实世界,对许多评估而言该方法缺乏可实践性
半实验性研究	非实验设计
	非随机分配干预组和非干预组
	可用单组设计(比如干预前后对参与者的评估)
	参与者/评估者对干预不知情——单盲(参与者)或双盲(参与者和评估者)
	优点:适合真实世界的现实设计
	缺点:常需要复杂的统计分析,对因果关系的推断需谨慎
相关性研究	非实验设计
	探索教学项目特点(变量)之间的关系。可用于当感兴趣对象不能进行分组干预时。数据可以是定量或描述性的,可探求两个或更多变量之间的关系
	优点:对大多数场景适用。对相关性的探究可因此更进一步对项目重点评估
	缺点:当存在非线性关系时应用受限,数据范围可能受限或异常。不能提示因果关系
描述性研究	用描述性统计方法和图表详细描述项目结果/影响(频率、百分比等)
	适用于所有影响评估,并能提供概况
	常需要和利益相关方进行汇报
	优点:利于厘清项目内容以及精确理解感兴趣的项目产出和结果。可能发现意料之外的结果/影响
	缺点:不能推断因果关系

以项目评估为目的的实验设计在外科教育学文献中并不多见。不过可以见到一些带有科研目的的阐释性研究。Seymour 等曾进行了一项随机双盲研究探讨视觉虚拟装置在外科培训学院操作技能方面的应用效果[7]。结果证实了通过 VR 培训较普通的标准培训方法可减少操作时长和降低操作失误。尽管这项试验号称双盲,但和许多治疗性试验相比,实际上本教学干预实验的参与者可以很明确地感知到他们的随机分组结果。在这项研究中只有两组的评估者对培训学员的分组情况不了解。其他相关的研究包括 Moulton 等进行的在三个不同教学情景下检测学生在尸体模型上应用其手术技能的情况[8,9],该研究探讨了外科技能培训中分布式实践的作用。这些研究为外科教育提供了新的理论知识,但是在成熟项目的影响评估中,随机化分配参与者是不现实的,尤其是当受评估的教育内容对教学影响的风险较高时,随机化可能给参与者带来不均衡的获益或损失。只有当教育项目本身已基本满足目标需求或风险较低时,实验性影响评估设计才能够并有可能被考虑用于比较干预手段的作用。

此外,尽管不常为人熟知,半实验设计法在项目评估中常具有相当的可行性[5,10]。Cook 和 Campbell 在这一领域的经典研究中全面描述了半实验设计法,有兴趣的教学者们可进一步探索[10]。对一般的教学研究实践而言常用实际的半实验设计包括单组或对照组前后测试设计和断续时间序列设计。这些设计属于非随机干预研究。因为没有对干预状态进行随机化,因此不能像实验设计那样充分证明干预与结果的因果关系。尽管如此,由于真实世界中临床实践和外科教学都可能因伦理、逻辑、经费的因素不能进行随机化研究,半实验设计因其高可行性抵消了其对因果关系证明效果弱的不足。虽然存在缺陷,半实验设计常可在复杂和非可控条件下获得有用且及时的信息以辅助决策。

- 前后测试设计

选择单组或对照组前后测试评估常是很实用的。尽管随机化会带来选择偏移,对照组的引入的确增加了结果的效度。人口统计学资料以及情景细节信息可用于明确对照组和干预组的匹配程度。无论进行随机化与否,当进行对照组设计时需面对的一个问题是因部分学生接受了干预而部分学生没有而产生的"公平性"问题。在某些情况下,可以通过在实验结束之后给予对照组相同干预的方式解决;在另外一些情况下采用单组设计才是最好的解决办法。描述外科团队成员在应用 WHO 外科安全列表前后的改变的研究就是单组设计的一个案例[6]。

- 断续时间序列设计

断续时间序列设计属于队列研究,包括横断面研究和纵向研究,是许多研究临床流行病学的外科教学者熟悉的概念。这类研究的共同点是均有多次随时间推移而进行的测量,包括在干预措施给予前和给予后。和其他半实验设计一样,此设计中对干预措施和观测结果之间因果关系的推断须谨慎。这类设计的案例包括 Fudickar 讨论过的关于 WHO 外科安全列表的一些研究和 Martling 关于外科培训在直肠癌结局影响方面的研究[3,11]。

非实验相关性研究在评估中也十分常见。探索变量之间的相关性十分重要,然而观察结果并不意味着因果关系。在影响评估中,相关性研究常能揭示意料之外的结果或影响,有些尚需要更进一步的研究。我们在实践中考虑采用相关性设计时或会用到"自然试验"的概念,即基本不对研究环境加以控制和/或不采取特定的干预措施[10]。一个典型案例就是一项关于视频游戏经历和腹腔镜技术的相关性研究,其研究结果为后续研究提出了有趣的研究问题[12]。

34.4.2　数据来源、采样和调查

影响评估所需要采集的数据是由评估问题决定的,而确定数据来源是计划工作的一部分(见第 23 章"外科教育计划评估解密")。选择数据来源、获得采集数据的途径、获取用于分析的数据组成了支撑最终判断和意见的证据基础[2]。

获取数据的过程并不总是一帆风顺。比如,从医疗活动、大学和外科培训组织获取受试者表现的信息常需要正式的申请。进行调查时常需要和第三方进行协商。现有的数据库尽管有用,但可能不能覆盖研究者想要的全部信息,或会导致研究计划的变更。伦理、逻辑、经费和行政因素也是在获取数据时需要考虑的内容。需要谨记的是,当从其他途径获取结果/影响数据时,你依赖的是得到这些数据的评估的质量,而不必知道这些评估方法本身的可靠性。

对一部分影响评估而言,纳入全部项目参与者以获得预设结果/影响的观测是可行的。而另一些评估则需要对目标人群进行抽样,应在评估计划阶段就决定并清晰地明确抽样方法。抽样的目的是获得能代表目标人群的样本。最常用的采样方法是非概率抽样方法,比如便利抽样、目标抽样和配额抽样[13]。

数据的收集常涉及调查,包括多种形式的数据如人口学信息、调查中应用各种评估工具所获得的信息。Artino 等[14]基于坚实的理论对医学教育研究调查设计给出了一些实用的建议[15,16]。相应的测量原则将在后文中进一步探讨。

34.4.3　数据分析和报告

数据分析的目的是发掘数据的意义并最终回答评估问题。如 Owen 所述,数据的处理和分析包括有组织的信息整合和数据展示、数据简化回归、原始信息的转化以及最后得出和评估问题相关的结论[2]。

定量评估设计需要进行统计分析,且在计划阶段就寻求统计方面的意见是十分关键的一环。作为评估者,我们想要根据可获得的证据作出最优的判断和决策,即便这些证据可能不符合临床决策的标准。需要牢记的是评估研究是项目评估的一部分,而擅长分析生物医学研究领域的实验数据的统计人员可能对半实验设计和相关性设计中较专业的分析不够熟悉[10]。临床流行病学专家或可提供一些关于间断时间序列设计研究的数据分析方面的建议。教育学评估和相关分析是一个独立的专业领域,后文会就此作简要探讨。

评估结果的应用者应被纳入到数据的分析、理解,作出判断和提出相应措施的过程中[1]。与研究不同,在评估中,评估结果的得出要考虑到评估者和利益相关方双方面的意见,藉此也可以促进评估结果的应用。

34.4.4　方法的确定

对成果、影响和结果的测量是定量方法的核心,而测量方法的准确性决定了测量结果的可靠性。严谨、精确的测量依赖于可靠有效的测量工具。

一些测量指标,比如死亡率、错误数量、时间可以是精确的数值,而很多测量指标则更复杂。评估者对测量工具的选择可以参考信度和效度两个指标,下文将简要概括这两个指标。建议阅读更多文献深入了解测量理论的相关知识。此外,在评估设计中还需要考虑测量工具应用的可行性。信度是测量效度的前提,因此下文先作解释。

- 信度

测量信度指结果的一致性;但光凭信度尚不足以证明效度[17,18]。评价测量工具的信度可以量化该工具的内部一致性、可重复性及不同评估者之间的一致性(表 34.2)。高信度提示测量的一致性好,误差小,在高风险干预措施的评估中尤为重要。

表 34.2　信度的类型

信度的类型		信度计算的方法
内部一致性	常用于和单独成分相关的测试,如知识、同理心,测试中每个项目应与其他项目有较好的相关性。内部一致性高支持该单项的检测	折半信度 库德-理查森信度 克龙巴赫 α 系数
测量稳定性	这类测试评估的是测试方法内在跨时间轴(重测法)或通过同类方法(复本)进行测试的稳定性。受试者被认为在被测试的项目上用不同方法或形式进行测量的结果具有稳定性	重测信度 复本信度

续表

信度的类型		信度计算的方法
评分者间信度（IRR）	这类测试评估的是不同评分者对同一受试者测试表现应用同一种评分工具进行评价的一致性。用于计算 IRR 的最佳方法由评估数据的类型（分类变量、非连续变量、连续变量）和评分者数量决定	百分比一致性 皮尔逊相关系数 Kappa 法 肯德尔和谐系数法 组内相关系数法
方法的普适性	将测试分数的差异归因于多种可能的来源（受试者、评分者、测试项目等）。理解分值差异的来源有助于设计干预措施，如培训评分者，以改进评分过程	概化系数

APA[17,18]以及 Cook 和 Beckman[21]

为了评价外科医生的非手术技能，研究者创建了外科医生非手术技能行为评分系统，并获得了该系统的信度数据以反映其内部结构和不同评价者评分的信度[19]。在外科培训学员手术技能的评价中，研究者会检验综合评分和量表评分的比较信度[20]。这些信度信息可以帮助研究者选择测量工具，并在选择过程中保持警觉，因为工具的信度并非其固有属性，而是和分值设定有关，且不同的条件（如环境、人群或评价者的培训效果）可能导致工具的信度发生改变。本文中所讨论的这些关于信度的研究大多数提供的是外科教育中测量工具信度的一手信息，要在研究和评估中放心应用这些工具还需要进一步提供关于效度的证据。

• 效度

在教学评估中，常常需要从参与者的知识、技能、态度或其他受干预项目影响的方面进行评价。为了达到这一目的，需要确定你所信任的某一类型评价工具评价的就是你需要评价的方面。可供选择的这类工具包括教学测试和考试，行为观察评分，态度评分量表，心理学测试及问卷。那么如何确认你所考虑的工具评价的是你感兴趣的内容呢？毕竟对很多概念而言，不能直接对概念进行测量，仅能通过可测量的指标进行反映[21]。比如，同理心可通过医生的自我报告和行为进行反映[22]。

效度，根据美国心理学会的定义，即"对使用某个工具得到的测试分值得出的理解与证据和理论一致的程度"，而验证即构建并评价支持或反对对测试结果的公认理解以及该理解和目标应用相关性的论点的过程[17,18]。该定义强调了测量工具的有效性需要证据支持，测量的意义源于工具本身而与分值无关，且特定工具的效度与特定情境有关。因此，测量工具的有效性需要多源性证据的支持，需要积累且耗费时间。当代的一种关于效度的观点认为和构念效度相关的所有证据可以分为五大类[17,18,21,23]（表 34.3）。

表 34.3　支持工具效度的证据

证据分类	回答的问题	思考的原则
内容	该评价的内容能在何种程度上反映其评价的对象?	评价对象的定义
		测试的目的
		该工具发展的过程(蓝本、采样、项目发展等)
		项目的特性,描述
		项目撰写者的资质和评审过程
反应过程	受试者对测试项目的反应过程/行为是否与所测量的基本结构一致?	理论和/或经验分析考生在回答问题时使用的过程。(例如,在临床推理测试中,他们是在进行这一过程还是只是在应用学习算法?)
	评分者的判断过程是否与测试分数的预期用途一致?	对用于作出判断的标准进行实证分析。(例如,临床表现评估不应受到性别或种族等无关学生因素的影响)
内部结构	此评价的项目是否和待评价的整体保持一致?	内部一致性是同质性的证据
		各因素结构具有理论上的一致性
	测试的结果在何种程度上反映了待测试对象特定亚组预期的情况?	测试的不同表现与待测试对象预期的结果一致。如更多的资深培训者会带来更好的培训结果
和其他变量的联系	和其他变量之间的关系是否符合基于各项待测试结构预期关系的预计情况?	两项测试的正相关关系提示符合预期或存在共变(如临床学习的参与度和临床表现),或测试了同一对象(如知识考核中用不同形式测试了相同的内容)
		负相关关系或无相关关系与基于待测试对象特点的预期一致(如瞳孔颜色和外科技能)
结果	该评估的预期内和预期外后续影响是什么?	被测试者对测试方式的反应行为(如 OSCE 实践和真实患者与学生互动,死记硬背式学习和深度学习)
		用于决定被测试者分类的方法和原则导致的对被试者的后续影响(如合格分数线、抑郁程度、智力水平)

APA[17,18],Cook 和 Beckman[21],Cook 和 Hatala[23]

- 选择测量工具

明确待测量的概念,尽可能地将其精确和细化。概念的定义可以决定哪种测量工具是合适的选择。譬如,解剖学的笔试可以评价知识,但不能评价能力(表34.4)。需要注意的是效度证据是为了理解因特定目的而设计的测量的效果。当更改了测量工具的测量目的,相应的效度也要根据新的使用目的重新确立[21,23]。

表 34.4 外科教育中的范例建构与潜在测量方法

成分	评估类型	可用的评估方法
知识(如临床科学,疾病特异性知识点)	知识层面的笔试或口试	多项选择题,简答题,论述题
	应用知识、解决问题的笔试或口试(注:评估项目的设计和格式必须和想要测试的知识相匹配)	虚拟的或基于临床的客观结构化临床考核
	基于应用知识、解决问题的表现的评估(注:评估项目的构建和格式必须和评估目的相匹配)	临床实践观察
临床技能(如病史,查体)	基于应用知识、解决问题的表现的评估(注:评估项目的构建和格式必须和评估目的相匹配)	虚拟或临床实践为基础的客观评估
沟通技能		
团队合作		临床实践观察
操作技能	基于应用知识、解决问题的表现的评估	直接观察操作技能(DOPS)
		客观结构化操作技能评估(OSATS)
		时间与动作分析
		误差分析
		产出质量分析

作为外科教育者,我们常常对学生或受训学员的成果感兴趣,下面的实践案例将说明评价工具的常用选择:①使用现有数据;②使用现有工具;③设计新工具。

考试成绩是最常用的评价教学成果与影响的现有数据之一。如果要使用这类数据,应先确定该评价的效度。使用现成的考试成绩的不足之处即可能缺乏关于该考试效度的研究。

现成的测试工具或是对心理学概念如同理心、自我效能而言是最好的选择。许多这类工具被用于大型或多样化的人群并构建了相应的常模。考察可获得哪些效度证据以及其应用的场景可以帮助选择一个现成的测试工具是否适合使用。如果你对外科同理心感兴趣,那就可以选择 Jefferson 临床医生同理心量表[22]。

当不能确定适合的评价工具时,就可能需要制订一个新工具,或对现成工具做修改。这两种情况都需要进行探索性研究确定所需工具的效度。客观结构化操作技能评估(OSATS)就是一个因缺乏现成可行工具而新设计的评价工具的案例[24,25]。自问世之后，OSATS 就成为了外科教育研究、评估和培训中一个现成的评价工具。

34.5　结论

影响评估是一种特殊的评价形式，用于存在确定影响或结果的稳定的大型或小型项目。影响评估的定量方法包括实验、半实验和非实验设计。用于评价结果、影响的测量工具必须可信、可靠才能作出可靠的判断和正确的决策。

参考文献

1. Patton, M. Q. (1997). *Utilization-focused evaluation* (4th ed.). Thousand Oaks: Sage Publications.
2. Owen, J. M. (2006). *Program evaluation: Forms and approaches* (3rd ed.). Crows Nest: Allen and Unwin.
3. Fudickar, A., et al. (2012). The effect of the WHO Surgical Safety Checklist on complication rate and communication. *Deutsches Ärzteblatt International, 109*(42), 695–701.
4. Evers, U., et al. (2013). 'Get your life back': Process and impact evaluation of an asthma social marketing campaign targeting older adults. *BMC Public Health, 13*, 759–768.
5. Tavakol, M., & Sanders, J. (2014). Quantitative and qualitative methods in medical education research: AMEE Guide No 90: Part I. *Medical Teacher, 36*(9), 746–756.
6. Papaconstantinou, H. T., et al. (2013). Implementation of a surgical safety checklist: Impact on surgical team perspectives. *The Oschner Journal, 13*, 299–309.
7. Seymour, N. E., et al. (2002). Virtual reality training improves operating room performance. Results of a randomized, double-blinded study. *Annals of Surgery, 236*(4), 458–464.
8. Anastakis, D. J., et al. (1999). Assessment of technical skills transfer from the bench training model to the human model. *American Journal of Surgery, 177*(2), 167–170.
9. Moulton, C. E., et al. (2006). Teaching surgical skills: What kind of practice makes perfect? A randomized, controlled trial. *Annals of Surgery, 244*(3), 400–409.
10. Cook, T. D., & Campbell, D. T. (1979). *Quasi-experimentation: Design & analysis issues for field settings* (1st ed.). Chicago: Rand McNally.
11. Martling, A. L., et al. (2000). Effect of a surgical training programme on outcome of rectal cancer in the County of Stockholm. *Lancet, 356*(9224), 93–96.
12. Rosser, J. C., et al. (2007). The impact of video games on training surgeons in the 21st century. *Archives of Surgery, 142*, 181–186.
13. Tavakol, M., & Sanders, J. (2014). Quantitative and qualitative methods in medical education research: AMEE Guide No 90: Part II. *Medical Teacher, 36*(10), 838–848.
14. Artino, A. R., et al. (2014). Developing questionnaires for educational research: AMEE Guide No.87. *Medical Teacher, 36*(6), 463–474.
15. DeVellis, R. F. (2014). *Scale development: Theory and applications* (2nd ed.). Newbury Park: Sage Publications.
16. Dillman, D., et al. (2009). *Internet, mail and mixed-mode surveys: The tailored design method* (3rd ed.). Hoboken: Wiley.
17. American Educational Research Association, American Psychological Association, & National Council on Measurement in Education. (1999). *Standards for educational and psychological testing*. Washington, DC: American Educational Research Association.

18. American Educational Research Association, American Psychological Association, National Council on Measurement in Education. (2014). *Standards for educational and psychological testing*. Washington, DC: American Educational Research Association.
19. Yule, S., et al. (2008). Surgeons' non-technical skills in the operating room: Reliability testing of the NOTSS behaviour rating system. *World Journal of Surgery, 32*, 548–556.
20. Regher, G., et al. (1998). Comparing psychometric properties of checklists and global rating scales for assessing performance on an OSCE-format examination. *Academic Medicine, 73*(9), 993–997.
21. Cook, D. A., & Beckman, T. J. (2006). Current concepts in validity and reliability for psychometric instruments: Theory and application. *The American Journal of Medicine, 119*, 166. e7–166.e16.
22. Hojat, M., et al. (2002). Physician empathy: Definition, components, measurement and relationship to gender and speciality. *American Journal of Psychiatry, 159*(90), 1563–1569.
23. Cook, D. A., & Hatala, R. (2016). Validation of educational assessments: A primer for simulation and beyond. *Advances in Simulation, 1*, 31.
24. Martin, J. A., et al. (1997). Objective structured assessment of technical skill (OSATS) for surgical residents. *British Journal of Surgery, 84*, 273–278.
25. Reznick, R., et al. (1997). Testing technical skill via an innovative 'bench station' examination. *American Journal of Surgery, 173*(3), 226–230.

（翻译：冯黎）

第 35 章
教学科研:定性研究方法简介

Kirsten Dalrymple,Debra Nestel

概述 在第 30~36 章中,我们结合了外科教育领域定性研究的几个高质量案例,为大家介绍了研究设计、过程实施和结果展示的关键概念,以及如何保证由始至终的逻辑连贯。读者必须明白,外科教育研究的客体很大部分是关于"人"和"社交"的,受具体环境、时间、地点、个人体验和背景等因素的影响,而这些因素又有无数种排列组合,对教学效果的优劣施加影响,而另一方面,对这些现象进行解读和阐释,也可能存在无数种视角。定性研究正是为了探索这一复杂的社会活动,并尝试回答第 30 章所提及的,教学过程中的"怎么样""为什么""在何处""在何时"和"为何人"等问题。我们认为,既然外科教育本身是复杂多变的,研究者就必须接纳这种"主观性",在保持系统、严谨、科学的前提下,开阔思维,学习如何开展和评价教学研究。参与定性研究包含着评价研究设计和研究质量时,注重"逻辑连贯"而非"客观实证"。本章内容主要面向初次接触教学研究的外科医生。

35.1 简介

Denzin 和 Lincoln[1]所提出、Ajjawi 和 McIlhenny 所详述的定性研究方法学,在第 30 章已述及。定性研究方法学源自建构主义范式,亦即现实和知识是多元的,既受各种独特和复杂的背景所影响(如应用现代科技的手术室、死亡病例讨论现场、急诊室、乳腺外科门诊等),也受独特个体的影响(如不同医学背景、不同年资、在不同国家受训、有不同个性特点和价值观的成员组成的外科团队,更不用说相关的患者、家属和医院管理人员等),而后者总是不停地对所发生的现象进行积极主动的解读。值得注意的是,探索自然现象的研究者,也参与了研究,而且不仅是作为观察测量者,同时也作为自然现象的解读者、研究结果的构建者。这点认知直接且深刻地影响了定性研究本身应当如何实施(无论研究采用何种方法学)。比如,Lichtman[2]提到,定性研究应当尽可能还原"自然场景",且有目的地纳入熟悉这一场景和现象的人群。再比如,研究者和研究对象在进入研究以后,会因为自己的价值观和信念,带入自己对现象的观点和看法。又比如,研究结果仅代表解读现象的各种可能中的一个,未必适用于另一个不同的场景。考虑到教学研究中受试者之间(如师生之间)可能存在权力差异,且涉及学员"犯错"和"不及格"时特别敏感(外科尤是!),因此对研究对象的处理必须符合伦理,这不仅是道义上的要求,更是会直接影响到受试者回应的质量,以及研究结果的可信度。第 36 章,Kingsbury 将详细论述如何在研究设计中充分考虑以上的伦理因素。

在本章中,我们将通过引用三篇外科教育领域已发表的文献,展示建构主义范式下定性研究如何开展。篇幅所限,我们只能点到为止,但希望能帮助大家理解定性研究如何保证逻辑连贯和科学可信。本章将重申前面章节的内容,比如,如何定义教学现象中的研究热点、同时通过查阅文献找到未知领域,如何提出研究问题,如何选择相关的概念/理论框架,如何选定合适的研究场景和对象,如何选定合适的数据收集和分析方法,如何解读研究结果和意义,以及可能是最重要也最容易被初学者忽略的一点,如何反思研究过程中研究者的角色。

为了增进学习效果,我们建议读者在阅读此章内容之前、之时及之后,同时细读这三篇文献。第一次阅读的目的是了解定性研究结果如何具体展示,第二次阅读的目的是了解定性研究的方法与原则如何与研究设计和研究结果关联,第三次阅读的目的则是在完成本章学习后对定性研究有更深入和全面的了解。以下分小节讨论这三篇文献,每一小节的标题为该研究的研究问题。

35.2　外科导师和学员对术中教学的信念和价值有哪些[3]?

35.2.1　构想研究主题、研究问题和研究设计

Ong(外科医生与外科教育家)等根据自身经验和文献报道,提出外科教育中导师和学员双方均感到满意的情形,是"学员可独立完成手术、几乎不需要导师干预"。诚然,学员在手术能力上的提升是师生双方的共同目标,但手术台上千变万化的状况有时需要由导师重新主刀,确保患者安全。Ong 等所研究的正是这一控制权变化背后的现象,亦即外科导师和学员的信念和价值如何影响术中教学的相应行为[3]。

Ong 的研究团队选择用多重配对的个案研究设计来尝试回答这一研究问题。个案研究的方法学多种多样,但一般需要通过观察一个具体的、现实的个案或现

象(如事件、过程、个体、团组或机构等),并探索、解释和赋予其意义。借鉴 Yin 的提法[4],Ong 等定义了他们的研究中,个案的"研究单位"是外科导师和学员术中教学的共同经历。为了解答研究问题、不同角度地阐明现象,个案研究有多种方法可采用,包括定性研究方法(如访谈、观察、文献分析等)和定量研究方法(如测试结果、可量化的调查数据等)。此项研究探究的是影响术中教学行为背后的信念和价值,因此采用了对术中教学的观察,以及对导师和学员的半结构化访谈作为研究方法。采用这两种定性研究方法,记录所观察到的术中教学行为,以及采集导师和学员对这些行为的观点,有助于研究者确定这两部分数据是否一致,这种做法被称为"三角验证"[5],是一种增加定性研究结果可信性的策略之一(表35.1)。

表 35.1　定性研究的质量标准

标准	涵义	策略
可信性	研究结果是否反映"真相"	三角验证、相异个案分析、成员核查、长期接触与观察
推广性	研究结果能否应用于其他场景	对研究方法和研究背景充分详尽地描述
可靠性	研究结果是否可重复	审计跟踪、外部审核
一致性	研究结果保持一定程度的"中立",主要由研究对象产生,没有受到研究者过多的影响	审计跟踪、外部审核、三角验证、反思性

改编自 Lincoln 和 Guba[5]

35.2.2　研究理论的应用

第 30 章中 Ajjawi 和 McIlhenny 提出,研究理论对定性研究的各个部分均有指导意义,其合理应用可使研究整体更具有逻辑连贯性。Ong 等的研究在几个不同层面应用相关的研究理论。首先,研究者借助相关研究理论的概念框架,确立该研究需要分析的重点内容,亦即外科导师和学员在术中教学的社会关系及认知活动。Ong 等在研究设计阶段参考了 Lave 和 Wenger 在社会建构主义范式下提出的"情景学习"(situated learning)[6]和"认知学徒制理论"(cognitive apprenticeship theory)[7]。这一步是构想教育学研究问题的关键所在,也有助于阐明该研究与现有文献的关系,换言之,既往的文献已经发现了什么、用的是什么理论/概念模型和研究方法等。除了第 33 章内容外,Lingard[8]提出的"问题-差距启发法"(problem-gap heuristic)亦言简意赅地描述了外科教育研究者如何仔细拆解教育学研究问题。在广泛阅读文献的基础上对研究问题的清晰阐述,有助于研究者合理选择研究设计,这与定量研究的类似过程在很大程度上并无二致。

其次,Ong 等通过情景学习和认知学徒制理论的概念来指导数据收集过程,比如术中教学活动观察的聚焦内容,以及访谈中的问题设置等。研究所选取的相关理论贯穿在后续研究过程中,如借助这些概念框架在数据分析的过程进行编码,以及对研究结果进行解读。将相关研究理论整合进研究过程,会使研究设计更严谨、过程更连贯、结果更可信。

35.2.3　研究对象与场景

通过相关研究理论来定义教育学研究问题的本质和范围后,研究者下一个需要确定的事项,是研究对象和观察场景的选择。他们最终选择了所在单位中活跃的、受尊敬的外科导师自愿参加研究,并通过导师所带教的学员来实现"配对"。类似地,所观察的术中教学场景,也从学员预计能完成的、较为简单的手术清单中选择。上述选择均为刻意为之,目的是通过合适的场景、合适的对象来"告知"研究者所观察的现象,以便研究问题得到合理解答。尽管是非随机的样本,但依然可以认为,这一抽样原则符合该定性研究的研究目的。

35.2.4　研究者的角色

Lichtman 认为,"研究者清楚地知道,他们对研究过程和研究结果终究存在一定的影响"[2]。定量研究和定性研究对这一影响的处理有所不同。实证主义范式下的定量研究,力图通过设置对照、随机化、变量控制、统计学分析甚至通过第三人称视角报告研究结果等措施,剔除研究者的主观影响。而建构主义范式下的定性研究,承认研究者作为数据收集者,拥有自身的价值判断和独特经历,并自然地将这些价值带入研究过程中。这是因为定性研究的哲学基础是,现实和知识是多重(而非单一)的,由参与者共同构建。Ong 等作为所在单位的外科医生之一,参与了研究对象招募、研究数据收集和研究结果分析。她在文章中汇报了这一点,并给出理由:作为"内部人士",她的职位有助于她招募研究对象、收集和分析数据,因为外科术中教学本身对于非外科背景的研究者来说过于复杂和专业,不易理解。当然,她作为研究者对研究带来的价值和影响也不容忽视。研究团队通过一系列措施确保研究的过程符合质量要求、是可信的,因此将她的职位、她对研究设计的选择等,在文章中的方法和讨论部分着墨详述。研究者同时谈及如何减少对研究结果误读的措施,比如 Ong 将自己编码的结果让研究团队中的"非内部人士"审阅,经过不断地分析、调整、讨论,研究团队一致接受才定稿为最终版本。由此,研究者所持有的价值和观点对研究过程带来的影响,其获益和风险均得到充分呈现。表 35.1 列出了确保定性研究质量的相关措施。

35.2.5　展示和解读研究结果

Ong 等的研究结果通过五个个案(导师-学员配对为一组)汇总的表格呈现,列出分析结果条目和相关引述,符合 Lincoln 和 Guba 所提到的"厚实描述"(thick description)[5]。这种呈现方式并非意味着所有研究对象都做了类似的事或说了类似的话,而是让读者看到数据整理分析得出的主题,如何实现对研究结果的解读。该研究尤其展示了外科导师和学员在同一个案内或不同个案间的相同点和不同点。

Ong 等发现,导师和学员的"共同经历"中,彼此分享观点时多为技术性层面的内容,集中在"学员是否顺利完成手术",而非技术性层面的交流则师生视角大不相同,集中在对"何为优先事项"的判断之上。比较观察和访谈的数据发现,导师的反馈形式不一,学员的吸收亦参差不齐。

根据"认知学徒制"概念框架进行分析,Ong 等得出关于术中教学的重要结论:尽管教学方式很多,但反思和交流显得相对不足。导师和学员在许多理解上存在差异,因此认知学徒制的教学实践有望补足这一差异。同时,手术室自然场景下教学活动有许多优点,比如可直接给予学员反馈、导师可展示临床决断能力等,应当予以保留、加以强调。术中教学的价值不是提供标准化教学,而是当面临不确定情况、需要临床决断时,学员可以在细节丰富的现实场景中切身体会到如何实施这一临床决断。因此,对于导师而言,教学难点就在于如何向学员具体展示这一临床决断的实施。

35.3　经验丰富的外科医生在复杂手术的过程中如何觉察和处理不确定性[9]?

Ong 等的研究聚焦在导师和学员在术中教学的关系,因此在研究设计中选择的是较为简单的手术案例,Cristancho 等[9]则聚焦在专家级外科医生如何在复杂手术中处理不确定性。乍看后者似乎更接近于临床实践和医疗安全相关的研究,但该研究的目的却是面向教育学的,希望从中得到启发,以便更好地指导外科教学。与前面的例子类似,这一项定性研究也借鉴了相关研究理论来确保设计严谨和逻辑连贯。该研究也使用了观察和访谈两种研究方法来回答研究问题,与 Ong 等的研究似有雷同之处,但这些方法上的重叠是定性研究设计的基本理论所要求的。

35.3.1　构想研究主题、研究问题和研究设计

Cristancho 等提出，外科术中的"不确定性"在外科实践中时常可见、不可避免，然而我们对外科医生如何觉察和处理这种不确定性知之甚少。研究这一现象，不仅对医疗安全和技术革新有深远意义，对外科教学同样如此，尤其是不确定性的觉察和处理有助于构建学员发展阶段的概念图。Cristancho 等研究者尝试勾画外科医生在术中辨识和应对不确定性的过程，探讨不确定性下的各种决策如何对手术转归产生好的（手术创新）或不好的（医疗安全事故）影响。换言之，研究的关注点是手术不确定性的临床决策，而研究结果对临床实践和外科教育均大有裨益。

为了寻找合适的理论框架，研究者在广泛阅读文献的基础上，借鉴了 Kneebone 提出的"横向思维"（lateral thinking）模式[10]，跳出了教育学领域来"寻亲"。外科医生的日常工作涉及频繁、复杂、高风险的决策行为，与企业高管的工作性质类似，某种程度上两者可看作是"亲属"。因此，组织心理学对"不确定性下的决策"（又称"自然决策"，naturalistic decision-making，NDM）[11]这一话题的相关文献，可以作为该研究的重要参考。Cristancho 等正是以 NDM 理论来构建外科教育的研究设计。

研究者们并没有采用某种特定的方法学来回答研究问题，而是采用一般性的、建构主义范式定性研究方法。Lichtman 认为，定性研究必须全面，扎根于现实场景，以及由研究对象的观点和解读来形成结果等[2]，在 Cristancho 等的研究均有体现。他们通过观察专家级外科医生处理复杂手术，以及术后对其进行深入的一对一访谈，探讨外科手术中的不确定性现象。

Cristancho 等的研究还展示了定性研究的另一特点，那就是其研究设计的弹性，可以在研究不同阶段采用不同的研究方法，迭代改进。这种弹性设计体现在该研究中观察和访谈的整合使用。观察者的笔记内容可以作为后续访谈的提纲要点，这就避免了访谈带来的"事后偏倚"（hindsight bias）。这是一种所谓"临界决策"（critical decision-making）的策略[12]，与 NDM 理论要求相一致。由此，研究方法的合理选择和有效整合确保了研究数据的质量。

35.3.2　研究理论的应用

Cristancho 等在构建研究设计时参考了不确定性场景下决策的心理学和社会学理论，尤其是 NDM 理论。Lipshitz 和 Strauss 将 NDM 理论归纳为以下三点：

- 对场景理解不全面
- 可用信息不足

 • 可选项之间彼此冲突

尽管这一理论不是从外科领域得出的,但其基本概念对外科决策依然十分适用。除了构建研究设计以外,NDM 理论对研究的后续阶段也有指导作用,比如对观察和访谈的文稿数据,研究者正是通过 NDM 理论的原则来对不确定性现象进行编码的。在模板分析的基础上进行归纳分析,即从数据中产生新的概念,然后再反过来测试 NDM 理论在外科术中的应用情况。这种做法避免了已有理论对研究过程的过度框定,使结果更为全面可信。

35.3.3　研究对象与场景

与前一项研究类似,Cristancho 等也是互补地采用观察和访谈进行数据采集。观察的地点在某教学医院手术室的“自然环境”,被观察者是 7 位不同专业的资深外科医生,且由他们自行选择可能多次出现不确定性场景的复杂手术,并在术中接受观察、术后接受访谈。研究共观察了 26 例复杂手术,产生了大量的定性研究数据,可以认为研究数据已达饱和(saturation)、研究结论较为坚实[13]。

35.3.4　研究者的角色

Cristancho 的研究团队由教育学研究者和外科医生构成,两者分别履行不同的角色。跟 Ong 不一样的地方是,Cristancho 并不是一位临床医师,因此在观察和访谈的时候是作为一位“非参与者”的角色。尽管在研究领域经验老到,但跟 Ong 相比,在观察时不可能有同样深刻的临床洞察力。为此,研究团队的应对措施是,由 Cristancho 和其他教育学研究者对数据进行初始的编码,然后整个研究团队(包括外科医生)通过反复讨论,对所编码的主题和概念模型进行详细的审阅和调整。此外,所分析的结果亦反馈至接受观察和访谈的外科医生(此举被称为“成员核查”)。上述策略作为反思性过程在文章中有详细的交代,使该定性研究更加科学严谨[5]。在 Ong 等的研究中,非外科医生研究者为研究作出了有益的平衡,而在 Cristancho 等的研究中则是反过来,外科医生研究者对数据的分析和解读提供了更全面的视角。

35.3.5　展示和解读研究结果

Cristancho 等的研究共观察 26 例复杂手术中的 241 个“不确定性场景”。何为“不确定性场景”? 从 NDM 理论出发,Cristancho 将其定义为“外科医生感到疑虑,同时必须在没有‘最佳答案’的前提下进行决策”的场景[9]。

研究者的分析策略是,NDM 理论指导下的模板分析和数据驱动的归纳分析相结合,对外科术中不确定性的“辨识”和“应对”的相关主题进行详细描述。而亚主题则与 NDM 理论原则直接挂钩,其他则无此要求。比如在"应对不确定性"下,新的亚主题包括"对各种选项进行优先排序""重新评价和调整方案"等。其中前者提示外科医生在术中对患者进行获益-风险分析时的思考,下面的引述可以说明问题:

> 所以我们是给患者做安全的造口术,还是冒一些风险、切除剩余的结肠并行吻合术,使患者术后的生活质量更好呢?[9]

通过例证来阐明主题是定性研究结果展示的重要部分。这些引述的文本使主题更加鲜明,也使结果更加透明[2]。跟定量研究不同,研究者不需要罗列所有引述文本来证明数据的真实可靠。

通过例证展示定性研究结果,是必要的,但仍不充分。研究者还需要对结果进行解读、赋予意义。为此,该研究通过分析得出的主题和亚主题,构建了一个模型来解释术中不确定性的临床决策、手术创新、医疗安全和外科教学之间的关系。在这一模型中作者提出,标准化实践中面对不确定性时依然一成不变地生搬硬套,有可能导致医疗安全问题,而标准化实践不足以指导不确定性决策时,则可能会带来适用性(有时甚至是创新性)的应对。

Cristancho 等的研究结果,还通过对外部文献的复习(不仅是医疗安全,而且是医学教育)使之更具有现实意义。尽管研究本身并没有直接围绕医学教育,但通过联系相应的教育学理论,提出在不确定性、复杂性场景中培养适应性能力,因此对外科教学的影响是不言而喻的。作者还提出,外科术中的高阶临床决策,时常超过学员的理解水平,因此后续的研究工作应进一步围绕如何具体显确这种临床决策的思维过程,以帮助学员成长[9]。

35.4   手术中放慢脚步、绕开麻烦:在自律中保持专注[14]

该研究问题的特点是,这并不是一个研究问题,而是一个研究题目。下面我们会展开论述 Moulton 等(2010)的扎根理论(grounded theory)研究。该研究建立在 Moulton 等前一项研究的基础之上,后者提出了外科医生在复杂多变环境下进行临床决断的模型,受到临床医生和医学教育家的认可[15]。可以说,无论是研究问题、研究结果还是研究团队(主要研究者为获得教育学博士学位的外科医生,合作者团队亦为业内著名学者),均大大增加了这项研究的可信度。尽管不是 Glaser 与 Strauss 提出的扎根理论方法学[16]首次在医学教育领域的应用,这篇2007 年发表的文章十分具有开创性地将扎根理论引入外科医生视野,使从事外科教育的群体接触到这一强大的定性研究方法。

与前述 Ong 等和 Cristancho 等的研究所采用的归纳式、建构主义方法学类似,扎根理论同样沿用了定性研究的核心理念(如研究者的反思性、自然场景、目的抽样研究对象等)和诸如观察、访谈等常用数据收集方法的一般原则。不同之处(以及特别之处)在于,诚如 Lichtman[2]所提出的,扎根理论的研究设计和分析的方法较为系统,且其做法是,从数据本身自下而上地构建复杂现象的解释(即理论)。换言之,扎根理论并不借助现有的观念、原则和理论来提出研究问题、收集研究数据、进行研究分析(编码)等。因此,前述 Ong 等和 Cristancho 等的研究并不符合扎根理论的方法学要求。尽管有不少人不认同这一说法[17],扎根理论归根到底是"让数据说话"。在进行扎根理论研究时,研究者必须放下对已有各种理论模型的成见,无论是 Ericsson 的专长发展理论还是 Lave 和 Wenger 的实践社群理论,等等。扎根理论的关键要素包括:

理论抽样与数据饱和

确定抽取的样本(受访者、观察场景等)、持续收集和分析数据,直到没有新的观点出现(即达到数据"饱和")

持续比较法编码

包括开放性、主轴性和选择性编码,三者既有重叠又有差别。开放性编码是初始确定相关类别的编码过程;紧接着是主轴性编码,意即确定不同类别群组之间的关联;选择性编码的目的是确定最核心的类别,并将前述类别归纳重组。将新近收集数据产生的编码和初始收集数据产生的编码进行比较,不断增补、迭代和优化。

接下来我们将通过简要分析 Moulton 等 2010 年发表的研究熟悉上述过程。计划开展扎根理论的研究者可参阅方法学相关文献[18,19]。

35.4.1 构想研究主题、研究问题和研究设计

Moulton 等 2010 年的后续研究,聚焦于外科医生在术中遇到不确定性、需要临床决策时,出现"慢下来"的现象。在前一项研究中,研究者发现外科医生在术中遇到(或预期遇到)困难情形时,会不自主地"慢下来",腾出更多认知资源,使行为模式从"自动自律"转变为"专注刻意"。

研究者再次使用扎根理论来形成新的概念模型。如同扎根理论自身的迭代过程,研究者们承接 2007 年同一主题的访谈研究,此次增加了观察作为理论抽

样的方法之一,并同时通过观察和访谈来收集数据、不断比较,深入探索最核心的主题和新出现的主题。

将研究主题划定在较窄的范围可以让研究者更深入地挖掘现象,构建更详细的概念模型,描述手术过程中不同阶段、各种不同的刻意行为。与 Cristancho 类似,本研究也是明确面向教育学的,将专家临床决策的思维过程具体展示出来,旨在帮助学员成长。

35.4.2　研究理论的应用

扎根理论的首要目的是通过数据来产生理论、解释现象,因此采纳和借鉴已有理论来开展扎根理论研究的说法是自相矛盾的。Glaser 和 Strauss 从一开始就提出,在研究开始前进行文献复习,有可能使研究者受已有理论的干扰,因此无法产生新的理论[20]。但也有反对意见认为,一个人无法完全抛开已有的知识、价值和信念,一片空白地开始数据分析[17]。与其否认研究者自身已有既定的观念和价值,倒不如直接承认这些观念和价值的存在,并就研究所允许的范围去讨论,哪些观念可以称之为“新观念”。尽管无法得知 Moulton 等在这点上的立场如何,但考虑到该研究是建立于前期研究的基础上,该研究团队很可能是在已有观念基础上去探索新的观念。

35.4.3　研究对象与场景

Moulton 等采用理论抽样的方法,其中包含了数个部分,而这些部分组合在一起,有助于更好地阐明现象。一部分样本是为了收集不同观点(不同医院、不同专业的外科医生),另一部分样本则是为了对已有观点更深入地探究。在研究的主要阶段,28 位不同专业的资深外科医生接受了访谈,其中 8 位接受了再次访谈,因为他们表达了强烈的观点,否认“自动驾驶”是外科医生手术中的行为模式。再次访谈这 8 位受试者,有助研究者更深入地了解现象,符合扎根理论(乃至定性研究)迭代、弹性的特点。研究设计并非一成不变,而是可以随数据收集和分析所产生的结果进行适当调整,进一步收集极端的、偏差的、预期外的观点,以此提供更深入的理解[21]。

此研究的观察部分共观察了 4 家医院的 29 台手术,但仅为肝胆胰外科的手术,分别由 5 名外科医生完成,且这 5 名外科医生并没有参与前期访谈,以免影响他们的手术操作(有几位在术后接受访谈)。其中一位对研究话题十分感兴趣,被研究团队标签为“关键人物”,受邀参与后续的编码和理论形成过程。对于定量研究来说,这种做法十分突兀,然而在定性研究的范式中,知识是研究者和研究对象共同构建的,因此这种做法不仅符合常理,甚至是明智的,前提是按表

35.1 中建议的策略完成,确保研究质量即可。

35.4.4　研究者的角色

值得提出的是,观察部分的几位肝胆胰外科医生与主要研究者的专业相同,因此可能为相识的同事。访谈部分和观察部分均为主要研究者和她的研究助理(拥有人类学专业背景,并由主要研究者培训进行术中观察)完成,这一做法背后的逻辑可能是,借助一切可用的资源,最大限度地挖掘现象背后的意义。与前述 Ong 等和 Cristancho 等的研究类似,Moulton 等的研究也采用多重交叉验证编码和概念,不断调整和优化研究分析过程。此外,研究还通过保留审计跟踪和保持研究者反思性,减少潜在偏倚,提高研究结果的可信性(见表 35.1)。

35.4.5　展示和解读研究结果

通过上述研究方法,Moulton 等构建了一个概念模型,进一步揭示了外科医生术中的自律性现象。他们提出了外科医生的行为在"自动"和"专注"两种模式之间存在一个"地带",在不同的困难场景下作出相应切换,空出认知资源、重新调整专注度,其应对从完全停止操作,到"精细微调",到"偏离既定方向"等均有出现。同时,作者和受访的外科医生均对不需太费脑筋的"自动驾驶"模式和研究者称为"基线警觉"模式作出了重要的区分。

扎根理论的方法学特点让研究者更深入地研究现象,并在分析过程中增加重要的维度。通过"理论抽样",研究团队不仅分析了术中"专注"的现象,且对一些"极端"观点也进行了相应分析,比如某些外科医生否认术中存在"自动驾驶"模式。有些外科医生认为这是一种"基线警觉"模式,尽管这一说法也并不完满。总之,比较访谈数据产生的主题和手术室观察到的行为,Moulton 等提出了更加平衡、更具洞见的解读。

本研究结果对外科教育也有一定的启示。出于教学的目的,专家级外科医生在术中的行为模式改变常见于哪些具体的场景,应当作出哪些相应的适应性改变,以及需要避免的、"偏离既定方向"的一些无益甚至有害的行为,从外科教育的角度应更加具体地显确,以便学员在学习过程中构建上述临床决策的元认知行为模式。

35.5　结语

定性研究旨在探究复杂社会现象中的各种关系,而人的价值和信念在其中是有意义的。在这一研究范式下,有多种多样的方法和工具,远不止以上三个案例所提及的内容(阅读框 35.1)[22]。但无论采用何种方法,关键有以下几点:恰当解读研究结果,刻意且深入探索自然场景下人的观点,研究者反思自身角色,以及追求总体上的逻辑连贯。接纳这些基本观点并不容易。对刚入门的教育学研究者来说,这是一种崭新的"不确定性",容易让他们在数据收集和分析解读的过程中总是顾虑做得够不够和好不好。Mayan[23]的建议此时对新手而言相当有用(尽管这只是针对判断数据是否达到"饱和"的建议):

到了某个节点,你就会有十足的把握对某个现象(如技艺、表现、文本等)下结论了。直到你觉得可以让自己信服,这时研究就可以停止了[23]。

阅读框 35.1   Creswell 描述的 5 种定性研究方法学[22],参考文献选用外科和医学教育研究

1. 叙事研究

Gordon LJ, Rees CE, Ker JS, Cleland J. Leadership and followership in the healthcare workplace: exploring medical trainees' experiences through narrative inquiry. BMJ Open. 2015 Dec 1;5(12):e008898. doi: https://doi.org/10.1136/bmjopen-2015-008898

Bleakley, A. (2005). Stories as data, data as stories: making sense of narrative inquiry in clinical education. Medical Education, 39, 534-540

2. 现象学研究

Tseng, W. T., & Lin, Y. P. (2016). "Detached concern" of medical students in a cadaver dissection course: A phenomenological study. Anat Sci Educ, 9(3), 265-271. doi: https://doi.org/10.1002/ase.1579

Pinto, A., Faiz, O., Bicknell, C., & Vincent, C. (2013). Surgical complications and their implications for surgeons' well-being. Br J Surg, 100(13), 1748-1755. doi: https://doi.org/10.1002/bjs.9308

3. 扎根理论研究

Apramian, T., Watling, C., Lingard, L., & Cristancho, S. (2015). Adaptation and innovation: a grounded theory study of procedural variation in the academic surgical workplace. J Eval Clin Pract, 21(5), 911-918. doi: https://doi.org/10.1111/jep.12398

Apramian, T., Cristancho, S., Watling, C., Ott, M., & Lingard, L. (2016). "They Have to Adapt to Learn": Surgeons' Perspectives on the Role of Procedural Variation in Surgical Education. J Surg Educ, 73(2), 339-347. doi: https://doi.org/10.1016/j.jsurg.2015.10.016

阅读框 35.1(续)

Moulton, C., Regehr, G., Lingard, L., Merritt, C., & MacRae, H. (2010). Slowing down to stay out of trouble in the operating room: Remaining attentive in automaticity. Academic Medicine, 85(10), 1571-1577

4. 人种志研究

Cleland, J., Walker, K. G., Gale, M., & Nicol, L. G. (2016). Simulation-based education: understanding the socio-cultural complexity of a surgical training 'boot camp'. Med Educ, 50(8), 829-841. doi: https://doi.org/10.1111/medu.13064

Lingard, L., Espin, S., Rubin, B., Whyte, S., Colmenares, M., Baker, G. R., … Reznick, R. (2005). Getting teams to talk: development and pilot implementation of a checklist to promote interprofessional communication in the OR. Quality & Safety in Health Care, 14(5), 340-346

5. 个案研究(除外 Ong 等[3]的研究)

Quinn, E. M., Cantillon, P., Redmond, H. P., & Bennett, D. (2014). Surgical journal club as a community of practice: a case study. J Surg Educ, 71(4), 606-612. doi: https://doi.org/10.1016/j.jsurg.2013.12.009

来源: Creswell[22]

教学的定性研究,与传统的实证主义经验研究大有不同,其难点对外科教育者而言既是个人发展的机遇,也是学习新事物的挑战。多年沉浸在生物医学科学的研究范式中,首次接触定性研究常会引发强烈(甚至负面)的反应。纯粹现实点说,参与定性研究,有助于接触不同研究模式,使科研能力多样化。倘若在参与定性研究的过程中领会到"知识"是如何产生的,从而促成认识论层面的范式转移,我们认为,这对临床医生和教育者两重身份的实践都有极大的益处。

参考文献

1. Denzin, N., & Lincoln, Y. (2005). Introduction: The discipline and practice of qualitative research. In *The Sage handbook of qualitative research* (3rd ed., pp. 1–32). Thousand Oaks: Sage.
2. Lichtman, M. (2013). *Qualitative research in education: A user's guide* (3rd ed.). Thousand Oaks: Sage.
3. Ong, C. C., Dodds, A., & Nestel, D. (2016). Beliefs and values about intra-operative teaching and learning: A case study of surgical teachers and trainees. *Advances in Health Sciences Education: Theory and Practice, 21*(3), 587–607.
4. Yin, R. K. (2003). *Case study research: Design and methods* (3rd ed.). Thousand Oaks: Sage.
5. Lincoln, Y. S., & Guba, E. G. (1985). *Naturalistic inquiry*. Newbury Park: Sage.
6. (cited in Ong)Lave, J., & Wenger, E. (1991). *Situated learning: Legitimate peripheral partici-*

pation. New York: Cambridge University Press.

7. (cited in Ong)Collins, A., Brown, J. S., & Holum, A. (1991). Cognitive apprenticeship: Making thinking visible. *American Educator, 15*(6–11), 38–46.

8. Lingard, L. (2015). Joining a conversation: The problem/gap/hook heuristic. *Perspectives on Medical education., 4*(5), 252–253.

9. Cristancho, S. M., Apramian, T., Vanstone, M., Lingard, L., Ott, M., & Novick, R. J. (2013). Understanding clinical uncertainty: What is going on when experienced surgeons are not sure what to do? *Academic Medicine, 88*(10), 1516–1521.

10. Kneebone, R. (2016). Simulation reframed. *Advances in Simulation, 1*, 27. https://doi.org/10.1186/s41077-016-0028-8.

11. Lipshitz, R., & Strauss, O. (1997). Coping with uncertainty: A naturalistic decision-making analysis. *Organizational Behavior and Human Decision Processes, 69*, 149–163.

12. (cited in Cristancho)Crandall, B., Klein, G. A., & Hoffman, R. R. (2006). *Working minds: A practitioner's guide to cognitive task analysis*. Cambridge, MA: MIT Press.

13. Baker, S. E., Edwards, R., & Doidge, M. (2012). How many qualitative interviews is enough? Expert voices and early career reflections on sampling and cases in qualitative research. In: *Research and enterprise*. University of Brighton. http://eprints.brighton.ac.uk/11632. Accessed 14 Sept 2017.

14. Moulton, C. A., Regehr, G., Lingard, L., Merritt, C., & MacRae, H. (2010). Slowing down to stay out of trouble in the operating room: Remaining attentive in automaticity. *Academic Medicine, 85*(10), 1571–1577.

15. Moulton, C. A., Regehr, G., Mylopoulos, M., & MacRae, H. M. (2007). Slowing down when you should: A new model of expert judgment. *Academic Medicine, 82*(10 Suppl), S109–S116.

16. Strauss, A. (1998). *Basics of qualitative research: Techniques and procedures for developing grounded theory*. London: Sage.

17. Thomas, G., & James, D. (2006). Reinventing grounded theory: Some questions about theory, ground and discovery. *British Educational Research Journal, 32*(6), 767–795.

18. Charmaz, K. (2006). *Constructing grounded theory: A practical guide through qualitative analysis*. Thousand Oaks: Sage.

19. Watling, C. J., & Lingard, L. (2012). Grounded theory in medical education research: AMEE Guide No. 70. *Medical Teacher, 34*(10), 850–861.

20. Glaser, B. G., & Strauss, A. L. (1967). *The discovery of grounded theory: Strategies for qualitative research*. Chicago: Aldine Transaction.

21. Patton, M. Q. (2002). *Qualitative research and evaluation methods* (3rd ed.). Thousand Oaks: Sage.

22. Creswell, J. (2013). *Qualitative inquiry and research design: Choosing among five approaches* (3rd ed.). Thousand Oaks: Sage.

23. Mayan, M. (2009). *Essentials of qualitative inquiry*. Walnut Creek: Left Coast Press.

延伸阅读

Braun, V., & Clarke, V. (2013). *Successful qualitative research: A practical guide for beginners*. London: Sage.

Charmaz, K. (2014). *Constructing grounded theory: A practical guide through qualitative analysis* (2nd ed.). London: Sage.

Creswell, J. (2012). *Educational research: Planning, conducting, and evaluating quantitative and qualitative research* (4th ed.). Boston: Pearson.

Creswell, J. (2013). *Qualitative inquiry and research design: Choosing among five approaches* (3rd ed.). Thousand Oaks: Sage.

Miles, M., Huberman, A., & Saldana, J. (2014). *Qualitative data analysis: A methods sourcebook* (3rd ed.). Los Angeles: Sage.

A valuable website on resources for qualitative research methods is: https://www.methodspace.com/resources/methods-links/links-qualitative-research-methods-and-analysis/

(翻译:杨达雅,李雪莹)

第36章
外科教育研究中的伦理问题

Martyn Kingsbury

概述 本章介绍了道德哲学的一些要素,以为伦理审查过程提供背景,并为成功通过伦理审查和成为一个符合伦理的研究者提供一个必要的伦理思考框架。鉴于其复杂性和缺乏一致性,本文不可能提供适合当地伦理审查过程的明确的实用建议。然而,本章讨论了一些研究方法中固有的伦理问题,并思考了尊重人、利益和公正这三项伦理原则以及保密性、知情同意、权力和地位等常见的伦理问题。在思考这些问题时,很少有简单的答案。本章还包括一些简短的小故事,以促进读者对伦理问题的思考,以及如何在进行教育研究实践时解决这些问题。

36.1 简介

伦理学是很复杂的。它可以是一般哲学意义上的思考:它是道德哲学的各种准则和观念,这些准则和观念对道德问题进行讨论,以解决一个人在社会中应该如何行事这一非常广泛的问题。它也可以是更个人的层面上的思考:"指导我的准则和观念是什么?"在这个层面上,它有时与道德、一些传统的道德原则,以及按照社会习俗、宗教信仰和法律行事混为一谈。最后,伦理学也可以是开展研究前所需的程序性、规范性的"把关"过程。在一般或个人层面上详细讨论伦理的道德哲学不在本章的论述范围之内。虽然伦理审查过程的监管程序看起来更实用,但各种程序绝不是通用的。因此,本章将讨论一些需要思考的相关伦理问题,以便读者成为一名符合伦理的研究者,并成功地通过伦理审查。本章将介绍一些道德哲学,但只是为伦理审查提供背景,并为伦理思考提供一个框架。对于那些想了解更多信息的人来说,Noel Stewart 编写的伦理学著作对道德哲学进行了直截了当、简明易懂的介绍[1]。鉴于在思考研究中的伦理问题时,很少有简单的答案,且在很大程度上取决于对背景问题的仔细思考,本章还包括一些简短的小故事,以便对一些伦理问题进行反思。

36.2　什么是伦理学?

伦理学(ethics)一词源于希腊名词 êthos,意为"性格"或"性情",在词典中被定义为支配一个人的行为或举止的道德原则,以及处理这些道德原则的知识分支。在本章中,我采用了一种更加务实的观点,认为伦理学是人类思考伦理问题的共同能力,而不是通过任何特定道德哲学或理论的视角来看待它。正如生物伦理学家 Larry Churchill 所写的,"伦理学,被理解为对道德价值进行批判性思考并以这种价值指导我们行动的能力,是人类普遍拥有的能力"[2]。

对研究伦理的思考是"定位"的,是对某一问题在特定背景下的相对伦理成本/效益的思考。我应该怎么做? 各种伦理理论和道德哲学更多的是关于对伦理的一般性思考。社会认为什么是可以接受的,什么框架对测试和解释这些理论是有用的? 我简要思考了道德哲学的三种广泛方法,这些方法为研究伦理的原则和伦理审查程序提供了参考。对这些哲学传统的一些理解也可以帮助研究人员在计划和进行研究时确定他们的思维框架,并为决策提供一个更明智的视角。

36.3　功利主义

在最简单的情况下,功利主义探讨任何行动的可预见的结果,并判断这些结果的效用。一个行动是根据其可能的结果来思考的,人们试图使利益最大化,使伤害最小化。在这一哲学传统中,实际行为在本质上既不是好的也不是坏的,而是纯粹根据其结果来判断。虽然行为可能同时导致利益和伤害,但判断它们的标准是什么能给大多数人带来最大的"净利益"。因此,为了使许多人受益而伤害一个人,可能被认为是伦理上的"正确"。

困难在于知道如何定义和"衡量"相对的利益和伤害。如何判断效用? 利益和危害是按幸福、快乐、物质收益还是这些东西的组合来思考? 如果它们是通过某种组合,那么各组成因素的相对价值是什么? 同样,虽然对大多数人来说,最佳"净利益"的想法是一个相对容易的概念,但谁的利益算数或更算数? 人们还必须谨慎地思考尽可能多的可预见的结果,也许还要为不可预见的结果准备一些应急措施。

尽管有这些困难,功利主义确实有一定程度的客观存在的吸引力。在思考研究时,思考行动的结果并试图使大多数人的伤害最小化、利益最大化,并证明是否从特定结果或利益相关者的角度来权衡判断决定,是审查伦理影响的合理方法。

36.4　道义论

与功利主义的"结果决定手段"不同,在道义论中,行为被认为是内在的正确或错误,而与动机或结果无关。这种哲学假设"纯粹理性的代理人"总是会做某些事情,否则就意味着他们不理性。这是一个基于绝对命令和普遍原则的体系,即每个人都有平等的价值,应该得到平等的考量。因此,如果伤害一个人的行为是"错误的",那么无论动机如何,无论这个人或许多其他人是否因该行为受益,它都是"错误的"。伤害行为本身就是"错误的"。

道义论经常被批评为过分强调理性和按理性行事的自由。它是一个基于"普遍原则"的系统,没有注意到个人行动的自由或权利的背景。可以说,这种方法更适合于思考科学研究的绝对世界,而不是教育研究的与背景相关的和相对主义的世界。尽管有这些批评,这种哲学得出了初步假设,即有益(做好事)、无害(不做坏事)、正义(公平)和忠实(真实)。这些原则是大多数伦理学的基础,是任何研究的伦理学方法的良好基础。

36.5　美德伦理

道义论和功利主义都是以行动为导向的,即判断的是行动或其潜在的影响,而美德伦理是以代理人为基础的。在美德伦理中,行为者是伦理决定的基础,而不是行动或其结果的评估。美德伦理考虑到我们的动机,只要求我们努力成为一个"好"人,并据此行事。具体的美德和好坏的定义不如我们努力成为一个好人并据此行事来得重要。因此,一个人真诚地寻求成为有德行的人并做"善事",即使后果是无意的伤害,也是合乎道德的行为。

这种哲学的优点和缺点在很大程度上都源于"美德"没有被定义。这使得该哲学可以很容易地适应环境和不同的文化视角,但也招致了对其模糊性的批评。美德伦理认为,个人以符合伦理的方式行事的能力取决于教养、机会和教育,它们共同构成了我们的"性格"。指导者和榜样的作用在促进适当的美德行为发展方面也很重要。教育在这一道德哲学中的明确重要性使教育学家对其感兴趣,许多教育伦理审查不仅要为适当的道德行为把关,而且要作为鼓励研究人员以美德方式行事的指南。

36.6　伦理学理论

虽然道义论和功利主义在为伦理思考和研究伦理指导原则以及许多伦理审

查提供信息方面一直很有影响力,但美德伦理提供了一种灵活的方式来思考受到正式准则限制的伦理。还有其他相关的理论观点。有一种基于权利的方法,认为道德行为是关于尊重个人的权利,如自由权、平等权和隐私权,这些权利平等地适用于每个人,不应该被个人或社会取缔。还有一种以关怀为基础的伦理方法,它依赖于对他人的关怀,维持一个关怀的关系网络,有合作、同理心和同情心的互惠义务。最后,还有福柯式的伦理学,它认识到知识具有伦理和权力的双重动力,在研究中,对权力的认识是流动的、可改变的,而且往往对伦理行为至关重要。因此,福柯认为"说真话"是道德行为的核心[3]。

对伦理理论和哲学方法的思考必须是简短的,目的是为本章的其余部分提供信息,并为后面小故事的思考提供框架。在伦理学著作和经同行评议的学术性在线资源中,可以找到对这些观点更全面且易懂的论述。

36.7　伦理批准程序

Belmont 报告被普遍认为是第一份关于以人为对象的研究正式准则,它仍然是美国研究伦理的主要框架[4]。尽管该报告的重点是生物医学和行为研究,但其产生的原则和程序也被应用于社会科学研究,包括教育。三项伦理原则,即"尊重人""有益"和"公正",以及三个关键程序,即"知情同意""风险/利益评估"和"受试者的选择",经过一些修改,构成了西方国家人类研究伦理的基础。然而,这些普遍接受的原则的范围和应用有很大的不同。在澳大利亚,国家健康和医学研究委员会负责所有学科的伦理指南,并负责管理应用这些指南的研究伦理委员会。相反,在英国,没有跨学科的伦理机构,不同学科的专业协会有自己的指南。就教育而言,人们经常使用英国教育研究协会(BERA)的指南,但英国社会学协会或社会研究协会的指南可能同样有效。此外,并不是所有的国家都有这样全面的伦理准则,即使有这样的指南,在不同的学科领域和不同的机构委员会和程序之间,指南和伦理审查程序的实施也不尽相同。

在某些情况下,思考教育研究时使用与人类生物医学研究相同的标准和程序,而这些研究的风险要大得多。这可能导致不必要的、沉重的行政负担和冗长的程序。更熟悉审查科学生物医学研究的委员会可能倾向于采用具有"逻辑"和"普遍规则"的道义论的方法,并经常采取功利主义的立场来审查风险和利益。这可能会导致在思考具有更多背景和细微差别的教育研究时,特别是那些采取不那么固定和系统的、针对特定背景的人种学方法,会提供令人误解且不一致的建议[5]。同样无益的是,这种以科学生物医学为重点的机构的审查程序可能会忽略教育研究的评估或因"风险"不足而拒绝进行伦理审查。虽然这看起来没有什么问题,但教育研究工作却无法从严格的伦理审查中受益,而且可能很难找到出版机构,因为出版机构越来越要求提供伦理审查的结果。也许更典型的是,对有人类参与的研究,会根据预估的风险,采取分层审查的方法。因此,"高风险"研究,如临床试验或侧重于敏感问题或弱势群体的教育研究,需要接受机构或国家层面的全面审查。较低"风险"的研究,比如教育研究,要接受快速的小组审查,如果是"低风险",则要接受在线审查,而不是全委会审议。

除了适当的伦理审查外,还可能有额外的把关程序,旨在提高对涉及机构和潜在参与者的管理和批准。这方面的例子包括医学院对涉及医学生的研究的批准程序和国家卫生服务管理部门对涉及医院场所和工作人员的研究的批准。这种官方程序往往是进入机构和得到机构保险的必要条件。

这种复杂性和缺乏明确的、适合教育学的伦理审查程序,导致一些人质疑伦理审查在定性教育学研究中的效用[5-8]。然而,除了解决公共责任以及道德、社会和法律责任的问题外,健全、公平和适当的伦理审查程序还能促进良好的研究[9]。

鉴于其复杂性和缺乏一致性,不可能为地方伦理审查程序提供明确的实用建议。然而,研究人员思考以下问题将是明智的:

• 当地的伦理审查程序、做法、期望和截止日期是什么?

• 研究问题是否明确阐述并且是否与研究方法保持一致?

• 是否有机会接触到合适的参与者,是否尽量减少了对任何弱势群体的包容,并对其进行了合理的描述?

• 有哪些风险和益处;在伦理学过程和研究文件中是否有适当的描述?

• 研究的目的是否是为了保护参与者,将风险降到最低,并以符合伦理的方式使利益最大化?

对这些问题的回答应仔细思考并明确阐述;它们可能构成伦理审查和良好研究的基础。

36.8　道德问题

鉴于伦理审查的复杂性,人们可能会将这一过程视为与研究相冲突的"行政障碍"。但是,通过思考基本的伦理问题并适时管理审查过程,伦理过程可以与高质量的研究相结合,并促进了高质量的研究。

所有的伦理审查过程本质上都是一种"风险/利益"的做法。虽然教育研究不太可能导致身体上的风险、痛苦或伤害,但可能会有潜在的心理伤害,如尴尬、自尊心的丧失、内疚或抑郁。这些可能是暂时的,也可能是长期的或反复出现的。对于参与者或未参与研究的其他人来说,也有可能出现教育体验不理想和"学习"减少的风险。即使这些风险不存在,但对于参与者和研究者来说,总是存在着与时间承诺相关的风险。所有的风险都必须最小化,并与研究产生的潜在教育效益相平衡。因此,研究的质量应该最优化,这样至少不会浪费参与人员的时间。

36.9　研究设计

主题的选择、研究问题或假设的提出以及所采取的方法学都不是政治上或道德上的中立决定。美国、英国和爱尔兰等国家提倡"以证据为基础"的教育研究,并倾向于采用更加量化、随机化的对照试验方法。受英国政府委托,Goldacre撰写了一份关于教育领域实验方法的报告[10]:

"在可行的情况下,随机试验通常是我们发现两种干预措施中哪一种是效果更好、更可靠的工具"。随机对照试验的设计也更容易在医学和科学杂志上发表,因为编辑和审稿人对这种方法更熟悉。事实上,Ellis 评论说,使用定性方法的研究人员更有可能被更熟悉定量范式的研究伦理委员会质疑其研究的质量[11]。

如果与研究问题完全一致,采用随机对照试验设计后的定量或混合方法对教育干预措施进行比较,在伦理上是合适的。思考一下,是否有可观察的结果可以测量和控制? 是否存在干预措施之间的"诚实无知"的好处? 或者,这种情况是否适合采用交叉设计,即各组在不同时间经历干预(尽管必须注意延迟获得更"有效"的干预措施不会使参与者无法获益)? 是否有相对大量的、有代表性的受试者可以被随机分配到各组? 从伦理上和研究质量上来说,最合适的方法是使方法与研究问题和背景相一致。如果研究问题可以用可计量的条件来回答,并且有适当的机会接触受试者,那么定量设计可能是最好的。然而,在教育领域,可计量的结果往往是有限的,数据取决于背景,而且是主观的,因此,定性方法往往是最好的。

小故事 1

Julie 是一名外科实习生,正在攻读教育学的兼职硕士。她正在思考一个关于"外科医生如何从错误中学习"的研究项目,并考虑采访她所在专业中经历过纪律处分和/或培训进展中出现重大延误的同事。由于招募工作可能具有挑战性,她将尝试在全国范围内招募本专业的人员,为了方便,她将在当地医院采访参与者。她的项目截止日期迫在眉睫。

思考:

有哪些可能的问题会使伦理审查变得困难?

如何重新规划研究以尽量减少这些问题?

虽然关注到当地的伦理审查程序很有帮助[12]，但"……研究方法的选择不应受到关于研究伦理委员会的优先事项和偏好的假设的驱动"。最终，如果为了讨好可能不了解情况的伦理审查程序而损害研究设计，那么研究质量和伦理就不会得到很好的满足。研究人员有责任对他们所选择的方法以及这些方法如何与他们的研究问题和背景保持一致，向伦理审查提出明确的证据说明[12]。研究伦理委员会有责任通过相关专家的审查和建设性的反馈，促进研究的良好开展。虽然如此，但通常情况下，第一次就把事情做"对"，比与伦理委员会进行长时间的对话更有效率。

36.10　行动研究

行动研究即实践者研究他们自己的实践，这已经变得越来越普遍，而且往往是那些教育研究新手的起点，特别是那些衔接实践者和教育角色的人。在行动研究中，研究者有多种角色，外科医生（实践者）、教育者和研究者；不可避免地，人们必须承认并利用这些关系来获得洞察力和深度，从而获得权力和有效性。然而，研究自己的实践、学生或同事意味着必须明确承认这一立场，并仔细思考权力关系的复杂性[13]。

36.11　研究地点

教育研究的地点通常由研究问题决定。虽然行动研究和人种学研究通常与被观察的实践同处一地，但也可能有一些地点的选择。这种选择不是中性的；它可能会加剧或减轻权力关系，影响受试者和数据。地点可能会影响参与的便利性，从而影响招募和时间承诺，并可能影响参与者和研究者的安全。研究人员有道德义务保护自己和受试者，并以最大限度地提高有效性和质量的方式收集数据。实际的问题如保护隐私和记录数据的能力也必须加以思考。这些问题必须得到"平衡"：例如，虽然公共空间可能更安全、更中立，但它可能会限制隐私和记录采访的能力。

将研究放在互联网的虚拟空间中可能是一个有吸引力的选择。技术增强型学习的增加为使用技术参与度的指标提供了机会。这可以提供有用的数据和一个安全和匿名的空间；但是也有潜在的数据可靠性和质量问题。这类指标的抽象性可能说明准确度和保真度的水平，虽然它们对与技术的互动可能是准确的，但只是对学习的一种替代性衡量。另外，虽然互联网上的一些数据可能被认为是公开的，但也存在关于身份和隐私的道德问题。在互联网的虚拟空间中，人们

可能不是他们所声称的或看起来的那样,很难解释上下文,而且知情同意过程是
具有挑战性的[14]。

36.12　知情同意

知情同意是研究人员确保"尊重人"的主要方式之一。是否参与研究的
决定应基于对研究的充分了解,其形式应易于理解,内容应足够详细,以便作
出知情决定。这种决定应该是自愿的,没有过分的激励,也不担心一旦拒绝会
有不良后果。个人应该有能力自由选择,并且在可能的情况下,有权利退出
而不受惩罚。这种知情同意赋予参与者权力,是大多数人类研究伦理守则的
关键。

虽然知情同意是一项基本的伦理原则;但它是社会性的,在教育研究中可能
并不像看上去那么简单。在教育研究中,研究者也可能是教师和/或实践者;他
们与参与者之间的关系可能很复杂,每个人都可能有多重身份,承担多重责任。
参与者可能认为激励或惩罚措施并不存在,即使有充分、明确的信息,这也可能
影响参与和数据。

可能会有与特定方法相关的进一步复杂性。如前所述,在身份不确定的情
况下,网上的知情同意可能会有问题。在网络空间中,私人和公共之间的区别
也可能是模糊的。例如,在使用博客或社交网络的数据时,知情同意就不那么明
确。在人种学教育研究中,知情同意也可能是一个挑战。通常情况下,这涉及观
察、记录和解释社会背景下的"正常"行为。在这种情况下,事先的知情同意可能
会改变行为并使数据无效。即使这不是一个问题,在通常不可能事先知道语言
或行为的哪些方面将被证明是重要的并成为"数据"的情况下,也很难获得知情
同意。

鉴于教育研究的复杂性,特别是人种学和行动研究,在完全知情同意可能使
数据无效或同意过程可能限制教育效益(也许只是占用了宝贵的教育资源或机
会)的情况下,限制披露或采取追溯性同意并允许撤回可能是合适的。也有必要
规定适当的默认同意,例如,通过返回自愿调查。在所有情况下,都应在伦理学
申请中明确解释和说明这一过程。

36.13　权力与地位

教育研究几乎总是以地位和权力的差异为特征。即使研究没有跨越任何
明显的等级,研究者和受试者的角色也存在着权力差异。虽然可以说被试在访

谈中拥有权力,因为他们选择说什么,但研究者在解释和传播数据时拥有最终控制权。

权力悬殊的研究,如使用弱势群体、儿童或患者作为研究对象,可能充满了伦理问题,通常需要一个全面的审查过程。但在所有权力平衡掌握在研究者手中的情况下,确保是真正自愿参与特别重要,没有任何的或被认为的胁迫或义务,也许可以使用一个中立的第三方进行招募。然而,问题并不局限于招募;权力的不平衡会影响数据的收集,参与者会急于取悦和赢得好感,或者因为害怕报复而不愿意批评。

在另一个角度上,权力梯度也有潜在的伦理影响。如果研究人员出现批评或采取与资深人士相反的立场,就会有风险。在这个角度上的权力不平衡也会不利于招募,并影响数据。因为相对较低级的研究人员可能会被禁止探究较资深的受试者的反应,或者可能缺乏解释数据的背景。

任何一个角度的权力不平衡都会不利于获得信任和与受试者建立融洽关系的过程,这就会限制访谈情况下的数据收集。研究自己的同龄人群体也可能引起伦理问题,因为它可能使研究者和受试者的适当角色难以确立,并导致在提供和解释数据时产生假设。

权力不仅仅是资历的作用;还有与年龄、性别、角色等相关的相对权力和地位的问题;这些问题可能相互影响,产生复杂的关系。伦理方面的关键是承认这些问题,并明确如何管理招募、数据收集和解释以减轻其影响,以及如何建立信任和融洽关系以促进高质量的数据收集。

小故事 2

再次思考 Julie 的情况,她是一个正在攻读教育学兼职硕士学位的外科实习生。她正在为她的伦理学表格思考她的项目的方法。她想知道是否要把和她一起工作的同事排除在外,尽管她认为他们可能更容易被招募到研究中。为了能更容易并最大限度地招募参与者,她计划在他们方便的地方进行访谈。由于她所有的潜在参与者都比她更资深,她不认为她有任何需要担心的权力关系。

思考:

你会如何建议她?

她招募了谁参加她的研究?

她在哪里进行采访?

与更资深的参与者存在可能的权力关系吗?

36.14　数据分析和传播

一个人的道德义务并不因研究前的伦理审查成功通过而结束。研究人员有道德义务诚实地获取、管理、分析和传播他们的数据。许多国家的教育研究协会，包括澳大利亚（AARE）和英国（BERA）的教育研究协会，都提供了关于教育数据管理伦理的指导。著名的教育研究著作和 Brooks 等人关于伦理与教育研究的优秀著作中也详细介绍了这一点[12]。

从本质上讲，这些建议是为了良好的研究实践：研究人员不应伪造数据，要谨慎和透明，注意方法和数据的局限性。虽然故意歪曲事实的情况可能很少，但需要思考研究和道德操守。虽然研究人员需要分析、解释和展示数据，但必须注意不要"修剪"数据，排除那些似乎不"符合"假设的"异常值"，或通过选择性地报告那些符合假设的数据来夸大其词。通常情况下，这在定量方法中被认为问题不大，因为在定量方法中，数据和统计数字"为自己说话"。然而，归纳型的图形和统计可以被操纵，以适应假设或论证。分析和表述的选择可以给论证带来很大的色彩。考虑到对一组外科医生的研究，其中少数人非常有经验，报告平均年数与报告中位数或模式会给人不同的印象，并暗示整个群体比它更有经验。定性研究在解释和展示数据方面有独特的道德要求。即使是一个规模不大的访谈研究，也可能产生数百页的记录。这不能简单地被描述或用图表概括，应该采用适当的分析框架，并非常谨慎地选择和构思引文以代表数据。虽然挑选一个极端但值得注意的引文并声称它代表了所有的数据是不诚实和不道德的，但使用同样的引文但解释它说明了 10 个访谈中的 8 个所表达的观点的"极端"，这在道德上是可以接受的，也是更好的研究。

36.15　保密性

保护研究参与者的匿名性是一项基本的伦理原则，对于显示"对人的尊重"至关重要。然而，这与数据分析、解释和传播之间可能存在矛盾。保密性既能保护参与者的身份，又有助于确保充分和诚实的数据收集，但在整个研究过程中需要注意。收集、储存、解释和传播数据的过程中必须思考到保密性，并与参与者沟通。虽然从在线调查中收集匿名数据是相对容易的，但由于很难将信息与背景结合起来，解释可能会受到限制。相比之下，在访谈中可以探索背景，但匿名则更难。虽然记录稿可以被匿名，但对于原始记录数据来说，这往往是不可能的。虽然所有的数据都应该被尊重和安全地储存，但是对于可以识别个人的数据，必须特别小心。匿名化的钥匙应该被安全地保存起来,与原始数据分开,原始数据一旦被转录就应该被销毁(尽管所有的数据可能必须被安全地保存到项目评估之后)。从技术上讲,对视频或图片数据进行匿名化比较困难,必须小心使用已发表的文本,因为即使使用简单的在线搜索引擎,也可以从经过编辑的文本中确定原始来源和身份。

在保留适当的背景细节以帮助数据解释和匿名化之间往往存在着矛盾。可以使用假名来保留性别和种族,并提供所需的背景,具体的数据可以用仔细的概括性信息来代替。例如,用足够的相关信息取代医院名称,例如"一家大型教学医院"。然而,必须小心,因为有可能推断出身份。删除所有关于身份的线索会使数据失真,并使读者难以理解上下文,从而无法解释引文和信息。报告数据的质量和深度以及解释数据的难易程度必须与参与者的身份风险相平衡,并向潜在的参与者和任何伦理学申请说明这一点。

通常情况下,人们关心的是保护参与者的身份,但研究人员也必须考虑到,参与者可能希望能够被识别。例如,一家医院可能希望与一项强调创新实践的研究联系起来,或者一家公司希望在一项关于使用其产品的教学研究中可以被识别。这可能是合适的,但这种识别可能会使研究被认为是有偏好的。虽然研究者有义务准确地报告研究结果,但在定性研究中,可能有不止一种解释或"声音"需要报告。试图报告所有的可能性会混淆和削弱案例,但选择限制了真相,需要明确定位。即使如此谨慎,诚实呈现的数据也可能被不同的读者做出不同的解释。

小故事 3

作为她研究的一部分,Julie 正在观察受训者如何从手术室里的小"错误"和反馈中学习。她无意中听到科室主任在手术中轻描淡写地说了一句"好话"……这将成为她论文中一个很好的章节标题,只需稍加编辑,使其不那么具有侮辱性。

思考:

Julie 如何让参与者同意参与这项观察性研究?

是否有理由支持不完全的知情同意?

围绕使用偷听到的评论是否有任何道德问题?

如果该评论被出版物引用,是否会有区别?

该评论是否应归于个人?

鉴于所涉人员的资历,即使使用假名,他们也可能被识别出来——这一点如何处理?

几乎在所有情况下,参与者都有权在没有风险或偏见的情况下退出研究,但要撤回他们的数据并不总是容易的。虽然有些数据相对容易与个人联系起来,因此可以被删除,但在匿名化之后可能就不是这样了。即使数据可以被删除或从引文中排除,但要从解释中排除它们可能会更难。人们不能"不听"访谈,也不能"不思考"它所产生的想法,这不可避免地影响了解释。有鉴于此,在向参与者描述撤回的过程时必须谨慎。

虽然保密是道德的核心原则,但有时也可能有理由打破这一原则。如果在访谈过程中,受访者透露了非法或不专业的做法,或者你觉得对受访者或其他人有重大风险,可能有法律和/或道德责任打破保密性。在可能的情况下,这应该在当事人的同意和适当的支持下进行,但如果做不到这一点,如果情况需要,可以不经同意就披露身份。这应尽可能以专业和可控的方式进行。虽然这种情况很少发生,但重要的是确定在这种情况发生时你将遵循的程序。

36.16　教育和伦理

鉴于美德伦理认为以道德方式行事的能力取决于教育和认知,伦理学审查员和研究人员在道德上有必要从审查过程中学习并促进良好做法。审查过程不仅应作为适当道德行为的守门人,而且应促进良性的道德实践。它不应被看作是一个官僚主义的障碍,只需用最小的努力去通过,然后就会被遗忘。鉴于对伦理问题的认真思考,良好的伦理审查程序可以提高研究的质量和影响,并无一例外地与良好的研究保持一致。伦理研究并不因成功通过伦理审查而结束,而是对方法、数据和所产生的传播信息进行持续的反复思考。

36.17　结语

教育伦理不是研究的过程障碍,而是一个持续思考过程的框架,以实现利益最大化和伤害最小化。通过适当的知情同意、自由参与以及以富有同情心的和诚实的方式谨慎地管理隐私和数据,将这一受益原则与对人的尊重联系起来,不仅可以实现道德实践,还可以实现高质量的研究。研究人员、教育工作者和那些促进和管理当地伦理审查程序的人都负有这一伦理义务。

对小故事的反思

虽然所有的研究问题在某种程度上都受到类似的伦理原则制约,而且往往需要类似的伦理审查程序,但很少有一个普遍的"正确答案"。必须结合实际情况思考问题,以优化作为伦理审查和伦理研究行为基础的成本效益方程。

如果我们思考一下 Julie 这个正在读教育学硕士的外科实习生。她的研究项目很有趣,但采访她所在专业的同事,他们经历了一个学科过程,这对工作是一种挑战。鉴于这种相对"高风险"和负面的关注,在她的学科领域内招募人员会引起关于权力和研究的敏感性问题。这并不是说这是不恰当或不道德的,但对于一个相对缺乏经验的教育研究者来说,这是一项具有挑战性的研究,很可能会面临严重的伦理审查。简单地重新规划这项工作,并采访来自不同领域的成功外科医生,了解他们如何从错误中吸取经验教训,就可以保留大部分研究内容,但可以减轻许多更具挑战性的问题。考虑到具有挑战性的全面伦理审查可能需要的时间,这对期限紧迫的学生项目可能是明智的。

通过以这种更积极的方式重构研究,在敏感问题的风险方面,可能更适合招募与她关系更密切的人,而背景上的亲近可以给人以同情和融洽,有助于解释,同时也使招募更容易。然而,对于一个新手研究者来说,权力关系和定位可能具有挑战性,这可能会影响数据的收集和解释,从而限制价值。选择能够反映和回答她问题的参与者,有足够的共同背景以提供融洽的关系和背景意识,同时保持足够的分离以鼓励诚实和自由的参与,是最理想的。这可能很难实现,但重要的是承认和处理这种紧张关系。研究的地点比较容易思考;访谈应该在一个双方都方便的适当的私人空间进行。她还应该意识到,确切的地点可能会影响到需要额外的把关程序,以获得管理层的批准和访问。

鉴于 Julie 是一名外科医生,在这种环境中很舒服,研究中的观察部分可能会将访谈中收集的意见与可观察的实践进行三角测量,这将增加有效性,而且可能是可行的。这样的研究需要征得同意,但也许需要对所提供的信息进行管理,以避免过度影响行为和使数据失效的风险;这需要在伦理学申请中进行解释和说明。对偷听到的评论提出了几个问题,它是如何公开的,它是否可以作为数据使用,你如何能澄清这一点。它是否应该被用来为分析提供信息和/或被引用和归属,特别是考虑到当时的情况,这个人可能是可以被识别的? 一种方法是将这段话列入记录稿,并与有关个人核实他是否同意使用这段话。他可能很乐意被引用,并且不担心匿名问题,但这并不意味着不应该敏感地处理这些数据。折衷的办法是尽量保留数据的真实性以及叙述和解释的完整性,以保护所有相关人员的身份。

没有正确的答案,只有仔细和持续思考平衡忠诚、正义和仁慈的义务。

参考文献

1. Stewart, N. (2009). *Ethics*. Polity.
2. Churchill, L. R. (1999). Are we professionals? A critical look at the social role of bioethicists. *Daedalus, 128*, 253–274 259.
3. Robinson, R., & Foucault, M. Ethics. In *The internet encyclopedia of philosophy*. ISSN 2161-0002. http://www.iep.utm.edu/. Accessed 20 Jan 2017.
4. DHEW (Department of Health Education & Welfare), The Belmont Report. (1979). Available at: https://www.hhs.gov/ohrp/regulations-and-policy/belmont-report/index.html. Accessed 20 Jan 2017.
5. Bosk, C., & De Vries, R. (2004). Bureaucracies of mass deception: Institutional review boards and the ethics of ethnographic research. *Annals AAPSS, 595*, 249–263.
6. Bresler, L. (1996). Towards the creation of a new ethical code in qualitative research. *Bulletin of the Council for Research in Music Education, 1*, 17–29.
7. Ten Cate, O. (2009). Why the ethics of medical education research differs from that of medical research. *Medical Education, 43*(7), 608–610.
8. Jamrozik, K. (2004). Research ethics paperwork: What is the plot we seem to have lost? *BMJ, 329*, 286–287.
9. Resnik, D. (2011). What is ethics in research & why is it important. In *The national*. Available at: https://www.niehs.nih.gov/research/resources/bioethics/whatis/index.cfm?links=false. Accessed 20 Jan 2017.
10. Goldacre, B. (2013). *Building evidence into education*. Department for Education.
11. Ellis, C. (2011). Communicating qualitative research designs to research ethics review boards. *The Qualitative Report, 16*(3), 881–891.
12. Brooks, R., Te Riele, K., & Maguire, M. (2014). *Ethics and education research*. London: Sage.
13. Coupal, L. (2005). Practitioner-research and the regulation of research ethics: The challenge of individual, organizational, and social interests. *Qualitative Sozialforschung/Forum: Qualitative Social Research, 6*(1).
14. Walther, J. (2002). Research ethics in internet-enabled research: Human subjects issues and methodological myopia. *Ethics and Information Technology, 4*, 205–216.

（翻译：冯劲婷）

第37章
在腹腔镜实践团体中保持基础：定性范式

Rory Kokelaar

概述 毫无疑问，进行定性的外科教育研究是我专业发展中最具挑战性的部分，但也是最有意义的部分。在这一章中，我分享了自己在一个研究项目中的经验，该项目探讨了外科受训者在腹腔镜实践团体中的学习[1]。我打算从自己作为一个学习外科教育受训者的角度，明确地说明我所经历的一些挑战，并就定性研究项目的关键因素提供指导。

大多数医生，像我一样，都有定量研究范式的背景；我们想知道 P 值和标准误差；我们期待荟萃分析和随机化。定量研究的语言让我们感觉很舒服；它提供了我们用来判断研究和临床指导质量的工具，并最终影响了我们的临床实践方式。这种范式在确定不同人群和不同干预措施之间的效果方面非常强大，但对于人类互动的细微差别、情感学习的复杂性和个人情感的深度却视而不见。要了解不成熟的新晋医生如何发展成为成熟而有适应力的临床医生，体现他们所代表的职业，需要我们深入到定性的模糊世界。

传统上应用于社会科学的定性研究范式，对大多数临床医生来说是一个相对新颖的概念，但却支撑着外科教育的论述。通过定性的视角来审视外科教育是具有挑战性的，也是有益的，可以提供具有启示性和反思性的洞察力。一种常用的、可调整的方法是"基础理论"[2]，即在研究结束时，从数据中形成理论，而不是一开始就作为一个假设来检验。以开放的心态开始，会增加发现新事物的机会，但那种踏入黑暗而不太清楚自己应该寻找什么的感觉是很有挑战性的。我分享三个关键的指导要点：研究问题和反思性提供了方向；参考现有的理论有助于进一步确定问题的框架，并为开展你的调查提供支架；适当的方法将确保你的发现和后来的理论发展是稳健和有意义的。

我的研究试图阐明影响在手术室学习腹腔镜手术技能的过程。我的出发点是各种因素的相互作用，这些因素尚未明确，但可能是基于手术室里的人和设备，影响了外科受训人员在这种工作环境中的学习和专业发展。定量研究是以待测的无效假设(理论)和待测的变量开始的,而定性研究往往只以基于个人经验或想法的问题开始。拟定一个合理的研究问题和反思性,为你解释和判断你的工作提供了基础(阅读框 37.1)。在"基础理论"中,问题应该以一种开放的方式提出:这种情况是如何发生的? 有哪些因素在起作用? 谁在这个过程中是重要的? 通过刻意保持研究问题的开放性,你将确保你的研究不会被引导到一个既定的结论:如果你去寻找苹果,你很可能会找到它们。然而,这并不意味着你的问题应该是模糊的或缺乏定义的:你应该提供全面的背景,设定调查的限制(如环境或个人群体),并将你的研究与一个时间框架相联系。尽量具体,但要有开放的心态。比如说:

> 初级外科受训者对腹腔镜手术对其培训的影响有什么概念? 在腹腔镜实践团体的学习对专业身份的形成有什么影响?[1]

在这个例子中,也就是我自己论文中的研究问题,我构建的问题既是开放式的("什么概念""什么……影响"),又是具体的("初级外科受训者""腹腔镜实践团体")。

阅读框 37.1　与定性研究相关的要素和原则

要素	原则
研究问题和反思性	保持开放的心态
	在不限制你询问的情况下,尽可能具体化
	不要害怕说出你自己的概念和感受
	避免争论,并尝试看到更大的画面
理论框架	将现有的理论作为探究的支架,并作为提供共同语言的一种手段
	不要让现有的理论束缚你的思维
方法学和研究方法	考虑你的研究问题,以及哪些方法将有助于阐明该领域的情况
	对你的资源所能实现的目标要有现实感
	严格和透明地使用你的方法

研究问题的另一面是你的反思性。在此,你应该阐述你对研究问题的个人理解,以提供作为研究者的个人背景,从而在解释研究过程和理论形成时可以考虑你的构想。不要对自己的观点和理论感到恐惧或歉意;即使最终的数据指向

不同的方向,它们也是有效的;重要的是,你要承认它们并保持开放的心态。想象这个元素的一种方式是作为一个有记录的修辞对话;探索你自己的概念,它让你有什么感觉,它对你有什么实质性的影响,以及这如何融入更广泛的视角。然而,要尽量避免激烈争论。获得更广泛的视角的一部分,是以研究者的身份而不是以参与者的身份思考研究问题;你必须恢复"客观性",以便以"不偏不倚"的方式解读这些概念。在这一点上,你也可以参考你所熟悉的现有理论,并将其与你自己的概念相提并论,这本身就可以帮助形成研究问题,并提供一个调查框架。

将现有的理论解释并应用于你的研究问题,在几个方面都有帮助。最明显的好处是,它为你可能发现的东西提供了初步指导,并为你提供了描述它的共同语言。当然,这将有助于开展研究,因为它提供了一种结构和话语,使你的调查有了框架,但也要注意,它也会因此形成你的调查结果和结论。将你发展的理论与现有的理论相联系,可能有助于证实你的工作,但同时也会使你的工作受到与之相一致的理论的批评。从"基础理论"的角度来看,如果不事先了解别人已经提出的理论,也很难产生真正的新兴理论,因此,通常会采取务实的后实证主义立场。我使用了实践团体的理论概念来帮助确定我的研究问题[3,4],并为我的调查提供一些初步的支架。这种方法有助于启动我的"基础理论"研究,但我也注意到这种特定的理论对我的研究和后来的理论形成所起的作用。

在早期阶段考虑几种理论可能有助于扩大你的调查范围,但也可能导致你对调查结果的解释混乱。这本身可以是建设性的;新兴理论可以从现有原则的拼凑中发展出来,特别是在复杂的环境中,影响学习的因素以丰富和混杂的方式相互作用,但要注意理论最终依赖于统一的原则而不是无尽的平行可能性。解决和调和理论框架中的复杂性就是这样的困难:很容易在一个系统中找到反驳规则的例外,从而破坏理论。作为一个刚起步的理论家,这可能是令人沮丧的。作为医学科学家,把理论看作是一种指导,而不是一种严格的算法,也许是有帮助的;它是在过去经验共同性的基础上,通过合理的方法论来发展我们的思维,使之朝着特定的方向发展;同时承认,不可避免地会有例外和部分真理。这就是后实证主义的本体论。

定性研究中的良好方法也是非常重要的,尽管对大多数临床医生来说,这些方法通常是新的。要成功完成定性外科教育研究,重要的是要考虑什么形式的研究结果最适合你的研究问题,然后从大量的方法中进行选择(你的导师和一本好的教科书会帮助你)。然而,许多外科教育的研究人员将不可避免地采用"基础理论",正如我所做的那样。因此,最重要的是收集有助于形成理论的数据,而不是检验理论。无论你选择哪种方法,重要的是牢记如何最好地回答你的研究问题,然后严格而透明地执行所选择的方法,因为它将支撑你将要发展和支持的理论。因此,理论的形成是新兴的,并以研究问题、反思性和健全的方法为基础。

我的研究问题是初级外科医生如何在手术室里学习。为了开始了解可能影响这一过程的基本关系和互动并最终发展理论,我需要一种数据收集方法,使我的参与者不受拘束,并提供深入洞察的机会。由于这些原因,我选择了与初级外科受训者进行面对面的访谈,每次访谈大约一个小时。这种方法产生了非常丰富的数据和一些深刻的反思,这反过来又促进了理论的形成。它在招募、数据收集和解读方面花费了大量的时间和精力。尽管我可以采用另一种方法,如问卷调查,但它所产生的数据和分析的深度会大大降低。除了技术上的考虑,考虑你的方法的伦理也很重要,例如,我不得不考虑采访同行的影响,以及他们如何披露敏感的工作关系(见第 36 章)。

在外科教育领域进行基础理论定性研究的最后一个统一过程是形成理论。在研究过程的这个阶段,你应该已经为你的研究问题和反思性打下了坚实的基础,承认了现有的理论,并在数据收集中执行了严格的方法。因此,理论形成几乎是不可避免的。这就是呈现成果过程的本质;理论的形成是好的研究几乎不可避免的结果,而且应该在某种程度上感到自然和轻松,而不是被迫的。然而,在解释你的研究结果和形成理论的过程中,总是要与你的出发点和概念联系起来,并明确说明它们之间的关系。通过遵循定性研究过程,我希望你的工作将有助于照亮外科教育领域,你和其他人可以用新的眼光来看待这个复杂的世界。

参考文献

1. Kokelaar, R. F. (2016). *Learning and identity formation in the laparoscopic community of practice – the conceptions of junior surgical trainees*. Masters thesis [MEd], C. Imperial, Editor. London.
2. Glaser, B. G., & Strauss, A. L. (1967). *The discovery of grounded theory: Strategies for qualitative research*. New Brunswick: Aldine Transaction.
3. Lave, J., & Wenger, E. (1991). *Situated learning: Legitimate peripheral participation*. Cambridge: Cambridge University Press.
4. Wenger, E. (1998). *Communities of practice: Learning, meaning, and identity*. Cambridge: Cambridge University Press.

(翻译:冯劲婷)

第38章
外科教育的本质:四幕剧(至今)

David Alderson

    概述   2010年,我开始攻读帝国理工学院的外科教育硕士学位。在分享我的研究成果的过程中,我尝试了一些有趣的方法,在本章中我将一一说明。这是一段能够引起普通民众共鸣和反响的持续的旅程。我的研究论文探讨了新颖的表现方式,借鉴了医学人文学科的启示。论文的形式自始至终遵循戏剧剧本的惯例[2],包括文字图片、视觉模型和寓言。随后,为了吸引更多的观众,我把这部作品改编成了真实的舞台剧《真实的切割》。

        画家把太阳画成一个黄斑
        一个艺术家把一个黄斑变成一个太阳。(Picasso[1])

    在接下来的章节中,我在论文的每场“幕”之前增加了简短的题目,并在《真实的切割》后续的工作中阐明我所使用的一些方法。

38.1 序幕(开场)

    外科专业知识的精进一直都依赖于在手术室的大量实践,但近年来,受训者实践的机会却急剧减少。在此环境下,调查有效学习的影响因素就很必要了。

    这是一个关于人们如何在手术室学习的故事:学习手术操作,学习判断,学习如何(以及是否能够)成为外科医生。讲述这个故事的愿望源于我作为耳鼻咽喉科外科顾问的愿望,我希望能教得更好,学得更多,并帮助其他人也这样做。

38.2 编剧

    采用现象学的方法来研究受训者、外科顾问医师以及手术室团队中其他成员鲜活的经验。通过对半结构化访谈数据的分析和综合,我们可以对学习的重要环境进行详尽的描述。

这一传统的探究着重于个人的鲜活经验,以及他们如何解释这些事件。研究者周游世界,寻找个体意义的共同本质。

我的出发点是将"刻意练习"的概念应用于手术室的学习。我对外科医生教育者的角色特别感兴趣,我们根据外科学生的需要来培养、支持和培育他们,用"培养"作为一个"敏感的概念"来指导我的探索。

有些主题源自我对文献的初步回顾,还有一些是在研究过程中涌现出来的。通过反复查阅文字记录、阅读文献、与同事和参与者讨论以及反思运行中的画面,所有内容都变得更加丰满和具体了。

38.3　第一幕:展览会之画

为了阐明促使外科专业技术发展的因素,我们调查了10个主要的主题:重复实践、目标清晰度、反馈、挑战、动机、心态、关系、社区、氛围和背景。因此,"刻意练习"似乎是一个相关但不完全充分的模式。

声音和思想飘浮在空中
而我的涂鸦几乎跟不上它们的步伐(Mussorgsky[3])

在第一幕中,我展示了一系列的场景图片,揭示了这个新兴故事的不同方面。在定性研究中,通常是包含简短的逐字摘录——参与者的文字缩进——通常用比正文小的字体。其中传达的信息很明确:作者的话应该在更高的层面上阅读,具有更大的权威性和价值。相反,我选择加入了剧组。作为讲述者,我站在舞台的一边,引导观众,但与演员同等对待他们——是演员自己展开故事(图38.1a)。

38.4　第二幕:宇宙之音(天体音乐)

将这些主题与专业文献和教育理论相结合,提出了一个"宇宙学模型",作为6个学习视角的建构主义综合:传播、发展、学徒、社会改革、培养和临床。

宇宙之音

难道不是一首绵绵不断的歌

只为芸芸众生

不为耳朵而听

而为智慧而鸣

一首有形的音乐

在无垠的时间长河中树立了标志(Kepler[4])

第一幕就手术室专业知识发展所需要的因素提供了丰富的见解。然而,故事情节支离破碎,缺乏连贯性。为了把这些不同的线索结合在一起,第二幕探索了一个抽象的、概念性的外科学习模型,从单个的图片转移到一个更普遍的观点。我展示了一系列同心圆模型,并把它们画在一起——开普勒的"宇宙碗"与普拉特的"教与学视角"[5](图 38.1b)。

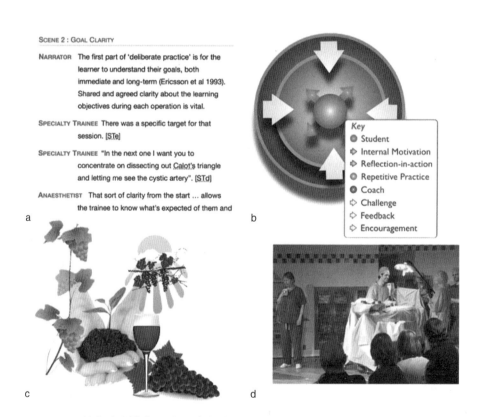

图 38.1 互补的陈述模式,以促进参与定性研究。(a)文字图片;(b)概念模型;(c)扩展隐喻;(d)讲故事

38.5 第三幕:葡萄树、葡萄和葡萄酒

作为一个延伸的隐喻,"葡萄栽培寓言"被绘制出来,以呈现一个具有教育意义和外科意义的连贯概述。外科医生教育者使用"专业技艺"来认识和均衡不同理念之间结构上的张力:挑战和动机;体验式学习和带宽性能;培训与支持;监管与安全;学员的个人和专业的需求。

那些对知识的追求使他们登上世界之巅的人,
他的智慧深入宇宙的深处,
对他们来说,天空是倒置的高脚杯
他们把头向后仰,喝到酩酊大醉(Omar Khyyam[6])

虽然第二幕的抽象模型在将每个故事与教育理论相结合方面发挥了作用,但它们并没有引起大多数外科医生教育者和外科学习者的共鸣。

隐喻为探索世界提供了强大的替代途径,将看似不相干的概念联系起来,从而产生新的见解。通过调用一种共同的理解,并将其应用于一个新的环境中,他们可以交流一个概念的本质,并提出进一步的卓有成效的研究领域。它们能够以简单的描述和分析模型所不能的方式进行解释和参与。

在第三幕中,我使用了一个延伸的隐喻或寓言,来引出和整合这个故事的次要情节——探索它们在现实外科世界中的应用。我谈到了葡萄的培育、"土壤"的重要性以及酿酒师在酿造优质葡萄酒方面的艺术(图 38.1c)。

38.6 第四幕:真实的切割

伴随着惊讶和启发……与我们信任的人进行了一次负责任的、非常"成熟"的会面[7]。

我父亲死于医疗事故……
这部戏帮助我从一个角度看待所发生的事情(观众)

尽管并非我本意,但在医疗过程中犯错甚至容忍错误,以及由此带给临床医生的深远影响都是一个反复出现的主题。在医疗行业中,这通常被视为"只是需要习惯的东西";而在媒体上,医疗过错被描绘为技术不过关、没有责任心的医生

(他们应该被淘汰)的指标。

我觉得迫切需要更细致地考虑外科实践的真正复杂性。我开始写一部舞台剧，能够与临床领域、教育领域以及非专业领域的观众们展开对话。我想在可能的情况下使用受访者自己的话——就像逐字戏剧——让专业人士可信，同时向普通观众开放，让他们像看虚构的戏剧一样多看这些真实的事件。

早期草稿的一个弱点是缺乏患者的视角。我很幸运得到了许可，把莱拉尼·施韦策的话融入到剧本中。她的儿子死于医疗事故，她悲切地讲述了这些事情是如何发生的，以及对她和相关人员的影响[8]。

剧本通过戏剧化、工作坊、阅读和后期制作逐步完善。它能够让不同的群体参与并生动地讨论手术操作中出现的错误，教育和患者安全视角之间的张力，以及坦率和同情心之间潜在的边界。

医务人员强烈认同所提出的情况，而一般观众也受到触动，进行积极地讨论。这个剧本得到了专业剧院的好评。我目前正在探索如何将这部剧带给更广泛的观众，包括医学院、科学节和广播剧(图 38.1d)。最近几个月，我与一个专业的创意团队和帝国理工学院的同事合作，组织了一系列《真实的切割》公开表演。

38.7   尾声

定量研究将世界描绘成黑白确定的小点。有了足够的粒度，我们就可以创建一个"半色调"图像，看到一个连续的灰度。然而，定性的研究人员可以使用丰富的着色和纹理的调色板，在更大的画布上作画(图 38.2)。良好的定性研究仍然忠于原始的经验，但超越了个人印象和技术分析，转向了对意义的探索。

这项研究继续引导我进入新的和意想不到的领域。从专业的表现开始，继而专注于"培养"，我已经被造就和支撑外科医生的"本质"所吸引。

在自然主义研究中，许多意义是合理的，而"现实"就夹在"演员""剧作家"和"观众"之间的空隙中。我把我的想法、经验和结论融入到了"演员"的台词中，同时将理论、抽象的表演、隐喻和故事逐字逐句地混合在一起。每一种形式都包含了信息和启发的潜能，但都依赖于共情的参与来使故事成为现实：

> 当我们谈到马的时候，你看到了它们
> 它们骄傲的蹄印在承受的大地上；
> 因为你的思想现在必须引领我们的头脑，
> 四处飘摇，超越时间，
> 将多年的成就

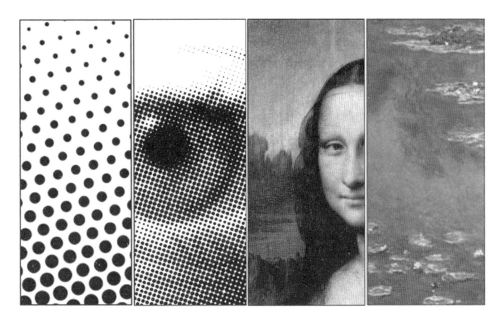

图 38.2　比较定量研究和定性研究所描绘的现实

转变成沙漏,

请允许我共唱这段历史;

像你谦卑耐心祈祷的开场白,

温柔地聆听,和善地评判,我们的表演。(Shakespeare[9])

参考文献

1. Eisner, E. W. (1991). *The enlightened eye* (p. 9). Upper Saddle River: Prentice Hall.
2. Alderson, D. J. (2010). *The nature of nurture in surgery*. Thesis for Master's in Education in Surgical Education. Imperial College London.
3. Calvocoressi, M. (1956). *Modest Mussorgsky* (p. 182). London: Rockliff.
4. Banville, J. (2001). *The revolutions trilogy* (p. 488). London: Picador.
5. Pratt, D. (1998). *Five perspectives on teaching*. Melbourne: Krieger.
6. Khyyam, O. (1889). *The Rubaiyat of Omar Khayyam* (5th ed., E. Fitzgerald, Trans.).
7. Bristol Old Vic Theatre. 'True Cut' review. Personal communication 2015.
8. TED talk video https://www.youtube.com/watch?v=qmaY9DEzBzI Accessed 20 Nov 2018.
9. Shakespeare, W. (1998). *Henry V*. New York: Oxford University Press.

(翻译:刘江辉)

Kiyoyuki Miyasaka

第 39 章
以患者为中心的路径，实施外科模拟教学

概述 手术模拟训练往往侧重于个人的操作技能。虽然个人技术能力的习得是可取的，也是应该鼓励的，但临床实践的能力需要在合适的背景下用到多种技术和非技术能力，以此来作为持续以患者为中心的医疗的一部分。为了在现实的临床场景下提供基于胜任力的模拟教学，我们为普通外科住院医师实施了一个术前、术中和术后模拟接触的途径。

39.1 基本原理

手术模拟训练往往侧重于个人的操作技能。虽然个人技术能力的习得是可取的，也是应该鼓励的，但临床实践的能力需要在合适的背景下用到多种技术和非技术能力，以此来作为持续以患者为中心的医疗的一部分。为了在现实的临床场景下提供基于胜任力的模拟教学，我们为普通外科住院医师实施了一个术前、术中和术后模拟接触的途径。

39.2 方法

我们开发了模拟路径，选择一些外科常见疾病，设计术前、术中和术后环境中序贯性的沉浸式高保真模拟遭遇案例，体现针对患者的连续诊疗过程。在前后重复相同的模拟诊疗路径的过程中，培训干预提供了一种现实但可控背景下进行临床能力标准化评估的机制，同时也使得我们能够证明教育课程的有效性。这些模拟路径已经作为一年级普通外科住院医师的综合模拟培训课程的一部分而实现了。

一个班级里面18个一年级住培医师参加了为期3天的针对4个外科部门(急诊、胆道、结直肠、前肠)设计的培训模块。以小组形式重复每个模块，可以让所有住院医师在不影响临床工作的情况下完成课程。对培训前后评估的分析显示，

培训对教师评估住院医师临床表现有显著的积极影响。

这项工作是在宾夕法尼亚大学医院的普通外科住院医师项目中进行的。机构审查委员会确认该议定书有资格豁免审查,因为人体受试者研究是在既定的教育环境中进行的。此外,所有参与的住院医师都签署了书面的知情同意书,表明他们同意或拒绝,关于收集他们模拟临床能力的数据用于研究和出版的目的,且不会对他们的教育内容和住院医师计划有任何影响。

我们使用了宾夕法尼亚医学临床模拟中心,其中包括模拟手术室、住院病房和门诊,以及教室和技能实验室共约 2 000 平方米的空间[1]。Perelman 医学院标准化病人(standardized patient,SP)项目为此次模拟工作提供了演员,并负责培训演员和协作者。

39.2.1　模拟路径

模拟路径包括针对特定患者持续性诊疗要点的序贯性遭遇。对于大多数外科疾病过程,持续性诊疗可分为围手术期的三个阶段:术前、术中和术后(图 39.1)。

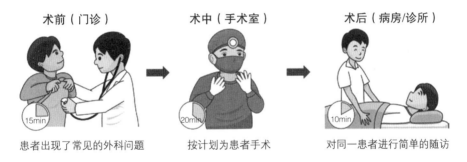

术前(门诊)　　　术中(手术室)　　　术后(病房/诊所)

15min　　　　　20min　　　　　10min

患者出现了常见的外科问题　　按计划为患者手术　　对同一患者进行简单的随访

图 39.1　模拟路径的各个阶段

39.2.1.1　术前遭遇

模拟路径从门诊开始,SP 出现外科问题。这种“术前”的接触很像传统的客观结构化临床检查(OSCE),住院医师进行医疗探视,包括采集病史和体格检查,并特别关注术前评估和恰当的手术同意。为了在合理的时间框架内完成整个流程,这次遭遇长达 15 分钟。

39.2.1.2　术中遭遇

在门诊就诊后,住院医师前往手术室,对他们刚刚在手术前看到的患者进行手术干预。完全沉浸式的“术中”模拟是建立了一个特定程序的动物组织或合成模型,以及适合手术环境和交互协作的助手和麻醉医师。住院医师有 20 分钟的时间来完成指定的手术任务。

39.2.1.3　术后遭遇

在模拟的病房或诊所环境中,相同的 SP 将在最后的"术后"遭遇中扮演他们的角色。住院医师评估和解释患者的术后过程,并提供适当的指导和咨询。术后遭遇可在 10 分钟内完成。

39.2.1.4　对住院医师表现的评价

在每次遭遇中,主治医师都会在一个单独的房间里通过现场视频对住院医师进行观察和评估。电子视听系统的使用允许同时实时监控,以及记录和回放模拟遭遇。教师和 SP 也在路径结束时向每个住院医师提供反馈。

虽然存在多种测量工具来评估临床能力,但有效性的证据仍然是有限的[2]。对于该途径的每个阶段,我们选择了美国外科委员会(ABS)强烈建议使用的最佳评分量表。ABS 在 2012—2013 学年暨之后完成外科住院医师项目时,需要使用这些工具进行多次评估,从 2015—2016 学年开始每次评估的要求增加到 6 项评估[3]。其他专业,如麻醉、内科和家庭医学也有类似的要求,也更期望遵循这种评估模式[4]。

门诊临床评估和管理考试门诊临床评估和管理考试(clinical assessment and management exam-outpatient,CAMEO)旨在评价外科住院医师在门诊评估和管理初诊患者的能力[5]。该评价基于 5 个标准(检查的顺序和认知、敏锐诊断、病史、体检和沟通技巧),每个标准都以 Likert 5 分量表进行评分。在路径模拟过程中,教师通过视频观察住院医师的模拟门诊遭遇,并对他们的表现进行现场评分。之后,每个住院医师立即使用相同的标准进行自评。

手术能力评分系统

手术能力评分系统(operative performance rating system,OPRS)用于评估外科医生的术中技能[6,7]。评估包括 4 个一般标准(器械手法、尊重组织、时间和动作、操作流程),还有几个额外的特定流程标准以及整体评价。同样,每个标准都用 Likert 5 分标准进行评分。主治医师通过视频观察住院医师的模拟手术遭遇,并评价他们的表现。每个住院医师也会在遭遇后立即进行自评。

小型临床演练评估

小型临床演练评估(mini clinical evaluation exercise,Mini-CEX)是一种可以在任何医疗环境中评估学员的工具[8]。它是研究最多的工具,也具有最强的有效证据[2]。Mini-CEX 评估包括 6 个标准(医学访谈技能、体检技能、人文素养/专业精神、临床判断、咨询技能、组织/效率),还有整体临床能力评估。每个标准分为 9 分,分为三个表现类别(不满意 1~3,满意 4~6,优秀 7~9)。就像之前的遭遇一样,每个住院医师在术后遭遇后立即评估自己的表现。

39.2.1.5　结果

四个外科部门(急诊、胆道、结直肠和前肠)开发了模拟路径,每个部门都是为期 3 天的多模式教育模块的基石。每个培训模块由一系列的教学、实践和同伴参与的模拟课程组成[9,10]。数据收集了 2013—2014 学年 18 名参加 4 个训练模块的住院医师,每个模块在训练前(第 1 天)和训练后(第 3 天)进行配对绩效评估。配对非参数测量的 Wilcoxon 符号秩检验显示,在大多数模拟接触中,教师对住院医师绩效的评估有显著改善,同时在所有接触和住院医师自我评估的模块中都有显著改善。

39.3　关键信息

通过使用模拟来重建外科患者护理的途径,以一种时间高效的方式实现了临床能力的培训和评估。重复的路径模拟使得对教育干预和住院医师水平的评估成为可能。模拟项目的领导和工作人员是实施的关键,为参与的教师和住院医师提供组织和监督。

正如临床路径为临床工作提供结构一样,模拟路径以一种时间高效的方式专注于教育工作。重复这些模拟为现实环境中训练前后临床能力的标准化评估提供了一种机制,并可能进一步应用评估训练的益处,将训练转化为临床实效以显示投资回报[11]。

这个概念是通用的,可以应用于任何有介绍、发展、回合和结论的患者叙述。因此,它可以为不同级别的提供者、其他临床学科以及跨专业团队提供一个基于能力的培训和模拟集成的实用框架。机构支持是关键,我们强调一个具有足够领导能力、资源和支持人员的专门模拟项目的作用,该项目需要提供结构和监督,以确保培训和研究产出的协调。

教育研究与临床研究有许多相似之处。临床研究不仅仅是一项学术活动,而是一项重要的行政和后勤工作。教育研究也是如此。虽然使用模拟中心和标准化病人的资源是必要的,许多其他因素也是执行这项工作所必需的。我们很幸运,一年级住院医师现有的轮科计划中有分配时间给模拟教学,因此我们将模拟项目作为了住培计划的一部分。对教师们致力于模拟教育的时间进行补偿也至关重要。正如没有基础设施的支持,就无法进行高质量的临床研究一样,开展教育研究也需要预先进行大量的基础工作。

在不改变研究干预的参数(作为一个负责的研究者)的情况下,每个人(作为教育者)面临的挑战就是找到提升教学经验的方法。临床医生在进行临床研究时,可能会发现很难将治疗决策遵从固定的流程,而不是个人经验。然而,这种严格程度是必要的。它可以确保一致的干预产生有意义的研究成果,最终有利于学习者和患者。

参考文献

1. Williams, N. N., Mittal, M. K., Dumon, K. R., Matika, G., Pray, L. A., Resnick, A. S., & Morris, J. B. (2011). Penn medicine clinical simulation center. *Journal of Surgical Education, 68*(1), 83–86.
2. Kogan, J. R., Holmboe, E. S., & Hauer, K. E. (2009). Tools for direct observation and assessment of clinical skills of medical trainees: A systematic review. *JAMA, 302*(12), 1316–1326.
3. American Board of Surgery: General Surgery Performance Assessments. http://www.absurgery.org/default.jsp?certgsqe_resassess. Accessed 5 Aug 2016.
4. Levine, A. I., Schwartz, A. D., Bryson, E. O., & DeMaria, S. (2012). Role of simulation in US physician licensure and certification. *Mount Sinai Journal of Medicine, 79*, 140–153.
5. Wilson, A. B., Choi, J. N., Torbeck, L. J., Mellinger, J. D., Dunnington, G. L., & Williams, R. G. (2014). Clinical Assessment and Management Examination-Outpatient (CAMEO): Its validity and use in a surgical milestones paradigm. *Journal of Surgical Education*. pii: S1931-7204.
6. Williams, R. G., Sanfey, H., Chen, X. P., & Dunnington, G. L. (2012). A controlled study to determine measurement conditions necessary for a reliable and valid operative performance assessment: A controlled prospective observational study. *Annals of Surgery, 256*(1), 177–187.
7. Larson, J. L., Williams, R. G., Ketchum, J., Boehler, M. L., & Dunnington, G. L. (2005). Feasibility, reliability and validity of an operative performance rating system for evaluating surgery residents. *Surgery, 138*(4), 640–647.
8. American Board of Internal Medicine, Assessment Tools. http://www.abim.org/program-directors-administrators/assessment-tools/mini-cex.aspx
9. Buchholz, J., Miyasaka, K. W., Vollmer, C., LaMarra, D., & Aggarwal, R. (2015). Design, development and implementation of a surgical simulation pathway curriculum for biliary disease. *Surgical Endoscopy, 29*(1), 68–76.
10. Miyasaka, K. W., Buchholz, J., LaMarra, D., Karakousis, G. C., & Aggarwal, R. (2015). Development and implementation of a clinical pathway approach to simulation-based training for foregut surgery. *Journal of Surgical Education, 72*(4), 625–635.
11. Griswold, S., Ponnuru, S., Nishisaki, A., Szyld, D., Davenport, M., Deutsch, E. S., & Nadkarni, V. (2012). The emerging role of simulation education to achieve patient safety: Translating deliberate practice and debriefing to save lives. *Pediatric Clinics of North America, 59*(6), 1329–1340.

(翻译:刘江辉)

第五部分
外科教育未来的方向

Debra Nestel, Kirsten Dalrymple, John T. Paige

最后,在这一部分中,我们从过去和当代的实践中展望 2030 年。Rashid 和 McCammon 设想外科教育应考虑到医学院和外科培训的课程结构和教学方法(第 40 章)。作者所描述的结构和方法都出现在本书的各个章节中。然而,由任何一个单一的机构将所有这些想法和实践结合起来不太现实。最后,我们来考虑一下外科教育工作者的作用,以此来结束这本书。Nestel 等人考虑了一个新的词汇,并以 2030 年的视角来观察目前的情况(第 41 章)。作者分享了两个工作日的日记摘录和一封外科毕业生的信。尽管技术在外科教育工作者和外科医生教育工作者的实践中发挥着关键作用,人际关系仍然是我们实践的核心,无论是与患者、患者家属,还是我们的同事。

(翻译:刘江辉)

第40章
未来的外科学教育

Prem Rashid，Kurt McCammon

概述　本章探讨一个理想的符合未来的外科学教育课程。通过前面的章节我们已知能够达到的程度。在这里，我们把多种解决方法结合起来去面对目前的挑战。我们展望未来，在2030年，届时外科学教育的重点方面按照我们的期待发生改变，教学和评价方式已经发生概念上的演变。应用以下一些焦点问题，我们可以预见外科学教育和培训项目最终的样子和感觉。

40.1　简介

我们的心中已经有2030年未来的外科学教育的样子。从我们作为学术型外科医生——对于外科学教育及其向前发展有强烈的兴趣——的角度出发。想象一下我们处在2030年来回顾外科学教育和培训的发展。我们探讨关键点——培训的时间和范围，指导，模拟，机器人手术，线上教学，社交媒体，交流，基于工作的评估，心理健康，欺凌，骚扰以及性别和种族不平等。

40.2　从2030年回顾

我们需要反思很多，就从医学生如何在临床轮转中受到教育以及启发开始。每个专科都为学生制订了符合临床的轮转计划。其中包括外科带教老师计划，能够让临床教育者来推动这一过程。年轻医生得以参加从而获得有用的临床技能。其中包括能够培养教学能力和技能的课程。与此同时，要求明确的选拔标准，具备必备的基础技能才能进入外科培训。进入项目前的选拔要公平、透明和客观。要有明确的课程计划，并具备足够资源保证达到预期的学习效果。这包括资源充足的环境以便让学生安全地进行学习，并保证能够按照预期的频率进行理论和实践学习。学习技术的关键是有行之有效的方法。要给予学生有用的整体活动工具以及有建设性反馈的形成性评价和终结性评价。任何项目都难以做到面面俱到,但是努力去做能得到持续改进。

以原来的学徒制为基础的外科学培训中的分级责任制部分以某种形式被保留,作为循序地获得复杂技能的一种方法。要逐步有目的性地改变,才能被司法管辖,被专业培训机构、外科培训教员及学员所接受。

外科学教育注重学习机会、安全的工作环境以及坚持固定的可完成的课程。有效的体系可以在更短的工作周和时间框架内提供高质量的外科学教育。

与医学院校重新结合能够保证本科生课程中外科学部分被重新提起,抵消了 2018 年之前所减少的部分。这包括通过提供阶段性的"引子"把研究生培训部分整合到在本科生课程中。本科教育者一起参与制定正式的(研究生)课程中也应用了技术的变化。分级模拟和外科教学正逐步变得正式,目的在于使学员更好地为临床手术操作做准备[1]。通过线上培训的方式为低年资住院医师甚至立志从事外科事业的医学生提供 Opt-in 正式的结构化培训。这大部分都整合到操作技能培训中,以帮助低年资医生保持更多的选择,后者是由本科课程中引导建立的[2]。

外科学会联合研究生培训学院已经发展形成合作模式,帮助想要进一步学习的人提供额外的技能和非技能培训课程。灵活的方式、易于获得以及时间的选择仍然是课程的关键。

40.3 培训时间和范围

外科培训分为两个阶段:第一阶段培训 3~4 年,提供普通专业实践核心技能培训;第二阶段 2~3 年,提供更高级别亚专科"符合目标"的资格培训。这就在一些外科学分支中增加了灵活性,也可能扩展到其他司法确定的实践范围领域中。

加拿大研究生未来医学教育计划(FMEC PG)最终达成十项提升建议(表 40.1)[3]。许多建议已被应用在其他管辖领域并成为机构寻找项目缺陷的模板。

表 40.1 FMEC 对医学博士教育的十个建议

1. 考虑个人和社会需求	6. 多样化的学习背景
2. 提高准入流程	7. 价值普遍性
3. 建立在医学的科学基础上	8. 推进专业间和专业内实践
4. 促进预防和公共卫生	9. 采取以能力为导向的灵活的方式
5. 关注隐性课程	10. 培养医学领袖

几十年前其中一项主要的变化就是关注点在于医学院校培养的本科生是否符合全科医学的需求。这可以理解,因为大多数本科生毕业后都从事全科医疗。这一概念有所不足,因为有一部分学生希望从事外科,而他们的需求被忽视了。对选择手术科室的学生提供选修外科学和技能培养课程,将来也会整合进入非手术科室医生的培养中[2]。这不仅促进技能培养,也能使学生产生并增加他们从事手术科室的兴趣。

40.4　指导

科技应用的增加、全天候使用和远程指导使手术指导变得多样化且正规化[4]。现在外科学员采用各种指导,每一种都提供不同的经验。这种"镶嵌式指导"也符合学员的需求(图 40.1)[5,6]。导师可以提供多样化的非技术性指导或培训以帮助管理人际关系的问题和工作与生活的平衡——这是大多数外科医生一直感到困扰的。尽管有模拟医学训练,在全世界的教育过程中,持续的导师支持仍然是非常重要的。

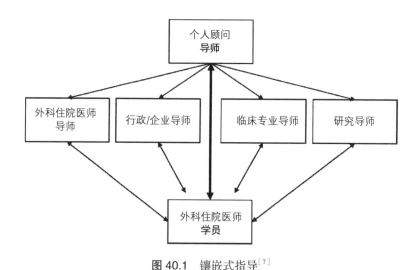

图 40.1　镶嵌式指导[7]

40.5　模拟

模拟教育是对学徒制的有利补充。令人振奋的是,详尽的 3D 影像和打印作为教学工具已成为可能[8]。

整合不同机构的资源有助于改善成本结构。现已实行辅助的模拟教学,从基础开始,逐步过渡到全沉浸式情景模拟,后者可以把所有的操作性和非操作性技能融合在一起[9]。

老师和学员直观地认识并接受模拟医学教育的应用是有价值的。仿真模拟可以辅助"全景"模拟,其包含操作和非操作性技能,有良好的表面效度以及能够重复进行任务分配。

投资模拟器能够让学员更易于使用,继而进行需求分析和有效性研究可以提供标准的定义以及有效的检测方法(图40.2)[10]。教师们常规地分配时间和资源,也保证能够满足"培训学员"的需求。

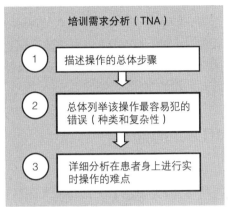

图40.2 培训需求分析[10]

40.6 机器人手术

机器人手术、单孔以及经自然腔道的微创手术不断发展创新,并及时应用于临床。随着新技术的引入,合格的外科医生需要确认学习曲线。模拟以及类似的培训能够提供早期模块化结构性学习需求[11]。更传统的开放手术、内镜手术或腹腔镜手术已经在阶段性训练中进行了模块化。

40.7 网上学习

依靠技术和先进的网络工具来进行网上学习是有效的方法,且越来越被接受[12]。日益增多的网络学习工具是传统方法的提升和补充。使用智能设备完成网上学习模块,能够在连续统一的学习中快速引入和学习关键概念,使面对面互动更有价值和效果。

40.8 社交媒体

科技有助于在传统的等级体系结构中积极解决权力失衡的问题。智能设备和可穿戴技术仍然是双刃剑,可以非常有用和增加有效性,也可能会令人分心或被滥用(例如在考试中)。

社交媒体已经成为沟通临床和教学内容的有效方法[13]。其中大部分以无法预测的速度在增长,其发展速度远超传统模式[14]。社交媒体平台被证明是强大的、有影响力的以及有效的,能够超越众多传统障碍。如今社交媒体能传递有效而零碎的更新,作为对传统教育的补充。小测验、对关键的研究成果划重点、文献学习小组、会议通讯以及快速交流都能通过社交媒体平台完成[15]。总的来说,社交媒体以及在线网络是保持增长并不断变化的领域,产生新的教学方法和同龄人之间的交往。

40.9　沟通

沟通不良仍然是导致不良结局的原因。不能臆断任何人是否具备良好的沟通技巧,因为如果无法参与进入团队的话不知道手术过程的复杂性。一系列原因导致沟通不良[16]:

- 判断错误
- 粗心大意
- 不良交接
- 责任不明确
- 未能传递关键信息
- 认知差距
- 害怕丧失主动性

从情景和认知层面进行重点沟通对手术医师和患者的治疗有明确益处。反思性的写作和论坛可增强洞察力和同理心。我们已经不再使用原来的方法,即允许低年资外科学员参与可致患者受损的不熟悉的临床状况,从而有"机会""从错误中学习"。

人际沟通技巧仍然是重要的核心能力。在如手术室等复杂的环境中,正确的态势感知、评估和处理都是关键。多点的资源信息和记录使学习变得容易,更重要的是变得有价值。使这一过程变得顺畅的关键是通过智能设备实时更新。

为了提高外科学员的技能,可以采用非操作性技能和沟通工具,其中包括提供有效的反馈[17]。通过人际交往和咨询、教学视频、团队评分和分析来评估和纠正上述的技能。

40.10　基于工作场所的评估(WBA)

持续评价种类和有效性提高了不同 WBA 在每个培训中的实用性[18]。必要的是通过使用评价过程使教师水平提高。实时完成评估,正式化和授予证书也能够保证教师履行职责。

外科实践要求从首诊到出院以及后续随访的全程诊疗能力,这是可以做到的。置信职业行为(EPAs)仍然是评价离散里程碑和能力的理想工具[19]。需要持续改进和评估这类评价工具,必要时进行增补。

40.11　心理健康与欺凌和骚扰

所有医生都有明显的心理压力,以多种形式出现,包括表现不佳、情绪波动、抑郁倾向、药物滥用和自杀。培养和重视缓解压力的能力是外科学伦理和教育不可分割的一部分。

很多证据提示要关注欺凌和骚扰,工作场所应当没有恐吓存在。大多数工作场所都建立了机制,制定了关于这一问题的政策。欺凌和骚扰的文化曾经在手术科室中普遍存在。直到澳大利亚皇家外科学院主席发表了毫无保留的道歉并保证开始纠正这一长期存在的问题[20],情况才有所改变。

重视这个问题远不止仅仅制订政策。需要公开承认并建立机制,以促进永久改善的方式解决不良行为。医疗和教育机构的领导层如通过"心态"的改变来建立制度的话,将会有很大的帮助[21]。

40.12　性别和种族不平等

种族和性别不平等问题持续存在,但在手术科室中歧视已经不那么普遍了。薪酬不平等和工作场所歧视已经被所有有管辖权的领导逐步解决了[22]。关注辖区和学院培训的灵活性得到承认,随之而来的是有助于解决种族和性别不平等的进一步举措。

40.13　自 2019 年以来的总结

所有级别的外科医生都应该激励他们的团队,推进并使系统强大,重建外科培训和教育使之进入新时代。这需要领导力、远见和接触决策者的机会,而且后者是赞同循序渐进改变的。对于改善外科学教育并走向未来,资源分配、量身定制的解决方案和技术仍然是至关重要的。患者安全、成本和时间限制将是限制一些理想模式的关键问题。教师发展将是必不可少的。本科生和研究生培训机构之间的无缝合作应该会带来增强凝聚力等益处。此外,让医学生在轮转外科期间获得积极的体验仍然是招募他们从事外科专业的重要的第一步。正如以下日记摘录中概述的,所有这些都可能成为外科培训的支持性框架(阅读框 40.1)。

阅读框 40.1　2030 年外科毕业生日记节选

我在当地大学完成医学院的学业已经 8 年了。我很幸运地以优异的成绩进入了一所先进的学校,在那里我们接触到了医学的许多分支——不仅仅是课堂上的认识,而且是在真实的临床环境中。在我毕业前 2 年,我轮转到泌尿科,在那里我看到了专业的广度。我们得到了碎片化的指导,这让我能够接触到几位导师,他们可以在生活中遇到挑战时为我提供指导——并不是所有的挑战都与工作有关。和我一起工作的外科实习生显然受到了很好的指导,他们似乎对自己的职业选择很满意。其中一位导师花时间了解我,并聆听了我从医的理由。导师鼓励我写一篇综述性文章,这不仅使我能够专注科研论文的写作,而且最终发表了文章。尽管我的初稿很粗略,但我的新导师还是支持并帮助我完成了这个项目。

我一路读完了学位,但我对外科产生了兴趣。我可以选择参加基本技能的工作坊和模拟实验室,以学习我所需要的技能。虚拟仿真平台有利于学习,使我能够边学习边改正。包括临床实践中的非操作性技能在内的许多技能我都认为和外科医生无关。使用智能设备技术的协作团队实践使学习变得非常容易。我的导师在我研究生早期的几年里持续指导我,同时我承担了临床项目,慢慢地积累了技能,也轮转了很多手术科室。

高级培训的选拔过程是透明和可实现的。我的第一次尝试虽然没有成功,但在鼓励下,我坚持努力完善我的简历和基础技能。我在第二次选拔中成功了,但我确实发现最初几年要求很高。我还经历了一次个人危机,需要时间来解决家庭问题。幸运的是,我被允许在培训期间休假一年来照顾我生病的孩子。那段时间,我对自己选择的道路产生了严重的自我怀疑。在这段时间里,我的导师似乎在我需要她的时候就在我身边。我可以继续参加教学课程和模拟技能实验室。负责这个项目的老师都非常了不起,他们知道如何在我身上发掘出我自己都不了解的优点,并让我在成为一名外科医生的道路上加速成长起来。在线门户网站上的实时评价让我能够评估自己做得好的地方和需要注意的方面。这让我意识到我在做我想做的事情。

阅读框 40.1（续）

　　期末考试是一个挑战，我第一次考试不及格，但当我出现自我怀疑时，同学和高年级学长仍然给予我很大的支持。我现在已经完成了培训，有了两个可爱的孩子。我的导师在她执业的部门为我提供了一个助理的职位，并理解我在工作之外的责任。我很幸运地找到了自己的位置，感谢那些知道如何让我展现最好一面的人们。我的经验有助我更好地了解共同工作的医学生和低年资医生的需求。希望我能向他们提供我曾经得到过的帮助。

　　最后，外科学教育和培训方案必须拥有拥抱变革的心态，以便找到方法，应用进步思维，并以有效的方式进行教学质控，促进改进。

参考文献

1. Pearce, I. (2016). *BAUS Nedical students' section*. Available from: http://www.baus.org.uk/professionals/sections/medical_students.aspx.
2. RACS. (2014). *JDocs framework*. Available from http://www.surgeons.org/news/junior-doctors-competency-framework/. 1 Jan 2015.
3. AFMC. *The future of medical education in Canada (FMEC): A collective vision for MD Education*. Available from https://www.afmc.ca/future-of-medical-education-in-canada/medical-doctor-project/. 29 Apr 2016.
4. Rashid, P., Narra, M., & Woo, H. (2015). Mentoring in surgical training. *ANZ Journal of Surgery, 85*(4), 225–229.
5. Singletary, S. E. (2005). Mentoring surgeons for the 21st century. *Annals of Surgical Oncology, 12*(11), 848–860.
6. Morahan, P. S., & Richman, R. C. (2001). Career obstacles for women in medicine. *Medical Education, 35*(2), 97–98.
7. Rombeau, J., Goldberg, A., & Loveland-Jones, C. (2010). Ch 9 – Future directions. In *Surgical mentoring – Building tomorrow's leaders* (pp. 145–164). New York: Springer.
8. Zheng, Y. X., et al. (2016). 3D printout models vs. 3D-rendered images: Which is better for preoperative planning? *Journal of Surgical Education, 73*(3), 518–523.
9. Grantcharov, T. P., & Reznick, R. K. (2009). Training tomorrow's surgeons: What are we looking for and how can we achieve it? *ANZ Journal of Surgery, 79*(3), 104–107.
10. Schout, B. M., et al. (2010). Validation and implementation of surgical simulators: A critical review of present, past, and future. *Surgical Endoscopy, 24*(3), 536–546.
11. Pietrabissa, A., et al. (2013). Robotic surgery: Current controversies and future expectations. *Cirugía Española, 91*(2), 67–71.
12. Jayakumar, N., et al. (2015). E-learning in surgical education: A systematic review. *Journal of Surgical Education, 72*(6), 1145–1157.
13. Chung, A., & Woo, H. (2016). Twitter in urology and other surgical specialties at global conferences. *ANZ Journal of Surgery, 86*(4), 224–227.
14. Branford, O. A., et al. (2016). #PlasticSurgery. *Plastic and Reconstructive Surgery, 138*(6), 1354–1365.
15. Thangasamy, I. A., et al. (2014). International urology journal club via twitter: 12-month expe-

rience. *European Urology, 66*(1), 112–117.

16. Graafland, M., et al. (2015). Training situational awareness to reduce surgical errors in the operating room. *The British Journal of Surgery, 102*(1), 16–23.

17. Nestel, D., et al. (2010). Evaluation of a clinical communication programme for perioperative and surgical care practitioners. *Quality & Safety in Health Care, 19*(5), e1.

18. Shalhoub, J., et al. (2015). A descriptive analysis of the use of workplace-based assessments in UK surgical training. *Journal of Surgical Education, 72*(5), 786–794.

19. ten Cate, O. (2005). Entrustability of professional activities and competency-based training. *Medical Education, 39*(12), 1176–1177.

20. RACS. (2016). *About respect*. Available from http://www.surgeons.org/about-respect/. 30 Apr 2016.

21. RACS. (2017). *Operating with respect: E-learning module*. Available from: http://www.surgeons.org/news/operating-with-respect-%E2%80%93-e-learning-module-launched/. 05 June 2017.

22. Frohman, H. A., et al. (2015). The nonwhite woman surgeon: A rare species. *Journal of Surgical Education, 72*(6), 1266–1271.

（翻译：何科）

第 41 章
最终，外科教育者的未来

Debra Nestel，John T. Paige，Kirsten Dalrymple

概述 在回顾了本书的每一章节后，对未来外科学教育的思考是一个真正令人兴奋的展望。作者在四个部分中就过去和现在的各种主题进行了讨论。在这最后一部分中，前面的章节展望了 2030 年的外科学教育状况，而在这里，我们将重点转移到外科教育者的角色上。首先，我们要考虑本书内容涉及的对象；其次，我们对本书的内容进行审视，并将其作为外科教育者的实践指南；第三，在进行总结之前，我们将提供 2030 年日记中的几页内容。

41.1　2030 年的名字有什么意义？

现在是 2030 年，我们讨论并决定使用"外科学教育者"作为合适的称谓来描述那些全面负责并致力于教授和指导外科医生和外科实习生的人们。这个标签包括外科医生和其他可能教育外科医生的专家——心理学家、社会学家、工程师、行为科学家、经济学家，当然外科医生有时也会选择"外科医生教育者"这个更明确的描述。尽管这些外科教育者仍然使用"培训"一词，但他们现在用它来指特定培养外科实践操作的练习行为或演习，就像运动员为比赛"训练"一样，而不是用于描述学习外科技术的整个教育经历。运动员不会把他们在比赛中的表现称为"训练"。那外科也一样。

2026 年，人们在社交媒体上持续数周公开表示愤怒，认为外科学员不应该在真正的患者身上进行"训练"，此后外科教育团体被迫认真思考如何描述从医学生到外科医生这一过程。外科医生和实习生谈论患者作为训练素材的录音被公开从而引发了这场争论。虽然这些故事比描述的更加微妙，但媒体的报道是激烈和具有决定性的。作为未来和当前患者群体的公众，其意见是明确的，即用患者来"训练"是不可接受的。外科学团体再次因为少数人的行为而被迫反思自己的行为规矩，审视自己的语言表达。

几乎一夜之间，"外科学员"和"外科住院医师"这两个词就从词典中被删除，而改为"助理外科医生"。现在,这些助理外科医生仍然接受高级顾问医生或主诊外科医生的指导,但这种指导不再被框定为"培训"。相反,"培训"现在仅用于使用模拟教学进行的外科实践的要素——原位、近原位或体外环境。"ex cura"一词最初是指在远离医疗环境的专业模拟中心中进行的模拟实践,现已扩展到包括在自制模拟器上进行的高成本效益的实践。因此,今天的"外科教师"只进行模拟教学,他们的重点是支持特定的,通常为操作技能的培养。

"外科教练"(是的,外科医生教练)现在已经转变为专家角色,主要与经验丰富的外科医生合作,以做到精益求精。即使是细微变化,也可能是教练与外科医生观察和交谈的结果。顾问医生和外科主治医生通常在手术室、病房和门诊部,间断地进行指导。外科教练的角色是享有盛誉的,有时由非外科人员担任——专注于有针对性的实践元素(例如口头交流)的人。当然,还有一些导师可能有或没有"外科的"或"外科医生"的前缀。正如他们在2018年所做的那样,虽然这些人可能不在同一个工作场所,但与有志于外科的人或外科医生建立了长期关系。

我们也开始看到新的跨专业外科医生。这些人完成了跨专业课程,使他们能够在手术室、术前和术后担任各种角色。鉴于其灵活性及其从业人员在各种活动中有效工作的能力,这些角色被证明是特别有价值的。其中一些人甚至参加了外科医生的培训项目,而另一些人则专门从事手术室内的特定任务。传统职业的实践范围发生了变化,形成了新的角色。外科教育者在这些发展中发挥了重要作用。

41.2 2030年对本书内容的反思

从第一部分"外科教育基础"中,我们看到了许多变化,其中大部分是进步的。虽然认识到2018年世界各地的变化,但在2030年,我们已经见证了从国家监管机构单一主导向其他形式的转变。这种分散化反映在从2018年的超级专业化转向培养拥有更广泛外科技能的外科医生,以便能够在各种医疗保健环境(即农村、艰苦地区、城市环境)中执业。掌握本专业内和多个专业的基本手术再次流行起来。

监管实践已通过专业机构和学院扩展到教育工作者。不同级别的成员都承认外科教育者的发展阶段。院士在外科、卫生专业和卫生服务界拥有很高的地位。专业机构利用专业内外的知识提供了令人振奋的专业发展机会。大学开设了外科教育研究生课程,是担任外科教育领导者的必修课程。这些课程以多种方式进行,通常是混合形式,包括为学生和教师提供同步和非同步交互的虚拟社区。认识到环境和社区对学习的重要性,学生们面对面分享他们在结构化学习活动中的外科教育知识和实践,公共医疗机构中的教师们也支持他们的学习。受到表扬的机构有足够灵活性以方便学生在不同的课程中选择科目,有些课程是跨国界的。外科教育团体不仅对社会关切进行回应,还鼓励团体成员作为专业人士获得发展和成功,通过这些话语、知识和影响力从而影响卫生政策。

在写作第二部分"外科教育的理论"时,我们有一系列类似的理论,可以用来检验学习。我们对认知神经科学的理解取得了进步,这有助于我们更好地应对医学知识的指数级增长。这些理论有助于外科教育者培养学员在大量信息中筛选即时有用资讯的技能。随着基于屏幕的学习不断成为重要的知识来源,一些帮助我们更好地理解科技如何支持分布式群体学习的理论受到了青睐。当然,我们将继续寻求了解专业知识如何在追求卓越的过程中得到培养。在所有以技能为基础的活动中都包含了刻意练习和精熟学习。在学习、培养和成为一名外科医生的过程中,情感的复杂作用已经深深地植根于我们的思想和教育实践中。

因为正式和非正式学习团体对个人职业生涯的各个阶段都持续给予支持,所以社会学习理论仍然令人感兴趣。我们已经将重点转移到社会物质理论和其他有关复杂环境中学习的理论。其他工学结合理论也受到重视。我们会继续提升相关理解,即个人如何在外科职业生涯中发展和管理其多重身份。我们也有解决团队身份问题的理论,到2018年为止,这是一个尚未得到充分研究但逐渐变得有趣的话题。我们没有宏大的外科学教育学理论,但有推进外科实践的折中方案。

外科学教育的复杂性是公认的,外科从业人员也更有能力应对这一情况。对教育领域所提供的对全部学科思维和实践的理解,现在被视为理解外科教育问题的一种方法。当被视为指导我们的教育实践和研究的概念框架时,关于临床判断的一些想法可以在亚里士多德的哲学著作中看到,因为可以通过关于认知偏差和元认知功能的心理学发现来理解。到2030年,已经产生了整合来自理论和其他领域的不同类型知识的方法,解放了我们研究和提供教育方法的能力,并将外科教育和外科实践的艺术和科学结合在一起。

从第三部分"外科教育的实践"中,我们看到了许多进步。

招募和选拔方法已经成功地增加了不同团体参与外科实践。

人工智能、增强现实和机器人技术的应用改变了外科实践,从而改变了外科学教育的方式。这些技术的发展使外科医生和教育工作者能够不进入手术室就能用先进的技术进行一系列的手术操作。

改进的可视化和成像设备强化了手术室的教学和学习。这使得在目标驱动和模拟课程中学习过和评估过的操作技能能够在真实临床环境中、在指导下安全进行。所有课程都是建立在良好的教育学原则基础上,并与刻意练习和与增强认知印记相关的新理论是一致的。采用这种逐步模拟的方式,然后在真正的手术室中进行提高,这几乎可以作为所有操作或技能的学习方法。经验不足的外科医生来常常使用模拟进行特定患者的手术演练。支持手术室中教与学的语言和非语言交流策略已经发生了变化。通过屏幕对手术操作进行监督以及基于团队的互动甚至已经成为一种专业教育实践。

课程设置是非常复杂的。现在常规地将患者加入课程的发展中。事实上,在课程设计的各个方面,从招聘和选拔、技术和基于团队的能力学习和评估,外科教育者都与"患者"密切合作。基于模拟的活动旨在提供完全沉浸式临床体验。良好的课程设计可以应用科技,确保整个教育过程中的所有外科医生都能获得标准化的材料,而外科教育工作者根据当地情况的需求增加资源和活动。就学习方法而言,基于屏幕的学习构成了许多学习活动的基础。外科教育者已经顺利地适应了将其纳入课程,并将其与更先进的技术相结合,如三维(3D)沉浸式环境和现在普及的 3D 打印技术。

科技使得在边远地区也可以获得外科服务。对于外科实践中这些基于技术变化相关的学习需求,外科教育者是支持的。科技技术支持下高年资外科医生对边远地区进行的"远程"指导也是一种专科外科医生教育实践。

外科教育中学习者的前进过程已经从 2018 年仍在实行的以学时为基础的学徒模式完全过渡发展到真正以学习者为中心、以能力为基础。助理外科医生按照自己的进度和个性化的课程和经验进行发展。学习活动有足够的灵活性来适应这种个体化要求。因此,外科培训从传统的以学年为阶段的开始和结束已转变为学习者个体化持续不断周期性进入课程,完成他们的教育经历并毕业,拓展新的领域。在这种情况下,适当的课程评估是最重要的,并不断评价课程的成果数据,根据需要加以完善。

到目前为止,结果是令人鼓舞的,评估一致表明,我们正在培养技术能力强、情商高、全面发展、能够应对压力的外科医生;识别并成功治疗罕见的危及生命的疾病;并与他们诊治的患者产生共情。现在反思性实践是外科工作的日常组成部分,各级外科医生在手术和治疗患者后与专业外科教育者/教练在跨专业团队内进行反馈,以不断完善知识、技能和态度,从而提高诊治患者的水平。

外科学习环境的另一个常规部分是将评估纳入日常实践。首先,像我们这样的外科教育者现在可以更频繁、又不显眼地评估他们的教育实践,方法是用智能手机(2030 版的移动技术)记录我们的教学互动,回顾各个部分,对特定教育实践使用循证评级表来为我们的表现作出全面评价。这些表格用于与他人讨论我们的工作质量,而不是仅用于打钩。这样的数据是日积月累的,并创造了我们进步的纵观宏图。

其次,作为外科教育者,我们与外科医生的同事们一起工作,他们不断地对外科医生、顾问医生和主治医生的外科实践作出判断。外科医生的个人档案是建立在数以千计的测量上的,提供全面的事业进展的报告。置信职业行为已经转变,以反映外科实践中的新角色和范围。以电子方式收集数据的循证评估已作为外科医生实践的一部分。其他基于目标的绩效数据是从手术器械和可穿戴技术中收集的。对这些基于观察者和基于目标测量的累积反馈,为个体从业者的优势和不足提供有意义的见解,也被称为"发展焦点"。患者也参与这些判断。除了这种个人反馈外,还对外科医生的团队合作能力进行评估。

尽管团队在工作会议(例如多学科团队会议、查房、手术室名单等)结束时会定期进行反馈,但现在可以从多个来源收集数据——与生物识别徽章、动作、眼动跟踪和生理/热变化相关的客观测量,以及使用在临床上快速且易于使用的工具进行的人体评估。与飞行一样,"黑匣子"无处不在,从多个有利位置记录操作。

现在,实施关键节点的特点是只有必要的沟通和行动的阶段,就像航空业的"无菌飞行甲板",被称为手术室的"表演时间"。在此期间,黑匣子在记录相关信息方面最为活跃。这种监测是在侵权法改革之后才出现的,如果外科医生向跟踪他们的监测机构(美国联邦航空管理局)报告了不良事件或未遂事件,则记录不能用于诉讼。因此,来自这些黑匣子的数据与其他绩效测量相结合,并与患者的结局关联,有助于外科教育者通过制订锚定特定发展领域的个性化课程而建立有效和精简的外科实践。

这些数据是外科教育者的重要资源,因为能够支持助理外科医生的成长。外科教育工作者已经开展了专家计划,帮助他们有意义地使用这些数据来支持学习。

已经建立了跨专业教育,而跨专业合作实践的能力与2018年CanMEDS要求的能力一样著名。在外科团队中学习和了解外科团队就像学习基本的伤口缝合技能一样重要。事实上,卫生专业教育从第一天起就被重新格式化为跨专业性质。通过这种方式,为临床实践做准备时参与诊治患者的所有专业的学生能够真正地共同学习、相互学习、相互了解。外科领域,上述跨专业外科从业者在帮助外科教育者制订有效的课程方面发挥着关键作用。

在信息技术方面,外科教育工作者现在可以与教学管理人员密切合作,后者可以利用不断增长的计算能力和复杂的软件,及早发现和解决后勤问题。这种方式可以避免瓶颈,并且使持续个性化学习过程中出现的延迟或冲突降至最低。

除了通过系统改进、技术和增强的绩效指标取得的令人鼓舞的进步外,外科教育还纳入了人文学科的方法,确保我们的工作将所有人的福祉作为我们实践的核心,包括医疗从业人员本身。

从第四部分开始,外科教育的研究包括成立外科教育者的团体,其中许多人拥有相关的博士学位。通过需求评估,在地方、国家和全球各级制定了外科教育优先事项,并定期重新审查。随着我们更好地理解如何在复杂的环境中学习,这一发展已经使外科教育实践获得进步。现在这样的评估包括患者在内,他们在所有的研究问题中都有发言权。现在每个主要的外科学会,无论什么专业,在年会计划中都设置了教育研究专题的部分。现在如果放弃这样的专题,就有可能在不断变化的培训和教育中变得落后。当改进和开发不显眼而又基于目标的检测技术,用于评估手术室中外科手术和团队的表现时,这种趋势在研究中达到了一个临界点。这些视听和感官捕捉数据把教育干预和临床表现紧密联系起来。最后,将外科教育实践与患者结局联系起来的进展仍在快速继续进行中。

41.3 2030 年 3 月的日记和给外科医生教育者的一封信

最后,我们在日记中分享了对 2030 年工作实践的展望(阅读框 41.1~阅读框 41.3)。

阅读框 41.1 2030 年 3 月,Debra Nestel 教授:关于我未来一周的笔记

我很期待即将到来的一周。有很多事要做。有些事情不会改变。周一和周四早上,我会跟随两位外科顾问医生进行每月一次的工作。第一件事就是看看自从我们上个月见面以来,他们的教育实践发生了怎样的变化。我们将讨论他们想做什么,为什么要这样做,怎么做,然后我们就出发了。可以从医院的任何地方开始。通常在查房前早早开始,然后去手术室。在这些辅导课程结束时,我们会重新审视他们的目标,并思考讨论出策略以加强他们在实践和发展中可能需要改进的领域。我已经跟他们共事了多年,看到他们的专业知识付诸实践真是太令人兴奋了。他们两位与我是校友,均从外科教育硕士课程毕业,看到他们对这些外科培训课程的反应真的令人印象深刻。

周一下午,我有个国际外科学教育会议——以往是两年一次的,由于外科教育者的全球团体壮大起来,现在改为每年一次。今年麻醉和手术室护理专业团体对我们感兴趣,因此下一次会议将会是真正的跨专业。这还要一段时间,但真正令人兴奋的是,在下次会议上会有这种跨专业间对手术室教学的关注。

阅读框 41.1(续)

　　周二,我有外科教育的研究生课程"管理表现不佳的外科医生"(MUS)和"教育外科专业精神"(TPS)。一方面,自从我们 2010 年第一次开课以来,主题没有太大变化,但在其他方面变化很大。选拔过程似乎正在解决我们早期面临的一些表现不佳的问题。在 MUS 主题中,学生从他们的实践中发现表现不佳的问题。现在,我们遇到了与课程灵活性相关的问题(课程过于灵活,以至于外科医生没有获得足够的经验),我们现在获得的所有数据都表明学员表现不佳。问题往往在于能力"不足",需要加以解决。我们没有刚开始时那么多的心理健康问题。那真是令人印象深刻。澳大利亚皇家外科学会在"尊重手术"方面采取的举措,为工作环境文化带来了真正积极变化。对我来说很有趣的是,外科教育研究生课程的学生现在主要是新的外科顾问医生。如今,他们中大约有三分之一的人继续攻读外科教育的博士学位。

　　星期三是博士生指导日。它始于"博士俱乐部"——一个每月聚会的虚拟社区——由学生组成的小团体,尽管它是由学生领导的,但这个月我被邀请与他们讨论在手术室中设置视觉方法论项目的人类研究伦理问题。然后,我会在这一天中与学生单独会面,进行博士生指导。

　　一周剩下的时间都用来开会了——课程委员会、患者安全咨询、模拟教学。外科教授和外科教育学教授每月会面,以确保我们了解彼此的活动。

　　星期四晚上我们要庆祝外科教育家协会成立 20 周年。与同事们交流,为那些长期以来作出巨大贡献的人庆祝,这将是一件很有趣的事情。

　　周五(或周六和周日)我不再正式工作,但旧习难改,我估计会审阅另一份提交给《外科教育开放借阅杂志》的稿件。

　　嗯——我的日历上刚刚弹出一张便条,上面写着"Nestel 等人(主编)需要第 3 版"。是时候把它交给新主编了。我会喜欢看第 41 章的。

阅读框 41.2　2030 年 3 月,John Paige:关于我未来一周的笔记

　　让我们看看下周的日程安排。看起来跟往常一样排得满满的,就像我喜欢的那样!我有常规的临床实践工作:周二全天门诊,周一、周三上午和整个周五都是手术日。它们看起来像典型的普外科病例,计算机辅助胆囊切除术和疝气。然而,周五我要做复杂的腹膜后肿块切除术。我很高兴我

阅读框 41.2(续)

能在周四下午使用我订购的 3D 打印模型进行手术演练,以确定最有效的方法。然后我可以让助理外科医生和我一起过一遍,确保我们在手术步骤上达成一致。我还可以确保我们回顾助理外科医生在模拟培训中确定的发展领域,以保证快速、安全的手术。我们将在演练和实际手术后进行反馈,有助于助理外科医生明确要从每个手术中都"都学到东西"。令我感到高兴的是,这种总结反馈现在被视为每例手术的其中一个环节,它确保当时就进行,并给予必要的时间来完成,而不会因为其结构化的标准化协议而影响手术的效率。团队总结也是如此,确实帮助我们识别了基于系统的问题,并提高了效率和安全性。我们使用的是快速团队合作评估工具,每个人都完成评估并用来进行比较。本周我也有每月的评估,所以周三手术室是会充满"表演时间"的时刻,活动用黑匣子记录并将会交给外科教练和教育工作者进行评估。周五肿块切除术后将进行助理外科医生的评估。团队评估是在周一上午进行。这样的评估似乎从未停止过!幸运的是,它们现在被用来制订个性化的学习计划,以改善实践,而不是用于惩罚措施。

周一下午,申请外科助理职位的申请者会过来。我们将对他们进行多次小型访谈,以帮助我们确定最适合项目的申请者。由于这些模拟教学已经变得普遍,自然减员大幅下降,我们遇到心理健康问题的人也少了很多。我相信助理外科医生每月与教育心理学家的会议也是有帮助的。虽然这些采访是连续的,但我们一次只做几个,使其更可行。等等!周一早上我要去见 Debra,我的外科教练!完美的时机。我想回顾我在实践中的一些细节,她能够帮助我制订一个学习计划。我仍然很惊讶我们可以实时交谈,在周一晚上(她的时间)和每天清晨(我的时间)。

周二下午门诊后是专业发展委员会会议,讨论关于提高执业外科医生学习效率的目标项目,因为他们执行个性化培训计划,以获得新的程序性技能。随着医学知识倍增时间的不断缩短,跟上步伐很困难,因此现在外科教育者比以往任何时候都更有价值。专业发展委员会会议之后是资格认证委员会会议。我敢肯定,我们将需要对外科教练制订的学习计划提出建议,以帮助那些想要扩大职业实践的外科医生。

星期三下午,在医疗保健人为因素研究中心有我的医学教育研究活动。我很高兴我们有行为心理学博士作为主导。她在帮助我们获得基金和确保一切按计划运行和进展方面至关重要。我相信我们将运行一个有惊无险的模拟场景,以确定基于系统的问题或测试潜在的解决方案。此外,我们将运

阅读框41.2(续)

行更多模拟场景,作为团队合作项目中目标测量的一部分。这个由联邦政府资助的长期项目发现了一些非常令人惊叹的高度可靠的团队合作措施。在所有工作之后,我将需要着手于稿件、写作章节以及即将在澳大利亚模拟医学大会上的演讲。可惜的是,今年我不能到场参加会议,但网络数据让我至少可以参与其中的一部分。

星期四是发病率和死亡率(M&M)会议,然后是上午的大查房。这些备用设备在某种程度上可以追溯到霍尔斯特德时代的训练。不过,他们确实有一些重大变化。除了手术并发症,M&M现在还加入了系统并发症,并且使用三维全息图像结合黑匣子记录手术情况和环境,具有很大价值。大查房总是包括一些沉浸式的演练或练习,以强调一个主题观点。反应系统和实时推文的互动性也更强。在这些会议之后,外科医生助理将在教员的帮助下制订基于模拟的个性化学习计划。星期四下午是演练时间,本周是3D打印肿块切除术。下周是团队演练。

虽然这个周末我要为医疗小组代班,但这让我有时间来制订课程计划,这是我们正在为即将到来的助理外科医生开发的课程,是基于毕业医生的项目评估结果制订的。

嗯——我的日历上刚刚弹出一张便条,上面写着"Nestel等人(主编)需要第3版"。我想知道如果增加第五部分我们会讨论什么内容。

阅读框41.3 2030年3月,助理外科医生John写给Paige医生的一封信

我是Jamie,您最喜欢的助理外科医生,给您写信是为了告诉您我刚刚在全息套件上成功完成了我的最后一项专业护理单元(PCPU)。我完成了!难以相信我已经完成了我儿时的梦想,成为一名外科主治医生。我采纳了您的建议,对这一过程进行了反思,并给帮助过我的关键人物写了感谢信(正如您所说,每天做一件这样的事可以增加一个人的幸福感,以及改善表现)。我决定第一封信应该写给您,因为您的指导在我的助理外科医生岁月中是不可或缺的。

我记得当我第一次成为一名助理外科医生时,看到所有必须满足的PCPU和必须达到的每个标准,我感到多么不知所措。每个PCPU都有其必须

阅读框 41.3(续)

掌握的知识部分,包括基于模拟训练的技能操作部分,以及在患者身上进行手术之前必须在可以使用的机器人上通过的 3D 沉浸式体验。每一步都必须达到这样或那样的标准才能进入下一步。在前进的道路上,在某些节点必须达到特定的检验标准。我以为我永远不会成功。您的建议令我安心下来——让我每次只完成一个 PCPU,满足培训过程中每个检验标准,并以对我有利的速度前进。令我难以置信的是评估设备已经变得如此精细:张力计、眼动仪、运动分析、生物识别徽章和模式评估软件,现在如此先进,以至于这些设备在应用时并不显眼,几乎不引起注意。我仍然会回去打印 3D 模型,以便根据特定患者的解剖结构和我正在诊治的病例进行练习。我从您和其他主治医生那里学到了能够通过模拟和培训来学习新的手术操作,并在 3D 模型上进行疑难病例的练习。我知道我将为每年回到沉浸式 3D 环境做好准备,对我作为主治医生的表现进行必要的补充和改进。

我要特别感谢您在手术室里的指导。我会怀念那些解说、结构化的术中教学以及之后的反馈。然而,最重要的是,我会怀念每次反馈结束时那些精彩的知识点,真的有助于指导和聚焦我的学习和实践。谢谢!

正如我所说,给我接触的一系列人物写信,您是第一位。明天,我要联系我大学时代的社会学教授。我记得我当时认为要求"辅修"软科学/文科(心理学、社会学、历史、哲学)等预备课程是浪费时间的,生物学和化学这样的硬科学才有必要。我现在意识到,这要求确实有助于培养同理心和情商,这在外科实践中是必要的。在新手训练工作之前的那些小型多次访谈表明,在次要要求出现之前,这是缺乏的。

接下来的一天,我将联系我在健康科学中心第一年接受执照前培训(PLT)的学习团队中的好朋友。我想他现在是一名呼吸治疗师。我们第一天就认识了。我记得我们的学习团队,正如健康科学中心的其他团队一样,是一群跨专业的准备考取执照的学生。我们中有我的好朋友呼吸治疗师,一个口腔科学生,一个职业治疗学生和一个护理本科生。第一年我们什么都一起做。我至今难以相信,在学生阶段,课程设置是如此天衣无缝。当然,在第一年之后,我们确实分别进入了各自的专业团队,以便更深入地专注于专业领域。然而,在进入病房之前每个人都接受了模拟培训,以达到 PLT 的 PCPU:包括团队合作、病史采集、体格检查、操作技能和人文培训。最后一年的临床轮转是密集的,尤其是新手训练工作,每个人都完成了后半段。

阅读框 41.3(续)

　　这让我想到了下一位,新手训练工作选拔过程的负责人。我记得要经历的所有模拟场景:虚拟 3D 中的沉浸式模拟,可能存在临床环境中,也可能没出现过;老师们教授技能操作,同时他们会真正评估你的学习能力;高仿真模拟人和圆桌会议评估团队合作和临床知识;挑战在 2 分钟的演讲中必须展示他们快速定位和了解循证信息的能力;标准化的患者互动等。他们真的知道如何通过这种方式为每个项目选择最好的候选人,我想感谢他让我进入新手训练工作,然后让我成为这个项目的助理外科医生。

　　我真的很期待作为新的教员与您一起工作,在这里教未来的助理外科医生。我仍然不敢相信我成功地得到了这个职位。也谢谢您的帮助!

　　我感谢您为教学付出的辛勤劳动和奉献。这是我做同样事情的动力。

41.4　2018 年的结语

　　外科实践和外科教育错综复杂地交织在一起。一个人的改变会深刻地影响另一个人。有时,外科教育会导致外科实践发生转变,反之亦然——始终以满足社会需求为终点。有时感觉外科教育工作离终点非常遥远,但通过支持外科医生的发展——他们与患者及其亲属直接接触,这项工作的价值不容低估。无论教育的哪个方面,外科教育者都有巨大的责任。本章简要介绍了到 2030 年为止,基于胜任力的课程、基于模拟的实践以及工学结合将如何发展。然而,与患者及其家人打交道以及同事间的关系仍将是学习资料的丰富来源。这些人与人之间的互动可能会继续成为最有吸引力的学习资源。与同事们的合作令人兴奋,他们都为本书作出贡献。我们重视他们丰富的经验,并愿意在本章中分享。我们希望你喜欢这个系列。

(翻译:何科)